図解でわかる!

からだにいい食事と栄養の大事典

医学博士・管理栄養士
本多京子［監修］

永岡書店

はじめに

私たちにとって、食べることは生きることの基本です。世界最速のスピードで高齢化が進み、世界一の長寿国になった日本。その一方で、生活習慣病の人が増加し、「健康日本21」（２０１０年までの健康づくり10か年計画）の目標は、70項目のうち20項目が悪化しています。このままでは長寿世界一はキープできないと危惧されながら、平均寿命は緩やかに伸び続けてきました。問題は「何歳まで健康に生きられるか」という健康寿命です。

健康に生きるためには「何を」「いつ」「どのくらい」「どうやって」食べるかということを学ぶことが大切です。そのためにはまず栄養や栄養素についての基礎的な知識を得なければなりません。ともすると、かぎられたキーワードからひとつの食品がもてはやされるといったケースが多いのですが、私たちが日常的に食べている食品には、さまざまな栄養素が含まれています。それぞれの栄養素の働きを知り、どんな食品に含まれているのか、上手にとるにはどのような工夫が必要なのかを知って、健康的な食生活を送りたいものです。

本著には次の6項目についてまとめてあります。

①自分の食生活や健康をチェックする
②自分にとっての適切なエネルギー量や栄養素を知る
③バランスのとれた食生活について考える
④主な栄養素の代謝と特徴を知る
⑤注目されている新しい栄養素についての情報
⑥各年代別にとりたい栄養素と食事のコツ

本書が皆様の食生活の手引きとしてお役立ていただければ幸いです。

医学博士・管理栄養士　本多　京子

本書の使い方

健康を維持するためには、適切な食生活が欠かせません。本書では「食習慣」や「栄養バランス」「1日に必要なエネルギー量」「消化・吸収のしくみ」「栄養素」などについて、基本的な情報を満載しています。

この本を読んでいただくと、人間が生きるためにさまざまな栄養素を必要としていて、栄養バランスのとれた食事をとることがいかに大事なことなのかを、知ることができるようになっています。

本書の読み方

①巻頭チェックで食習慣チェック

食事のとり方や食べる量に問題はないか、菓子やアルコールといった嗜好品《しこうひん》をとりすぎていないかなど、食習慣をチェックします。

②健康維持には適切な食生活が必要

第1章・第2章では、健康を維持するためにはバランスのよい適切な食生活が欠かせないことが中心となっています。メタボリックシンドロームなど肥満が健康に悪影響を与えることなど、健康維持のために知っておきたい基本情報を紹介しています。

読み進めていくと、自分が1日に必要なエネルギー量を簡単に求めることができます。さらに、厚生労働省が作成した「食事バランスガイド」を利用して、栄養バランスがとれているかどうかをチェックする方法も紹介しています。

③栄養学の基本情報

第3章・第4章では、「たんぱく質」「脂質」「炭水化物」の三大栄養素をはじめ、ビタミン、ミネラル、最近注目されているファイトケミカルなどについてわかりやすく解説しています。

三大栄養素とビタミン、ミネラルについては、1日にどの程度必要なのか、不足するとどうなるか、体内での主な働きや特徴、多く含む食材と含有量などを紹介し、すぐに利用できる情報が満載となっています。

栄養素は体内で複雑に作用し合っているので、とりすぎても不足しても悪影響が現れます。この章をじっくり読んで、基本情報をしっかり把握しましょう。

④年代別の必要とされる栄養素

第5章では、２００４年に厚生労働省が発表した「日本人の食事摂取基準（２００５年版）」を参考にして、必要とされる栄養素の量を年代別に一覧表を作成しています。

また、それぞれの年代別に食生活で注意するべきことを、わかりやすくまとめてあります。自分にあてはまる年齢の数値を参考にしてください。

第1章・第2章

■自分の数値を計算できる

「BMI」や「1日に必要なエネルギー量」などが、自分の身長や体重をあてはめて計算できるようになっています。本書を読み進めていくと、あなたの「1日に必要なエネルギー量」を計算できます。

■内容がすぐにわかる

タイトル横に本文の内容を簡潔にまとめてあるので、どんなことが書かれてあるのかすぐにわかります。

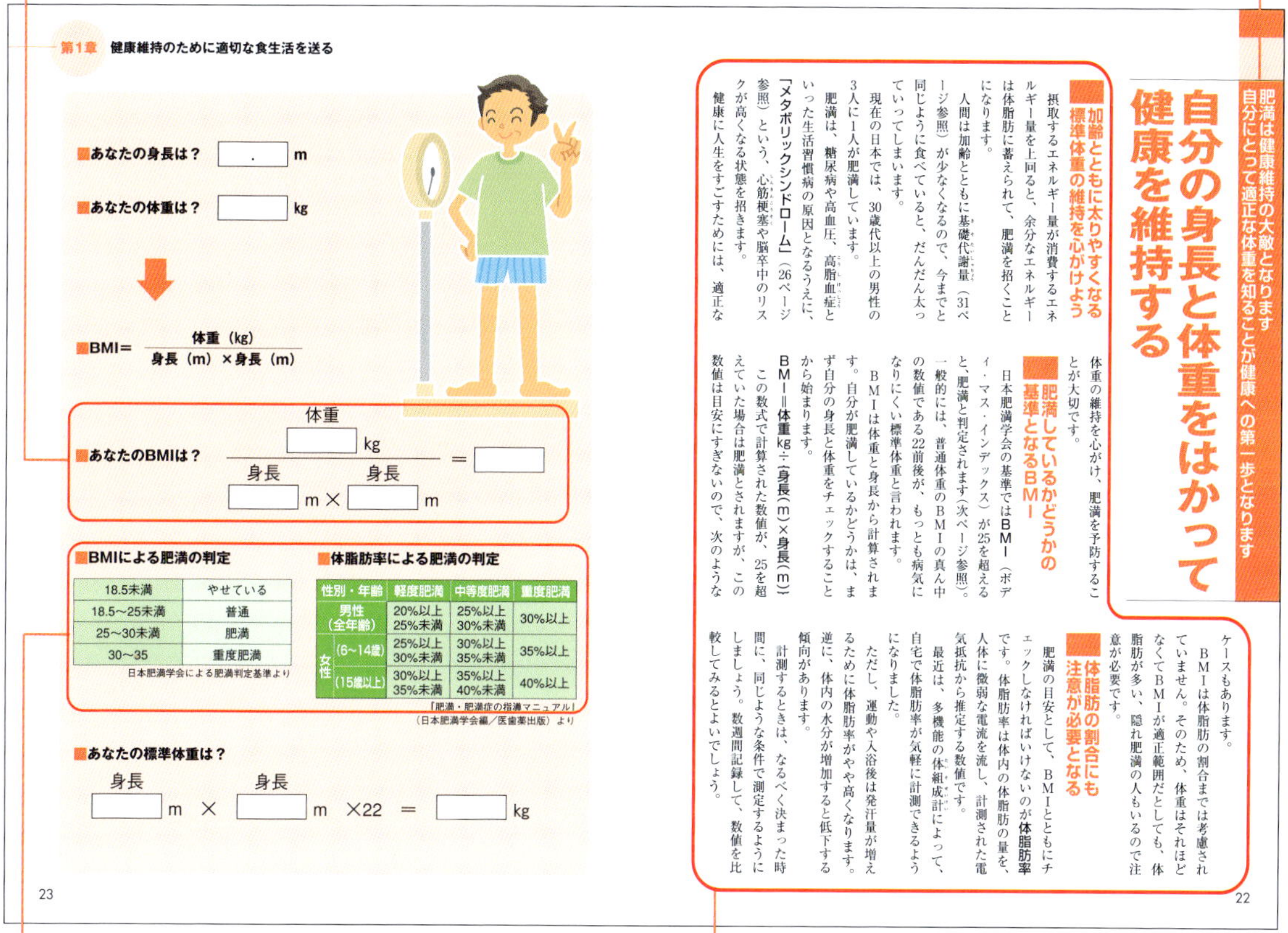

肥満は健康維持の大敵となります
自分にとって適正な体重を知ることが健康への第一歩となります

自分の身長と体重をはかって健康を維持する

■加齢とともに太りやすくなる標準体重の維持を心がけよう

摂取するエネルギー量が消費するエネルギー量を上回ると、余分なエネルギーは体脂肪に蓄えられて、肥満を招くことになります。

人間は加齢とともに基礎代謝量《きそたいしゃりょう》（31ページ参照）が少なくなるので、今までと同じように食べていると、だんだん太っていってしまいます。

現在の日本では、30歳代以上の男性の3人に1人が肥満しています。

肥満は、糖尿病や高血圧、高脂血症《こうしけっしょう》といった生活習慣病の原因となるうえに、「メタボリックシンドローム」（26ページ参照）という、心筋梗塞《しんきんこうそく》や脳卒中のリスクが高くなる状態を招きます。

健康に人生をすごすためには、適正な体重の維持を心がけ、肥満を予防することが大切です。

■肥満しているかどうかの基準となるBMI

日本肥満学会の基準ではBMI（ボディ・マス・インデックス）が25を超えると、肥満と判定されます（次ページ参照）。

一般的には、普通体重のBMIの真ん中の数値である22前後が、もっとも病気になりにくい標準体重と言われます。

BMIは体重と身長から計算されます。自分が肥満しているかどうかは、まず自分の身長と体重をチェックすることから始まります。

BMI＝体重kg÷{身長(m)×身長(m)}

この数式で計算された数値が、25を超えていた場合は肥満とされますが、この数値は目安にすぎないので、次のようなケースもあります。

BMIは体脂肪の割合までは考慮されていません。そのため、体重はそれほどなくてBMIが適正範囲だとしても、体脂肪が多い、隠れ肥満の人もいるので注意が必要です。

■体脂肪の割合にも注意が必要となる

肥満の目安として、BMIとともにチェックしなければいけないのが体脂肪率です。体脂肪率は体内の体脂肪の量を、人体に微弱な電流を流し、計測された電気抵抗から推定する数値です。

最近は、多機能の体組成計《たいそせいけい》によって、自宅で体脂肪率が気軽に計測できるようになりました。

ただし、運動や入浴後は発汗量が増えるために体脂肪率がやや高くなります。逆に、体内の水分が増加すると低下する傾向があります。

計測するときは、なるべく決まった時間に、同じような条件で測定するようにしましょう。数週間記録して、数値を比較してみるとよいでしょう。

22

第1章　健康維持のために適切な食生活を送る

■あなたの身長は？　［　．　］m

■あなたの体重は？　［　］kg

■BMI＝体重（kg）／身長（m）×身長（m）

■あなたのBMIは？　体重［　］kg／身長［　］m×身長［　］m＝［　］

■BMIによる肥満の判定

18.5未満	やせている
18.5〜25未満	普通
25〜30未満	肥満
30〜35	重度肥満

日本肥満学会による肥満判定基準より

■体脂肪率による肥満の判定

性別・年齢		軽度肥満	中等度肥満	重度肥満
男性（全年齢）		20%以上 25%未満	25%以上 30%未満	30%以上
女性	（6〜14歳）	25%以上 30%未満	30%以上 35%未満	35%以上
	（15歳以上）	30%以上 35%未満	35%以上 40%未満	40%以上

『肥満・肥満症の指導マニュアル』（日本肥満学会編／医歯薬出版）より

■あなたの標準体重は？

身長［　］m　×　身長［　］m　×22　＝　［　］kg

23

■データや資料を豊富に紹介

「肥満の判定」や「栄養バランスの変化」「食料自給率」など、本文の内容がよりわかりやすくなるようデータや資料を掲載して、内容を充実させています。現在の日本の「食」に関する最新情報を満載しています。

■大きな文字で読みやすい

見出しが多く、文字が大きめなので読みやすくなっています。本文中のキーワードとなる単語はゴシック体になっているので、わかりやすいのも特徴です。

それぞれの栄養素を多く含む食品

食品の重量はすべて正味量（食べられる分量）で表示されています。とくに表記がない場合は、生の重量が記載されています。ここに挙げるもの以外にも、多く含まれる食品がありますが、本書では日常よく使う食品を優先的にとりあげています。「▮」は1食分の目安量（g）、「▮」はエネルギー量（kcal）です。栄養素だけでなく、エネルギー量にも注意してとるようにしてください。

不足しがちな人やとりすぎに注意が必要な人

食事に偏りがあると不足の症状が現れるので、不足しがちなケースをイラストで紹介しています。「ナトリウム」や「コレステロール」「リン」はとりすぎが心配される栄養素なので、とりすぎが心配な人となっています。

基本的に、食品からとる場合は心配ないのですが、サプリメントを利用している人は、とりすぎないよう注意してください。

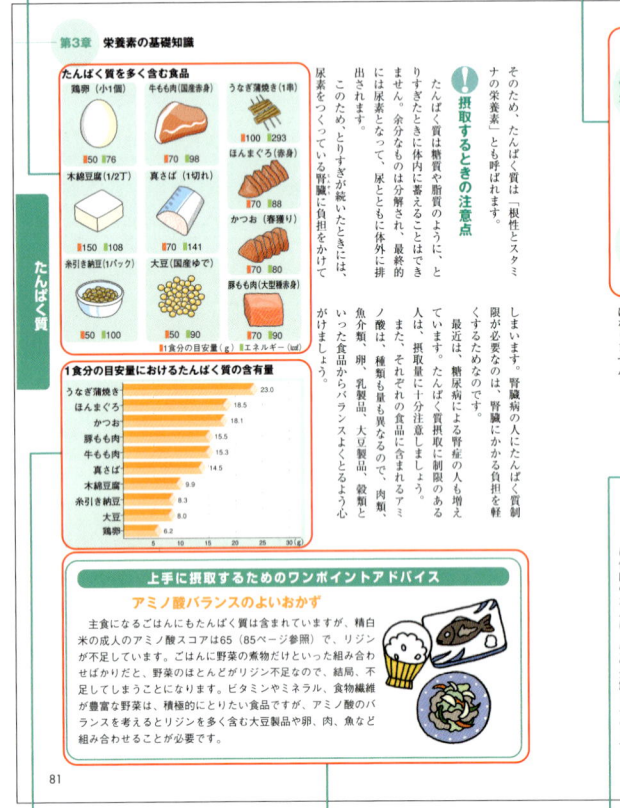

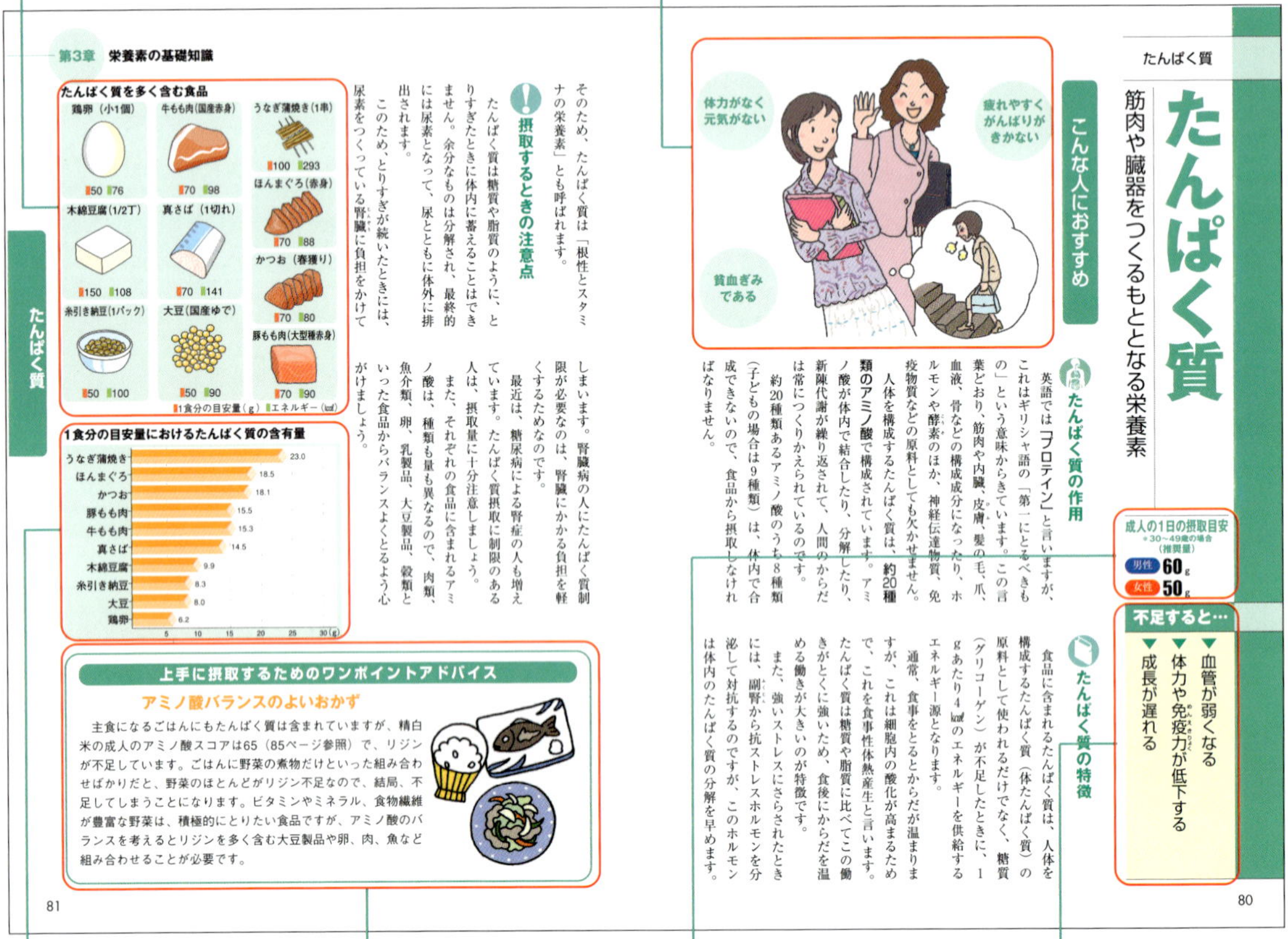

栄養素の含有量

紹介した多く含む食品に含まれる栄養素の量を、グラフで掲載しています。どの食材にどの程度含まれているのかが、ひと目でわかるようになっています。

ワンポイントアドバイス

それぞれの栄養素を効率よくとる工夫などを紹介しています。これらの情報を利用して、食品の組み合わせなどを工夫してみてください。

摂取目安

厚生労働省が発表した「日本人の食事摂取基準（2005年版）」（66ページ参照）を参考に、1日に必要とされる量や上限量を記載しています。年齢で異なるため、ここでは「30～49歳」の数値を紹介しています。

不足すると

それぞれの栄養素が不足したときに現れる代表的な症状を、簡潔にまとめています。

第5章

1日に必要な栄養素の量

厚生労働省が発表した「日本人の食事摂取基準(2005年版)」(66ページ参照)を参考に、1日に必要とされる量や上限量を掲載しています。単位は栄養素によって異なるので注意してください。
第3章と併用して、毎日の食生活に活用すると栄養バランスのとれた食事の参考となります。

年代別に注意したいこと

食事内容や食生活について、注意したいことや工夫したいことを簡潔にまとめてあります。

第5章

母乳は赤ちゃんにとって理想的な食事です
赤ちゃんの成長とともに食事もかわっていきます

年代別に見る1日に必要な栄養素
0～11か月

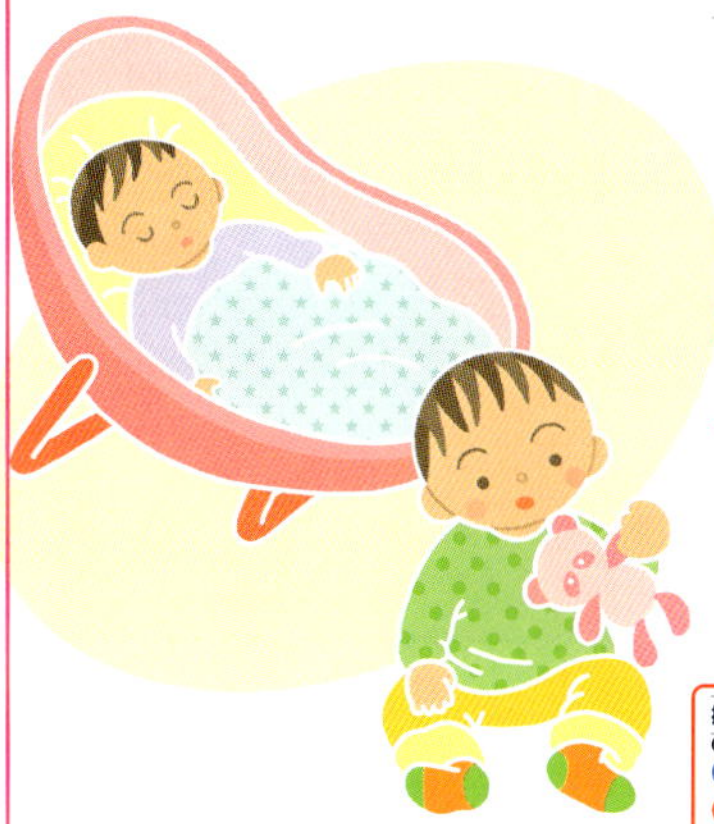

推定エネルギー必要量(ふつう)
0～5か月
男性 600kcal(人工栄養児は650kcal)
女性 550kcal(人工栄養児は600kcal)
6～11か月
男性 700kcal
女性 650kcal

■必要な栄養素は母乳か育児用ミルクでとる

一般に、**生後4～5か月頃**までは、赤ちゃんは母乳もしくは育児用ミルクで必要な栄養素をとります。**母乳**は、赤ちゃんに必要な栄養素を含み、免疫機能を高めてくれる理想的な食事です。この時期には、できるだけ母乳を飲ませるようにしましょう。母乳が不足する場合には、**育児用ミルク**を利用しましょう。

生後5か月をすぎると、離乳期に入ります。離乳期とは、母乳(育児用ミルク)以外の食物で、必要な栄養素をとるように進めていく時期です。1歳すぎまでに離乳を完了するのが一般的です。

この頃はまだ歯が生えていないので、赤ちゃんは食物を歯ぐきですりつぶして食べます。最初はすりつぶしてドロドロ状態の離乳食をひとさじ与えることから始め、赤ちゃんの飲み込む能力に合わせて徐々に量と食品数を増やしていきます。

エネルギー量やたんぱく質、鉄などが不足すると、体重の増え方がにぶくなるので、こまめに体重を測定します。

188

第5章 いますぐ活用できる年代別の食生活情報

●0～5か月　男女

栄養素		目安量	上限量
たんぱく質(g)	母乳栄養児	10	—
	人工乳栄養児	15	—
脂質(%)		50	—
炭水化物(%)		—	—
ビタミンA(μgRE)		250	600
ビタミンD(μg)		2.5(5)	25
ビタミンE(mg)		3	—
ビタミンK(μg)		4	—
ビタミンB1(mg)		0.1	—
ビタミンB2(mg)		0.3	—
ナイアシン(mgNE)		2	—
ビタミンB6(mg)		0.2	—
ビタミンB12(μg)		0.2	—
葉酸《ようさん》(μg)		40	—
パントテン酸(mg)		4	—
ビオチン(μg)		4	—
ビタミンC(mg)		40	—
ナトリウム(mg)		100(0.25g)	—
カリウム(mg)		400	—
カルシウム(mg)	母乳栄養児	200	—
	人工乳栄養児	300	—
マグネシウム(mg)		21	—
リン(mg)		130	—
鉄(mg)	母乳栄養児	0.4	—
	人工乳栄養児	7.7	
亜鉛《あえん》(mg)	母乳栄養児	2	—
	人工乳栄養児	3	
銅(mg)		0.3	—
マンガン(mg)		0.001	—
クロム(μg)		—	—
モリブデン(μg)		—	—
セレン(μg)		16	—
ヨウ素(μg)		130	—
食物繊維(g)		—	—

＊脂質の目安量は総エネルギーに占める総脂質の割合(脂肪エネルギー比率)
＊ビタミンDの( )内は日照を受ける機会の少ない乳児の目安量
＊ナトリウムの( )内は食塩相当量

●6～11か月　男女

栄養素		推奨量	目安量	上限量
たんぱく質(g)	母乳栄養児	—	15	—
	人工乳栄養児	—	20	—
脂質(%)		—	40	—
炭水化物(%)		—	—	—
ビタミンA(μgRE)		—	350	600
ビタミンD(μg)		—	4(5)	25
ビタミンE(mg)		—	3	—
ビタミンK(μg)		—	7	—
ビタミンB1(mg)		—	0.3	—
ビタミンB2(mg)		—	0.4	—
ナイアシン(mgNE)		—	3	—
ビタミンB6(mg)		—	0.3	—
ビタミンB12(μg)		—	0.5	—
葉酸《ようさん》(μg)		—	60	—
パントテン酸(mg)		—	5	—
ビオチン(μg)		—	10	—
ビタミンC(mg)		—	40	—
ナトリウム(mg)		—	600(1.5g)	—
カリウム(mg)		—	800	—
カルシウム(mg)	母乳栄養児	—	250	—
	人工乳栄養児	—	400	—
マグネシウム(mg)		—	32	—
リン(mg)		—	280	—
鉄(mg)		6.0(5.5)	—	—
亜鉛《あえん》(mg)		—	3	—
銅(mg)		—	0.3	—
マンガン(mg)		—	1.2	—
クロム(μg)		—	—	—
モリブデン(μg)		—	—	—
セレン(μg)		—	19	—
ヨウ素(μg)		—	170	—
食物繊維(g)		—	—	—

＊脂質の目安量は総エネルギーに占める総脂質の割合(脂肪エネルギー比率)
＊ビタミンDの( )内は日照を受ける機会の少ない乳児の目安量
＊鉄の( )内は女児の推奨量
＊ナトリウムの( )内は食塩相当量

ワンポイントアドバイス　母乳は赤ちゃんに必要な栄養素を含む理想的な食事

189

ワンポイントアドバイス

それぞれの年代でとくに注意したいことをまとめています。

推定エネルギー必要量

「身体活動レベル」(32ページ参照)がふつうで基準体位の場合の、推定エネルギー必要量(28ページ参照)を目安として挙げています。自分の身長・体重を加味した数値を知りたい場合は、34ページに従って計算してください。

第1章　健康維持のために適切な食生活を送る

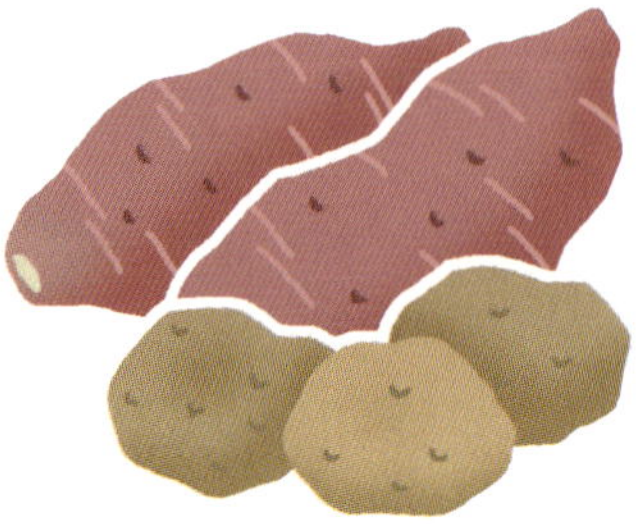

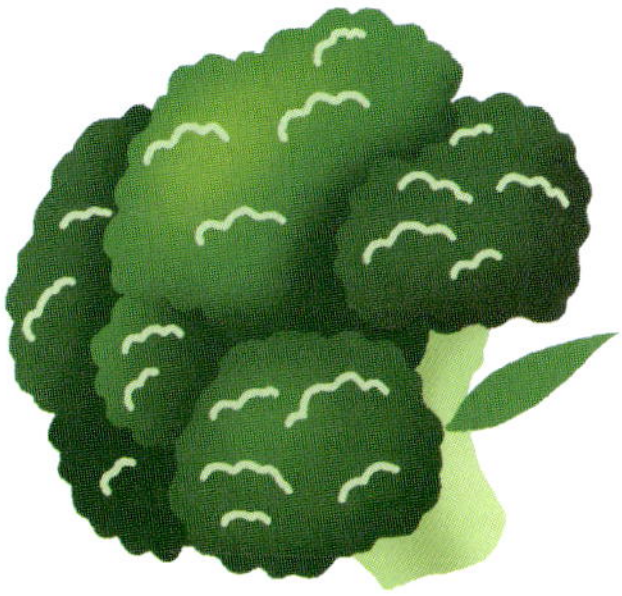

ビタミン

ミネラル

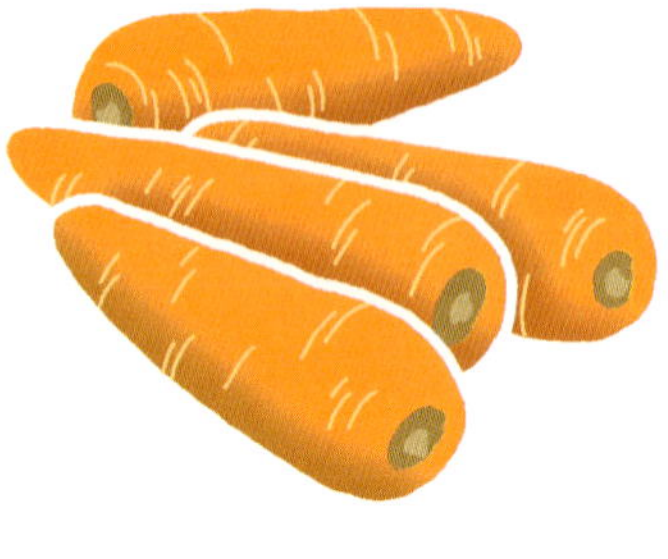

第4章　注目されている微量栄養素

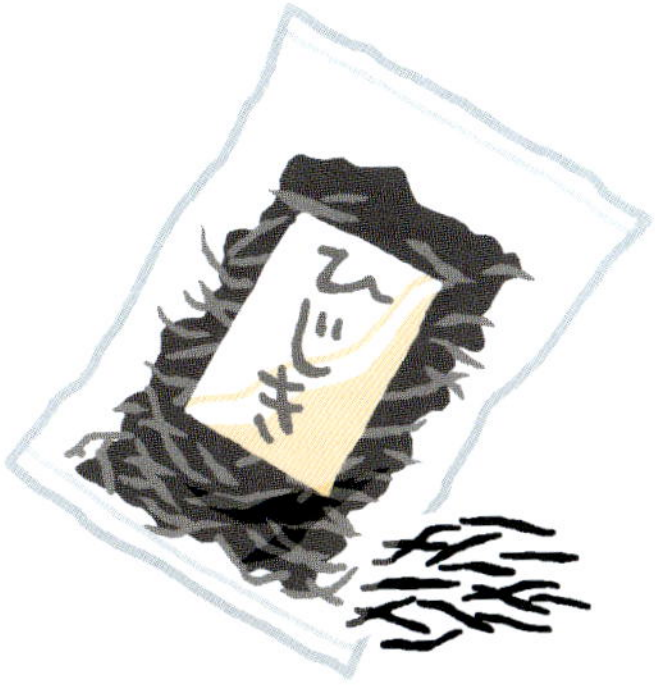

第5章 いますぐ活用できる年代別の食生活情報

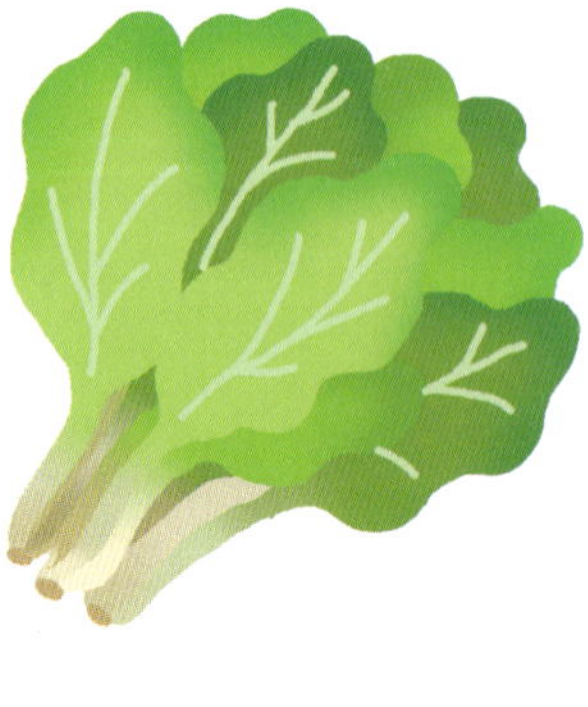

巻頭チェック

あなたの食習慣は大丈夫？

食事のとり方をはじめとした食習慣も
健康に大きくかかわっています。
栄養バランスについては第1章で説明しますので、
ここでは食習慣についてのカテゴリーA～Cまでの
質問に答えて、問題がないかチェックしてみましょう。

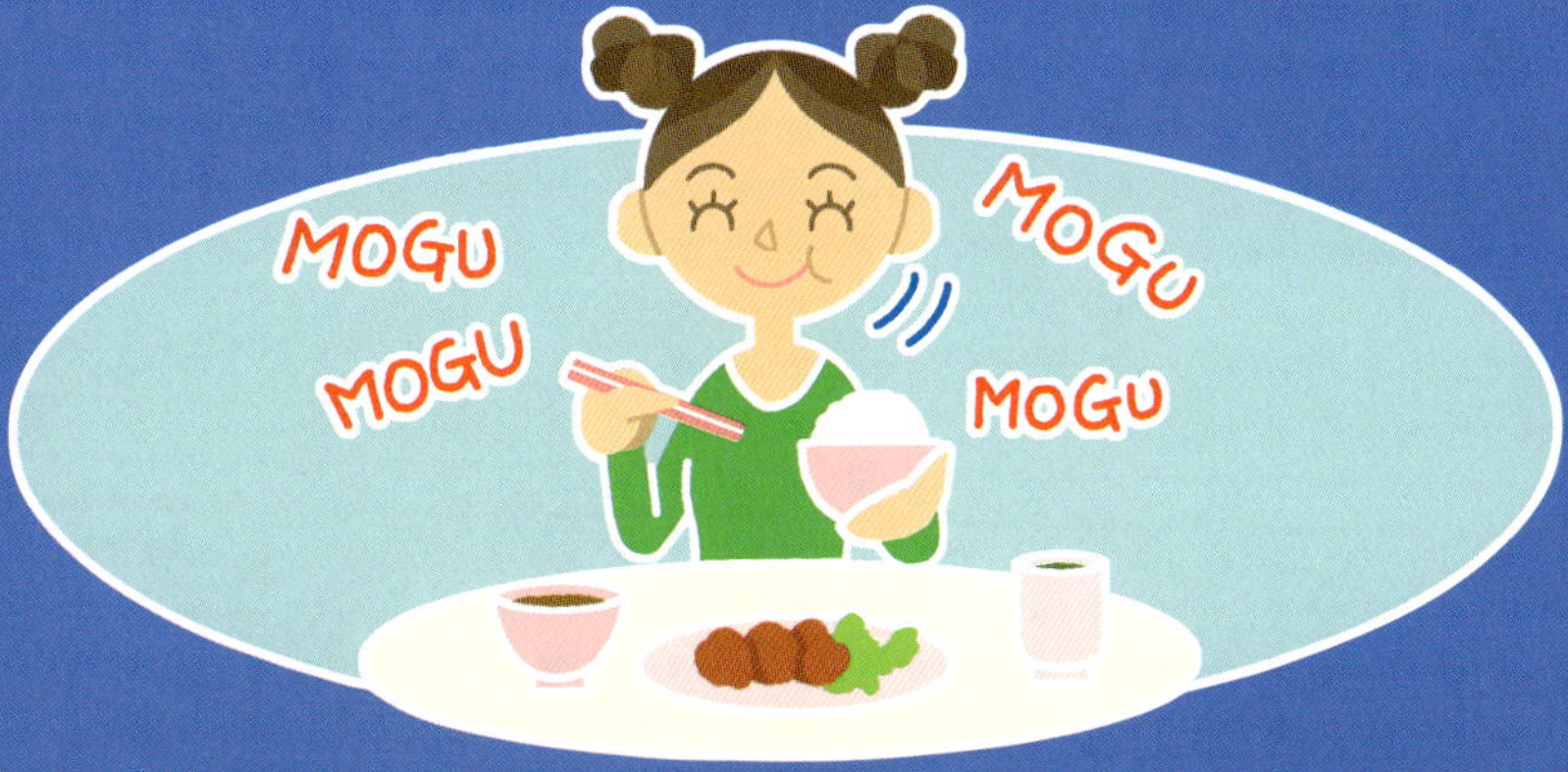

カテゴリー **A**

食事パターン

食事をする時間や食べ方も大切です。
Q1～5までの質問に答えて、
それぞれの回答の点数を足して
「小計」に記入してください。

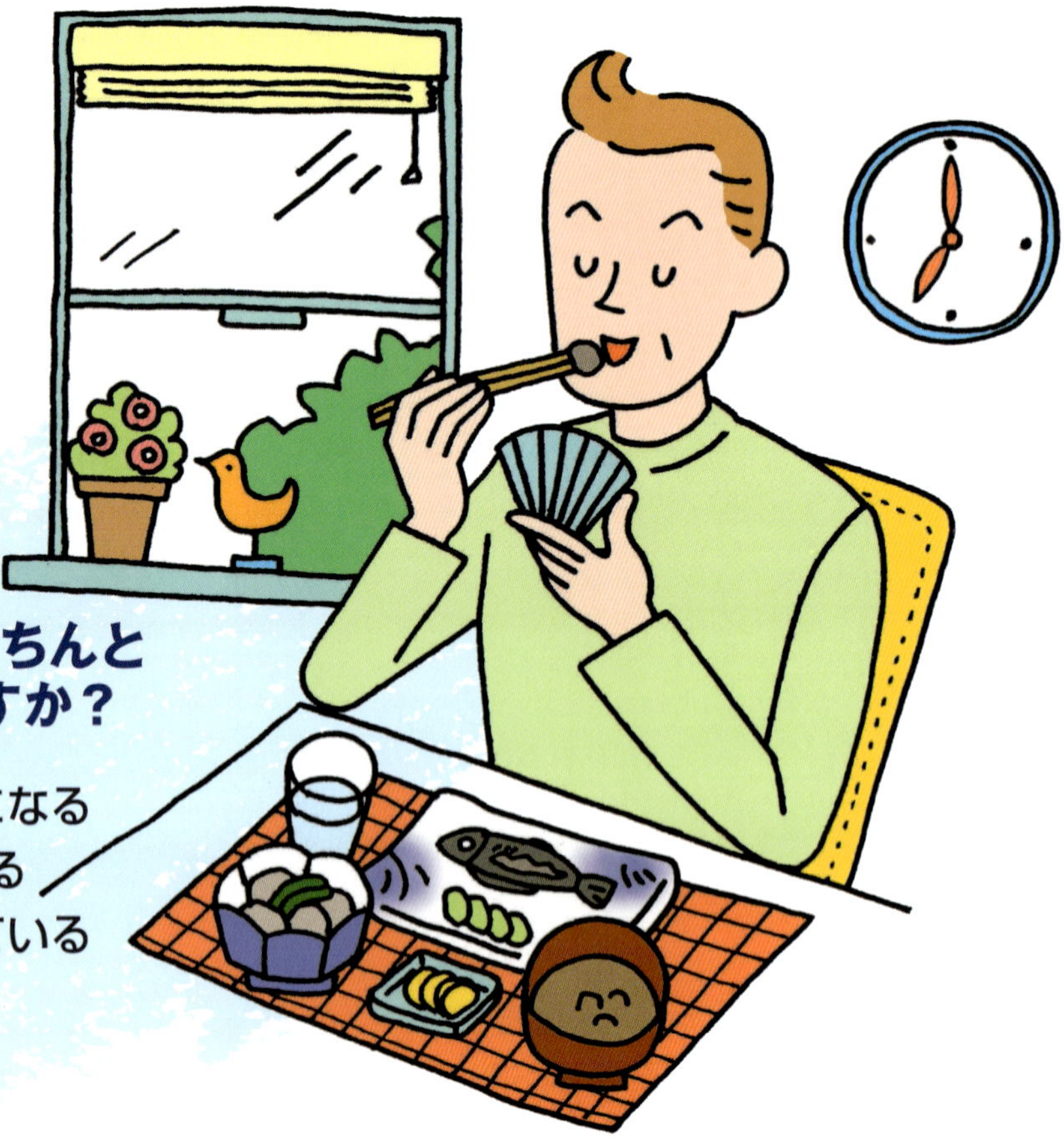

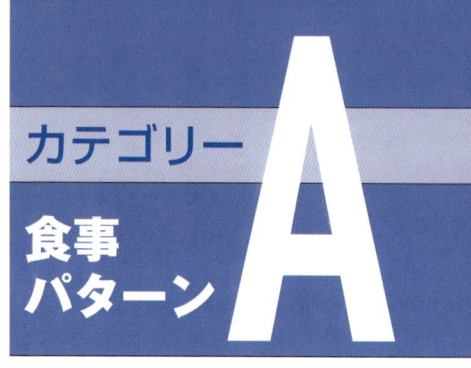

Q1 食事回数は、1日3食をきちんととっていますか？

❶ほとんど毎日1日2食になる
❷ときどき抜くことがある
❸1日3食きちんととっている

Q2 1回の食事にかける時間は平均何分くらいですか？

❶15分以内
❷15～30分程度
❸30分以上

Q3 夕食をとる時間はいつも何時くらいですか？

❶ほとんど毎日、午後9時をすぎてから
❷午後8〜9時頃
❸午後7〜8時頃

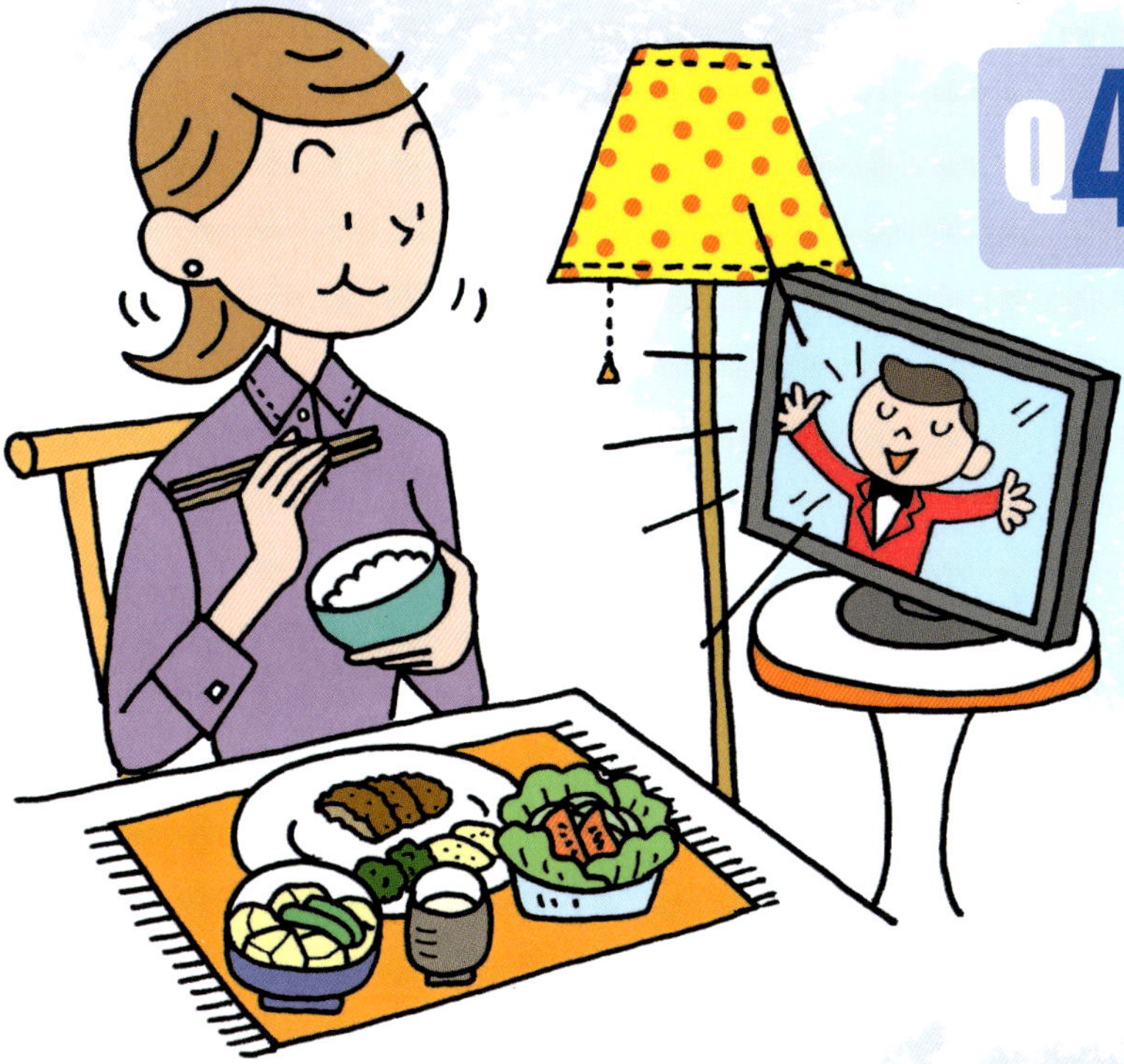

Q4 ストレスを、食べることで解消することがありますか？

❶かなりあてはまる
❷どちらかというとあてはまる
❸あてはまらない

Q5 テレビや新聞を見ながら食事をしますか？

❶かなりあてはまる
❷どちらかというとあてはまる
❸あてはまらない

回答　❶ 0点　❷ 1点　❸ 2点					小計
Q1	Q2	Q3	Q4	Q5	
点	点	点	点	点	点

カテゴリー B 食事量

食事量は適切ですか。
知らず知らずのうちに食べすぎたり、
偏ったりしていることもあります。
Q1～5までの質問に答えて、
それぞれの回答の点数を足して
「小計」に記入してください。

Q1 おなかいっぱいになるまで食べていますか？

❶はい
❷どちらかというとそういうことが多い
❸いいえ

Q2 おなかがいっぱいになっても食べ残すともったいないと思いますか？

❶残さず食べるようにしている
❷好きなものだけは残さないようにしている
❸もったいなくても残すようにしている

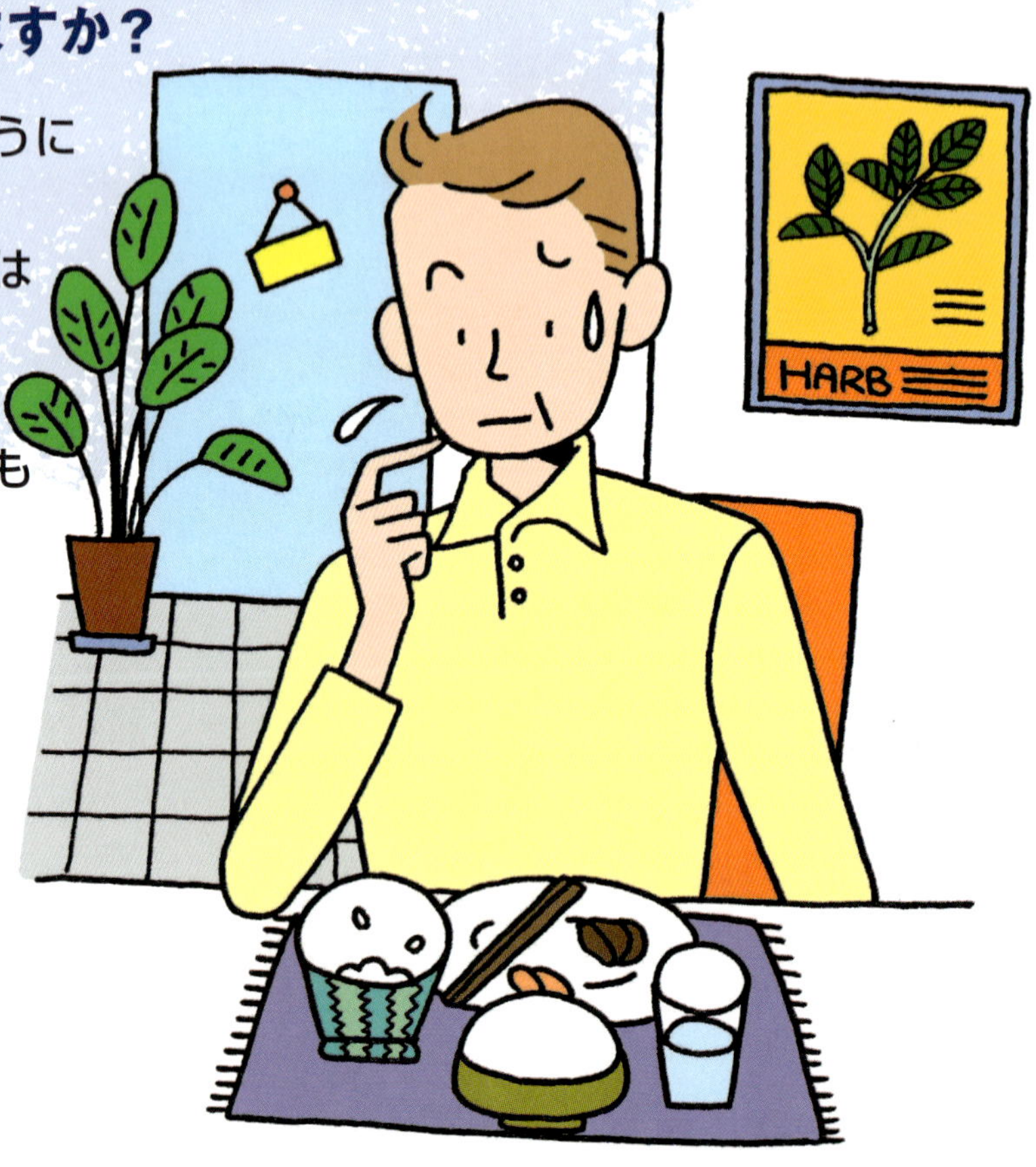

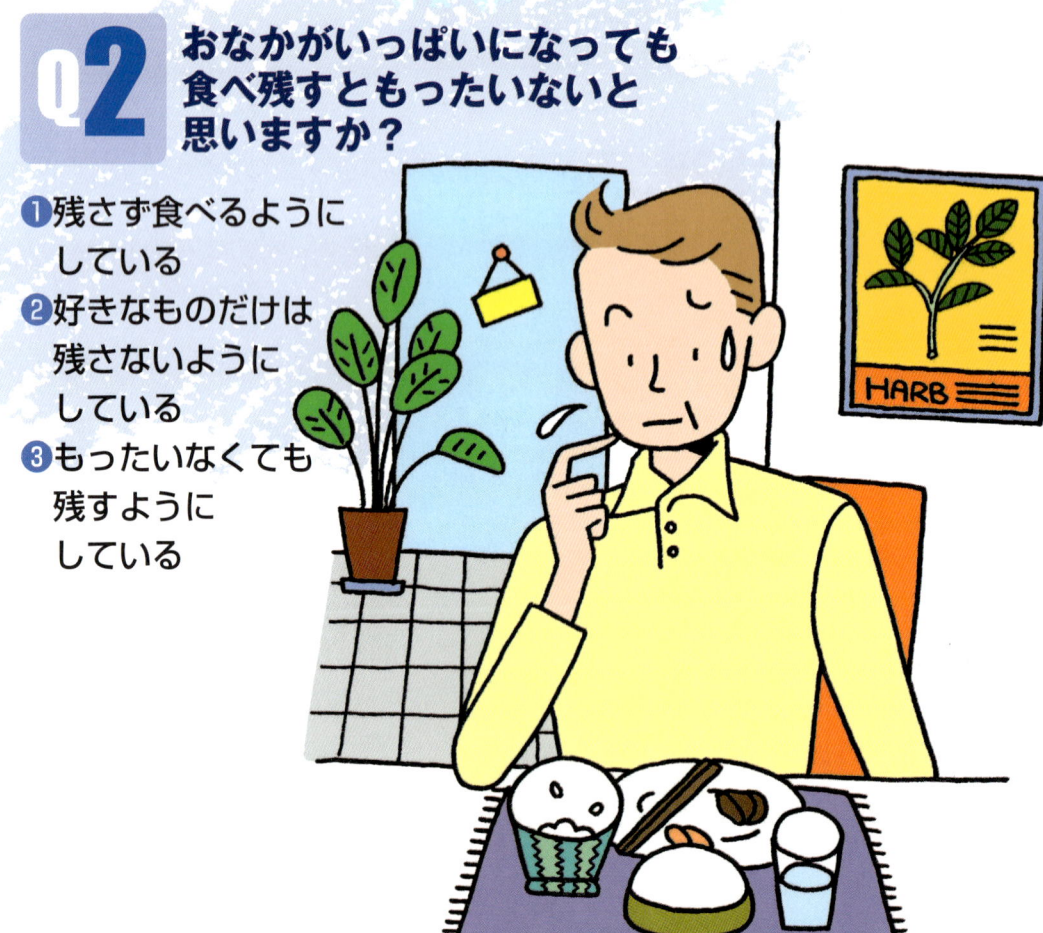

Q3 料理をつくるときなどにつまみ食いをしますか？

❶よくする
❷たまにする
❸ほとんどしない

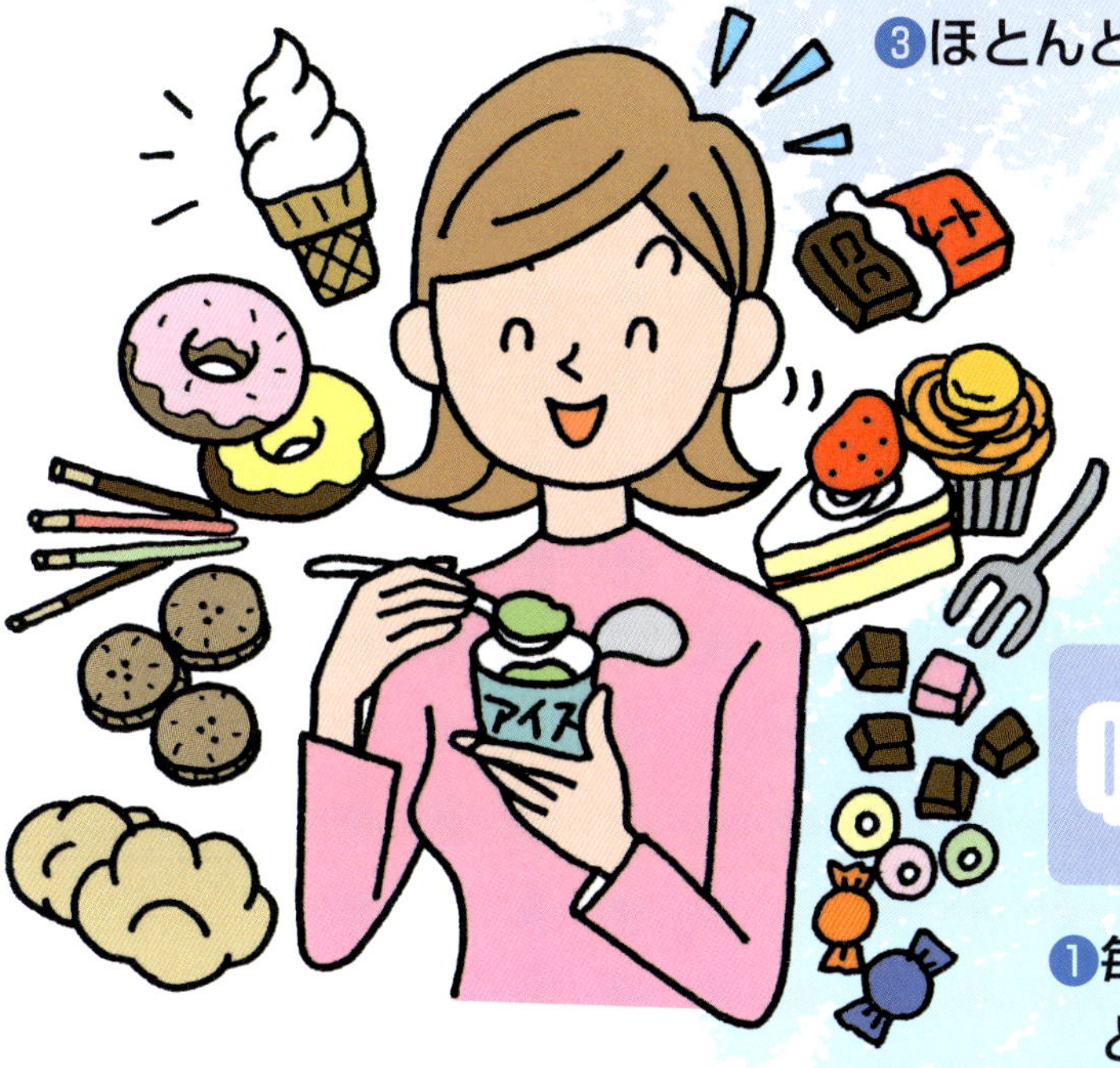

Q4 おやつの時間が楽しみですか？

❶毎日、何かしらおやつをとっている
❷たまにおやつをとることがある
❸おやつをとる習慣がない

Q5 寝る前に夜食をとる習慣がありますか？

❶毎日のように夜食をとっている
❷ときどき夜食をとる
❸まったくない

回答　❶ 0点	❷ 1点	❸ 2点			小　計
Q1	Q2	Q3	Q4	Q5	
点	点	点	点	点	点

濃い味つけが好きだったり、
アルコールのとりすぎも
健康を害することにつながります。
Q1～5までの質問に答えて、
それぞれの回答の点数を足して
「小計」に記入してください。

カテゴリー **C**
嗜　好

Q1 しょうゆやソースをかけるのが好きですか？

❶なんにでもかけることが多い
❷卓上にあればかけてしまう
❸ほとんどかけない

Q2 こってりした濃い味つけの料理が好きですか？

❶はい
❷どちらかというとあてはまる
❸いいえ

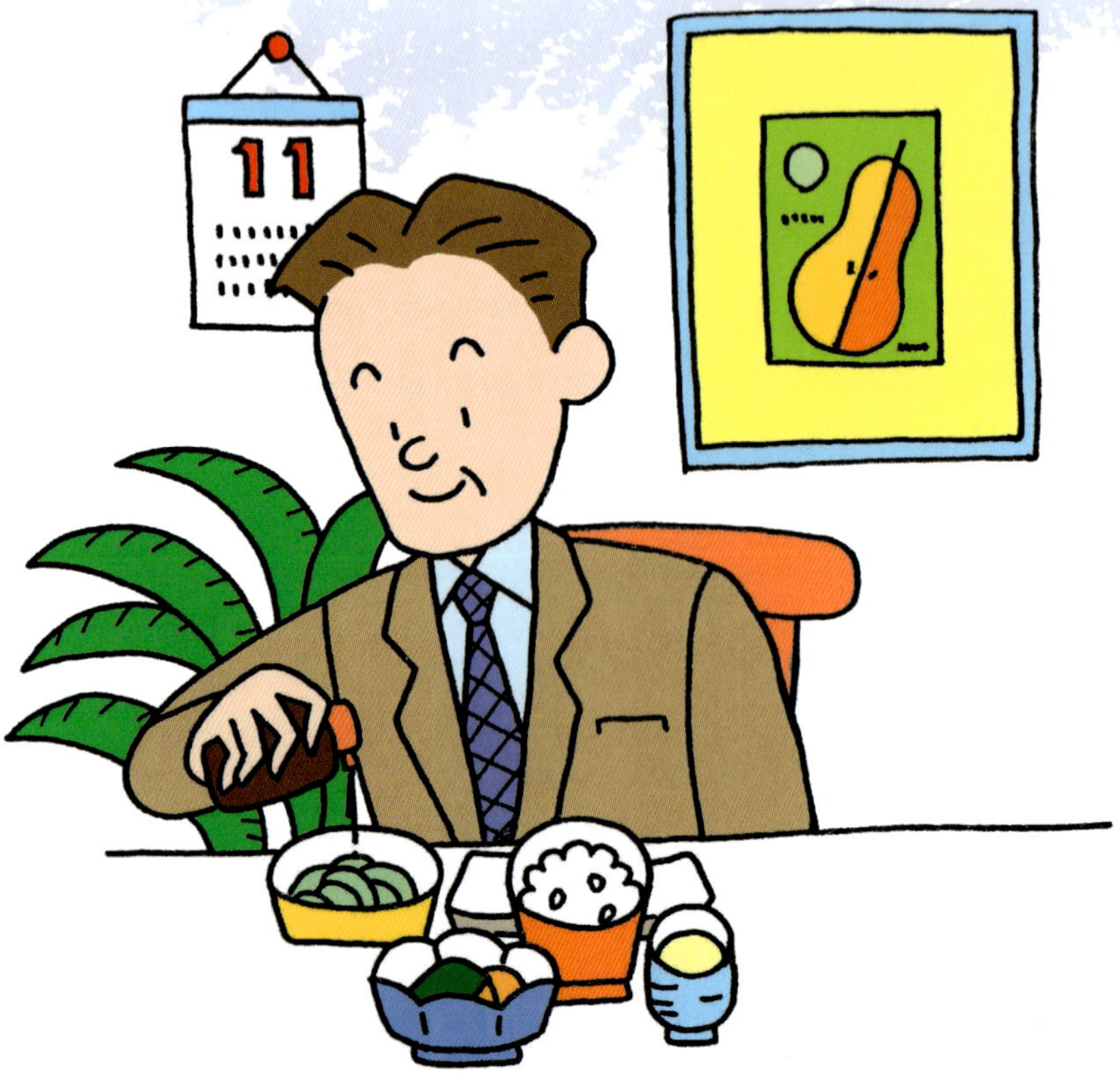

Q3 めん類のスープや汁ものが好きですか？

❶毎日とっている
❷ときどきとる
❸あまりとらない

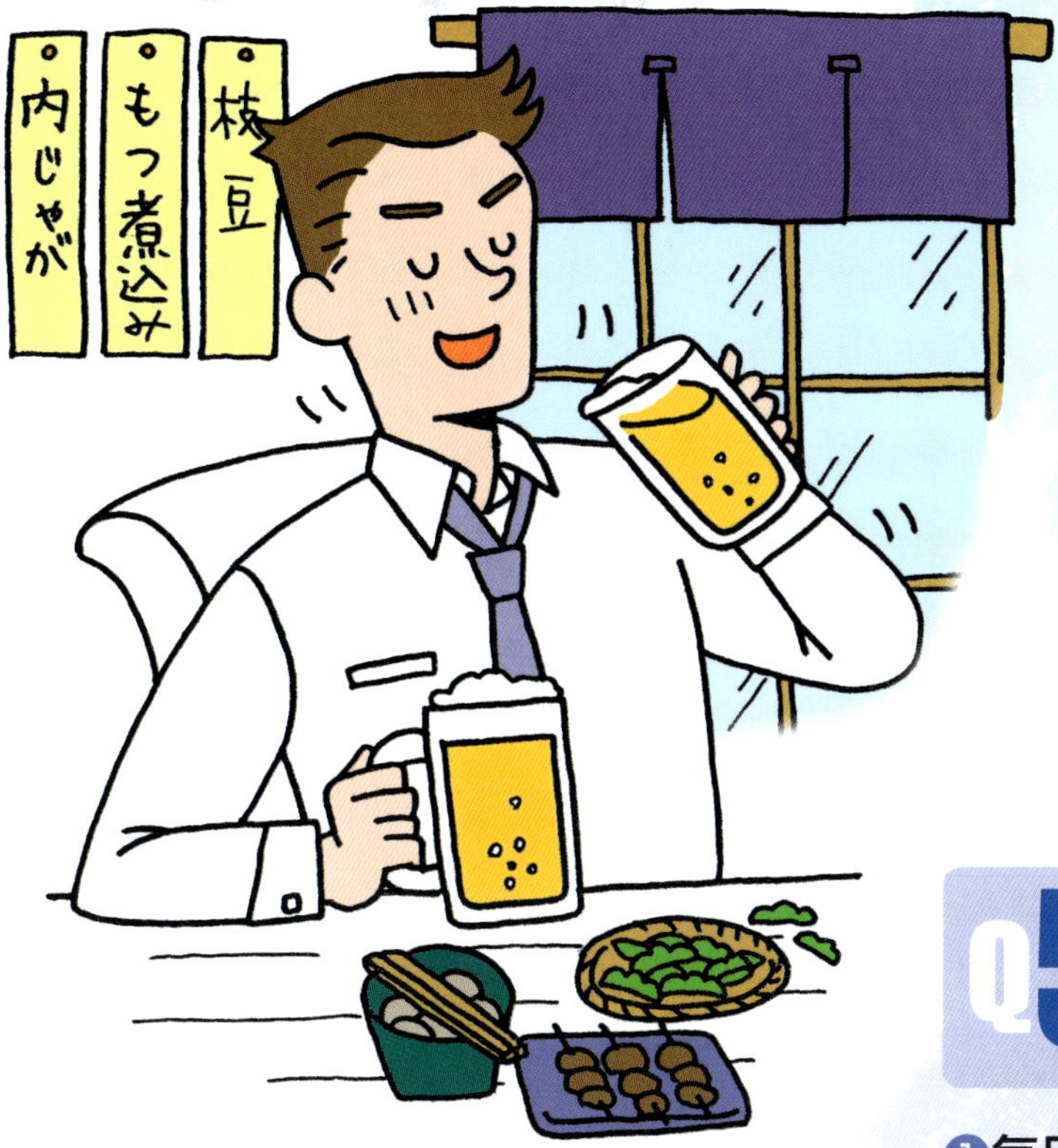

Q4 肉と魚どちらが好きですか？

❶肉をよく食べる
❷肉も魚もあまり食べない
❸肉より魚が好き

Q5 1日の酒量はどの程度ですか？

❶毎日、ビールを中びん2本、
または日本酒を2合以上飲む
❷ときどき飲みすぎることがある
❸ほとんど飲まないか、飲んだ
としてもビール中びん1本程度

回答　❶ 0点　❷ 1点　❸ 2点					小　計
Q1	Q2	Q3	Q4	Q5	
点	点	点	点	点	点

結果

左の表に、それぞれの項目について自分の点数の位置に印をつけます。正三角形になれば、よい食習慣を送っていると言えます。バランスが悪い三角形になったり、大きさが小さい場合は見直しが必要です。

カテゴリーA～Cの小計から食習慣の問題点をチェックしてみましょう。

A	B	C
点	点	点

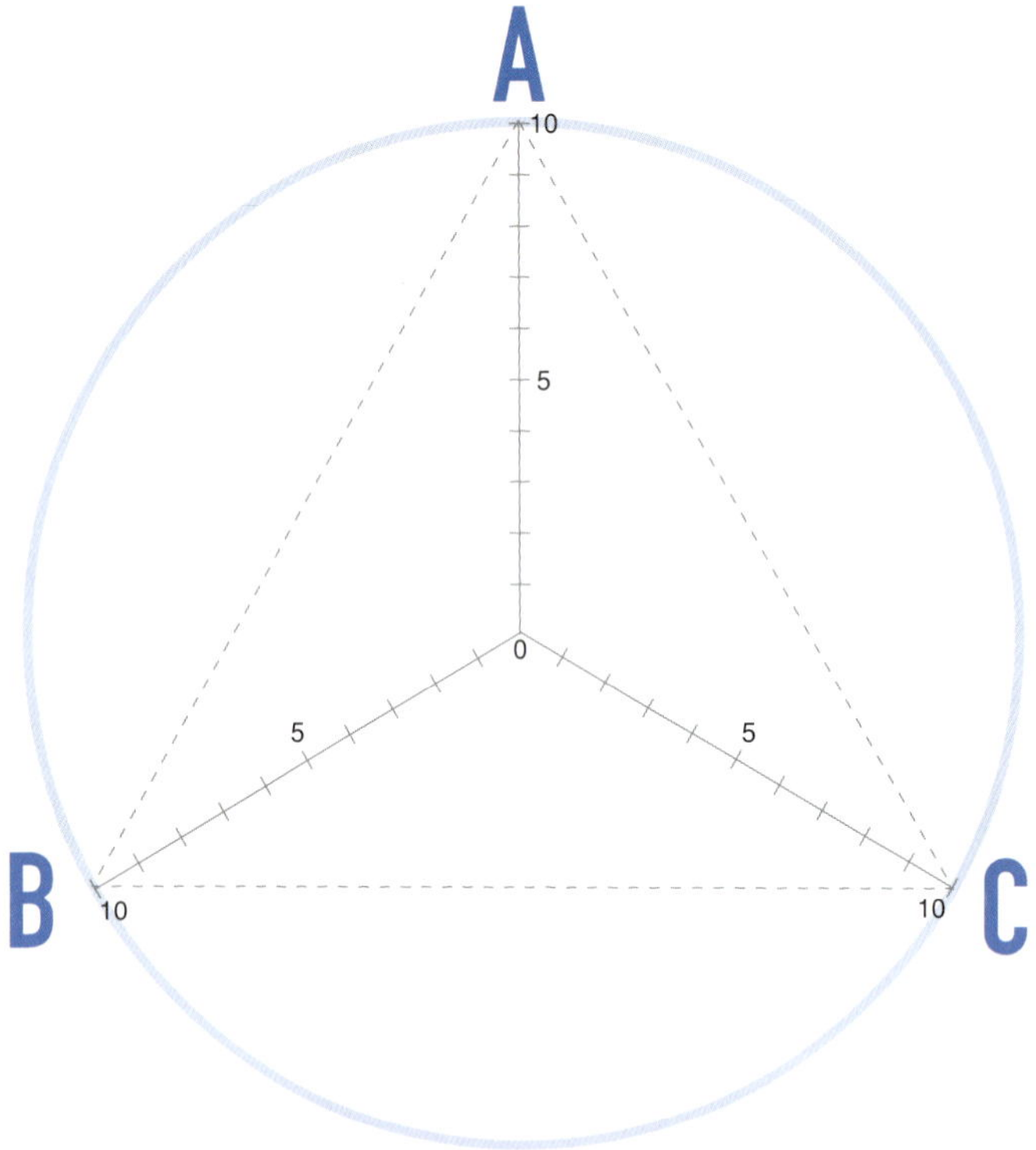

カテゴリーA　食事パターンに問題があった場合は

健康の維持・増進のためには、食事回数や食べる時間、食べ方といった基本的なことが大切です。食事はできるだけ、1日3食、決まった時間にとるよう心がけましょう。よくかんでゆっくり食べ、夜遅くの食事は避け、ストレス解消のための暴飲暴食やながら食いも避けましょう。

カテゴリーB　食事量に問題があった場合は

ついつい食べすぎになりやすい習慣がある人は肥満につながります。適切なエネルギー量を知り（34ページ参照）、栄養バランスのよい食品の組み合わせを知ることが大切です。おへそまわりのサイズが、男性85cm以上、女性90cm以上なら、内臓脂肪型肥満が心配です。

カテゴリーC　嗜好に問題があった場合は

自分の好きなものばかりを食べていては、生活習慣病を招いてしまいます。血圧、コレステロール値、血糖値が高めとなるメタボリックシンドローム（26ページ参照）の心配が高くなります。

第1章

健康維持のために 適切な食生活を送る

エネルギーの過剰摂取による肥満が生活習慣病を招き、健康を害する人が増えています。最近、増えてきた「高脂血症」「糖尿病」「高血圧」などは、食生活を見直すだけでも改善されたり予防が可能となります。よりよい生活を送るためにも、毎日の食事について、正しい知識を得るように心がけましょう。

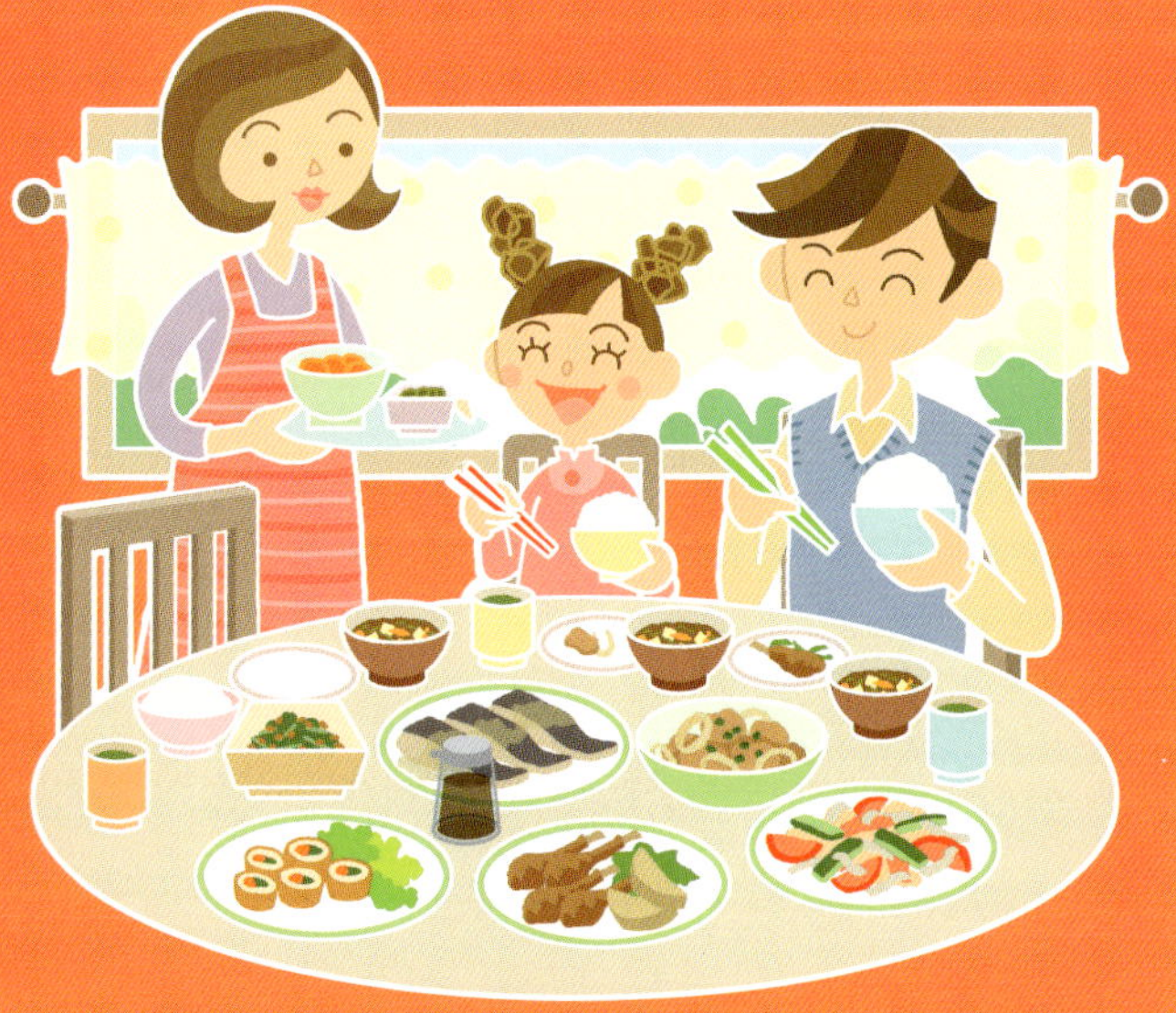

肥満は健康維持の大敵となります
自分にとって適正な体重を知ることが健康への第一歩となります

自分の身長と体重をはかって健康を維持する

加齢とともに太りやすくなる標準体重の維持を心がけよう

摂取するエネルギー量が消費するエネルギー量を上回ると、余分なエネルギーは体脂肪に蓄えられて、肥満を招くことになります。

人間は加齢とともに基礎代謝量《きそたいしゃりょう》（31ページ参照）が少なくなるので、今までと同じように食べていると、だんだん太っていってしまいます。

現在の日本では、30歳代以上の男性の3人に1人が肥満しています。

肥満は、糖尿病や高血圧、高脂血症《こうしけっしょう》といった生活習慣病の原因となるうえに、**「メタボリックシンドローム」**（26ページ参照）という、心筋梗塞《しんきんこうそく》や脳卒中のリスクが高くなる状態を招きます。

健康に人生をすごすためには、適正な体重の維持を心がけ、肥満を予防することが大切です。

肥満しているかどうかの基準となるＢＭＩ

日本肥満学会の基準では**ＢＭＩ**（ボディ・マス・インデックス）が25を超えると、肥満と判定されます（次ページ参照）。一般的には、普通体重のＢＭＩの真ん中の数値である22前後が、もっとも病気になりにくい標準体重と言われます。

ＢＭＩは体重と身長から計算されます。自分が肥満しているかどうかは、まず自分の身長と体重をチェックすることから始まります。

ＢＭＩ＝体重kg÷｛身長（m）×身長（m）｝

この数式で計算された数値が、25を超えていた場合は肥満とされますが、この数値は目安にすぎないので、次のようなケースもあります。

ＢＭＩは体脂肪の割合までは考慮されていません。そのため、体重はそれほどなくてＢＭＩが適正範囲だとしても、体脂肪が多い、隠れ肥満の人もいるので注意が必要です。

体脂肪の割合にも注意が必要となる

肥満の目安として、ＢＭＩとともにチェックしなければいけないのが**体脂肪率**です。体脂肪率は体内の体脂肪の量を、人体に微弱な電流を流し、計測された電気抵抗から推定する数値です。

最近は、多機能の体組成計《たいそせいけい》によって、自宅で体脂肪率が気軽に計測できるようになりました。

ただし、運動や入浴後は発汗量が増えるために体脂肪率がやや高くなります。逆に、体内の水分が増加すると低下する傾向があります。

計測するときは、なるべく決まった時間に、同じような条件で測定するようにしましょう。数週間記録して、数値を比較してみるとよいでしょう。

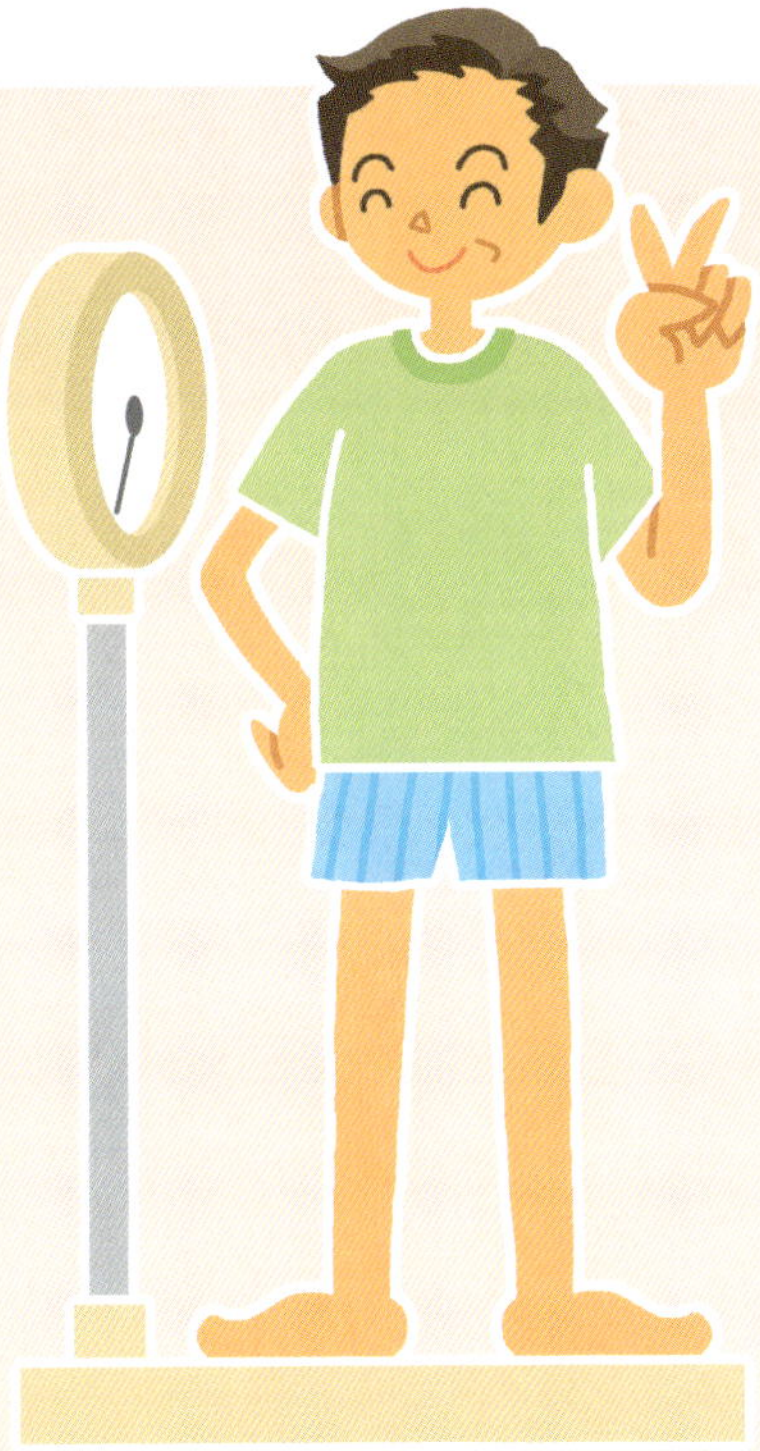

■あなたの身長は？　［　　.　　］m

■あなたの体重は？　［　　　　］kg

↓

■BMI＝ 体重（kg） / 身長（m）×身長（m）

■あなたのBMIは？

体重［　　　　］kg / 身長［　　　　］m × 身長［　　　　］m ＝［　　　　］

■BMIによる肥満の判定

18.5未満	やせている
18.5～25未満	普通
25～30未満	肥満
30～35	重度肥満

日本肥満学会による肥満判定基準より

■体脂肪率による肥満の判定

性別・年齢		軽度肥満	中等度肥満	重度肥満
男性（全年齢）		20%以上 25%未満	25%以上 30%未満	30%以上
女性	(6～14歳)	25%以上 30%未満	30%以上 35%未満	35%以上
	(15歳以上)	30%以上 35%未満	35%以上 40%未満	40%以上

『肥満・肥満症の指導マニュアル』
（日本肥満学会編／医歯薬出版）より

■あなたの標準体重は？

身長［　　　　］m × 身長［　　　　］m ×22 ＝［　　　　］kg

食べすぎや飲みすぎで摂取エネルギーが増えたり、運動不足で消費エネルギーが減ると肥満へ一直線です

エネルギーの過剰な摂取は肥満から生活習慣病を招く

生活習慣病を招く肥満のリスク

近年、肥満が生活習慣病を招き、生活習慣病がさらなる肥満を招くという悪循環がわかってきました。

とくに、内臓脂肪が１００㎠を超えた**「内臓脂肪型肥満《ないぞうしぼうがたひまん》」**（26ページ参照）の人は、脂肪細胞から分泌《ぶんぴ》される**「アディポサイトカイン」**という生理活性物質のバランスが崩れ、代謝《たいしゃ》機能に障害が発生することが、最近の研究で明らかになってきたのです。

アディポサイトカインには、傷ついた血管を修復して動脈硬化を予防したり、インスリンという糖代謝に作用するホルモンを助ける**「アディポネクチン」**というからだによい働きをするものと、インスリンの作用を阻害する**「ＴＮＦ-α《アルファ》」**や動脈硬化を進行させる**「ＰＡＩ-１」**、血管壁を収縮させて血圧を上げる**「アンギオテンシノーゲン」**といった、からだに悪影響をおよぼすものがあります。

●内臓脂肪型肥満はリスクが高い

内臓脂肪が多い人ほどアディポネクチンが少なく、ＴＮＦ-αやＰＡＩ-１などが多い傾向があります。

このため、内臓脂肪がたまればたまるほど、糖尿病や高脂血症《こうしけっしょう》、高血圧を発症しやすくなります。おへそのまわりが男性で85㎝以上、女性で90㎝以上あり、こうしたリスクが重複している状態を**「メタボリックシンドローム」**（26ページ参照）と呼んでいます。

肥満のもっとも大きな原因はエネルギーの過剰摂取

食事で摂取するエネルギーが、消費するエネルギーを上回ると、余分なエネルギーは体内で中性脂肪につくりかえられて脂肪細胞に蓄積されます。

脂肪細胞に蓄えられた余分なエネルギーは、消費エネルギーが増えたり、摂取エネルギーが足りなくなったときに利用されるのですが、栄養状態のよくなった現代では、エネルギーが不足することはほとんどなくなり、肥満を招いてしまっています。

●食生活の欧米化が太りやすい環境に

運動不足で消費エネルギーが低下していると代謝機能も低下してしまい、太りやすくなります。

そのうえ、最近は、食生活の欧米化が進んで肉食が多くなりました。その結果、エネルギーを過剰摂取するようになり、さらに太りやすい環境となっています。

また、夜遅く食事をしたり過度の飲酒など、食習慣の乱れも肥満につながっています。

規則正しい食習慣を心がけ、適正なエネルギー量を摂取するようにして、肥満予防を心がけましょう。

Column

20歳代と同様に食べていたら肥満一直線!?

基礎代謝量は加齢とともに下がっていきます。

30歳をすぎてからも、20歳代と同じような食生活を送っていては、エネルギーの過剰摂取となり、肥満を招くことになります。

自分の年齢に応じたエネルギー量を、きちんと把握しておきましょう。

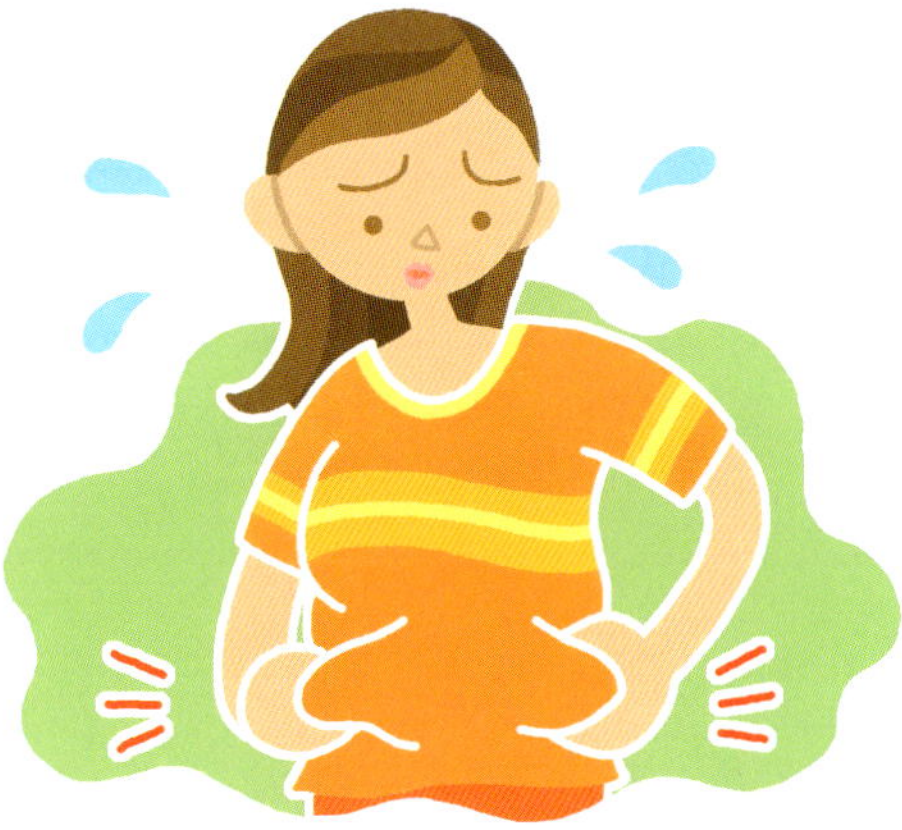

体重50kg、身体活動レベル「ふつう（Ⅱ）」の女性の場合

18～29歳	30～49歳
50kg×23.6（基礎代謝基準値）×1.75（身体活動レベル）	50kg×21.7（基礎代謝基準値）×1.75（身体活動レベル）
＝	＝
2,065kcal（A）	**1,899kcal（B）**

＊詳細は30～33ページ参照

1日にとりすぎるエネルギー量は

（A）－（B）

2,065kcal－1,899kcal＝166kcal

→

1年間にとりすぎるエネルギー量は

166kcal×365日＝60,590kcal

→

60,590kcal÷7,200kcal＝8.4kg/年

1年間で8.4kgの体重増加？

約7,200kcalのエネルギーの過剰摂取が、

体重1kgの増加につながるので、

単純に考えても1年間に8.4kgの体重が増加することに

生活習慣病の新しい概念となるのがメタボリックシンドロームです
おなかまわりが気になる人は注意が必要です

心筋梗塞や脳卒中が起こりやすい メタボリックシンドローム

動脈硬化のリスクが高くなる メタボリックシンドローム

肥満している人が、高脂血症《こうしけっしょう》、高血糖、高血圧などを複数あわせもつ状態を**「メタボリックシンドローム」**と呼びます。

このような状態が続くと、ひとつひとつの病気の程度は軽くても、動脈硬化が進行しやすく、脳梗塞《のうこうそく》や心筋梗塞といった、生命にかかわる病気を発症するリスクが高くなることがわかってきました。

２００４年に厚生労働省が行った「国民健康・栄養調査」によると、成人のメタボリックシンドロームは１３００万人にのぼりました。さらに、予備軍をあわせると２７００万人という驚くべき実態が明らかになったのです。

とくに40～74歳では、男性は２人に１人、女性も５人に１人がメタボリックシンドロームか予備軍であるという結果が出ています。

メタボリックシンドロームの原因として挙げられるのは、「食べすぎ」や「運動不足」など、生活習慣の乱れによる肥満です。健康を維持するためには、自分自身の生活習慣を見直して、肥満の解消を心がけましょう。

診断の基準となるのは おへそまわりのサイズ

脂肪がついている場所によって、肥満のタイプは大きく２種類に分けられます。腹部を中心とした上半身に脂肪がつくタイプは、男性や閉経後《へいけいご》の女性に多く見られる**「内臓脂肪型肥満《ないぞうしぼうがたひまん》」**と呼ばれます。内臓脂肪型肥満では、腹部（おへそまわり）の臓器周辺に脂肪がつきます。

これに対し、腹部から下半身にかけて脂肪がたまるタイプは**「皮下脂肪型肥満《ひかしぼうがたひまん》」**と呼ばれ、若い女性で肥満している人に多く見られます。

●男性85㎝・女性90㎝を超えると危険

内臓脂肪が１００㎠を超え、さらに中性脂肪値やＨＤＬコレステロール値、血圧、血糖値のなかで、２つ以上あてはまった場合には、メタボリックシンドロームと診断されます（次ページ参照）。

もっともわかりやすい診断の基準は、「ウエスト周囲径（おへその高さの腹囲）」です。男性で85㎝、女性で90㎝を超えると、内臓脂肪が１００㎠以上ある目安となり、メタボリックシンドロームが疑われます。

ただし、ウエスト周囲径は目安にすぎません。正確な診断には、腹部ＣＴ検査による内臓脂肪の面積の計測が必要です。気になる人は医療機関を受診して検査してもらうとよいでしょう。

メタボリックシンドロームは、食べすぎや運動不足の改善で解消できます。ウエストをはかってみて、数値が気になった人は今日からでも始めましょう。

■内臓脂肪型肥満（りんご型肥満）

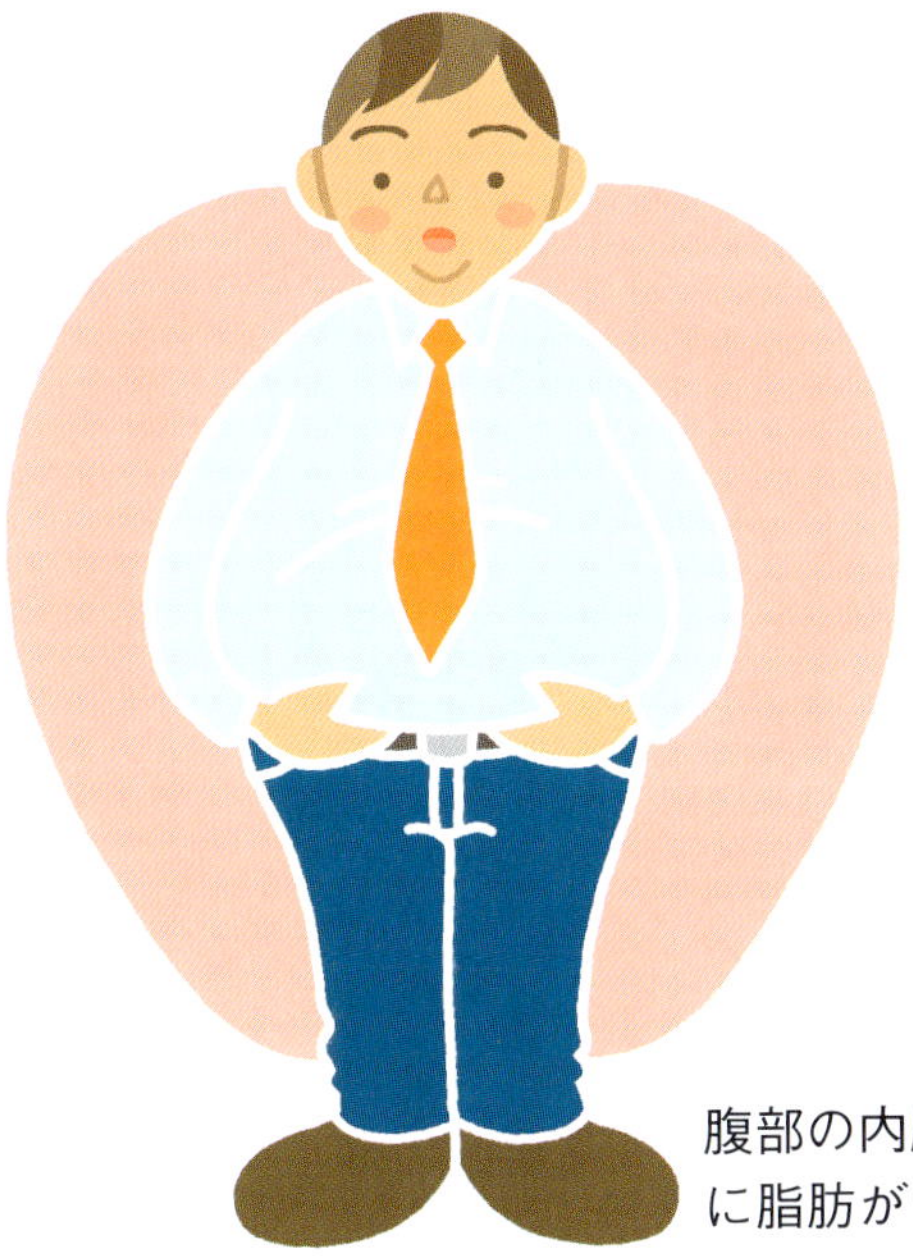

腹部の内臓周辺に脂肪がつく

■皮下脂肪型肥満（洋なし型肥満）

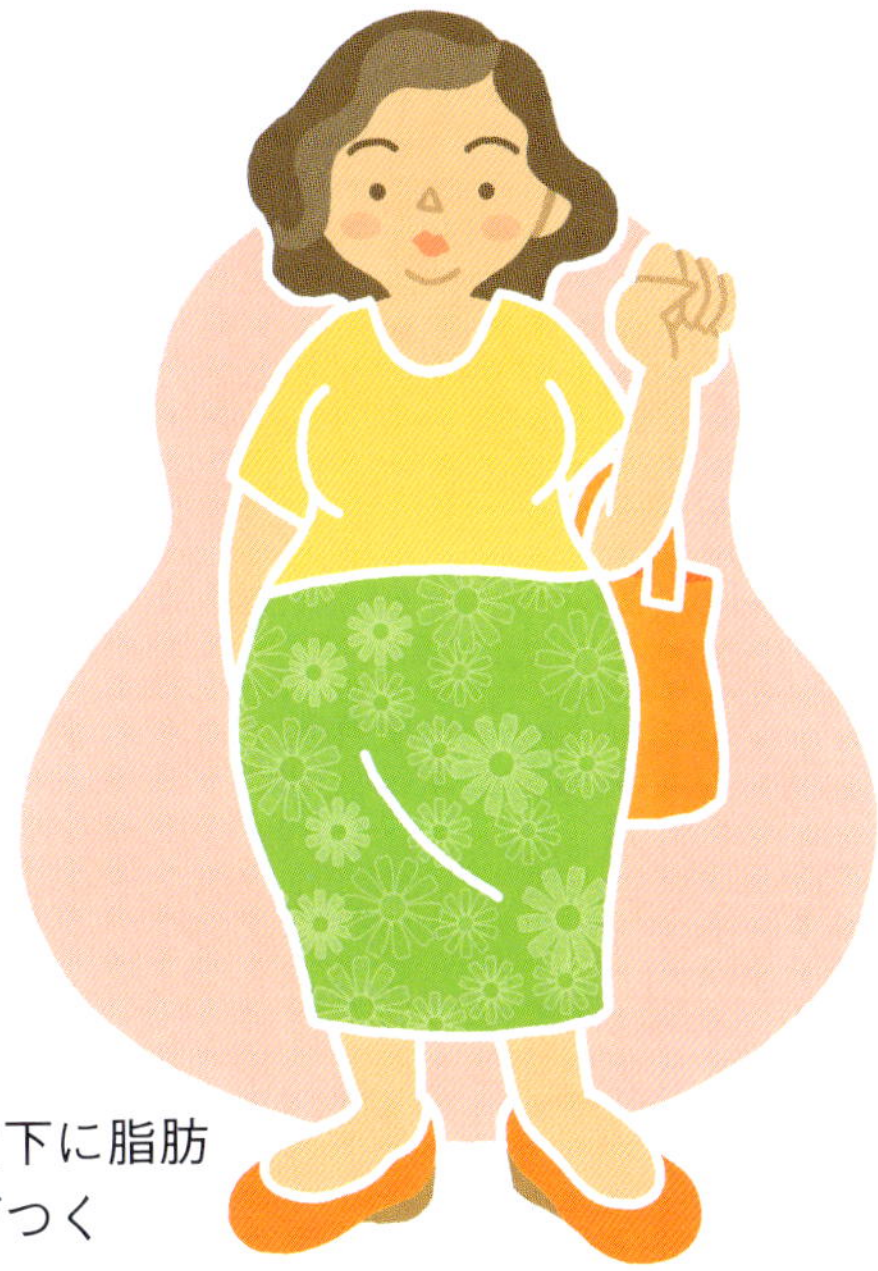

皮下に脂肪がつく

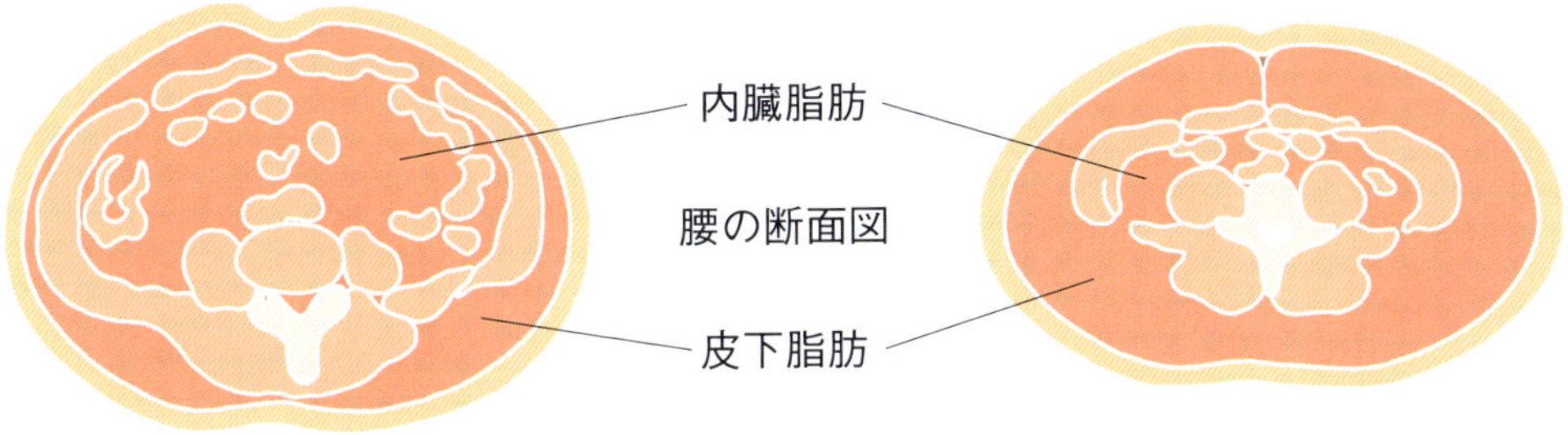

■メタボリックシンドローム診断基準

必須項目	**内臓脂肪蓄積** ウエスト周囲径：男性85㎝以上　女性90㎝以上 （内臓脂肪面積　男女とも100㎠以上に相当）
	＋
選択項目（2項目以上）	中性脂肪　150mg/dℓ以上 または HDLコレステロール　40mg/dℓ未満
	収縮期（最高）血圧　130㎜Hg以上 または 拡張期（最低）血圧　85㎜Hg以上
	空腹時血糖　110mg/dℓ以上

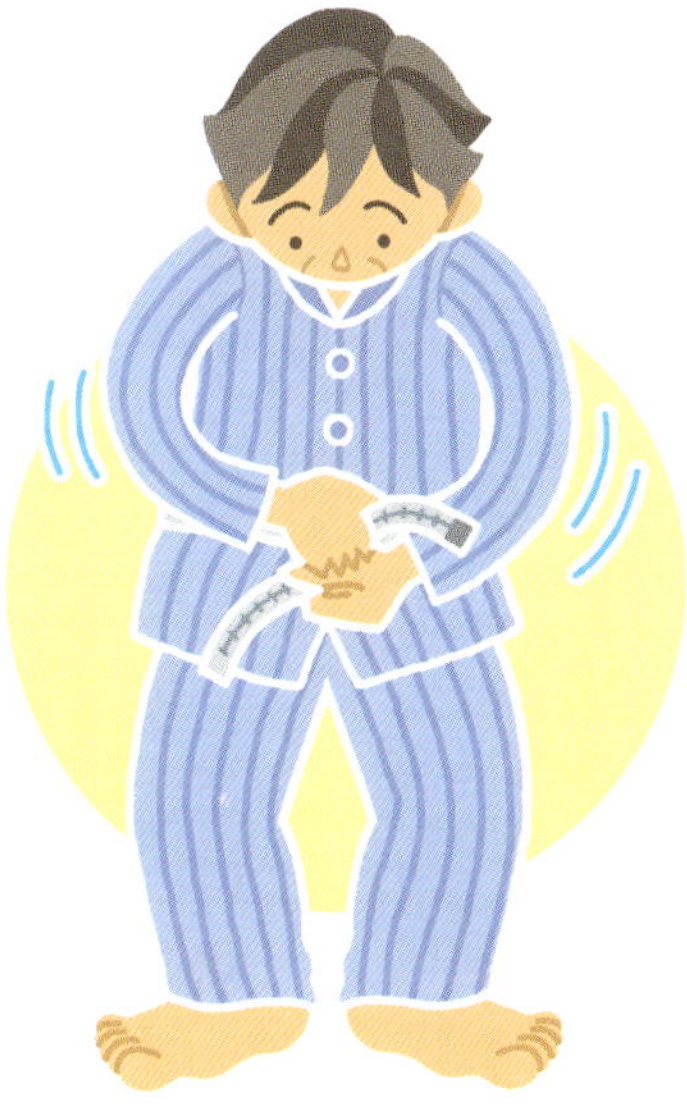

肥満を予防する第一歩は、1日に必要なエネルギー量を知ることから始まります

エネルギー量は1日にどのくらい必要なの？

身長・体重によって異なる1日に必要なエネルギー量

エネルギーをとりすぎた場合には、体内で中性脂肪に変化します。中性脂肪が脂肪細胞に蓄積されると肥満を招き、内《ない》臓脂肪型肥満《ぞうしぼうがたひまん》の場合は、生活習慣病というリスクを背負うことになります。

逆に、消費エネルギーに対して摂取するエネルギー量が不足した場合には、たんぱく質がエネルギー源として利用され、貧血をはじめとするさまざまな弊害をもたらします。

厚生労働省は1日に必要なエネルギー量の目安として**「推定エネルギー必要量」**（次ページ参照）を設定しています。しかし、この数値は**「基準体位」**（次ページ参照）を想定して算出されています。基準体位とは、身長と体重の性別、年齢別の平均的な基準値です。身長や体重がその数値より多い人は必要なエネルギー量も多くなりますし、逆に少なければ少なくなります。さらに、1日の活動内容（32ページ参照）によっても左右されます。

自分にとって必要な**エネルギー量**は、目標体重に**「基礎代謝基準値《きそたいしゃきじゅんち》」**（31ページ参照）と**「身体活動レベル」**（33ページ参照）をかけたものが目安となります。

1日に必要なエネルギー量＝
目標体重×基礎代謝基準値×
身体活動レベル

目標体重をもとにエネルギー量を計算する

現在の体重をもとに計算したエネルギー量を摂取していては、体重は維持されるだけで増減はありません。減量が目的のときには、目標とする体重の数値で計算するようにします。

例えば、現状の体重が70kgで、目標体重が60kgの場合は、目標体重である60kgを基準にエネルギー量を求めましょう。逆に太りたいと思っている人は、現在の体重よりも多く設定して計算します。

体重は**BMIが22**の状態が、もっとも理想的な**「標準体重」**（22ページ参照）なので、自分の標準体重を目安として計算するのも、ひとつの方法です。

健康的な体重の維持は摂取エネルギー量の管理から

「やせの大食い」は存在しても、太っている人で食べている量が少ない人はいません。食事以外に間食をしたり、砂糖がたっぷり入った清涼飲料水を飲んだり、高エネルギーのスナック菓子を食べたりと、何かしら口にしているはずです。

太っている人のなかには、だらだらと食べ続けているため、自分が摂取しているエネルギー量を把握できていない人もいるようです。この機会に、食事日記をつけて、自分が1日にどれくらい食べているかチェックしてみましょう。

推定エネルギー必要量

（kcal/日）

	身体活動レベル					
	男性			女性		
	Ⅰ	Ⅱ	Ⅲ	Ⅰ	Ⅱ	Ⅲ
0～5か月 母乳栄養児	—	600	—	—	550	—
0～5か月 人工栄養児	—	650	—	—	600	—
6～11か月	—	700	—	—	650	—
1～2歳	—	1,050	—	—	950	—
3～5歳	—	1,400	—	—	1,250	—
6～7歳	—	1,650	—	—	1,450	—
8～9歳	—	1,950	2,200	—	1,800	2,000
10～11歳	—	2,300	2,550	—	2,150	2,400
12～14歳	2,350	2,650	2,950	2,050	2,300	2,600
15～17歳	2,350	2,750	3,150	1,900	2,200	2,550
18～29歳	2,300	2,650	3,050	1,750	2,050	2,350
30～49歳	2,250	2,650	3,050	1,700	2,000	2,300
50～69歳	2,050	2,400	2,750	1,650	1,950	2,200
70歳以上	1,600	1,850	2,100	1,350	1,550	1,750
妊婦初期（付加量）	—			＋50	＋50	＋50
妊婦中期（付加量）	—			＋250	＋250	＋250
妊婦後期（付加量）	—			＋500	＋500	＋500
授乳婦（付加量）	—			＋450	＋450	＋450

基準体位

＊妊婦を除く

性別 / 年齢	男性		女性	
	基準身長（cm）	基準体重（kg）	基準身長（cm）	基準体重（kg）
0～5か月	62.2	6.6	61.0	6.1
6～11か月	71.5	8.8	69.9	8.2
1～2歳	85.0	11.9	84.7	11.0
3～5歳	103.5	16.7	102.5	16.0
6～7歳	119.6	23.0	118.0	21.6
8～9歳	130.7	28.0	130.0	27.2
10～11歳	141.2	35.5	144.0	35.7
12～14歳	160.0	50.0	154.8	45.6
15～17歳	170.0	58.3	157.2	50.0
18～29歳	171.0	63.5	157.7	50.0
30～49歳	170.0	68.0	156.8	52.7
50～69歳	164.7	64.0	152.0	53.2
70歳以上	160.0	57.2	146.7	49.7

何もしないで寝ている状態でも
エネルギーは必要とされています

基礎代謝量は生きるために最低限必要なエネルギー

体重や身長で異なる基礎代謝量

「基礎代謝量《きそたいしゃりょう》」とは、体温を一定に保ったり、心臓を拍動《はくどう》させたり、呼吸運動を行ったり、消化管の消化・吸収といった、生命を維持するために必要なエネルギーのことです。いわば、生きていくために最低限必要なエネルギーのことを基礎代謝量と言います。数値としては、食後十数時間経過したときに20度の室温のなか、安静に横たわっている状態で消費されるエネルギー量を指します。

●基礎代謝量は「基礎代謝基準値」から

多数の日本人の基礎代謝量を年齢別、性別に測定して平均値を出した**「日本人の基礎代謝基準値」**（次ページ参照）を参考にすると、自分の基礎代謝量を求めることができます。

体格がふつうの人（BMIが18・5〜25未満）の場合は、この基礎代謝基準値に自分の体重をかけると、基礎代謝量を求めることができます。

〈例〉男性・体重65kg・35歳の場合
基礎代謝量＝22・3×65＝１４４９・５

ただし、基礎代謝量は次のような条件によって左右されます。

❶からだの大きさと体表面積

子どもの場合は発育に伴うエネルギーの増加を考慮しなければならないので、体重1kgあたりの基礎代謝量が上がります。同じ身長でも、手足の長い人ほど体表面積が広く基礎代謝量が上がります。

❷性別と体質

体重1kgあたりの基礎代謝量は、女性のほうが下がります。これは、男性が女性よりも筋肉質で、なおかつ女性のほうが体脂肪の割合が多いためです。年齢や性別が同じでも、筋肉が多い人は基礎代謝量が上がります。

❸ホルモンの影響

甲状腺《こうじょうせん》から分泌される「チロキシン」というホルモンには、基礎代謝量を上げる作用があります。チロキシンの分泌量が増えるバセドウ病は基礎代謝量が上がり、分泌量が減る甲状腺腫《こうじょうせんしゅ》では下がります。

❹月経と妊娠

女性ホルモンも基礎代謝量に影響し、月経中は基礎代謝量が最低で、徐々に増加して月経2〜3日前に最高になります。

❺体温と季節

体温が高くなると基礎代謝量は上がります。体温が1度上がると、基礎代謝量は13％増加すると考えられています。気温の影響も受け、寒いときは体温を維持するため、体内で熱をつくり、基礎代謝量が上がり、暑いときには下がります。

❻筋肉の緊張と精神状態

運動など筋肉が緊張すると基礎代謝量も上がります。精神状態が筋肉を緊張させ、基礎代謝量が上がる場合もあります。

■基礎代謝量は次の条件によっても左右される

日本人の基礎代謝基準値　（kcal/kg（体重）/日）

年齢	男　性	女　性
1〜2歳	61.0	59.7
3〜5歳	54.8	52.2
6〜7歳	44.3	41.9
8〜9歳	40.8	38.3
10〜11歳	37.4	34.8
12〜14歳	31.0	29.6
15〜17歳	27.0	25.3
18〜29歳	24.0	23.6
30〜49歳	22.3	21.7
50〜69歳	21.5	20.7
70歳以上	21.5	20.7

＊成人は生活活動レベルふつう（Ⅱ）の場合
＊低い（Ⅰ）の場合は−2%、高い（Ⅲ）の場合は＋2%とする
＊身体活動レベルの分類は32ページ参照

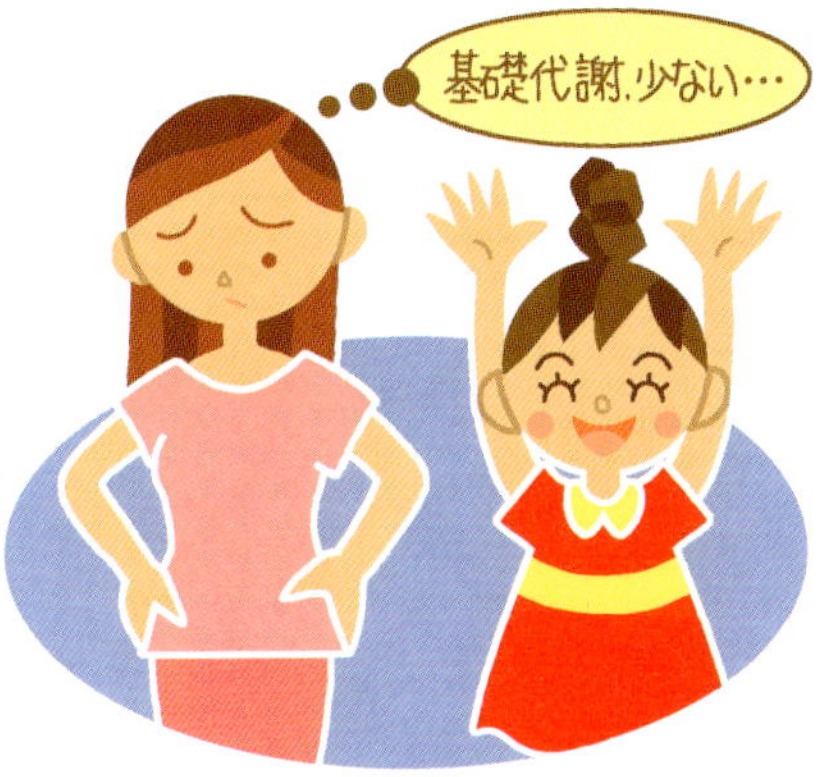

子どもや体表面積が大きい人は
基礎代謝量も上がる

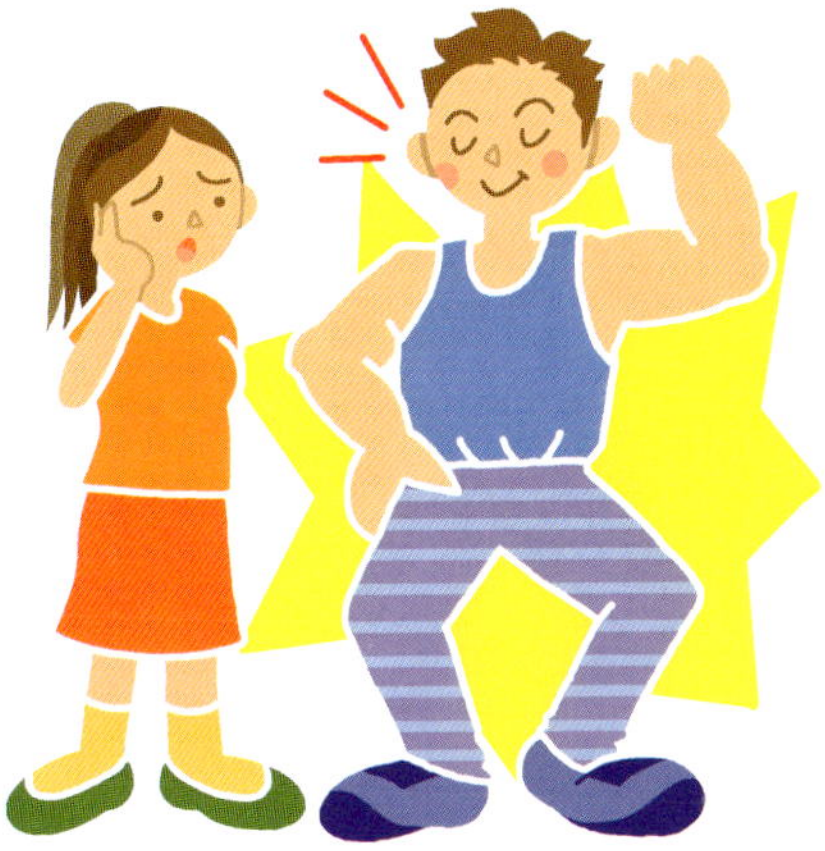
女性のほうが下がる基礎代謝量

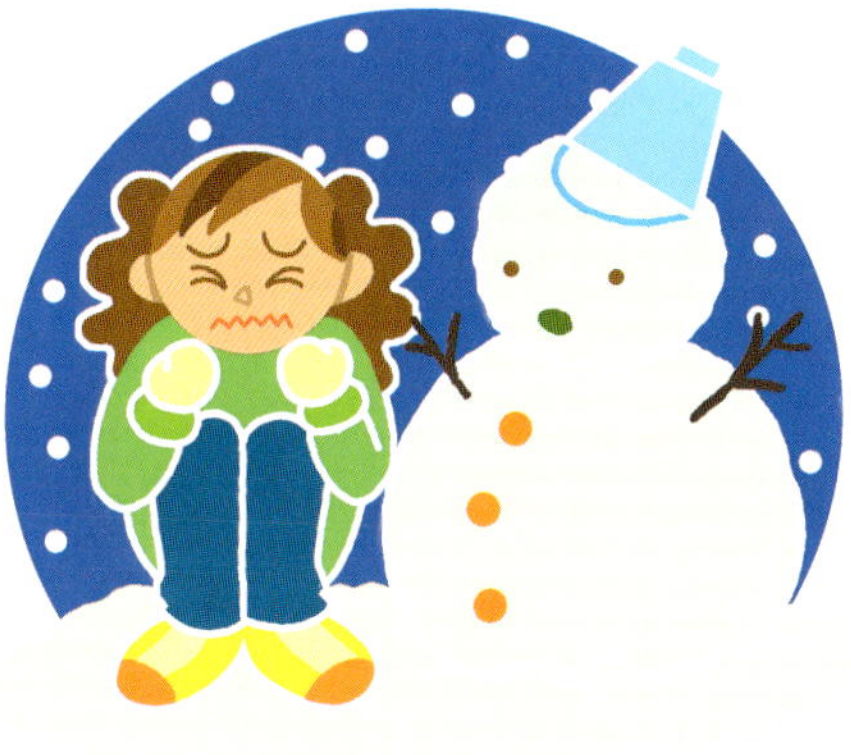
体温を維持するため
基礎代謝量も上がる

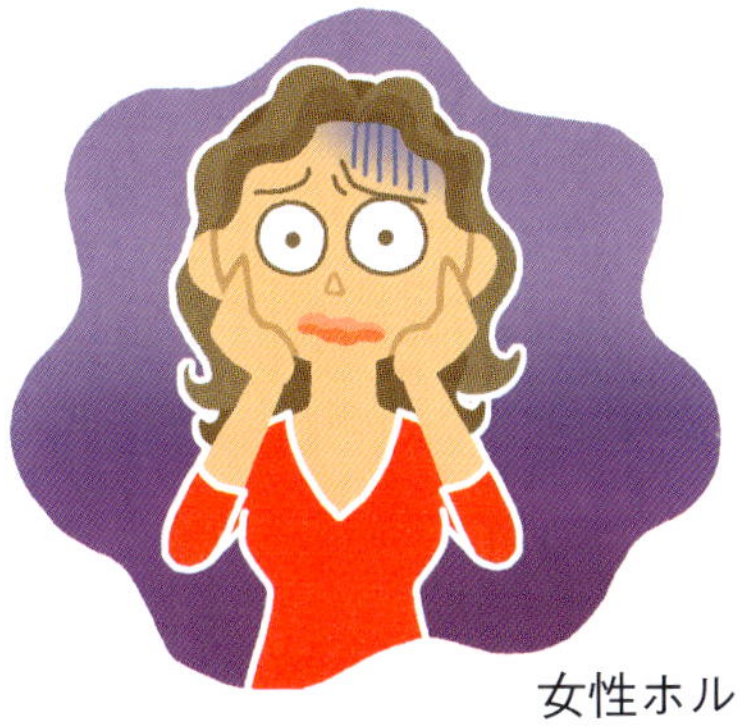
女性ホルモンも基礎
代謝量に影響する

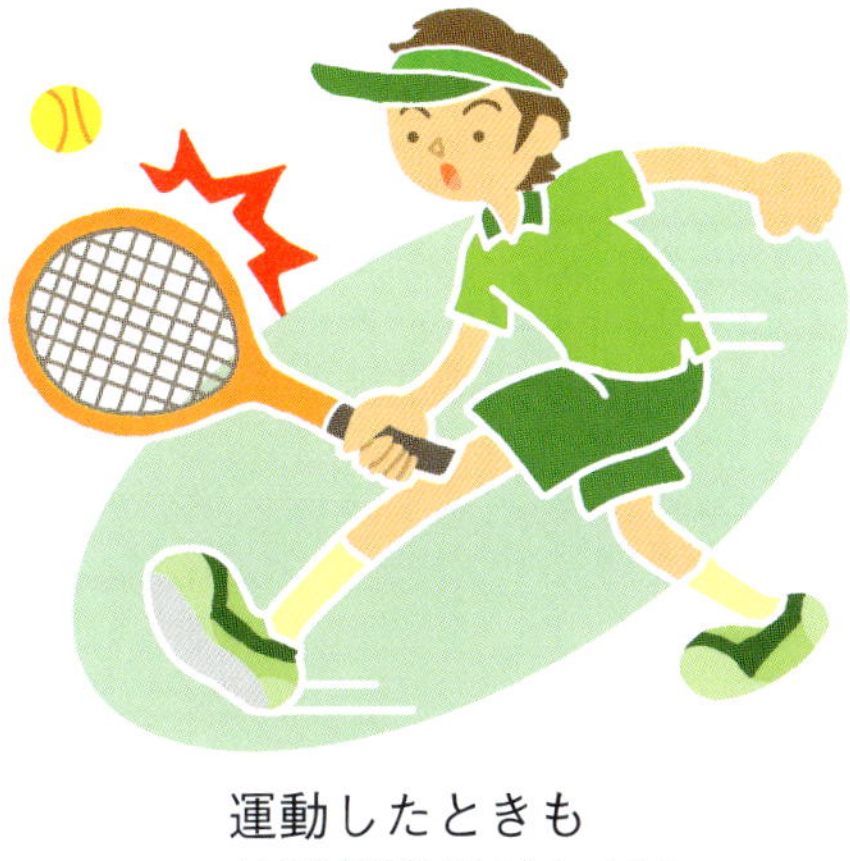
運動したときも
基礎代謝量が上がる

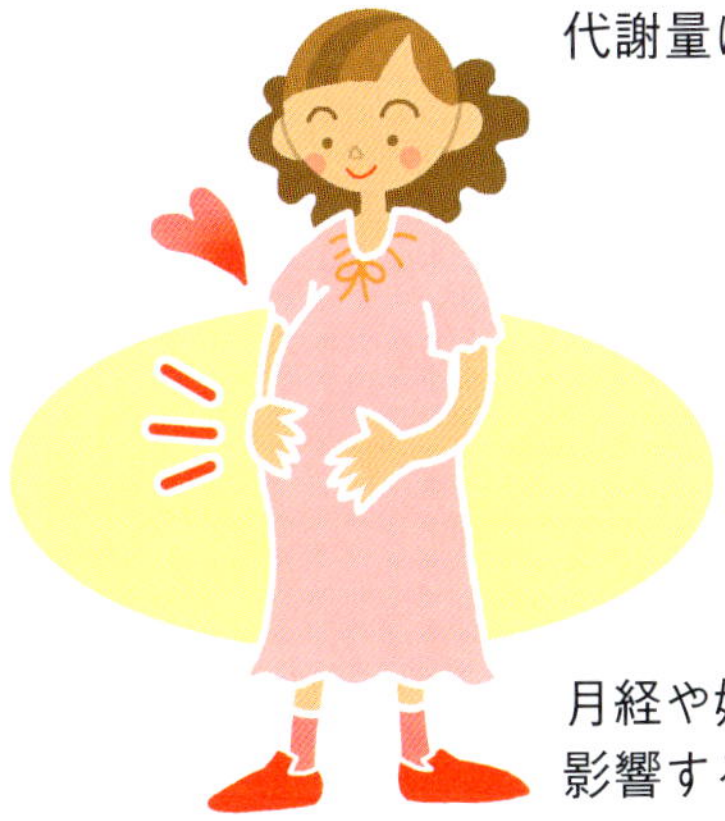
月経や妊娠も
影響する

生活のなかでからだを動かす内容によって、必要なエネルギー量も変わってきます

毎日、どのくらいからだを動かしている？

毎日の暮らし方によって消費エネルギー量も異なる

何をどのくらい食べればよいのかを知るためには、まずは自分に必要な1日のエネルギー量を知ることが大切です。これには身長や体重、基《き》礎《そ》代《たい》謝《しゃ》基《き》準《じゅん》値《ち》のほか、**日常生活のすごし方**も考慮しなければなりません。これは、1日のほとんどをゴロ寝でテレビを見て生活している人や、デスクワークで座りっぱなしの生活をしている人、立ち仕事や重いものを運ぶ仕事をしている人など、消費するエネルギー量の個人差が大きいからです。

こうした日常生活のすごし方を、その強度に合わせて分類したのが**「身体活動レベル」**（次ページ参照）で、日常生活の内容によって**「低い」「ふつう」「高い」**という3段階に分類されています。

●身体活動レベルでエネルギー量も変化

それぞれの段階による活動レベルの数値が示されています。「低いは1・50」「ふつうは1・75」、「高いは2・00」といった数値となっています。

この表から、自分がどのレベルにあてはまるかを選んでみましょう。さらに、30ページで求めた基礎代謝量にこの数値をかけると、1日に必要なエネルギー量を求めることができます。

生活のほとんどを座った状態ですごす人は、身体活動「低い」にあてはまります。1日のすごし方の目安は、睡眠時間が8時間程度、座った状態か立った状態が13～14時間、ゆっくりした歩行や家事を1～2時間、ある程度まとまった軽い運動（ウォーキングを含む）が1時間程度です。身体活動レベルは1・50となっています。「ふつう」「高い」も次ページの表で紹介されているような内容で、分類されています。

デスクワークが中心のサラリーマンで、通勤時間が2時間未満であれば、身体活動レベルは「低い」になります。デパートなどで立ったまま接客している人は「ふつう」、農業や林業に従事して長時間からだを動かしている人や、個人的に活発な運動を毎日行っている人は「高い」とされます。

身体活動の具体的な分類例について

個々の活動の分類については、以下の内容を参考にしてください。

●「座位または立位の静的な活動」とは

主に横になる、本を読んだり、文字を書いたり、テレビを見るためにゆったり座る、立って会話している、料理、食事、身支度や洗面、トイレなど身のまわりのことをする、車の運転、事務仕事など。

●「ゆっくりした歩行や家事など」とは

電車やバスなどで立っている、買い物や散歩などでゆっくり歩く（45m/分）、

全自動洗濯機を使った洗濯、掃除機を使った掃除など。

●「長時間持続可能な運動・労働など中強度の活動（普通歩行を含む）」とは

家庭菜園、ゲートボール、歩行（71m/分もしくは95m/分）、入浴、自転車をこぐ、子どもを背負って歩く、キャッチボール、ゴルフ、軽いダンス、平地でのハイキング、階段の上り下り、布団の上げ下ろし、ラジオ・テレビ体操など。

●「頻繁に休みが必要な運動・労働など高強度の活動」とは

筋力トレーニング、活発なエアロビクス、ボートこぎ、ジョギング（120m/分もしくは160m/分）、テニス、バドミントン、バレーボール、スキー、バスケットボール、サッカー、スケート、水泳、ランニング（200m/分）など。

15～69歳における身体活動レベルの内容

		低い（Ⅰ）	ふつう（Ⅱ）	高い（Ⅲ）
身体活動レベル		1.50	1.75	2.00
日常生活の内容		生活の大部分が座っていて、静的な活動が中心の場合	座位中心の仕事だが、職場内での移動や立位での作業、接客など、あるいは通勤、買い物、家事、軽いスポーツのいずれかを含む場合	移動や立位の多い仕事への従事者。あるいは、スポーツなど余暇における活発な活動習慣を持っている場合
個々の活動の1日の時間分類	睡眠	8時間	7～8時間	7時間
	座位または立位の静的な活動	13～14時間	11～12時間	10時間
	ゆっくりした歩行や家事など低強度の活動	1～2時間	3時間	3～4時間
	長時間持続可能な運動・労働など中強度の活動（普通歩行を含む）	1時間	2時間	3時間
	頻繁に休みが必要な運動・労働など高強度の活動	0時間	0時間	0～1時間

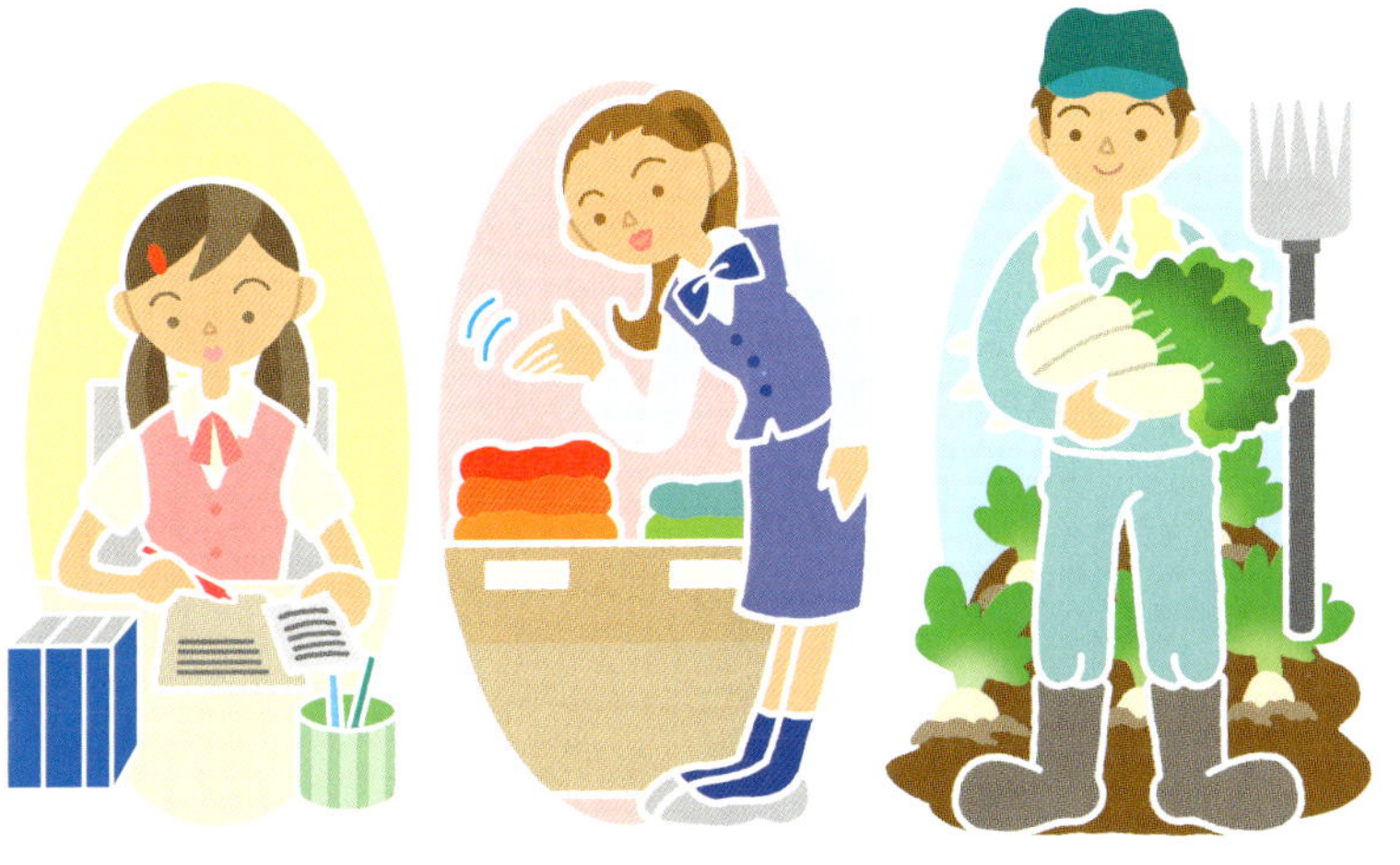

目標体重、基礎代謝量、身体活動レベルを考慮して自分が1日に必要なエネルギー量を計算します

1日に必要なエネルギー量を計算してみよう！

まずは例を挙げて1日に必要なエネルギー量を計算

健康にすごすためには、自分にとっての適正体重を知り、それを維持するために1日にどれくらいのエネルギー量を摂取するのが望ましいのかを知っておくことが大切です。

これを求めるためには、まず自分の体重をはかってみましょう。

●ＢＭＩ22を基に標準体重を求める

まずＢＭＩ（22ページ参照）を計算します（①）。ＢＭＩが18・5～25・0未満であれば、身長に対する体重の割合としては合格と言えます。ＢＭＩが20・0～24・0未満だと、病気になるリスクが低くなっています。そこで、中間値であるＢＭＩ＝22という数値を基準に、自分の身長から計算し、自分の**標準体重**を求めます（②）。

②の数値と、現在の自分の体重を比較してみましょう。標準体重に近い体重をキープできている人と、かけ離れている人がいると思います。体重が多すぎる、または反対に少なすぎる人は、この標準体重に近づけることが必要となります。

●目標体重を維持するエネルギー量

自分の健康状態も考慮して、まずは**目標体重**を設定しましょう（③）。

続いて、この目標体重に**基《き》礎《そ》代《たい》謝《しゃ》基《き》準《じゅん》値《ち》**（31ページ参照）をかけます（④）。

これで、現在の体重を維持するために必要な基礎代謝量が計算できます。さらに、この数値に自分に合った**身体活動レベル**（33ページ参照）をかけます（⑤）。

これで、目標体重を維持するために必要なエネルギー量が求められます。

エネルギー量の賢い調整法を知っておく

減量をするときにありがちなのが、摂取するエネルギー量だけを気にして、食事量を極端に減らしてしまうことです。

しかし、このような方法では、体重は減っても栄養のバランスが偏り、からだにかなりの負担がかかってしまいます。そのうえ、多くの場合は減量した状態を維持できず、すぐに体重が増加し、減量前と同じかそれ以上増えてしまう**「リバウンド現象」**を起こしてしまうのです。

体重を5kg減量した場合、体内ではおよそ脂肪と筋肉などのたんぱく質が各2kgと水分1kgが減少しています。ところが、リバウンドするときには、体内では脂肪が4kg、水分が1kgほど増えます。つまり、エネルギー量を控えるだけの減量は、筋肉が減って脂肪の量はかえって増えることになるのです。

健康を損なわずに減量するためには、正しいエネルギー量をとり、栄養のバランスがとれた食事量をコントロールすることと、適度な運動が欠かせません。

1日に必要なエネルギー量の計算方法

例　身長170cm、体重70kg、身体活動レベル「ふつう」の40歳男性の場合

❶自分のBMIを計算する

BMI＝体重70（kg）÷｛1.7（m）×1.7（m）｝≒24.2

❷標準体重を計算する

標準体重＝1.7（m）×1.7（m）×22（BMI）＝63.58（kg）

❸自分の体重をチェックして、目標体重を設定する

＊❷を参考にして目標となる体重を設定する（23ページ参照）

目標体重＝65kg

❹目標体重に基礎代謝基準値をかけて基礎代謝量を計算する

65（kg）×22.3（基礎代謝基準値）＝1,449.5（kcal）

❺④に身体活動レベルをかける

1,449.5（kcal）×1.75（身体活動レベル）≒2,537（kcal）

■あなたが１日に必要なエネルギー量は

約2,500kcal

あなたが1日に必要なエネルギー量は？

❶自分のBMIを計算する

BMI＝□kg÷｛□m×□m｝≒□

❷標準体重を計算する

標準体重＝□m×□m×22（BMI）＝□kg

❸自分の体重をチェックして、目標体重を設定する

目標体重＝□kg

❹目標体重に基礎代謝基準値をかけて基礎代謝量を計算する

□kg×□（基礎代謝基準値／31ページ参照）＝□kcal

❺④に身体活動レベルをかける

□kcal×□（身体活動レベル／33ページ参照）≒□kcal

■あなたが１日に必要なエネルギー量は

約□kcal

健康な食生活にはエネルギー量だけでなく
栄養素のバランスも重要となります

栄養素をバランスよくとって健康を維持しよう

エネルギーばかりでなく栄養素のバランスにも注意する

生活習慣病が増加の一途をたどる現代では、健康と食事との関係が改めて見直されてきています。

がんや脳卒中、糖尿病、心臓病、高血圧といった生活習慣病を予防するためには、必ずといっていいほど「栄養バランスのとれた食事をとりましょう」と言われます。しかし、実際に「栄養バランス」について正しく理解できているのでしょうか。

●栄養バランスのとれた食事とは

栄養バランスのよい食事とは、摂取エネルギーが適正なばかりでなく、必要な栄養素が過不足なくとれている食事のことです。「栄養素」とは、私たちが活動したり、健康を維持したり、疾病《しっぺい》予防などのために摂取すべき成分や物質のことです（78ページ参照）。

さらに、最近では、豊かな人間性を育み、生きる力を身につけるためにも、食事の大切さが見直されてきています。

国民運動として、**「食育」**（50ページ参照）の推進に対する取り組みが必要な時代を迎えているのです。

さまざまな情報が氾濫する現代社会の弊害

インターネットやテレビ、雑誌には健康に関するさまざまな情報があふれています。こうした情報に踊らされる人がいる一方、不確かな情報に不安感や不信感をつのらせている人もいるでしょう。

また、情報は正しくても、あまりにもひとつの作用だけが強調され、誤解を招いていることもあります。情報を受け取る側も、効果を期待してひとつの食品を過剰に摂取したり、「からだにいい成分」だけをサプリメントで効率よくとろうと食事をないがしろにし、かえって健康を害してしまうこともあります。

●食品に含まれる栄養素には特徴がある

例えば、牛乳と豆乳を比べた場合、普通牛乳１００ｇには、１１０㎎のカルシウムが含まれています。これに対し、豆乳１００ｇには15㎎しかありません。カルシウムだけで見ると、含まれる量にはかなり違いがあります。しかし、カルシウムの作用を助けるマグネシウムが多いのは豆乳ですし、レシチンやサポニン、イソフラボンといった成分も含みます。

また、同じカロテノイドでも、にんじんに多いβ《ベータ》カロテンは体内でビタミンAに変わりますが、トマトに含まれるリコピンはビタミンAとしての役割は果たしません。しかし、リコピンには強い抗酸化作用があります。

このように、それぞれの食品に含まれる栄養素には特徴があるので、基礎知識を深めておくことが大切です。

氾濫《はんらん》する情報にまどわされないことも大切

テレビや雑誌、インターネットなどの情報を正確にとらえる知識を持つことが必要。ときには、あとになって効能が否定されることもあるので注意する

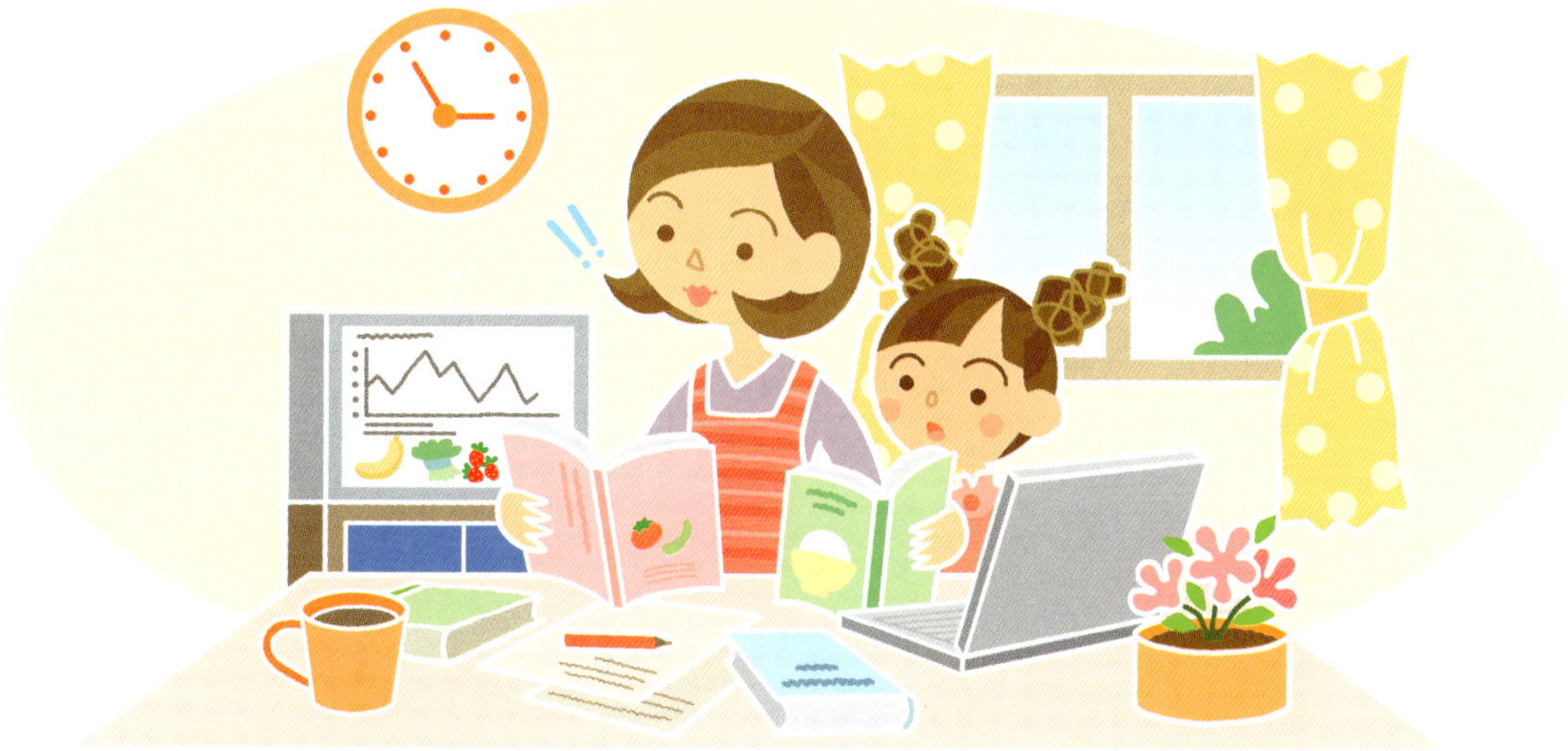

健康はまず家庭の食事から

健康な食生活は家庭の食卓から始まる。栄養バランスのとれた食事を1日3回とるよう心がける

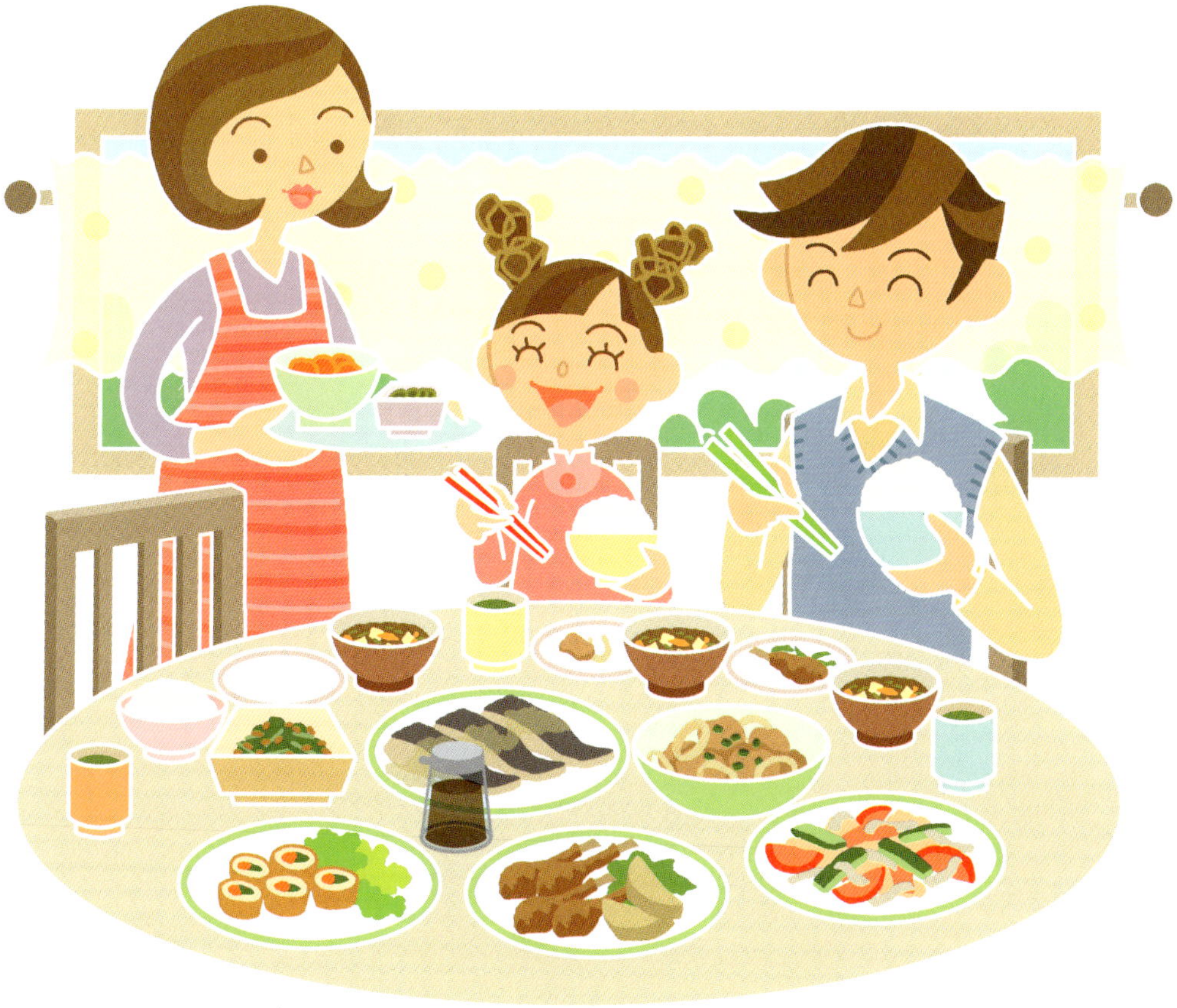

朝食・昼食・夕食には役割があります
1日3回、規則正しくとりましょう

栄養素のバランスを考え献立を上手にたてよう

食事は1日に3回規則正しくとろう

「1日3回、なるべく決まった時間に食事をとりましょう」と言われますが、これにはきちんとした理由があります。

まず、必要な栄養素を満たすためには1日に3回の食事が必要だということ、さらに、朝・昼・夕それぞれの食事には決められた役割があるということです。

●朝食・昼食・夕食の役割

「朝食」は、寝ている間に消費された栄養を補給するために欠かせません。朝食をしっかり食べないと、脳がエネルギー不足となり、午前中の仕事や学習の能率が低下してしまいます。朝食を食べると交感神経が刺激され、脳とからだが活動的になり、スムーズに1日の行動を始めることができます。

「昼食」は、午後の活動に向けてのエネルギー補給の役割があります。夕食までの時間は少し長くなるので、3時くらいに間食やコーヒー、紅茶などをとって休憩をとると、リフレッシュできて作業の効率も高くなります。

「夕食」は7時くらいにとるのが理想ですが、現実には難しいこともあるでしょう。遅くなりそうなときには、夕方におにぎりやパンなどをとって、夕食はあっさりしたおかず中心の食事にします。

基本的な献立づくりのコツとは

献立は、朝食、昼食、夕食のバランスを考えます。理想的なのは、**「朝食3：昼食4：夕食3」**の割合です。朝食が少ない人は昼食をしっかりとる、夕食の量が多い人は昼食をセーブするなど、ライフスタイルに合わせて調整しましょう。

1食は、ふつう**「主食」「主菜」「副菜」**などで構成されます（次ページ参照）。主食、主菜、副菜はどれが欠けても、栄養のバランスが乱れてしまいます。毎食、できるだけそろえるよう心がけてください。汁物や果物、デザートなどは不足しがちな栄養素の補給や食事の楽しさ、満足度を高めるために効果的です。

●多くの食品をとり調理法にも工夫を

同じ食品を繰り返しとっていると、栄養バランスは偏ってしまいます。できるだけ種類の多い食品をとるよう心がけましょう。調理法にも注意が必要です。調理法が重なると油や塩分のとりすぎにつながるからです。

例えば、主菜が揚げ物であれば、副菜は油を使っていないお浸しや酢の物、和え物などを合わせましょう。逆に主菜があっさりしていてボリュームが少ない場合には、副菜の野菜料理にも少量の肉を加えたり、豆腐などを追加します。

こうして、1回の食事のなかで、量や栄養のバランスをとることが大切です。

その他

果物やデザートなど。食卓に彩りを添え、食事の満足度を高める

主　菜

肉類、魚介類、卵、大豆製品などがメインとなり、主にたんぱく質を補給するためのメニュー。おかずの中心となる。動物性と植物性のたんぱく質を組み合わせてとるのがコツ

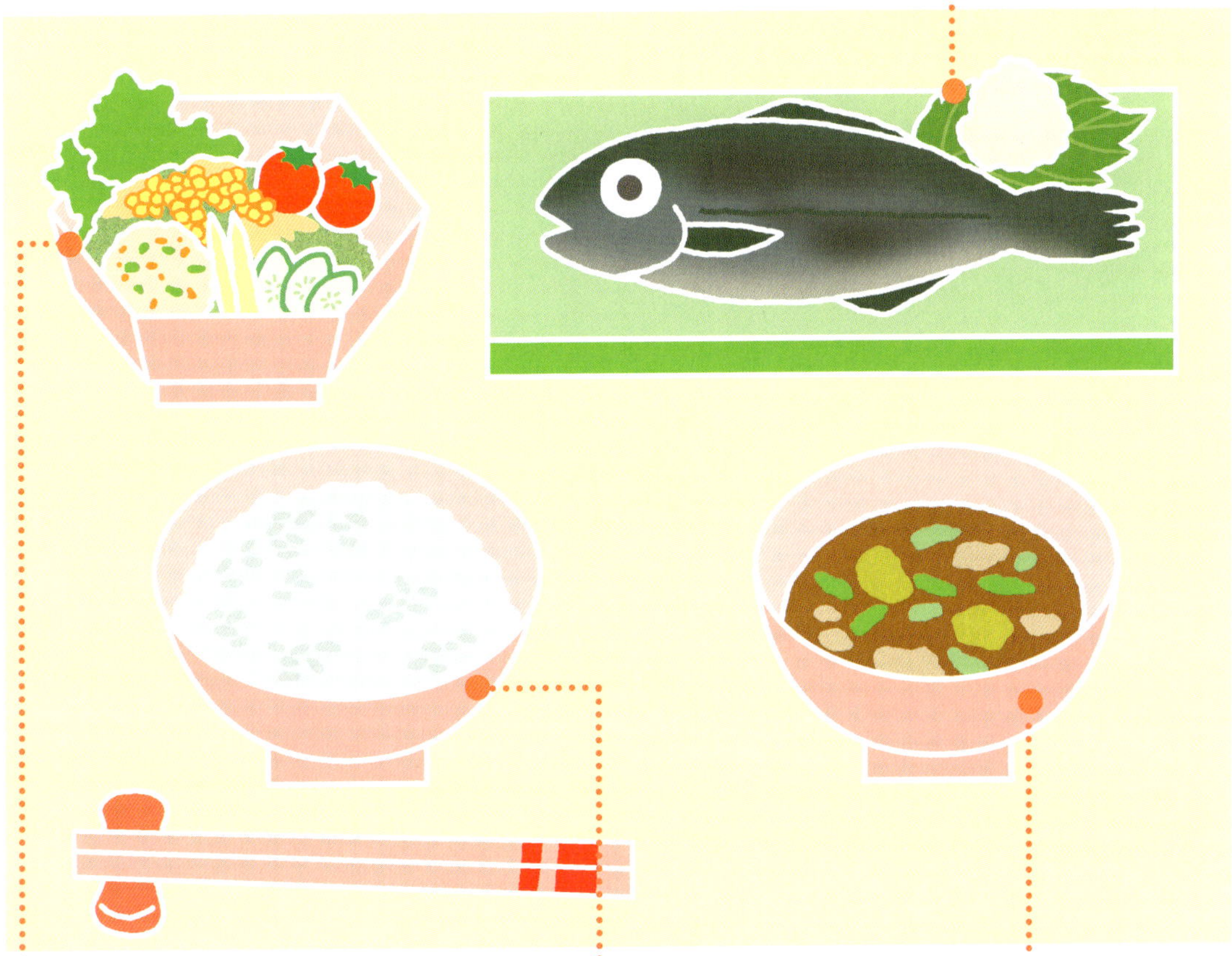

副　菜

野菜類、芋類、海藻類、きのこなど。ビタミン、ミネラル、食物繊維を多く含む食材が基本となる

主　食

ごはんやめん類、パン類などエネルギー源となる炭水化物が多く含まれる食品が中心。ラーメンやスパゲティ、うどん、そば、もちなどもここに含まれる

汁　物

どうしても必要なわけではないが、不足しがちな栄養素を補ったり、食事の満足度を高めるのに効果的。ただし、毎食とると塩分のとりすぎになる

毎日食べている食事は、栄養のバランスがとれていますか？
ひと目でわかる食事バランスガイドを日々の食生活に活用しましょう

食事バランスガイドで毎日の食事をチェック

バランスのとれた食生活を送るための指針

2005年に、農林水産省と厚生労働省が共同で**「食事バランスガイド」**を作成しました。「何を」「どれだけ」食べればよいのかがひと目でわかるように、主食、副菜、主菜などの順に並べ、おおよその量を「コマ」をイメージしたイラストに組み込んでいます（次ページ参照）。

それぞれに1食の目安量が、料理別に表わされていて、コマの中心である軸になるのが、水やお茶などの水分です。ヒモは楽しみにあたる菓子や嗜好品《しこうひん》飲料を表わしています。適度な運動（コマを回転させる）を加えることで、コマは安定して回ります。

どこかのグループの過不足があったり、菓子や清涼飲料水をとりすぎたり、運動しなかったりすると、コマのバランスは崩れてしまいます。これは、食生活の乱れを意味します。

●料理区分でわかりやすい

コマのなかでは、食事を**「主食」「副菜」「主菜」「牛乳・乳製品」「果物」**という5つの料理区分に分類し、1日にとる量の目安を示しています。コマのなかの料理は代表的な食事の例を挙げ、それぞれに含まれる食品によって大まかに分類しています。主食は炭水化物、副菜はビタミン・ミネラル・食物繊維、主菜はたんぱく質、牛乳・乳製品はカルシウム、果物はビタミンCとカリウムの供給源として、それぞれ位置づけられています。

食事バランスガイドのさまざまな活用法

厚生労働省は、「30～60歳代の肥満の増加」「野菜摂取量の不足」「若年者の欠食習慣」といった現代の食生活の問題点を改善するために、食事バランスガイドによって適切な食事量を示し、実際に食事をするときに参考にしてもらうことを目標としています。

自分の年齢や活動量から摂取の目安を確認し（47ページ参照）、各料理区分の適量範囲をチェックします。できれば各料理区分から好みの料理を選んで、1日の食事を組み立てるのが理想的ですが、自分がその日に食べた食事の栄養バランスがとれているかどうか確認するだけでも効果的です。

●食文化全体に活用される

食事バランスガイドは、個人が健康的な食生活の目安を知るために活用するだけではありません。生産者と消費者が、ともに地域の食文化を見直したり、食べ残しを減らしたり、スーパーマーケットやコンビニエンスストア、飲食店で栄養バランスのとれた食生活を提案するなど、さまざまな分野での活用が期待されています。

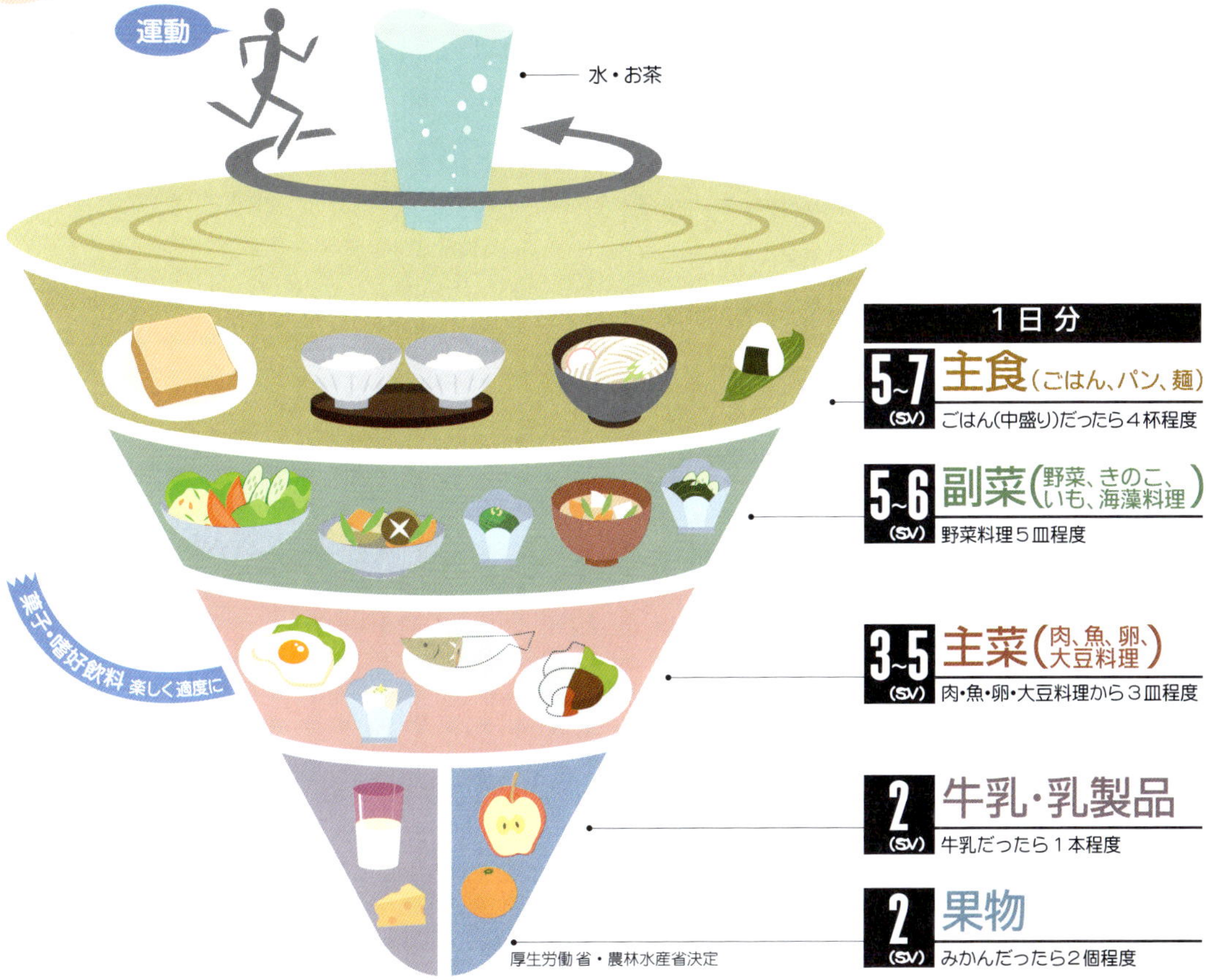

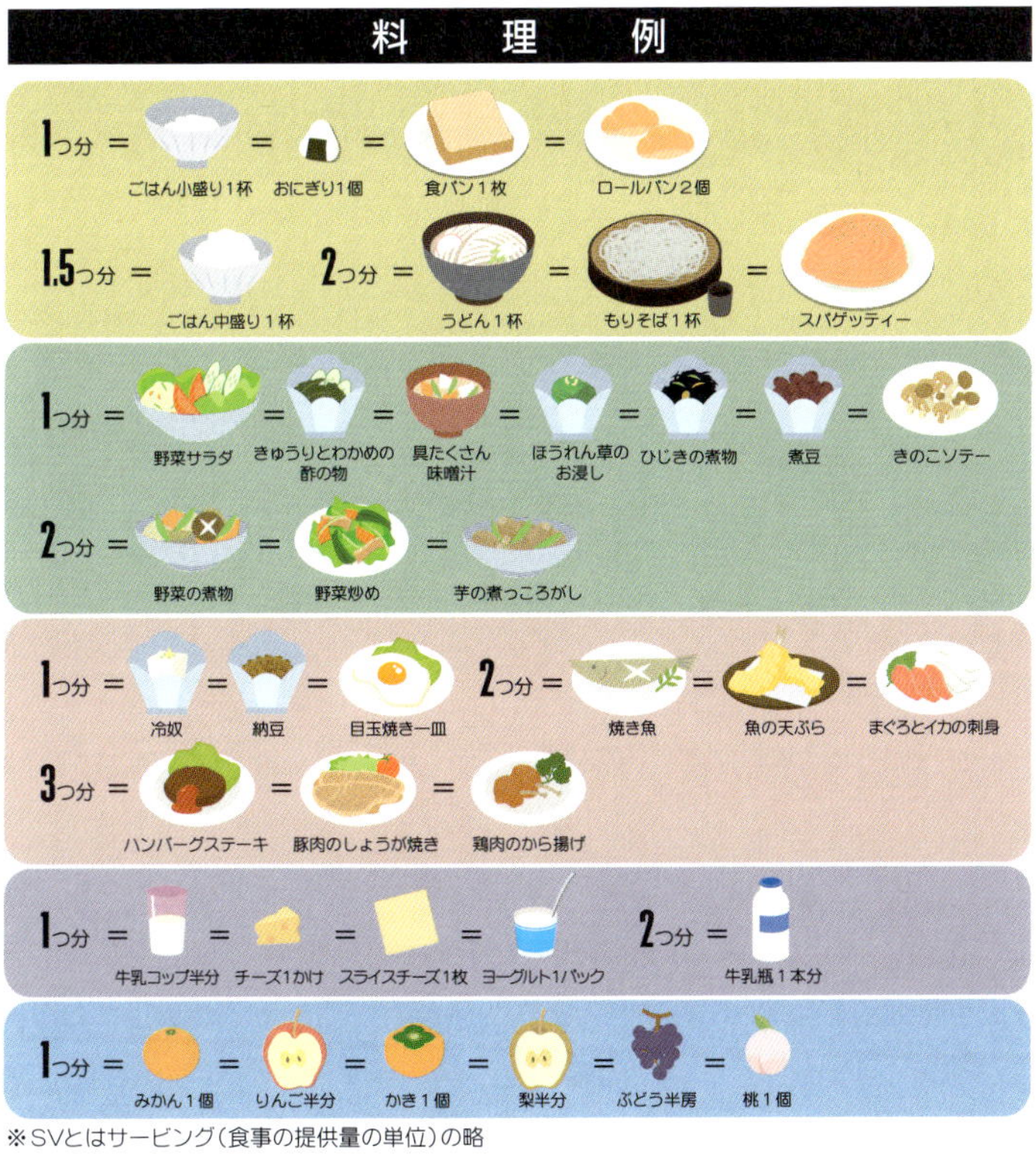
料 理 例
1つ分 ＝ ごはん小盛り1杯 ＝ おにぎり1個 ＝ 食パン1枚 ＝ ロールパン2個
1.5つ分 ＝ ごはん中盛り1杯
2つ分 ＝ うどん1杯 ＝ もりそば1杯 ＝ スパゲッティー
1つ分 ＝ 野菜サラダ ＝ きゅうりとわかめの酢の物 ＝ 具たくさん味噌汁 ＝ ほうれん草のお浸し ＝ ひじきの煮物 ＝ 煮豆 ＝ きのこソテー
2つ分 ＝ 野菜の煮物 ＝ 野菜炒め ＝ 芋の煮っころがし
1つ分 ＝ 冷奴 ＝ 納豆 ＝ 目玉焼き一皿
2つ分 ＝ 焼き魚 ＝ 魚の天ぷら ＝ まぐろとイカの刺身
3つ分 ＝ ハンバーグステーキ ＝ 豚肉のしょうが焼き ＝ 鶏肉のから揚げ
1つ分 ＝ 牛乳コップ半分 ＝ チーズ1かけ ＝ スライスチーズ1枚 ＝ ヨーグルト1パック
2つ分 ＝ 牛乳瓶1本分
1つ分 ＝ みかん1個 ＝ りんご半分 ＝ かき1個 ＝ 梨半分 ＝ ぶどう半房 ＝ 桃1個

※SVとはサービング（食事の提供量の単位）の略

料理例が挙げられているからわかりやすいね。しかも、主食、副菜、主菜など、それぞれに1日の目安量が設定されているんだ。毎日の食事が栄養のバランスがとれているか、自分でチェックできるのがいいね。早速、今日から食事内容をチェックしてみよう！

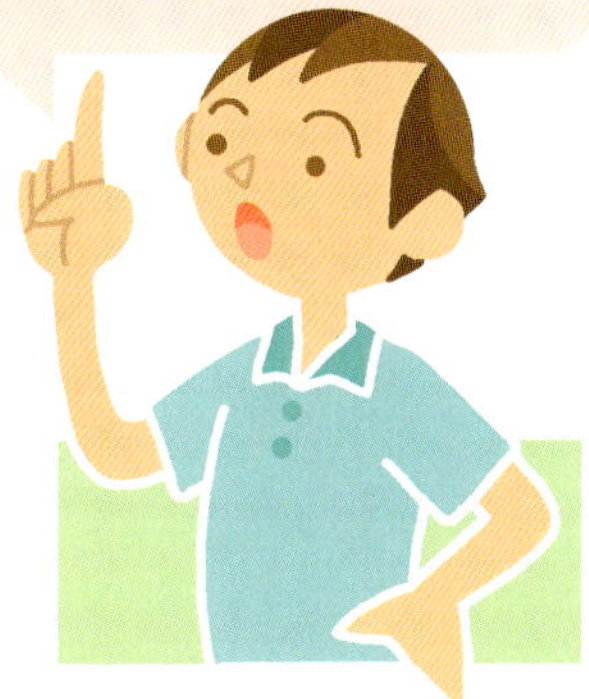

「主食」「副菜」「主菜」「牛乳・乳製品」「果物」の5区分で栄養のバランスがわかりやすくなっています

食事バランスガイドの5つの区分

主食、副菜、主菜を基本に栄養のバランスを考える

「主食」は、主に炭水化物の供給源として位置づけられています。

41ページのコマのイラスト中にある「1つ分」は、ごはんやパン類、めん類に含まれる炭水化物が約40gになるように、基準が設定されています。市販のおにぎり1個がこれにあたります。

「副菜」は野菜やきのこ類、芋類、海藻料理を中心とした、ビタミン、ミネラル、食物繊維の供給源で、お浸しなどの小鉢が1つ分に相当します。

「主菜」は肉類や魚介類、卵、大豆・大豆製品が中心となる、たんぱく質の供給源です。1つ分は主材料に含まれるたんぱく質が約6gになるように設定されています。鶏卵1個が1つ分に相当します。主菜は脂質を多く含む料理があるので、エネルギーの過剰摂取にならないよう気をつける必要があります。

積極的にとりたい不足しがちな栄養素

「牛乳・乳製品」が別に設定されているのは、カルシウムの主な供給源として牛乳や乳製品が多くを占めているためです。カルシウムは日本人に不足しがちな栄養素の代表格なので、積極的にとるためにも設けられています。1つ分は牛乳コップ1／2杯（カルシウム１００mg）に相当します。

「果物」はビタミンC（１２８ページ参照）とカリウム（１３４ページ参照）の供給源としてとらえられています。ビタミンCは喫煙習慣のある人は摂取しても不足しがちになりますし、カリウムは高血圧予防のために積極的な摂取がすすめられています。果物はこの2つの栄養素を効果的に摂取できます。1つ分はみかん1個（約１００g）に相当します。

食事バランスガイドに掲載されている料理は、ほんの一例にすぎません。次ページと45ページに、料理や食品の例を紹介しますので、参考にしてください。

簡略化することでよりわかりやすい表記に

食事バランスガイドの単位は**「1つ（SV）」**と表記されています。SVは「サービング」の略で、各料理の1食分の標準的な量を大まかに示しています。

年齢や性別、活動量によって多少異なりますが（47ページの表「対象者、料理区分における摂取の目安」参照）、成人（ほとんどの女性と身体活動の低い男性）の、1日の目安は次のようになっています。

主食は5～7つで、副菜は5～6つ、主菜は3～5つとなっています。牛乳・乳製品、果物はそれぞれ1～2つで、これらを1日3回に分けてとります。

主な料理・食品の「つ（SV）」サイズ一覧表

＊主菜については45ページ参照
＊脂質を20ｇ以上含むものには●印をつけている
＊食塩を3ｇ以上含むものには★印をつけている

つ(SV)サイズ ＼ 料理区分	主食 （1つ分は炭水化物40gが基準）		副菜 （1つ分は野菜重量70gが基準）		牛乳・乳製品 （1つ分はカルシウム100mgが基準）	果物 （1つ分は果物重量100gが基準）
1	米類	白がゆ ごはん（茶碗軽く1杯） おにぎり（1個）	野菜	冷やしトマト ほうれん草のお浸し にんじんのバター煮 春菊のごま和え ゆでブロッコリー 小松菜の炒め煮 かぼちゃの煮物 根菜の汁 きゅうりのもろみ添え きゅうりとわかめの酢の物 キャベツのサラダ レタスときゅうりのサラダ 野菜スープ 枝豆 なます きんぴらごぼう 切り干し大根の煮物 コーンスープ もやしにら炒め 野菜の天ぷら	ヨーグルト プロセスチーズ （スライスチーズ）	もも みかん りんご なし ぶどう かき
	パン類	食パン（6枚切り1枚） ぶどうパン トースト（6枚切り1枚） 食パン（4枚切り1枚） ロールパン（2個） 調理パン トースト（4枚切り1枚） ピザトースト クロワッサン（2個） ● ハンバーガー ● ミックスサンドイッチ ●★				
	めん類	マカロニグラタン 焼きそば	その他	じゃが芋のみそ汁 ポテトフライ ふかし芋 ポテトサラダ うずら豆の含め煮 きのこのバター炒め 海藻とツナのサラダ ひじきの煮物		
	その他	たこ焼き お好み焼き ●				
1.5		ごはん（茶碗1杯）				
2	米類	ごはん（茶碗大盛り1杯） えびピラフ にぎりずし ★ 親子丼 天丼 ★ ビビンバ ★ うな重 ★ チキンライス ●★ チャーハン ● カレーライス ●★ カツ丼 ●★	野菜	ほうれん草の中華風炒め物 野菜の煮しめ なすのしぎ焼き キャベツの炒め物	牛乳	
	めん類	かけうどん ★ ラーメン ★ チャーシューメン ★ ざるそば ★ スパゲッティ（ナポリタン） 天ぷらうどん ★ 天津メン ●★	その他	里芋の煮物 じゃが芋の煮物 コロッケ		

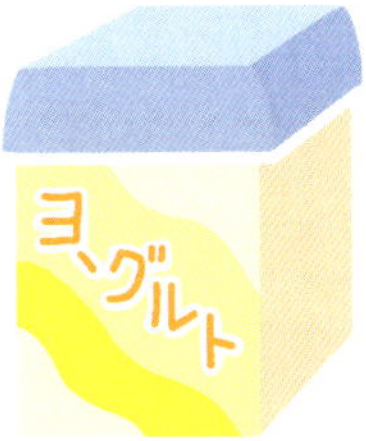

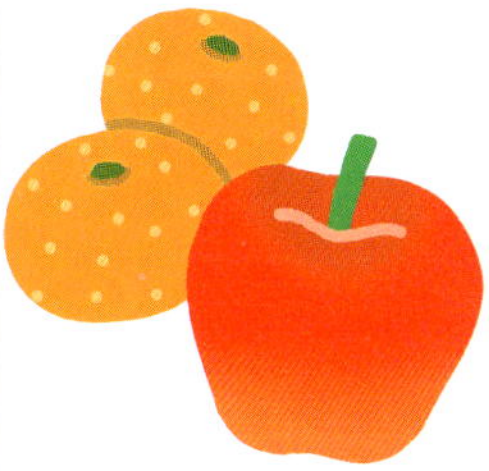

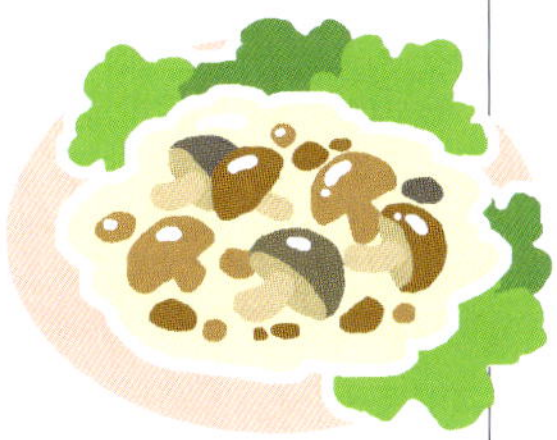

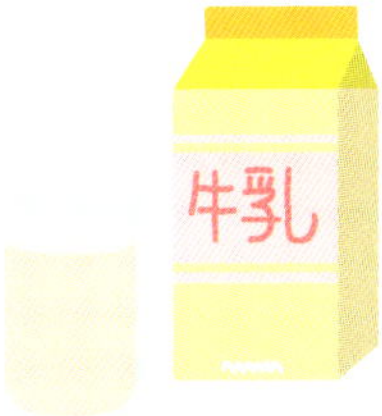

『食事バランスガイド』（第一出版編集部編／第一出版）より

「主菜」の1つ分の目安量はたんぱく質6gです
たんぱく質量だけでなく、エネルギー量にも気をつけましょう

主菜の「1つ分（SV）」の目安

主食をしっかりとり 副菜に比べて少ない主菜

「主食」の1つ分の基準は、炭水化物40ｇとなっています。これは、ごはん（精白米）であれば軽く1杯（約100ｇ）、おにぎりなら1個、うどんやもりそばで1／2杯（約150ｇ）、食パン1枚（約60ｇ）、ロールパン2個に相当します。

「副菜」や「果物」はもっとわかりやすく、そのものの重量が基準となっています。副菜は野菜やきのこ類、芋類、海藻類など主材料の重量、約70ｇが1つ分です。果物も同様に、果物の重量約100ｇが1つ分の基準となっています。

「牛乳・乳製品」は、カルシウムの供給源としてとらえられているので、それぞれに含まれるカルシウム量が基準となっています。

カルシウム約100mgが1つ分の基準となっています。これに相当するのは、普通牛乳であればコップ1／2杯、ヨーグルトであれば小1パック、スライスチーズ1枚くらいです。

主菜はさまざまな材料が入る 複合的料理が多い

「主菜」の基準は、主材料に含まれる「たんぱく質」の量で決められています。

たんぱく質は、それぞれの食材に含まれる量が異なります。鶏卵のように、1個（約50ｇ）中におよそ6ｇとわかりやすいものもありますが、肉類や魚類、大豆・大豆製品は食材の種類が多く、正確な数値を把握することは難しいでしょう。次ページに主な食材について、たんぱく質6ｇを含む分量の目安量を掲載しましたので、参考にしてください。

●とりすぎが心配されることも

肉や魚は、ひと言で「たんぱく質を6ｇ含むもの」と言っても、いっしょに含まれる油脂の量でエネルギー量にかなりの差があります。次ページの表は、たんぱく質を6ｇ含む食品を、エネルギーの多い順に並べてあります。エネルギーのとりすぎが心配される人は、これらを参考にして食材を選び、献立をたてるようにしましょう。

また、料理・食品の「つ（SV）」サイズ一覧表もありますので、これも参考にしてみましょう。

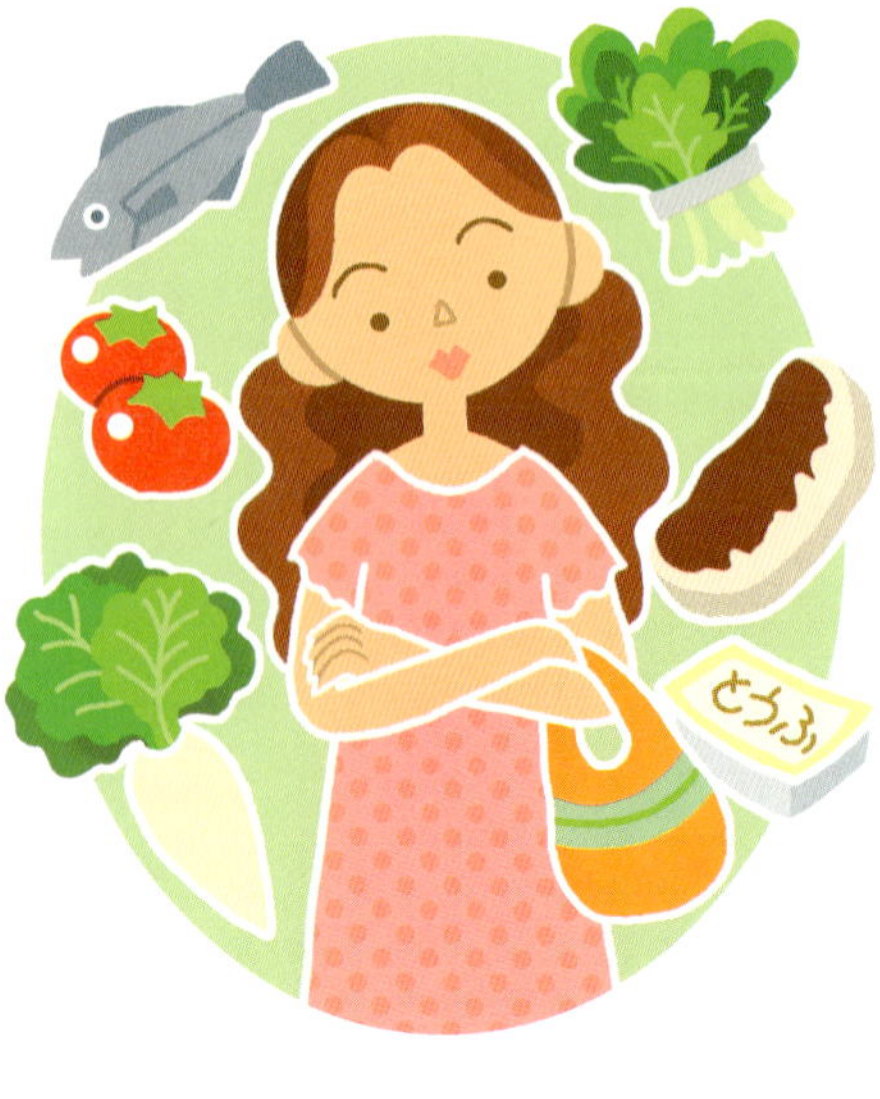

たんぱく質6gを含む主な食材の分量とエネルギー量

肉類

牛肉（国産）
- ばら　48g　218kcal
- ヒレ　28g　52kcal
- 肩（赤身）　30g　43kcal
- レバー　31g　41kcal
- もも（赤身）　27g　38kcal

豚肉（大型種）
- ベーコン　47g　190kcal
- ばら　42g　162kcal
- ウインナー　45g　144kcal
- ロースハム　36g　76kcal
- レバー　29g　37kcal
- 肩（赤身）　29g　36kcal
- もも（赤身）　27g　35kcal
- ヒレ　26g　30kcal

鶏肉（若鶏）
- もも肉（皮つき）　37g　74kcal
- 手羽　34g　72kcal
- 胸肉（皮つき）　31g　59kcal
- レバー　32g　36kcal
- ささ身　26g　27kcal

魚介類

- さんま　32g　99kcal
- うなぎ蒲焼き　26g　76kcal
- 真いわし　30g　65kcal
- 真さば　29g　59kcal
- かき（養殖）　91g　55kcal
- 真だい（養殖）　28g　54kcal
- かつお　24g　40kcal
- 紅鮭　27g　37kcal
- 真あじ　29g　35kcal
- ほたて貝　44g　32kcal
- 真かじき　26g　30kcal
- あさり　100g　30kcal
- 黒まぐろ（赤身）　23g　29kcal
- するめいか　33g　29kcal
- 真だら　34g　26kcal
- ブラックタイガー　33g　27kcal
- ずわいがに　43g　27kcal

卵類

- たまご焼き（厚焼き）　56g　85kcal
- 鶏卵　49g　74kcal
- たまご豆腐　94g　74kcal

大豆・大豆製品

- 油揚げ　32g　124kcal
- がんもどき　39g　89kcal
- 糸引き納豆　36g　72kcal
- 大豆（国産ゆで）　38g　68kcal
- 木綿豆腐　91g　66kcal

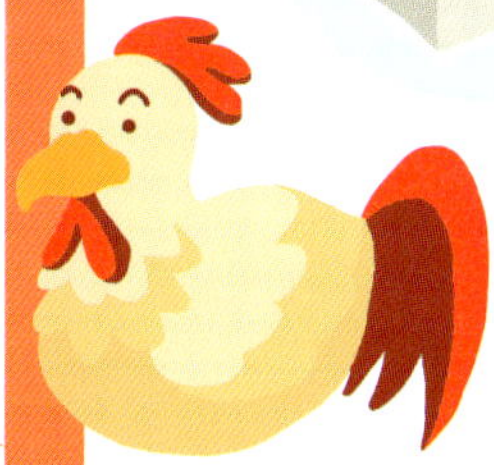

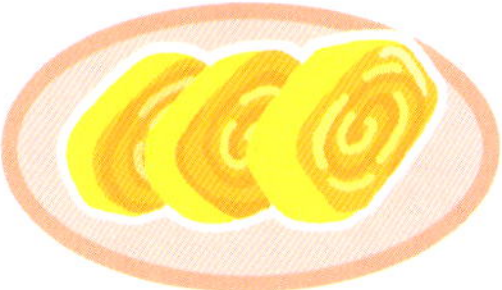

主な料理・食品の「つ（SV）」サイズ一覧表

＊主食、副菜、牛乳・乳製品、果物については43ページ参照
＊脂質を20g以上含むものには●印をつけている
＊食塩を3g以上含むものには★印をつけている

つ(SV)サイズ ＼ 料理区分		1	2	3	4	5
主菜（1つ分はたんぱく質6gが基準）	肉類	ウインナーのソテー ロールキャベツ 肉じゃが	焼き鶏 ぎょうざ クリームシチュー	鶏肉のから揚げ　● 豚肉のしょうが焼き　● トンカツ　● ハンバーグ　● 酢豚　●	すき焼き　●★	ビーフステーキ　●
	魚類		刺身 干物 鮭の塩焼き 煮魚 さんまの塩焼き 魚の照り焼き 南蛮漬け おでん　★ 魚のフライ 天ぷら盛り合わせ　●	たたき 魚のムニエル		
	卵類	茶碗蒸し 目玉焼き	卵焼き スクランブルエッグ （オムレツ）			
	大豆・大豆製品	冷や奴 納豆	がんもどきの煮物 麻婆豆腐			

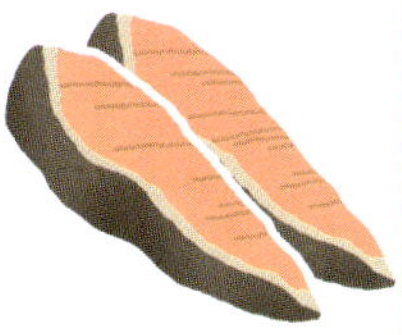

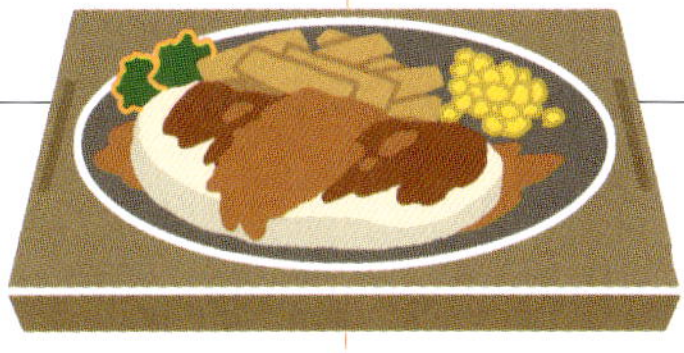

『食事バランスガイド』（第一出版編集部編／第一出版）より

炭水化物・ビタミン・ミネラル・食物繊維を十分とるために主食と副菜をしっかりとるのが食事バランスガイドの基本です

バランスのよい食事でコマを上手に回そう

主食と副菜をしっかりとって主菜はとりすぎない

食事バランスガイドは、**「何をどのくらい食べればよいか」**という1日のバランスを、わかりやすく料理で示してあります。

バランスガイドのコマのいちばん上は、日本人の主食である穀類です。ごはんやめん類、パン類など、近年、摂取量が減っている炭水化物をしっかりとるように設定されています。

次の順位はビタミン・ミネラル・食物繊維の供給源となる野菜、芋類、きのこ類、海藻類などが中心の副菜です。副菜ひとつ分の基準となっている70gは、お浸しや酢の物なら小鉢1つ、具だくさんスープなら、1人分が目安となります。

逆に、最近とりすぎの傾向にあるたんぱく質や脂質が多い主菜はコマの三段目に位置していて、副菜に比べて少なめの設定となっています。

●主食と副菜をしっかりとるのが基本

食事バランスガイドの基本は、炭水化物、ビタミン、ミネラル、食物繊維をとるために、コマの上部にある**「主食」「副菜」**をしっかり食べることです。

食事バランスガイドには、エネルギーの表記がありません。しかし、性別や年齢、活動量によって摂取エネルギーを考慮する必要があります。

41ページのイラストはあくまでも基本形であり、2000〜2400kcalを想定した内容となっています。これは、ほとんどの成人女性と、身体活動レベルの低い成人男性の1日の摂取エネルギー量に相当します。

エネルギーや料理の摂取目安は、年齢や性別で異なるので次ページの表を参考にしてください。

嗜好品は楽しく適度に

「菓子」や「清涼飲料水」などの嗜好《しこう》品《ひん》については、あえてとる必要のないものですが、生活のなかの楽しみになっているので、適量に抑えることが必要です。バランスガイドではコマを回すためのヒモとして表されています。

「調味料」や「油脂類」については、食事バランスガイドでは表現されていません。しかし、これらをとりすぎると、塩分やエネルギーの過剰摂取を招き、生活習慣病の誘因となってしまいかねません。調味料に含まれる塩分やエネルギー量（186ページ参照）も考慮して、過剰に摂取しないよう十分気をつけてください。

バランスガイドのコマの中心となる軸は、水やお茶で1日に約2ℓを補給する必要があります。料理に使われている場合もありますが、食事中や食間にしっかりとるようにしましょう。

子どもの1日の食事例

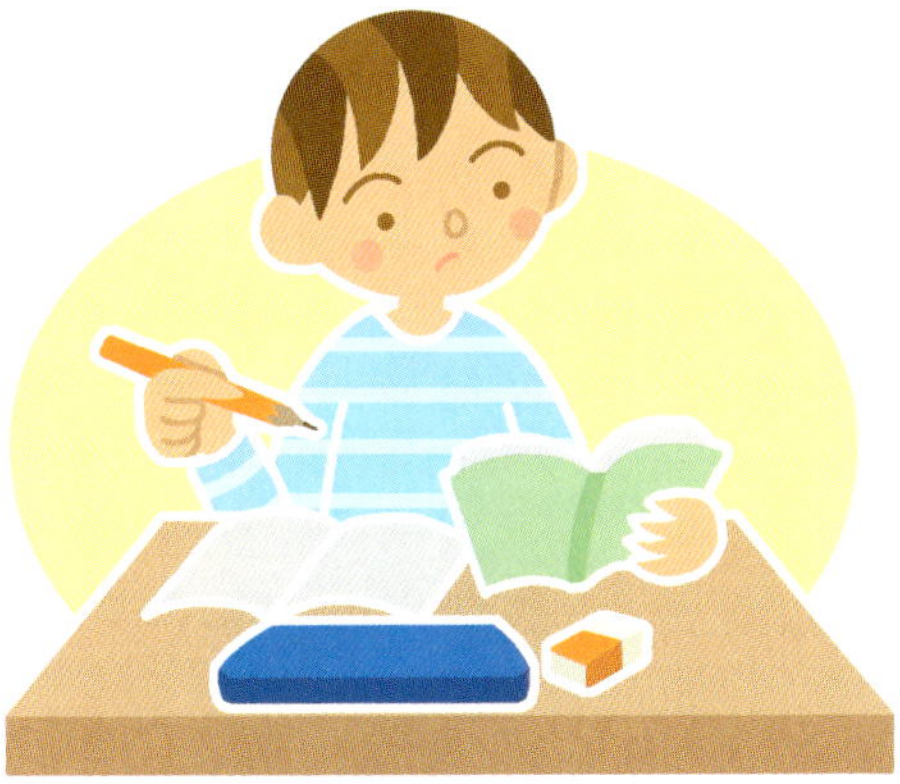

朝食
- 食パン1枚（主食1）
- 野菜サラダ（副菜1）
- 目玉焼き（主菜1）
- 牛乳1本（乳2）

昼食
- スパゲッティ（主食2）
- 野菜炒め（副菜2）
- みかん1個（果物1）

夕食
- ごはん小1杯（主食1）
- ハンバーグ（主菜3）
- 野菜の煮物（副菜2）
- もも1個（果物1）

主食	副菜	主菜	牛乳・乳製品	果物
4	5	4	2	2

成人男性（事務職）の1日の食事例

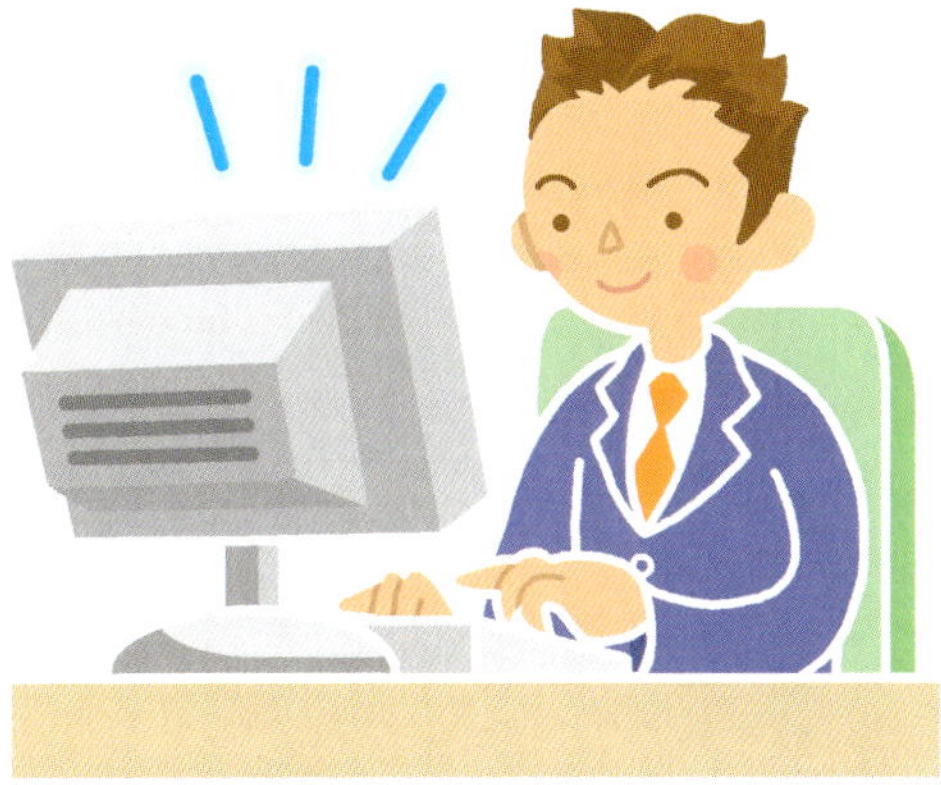

朝食
- ごはん小1杯（主食1）
- 目玉焼き（主菜1）
- ひじき煮物（副菜1）
- りんご1/2個（果物1）

昼食
- もりそば1杯（主食2）
- ほうれん草のお浸し（副菜1）
- 野菜の煮物（副菜2）
- 牛乳1本（乳2）

夕食
- ごはん小2杯（主食2）
- 豚肉のしょうが焼き（主菜3）
- 野菜サラダ（副菜1）
- ぶどう半房（果物1）

主食	副菜	主菜	牛乳・乳製品	果物
5	5	4	2	2

対象者、料理区分における摂取の目安

＊単位：つ（SV）

<table>
<tr><th>対象者</th><th>エネルギー（kcal）</th><th>主食</th><th>副菜</th><th>主菜</th><th>牛乳・乳製品</th><th>果物</th></tr>
<tr><td>6～9歳の子どもと身体活動の低い（高齢者を含む）女性</td><td>1600～1800</td><td>4～5</td><td rowspan="2">5～6</td><td>3～4</td><td rowspan="2">2</td><td rowspan="2">2</td></tr>
<tr><td>ほとんどの女性と身体活動量の低い（高齢者を含む）男性</td><td>2000～2400</td><td>5～7</td><td>3～5</td></tr>
<tr><td>12歳以上のほとんどの男性</td><td>2600～2800</td><td>7～8</td><td>6～7</td><td>4～6</td><td>2～3</td><td>2～3</td></tr>
</table>

健康づくりには適度な運動も欠かせません
無理のない運動を日常生活に取り入れましょう

食生活の改善だけでなく適度な運動も必要

適度な運動は肥満を予防し生活習慣病を改善する

摂取エネルギー量を控えても、消費するエネルギー量が少ないと肥満はなかなか解消されません。加齢とともに基礎代《きそたい》謝量《しゃりょう》（30ページ参照）が下がるので、適度な運動で消費エネルギーを増やしましょう。運動には、糖質の代謝にかかわるインスリンというホルモンの働きをよくして糖代謝をスムーズにしたり、血圧を安定させたり、動脈硬化を改善するなど、さまざまな効果が期待できます。

交通手段が発達した現代では、車やバイク、電車などを利用するようになり、からだを動かすことが少なくなりました。そのうえ、摂取エネルギー量は増えているのですから、肥満している人が増えるのは当然のことと言えるでしょう。

肥満するとからだが重くなってからだを動かすことがおっくうになり、さらなる肥満を招くという悪循環になります。日頃からからだを動かす習慣をつけるようにしましょう。

心拍数の上がりすぎない有酸素運動がよい

運動をする習慣のない人が、いきなり激しい運動を行うとけがをしたり、体調を崩してしまう危険があります。まずは自分の運動能力や、体力に合った運動から始めましょう。

1999年に厚生省が発表した**「健康づくりのための運動所要量」**（次ページ参照）では、年代別に目標心拍数と1週間の合計運動時間が提示されています。心拍数は運動をするときの目安になるので、この数値を参考にしてください。

効率よく脂肪を燃やすには強度の低い運動を長時間続ける

肥満を解消するためには、体内に酸素を取り込みながら、長時間続けられる**「有酸素運動」**が適しています。次ページに脂肪を効率よく燃やす運動を挙げたので参考にしてください。

エアロビクスやジョギング、ランニングは、消費エネルギー量は多いのですがひざにかかる負担も大きくなります。

サイクリングはひざへの負担が少なく、いつでも手軽にできる運動です。毎日の買い物や通勤を自転車に変えることから始めてみましょう。自転車のペダルをこぐと、足やヒップの筋肉が引き締まり、心肺機能を高めます。まずは距離を決めてコースを決めましょう。初心者には片道2km程度が適しています。

無理はしないよう、自分の体力や体調を考慮しながら続けてください。とくに夏場は熱中症に注意して、帽子をかぶったり、こまめな水分補給を心がけましょう。20分に1回は、5分程度の休憩を入れるようにしてください。

健康つくりのための運動所要量

＊目標心拍数は、安静時心拍数がおおむね70拍／分である平均的な人が、
50%に相当する強度の運動をした場合の心拍数を示すものである

年齢階級	1週間の合計運動時間（分）	目標心拍数（拍／分）
20歳代	180	130
30歳代	170	125
40歳代	160	120
50歳代	150	115
60歳代	140	110

「厚生省　健康つくりのための運動所要量・平成元年」より

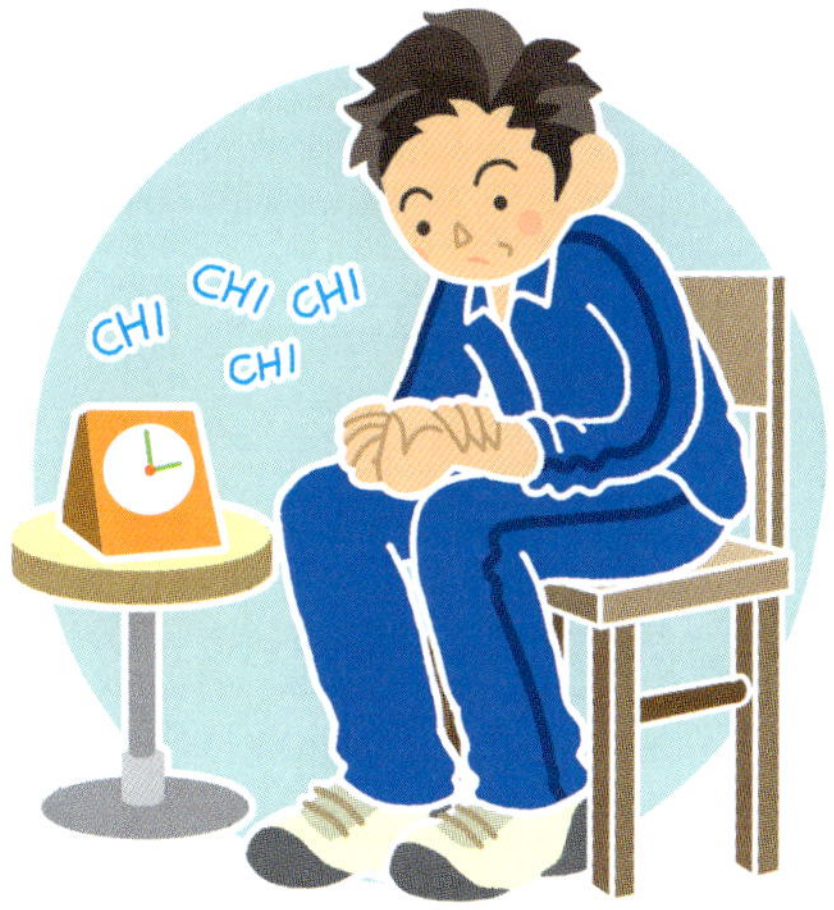

30分運動を続けたときの消費エネルギー量（20～29歳の場合の概算値）

（kcal/時）

運動内容	体重60kgの男性	体重50kgの女性
キャッチボール	90	75
ゴルフ	90	75
サイクリング（10km/時）	100	85
テレビ・ラジオ体操	105	85
エアロビクス	120	100
ジョギング（120m/分）	180	145
ランニング（200m/分）	360	295
テニス	180	145
バレーボール	180	145

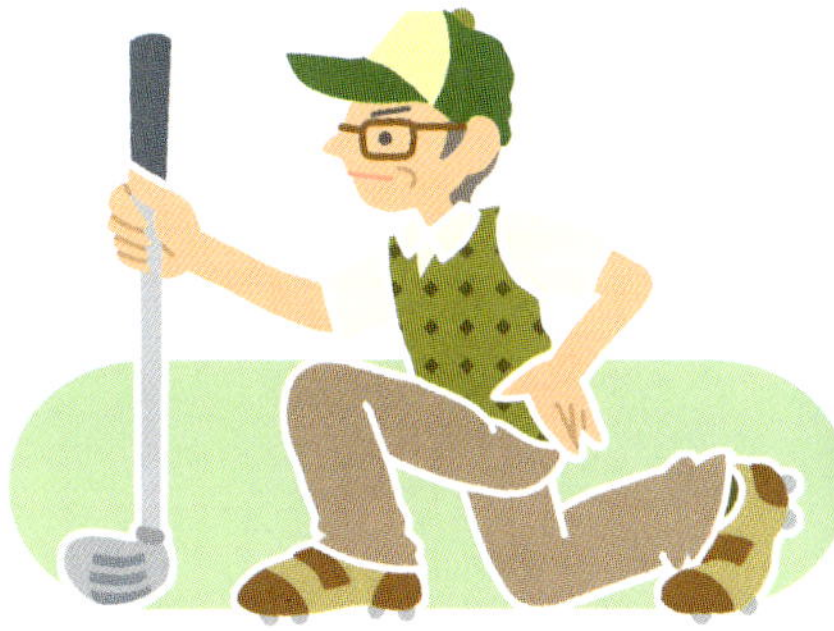

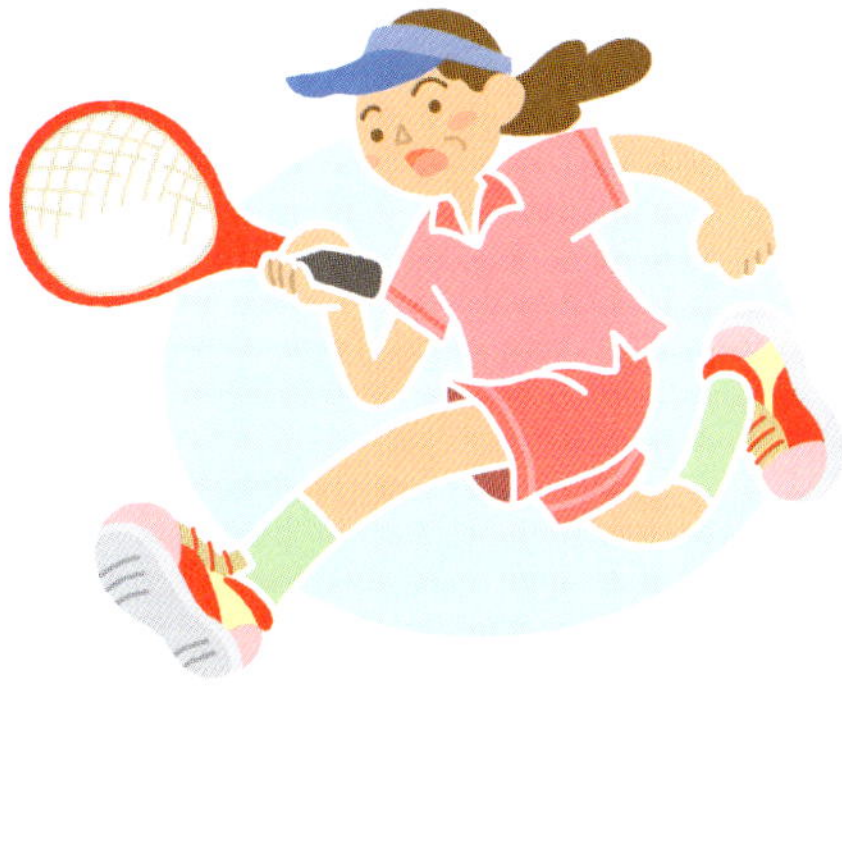

食べることは豊かな人間性をはぐくみ、生きる力をつけます
ライフスタイルの変化に伴い食生活を見直してみましょう

注目され始めた「食育」の運動

食生活にかかわることを見直す運動

「食育」とは、「さまざまな経験を通じて『食』に関する知識と、『食』を選択する力を習得し、健全な食生活を実践することができる人間を育てる」運動です。農林水産省が中心となり、厚生労働省、文部科学省が取り組んでいます。

２００５年６月には**「食育基本法」**が制定され、食育に関する注目度はますます高くなってきています。

食育基本法の理念は子どもたちが豊かな人間性をはぐくみ、生きる力を身につけるために、**「食」**が重要であると提唱しています。「食育」は生きるうえでの基本であり、**「知育」「徳育」**および**「体育」**の基礎となるべきものと位置づけているのです。

●エネルギーのとりすぎが問題視される

本来、日本人の食事は、米を主食にし、野菜や海藻類、魚介類、大豆・大豆製品などを組み合わせたもので、動物性脂質は少なく、ビタミン、ミネラル、食物繊維を十分にとれる内容でした。

最近はエネルギーは十分にとれるようになったのですが、肥満者も増え、生活習慣病になったり、逆に若い女性の場合は過剰なダイエットが問題になっています。朝食を抜いたり、夜遅くに食事をとったり、食事をファストフードや中食《なかしょく》（テイクアウトの総菜など）、外食ですませる人が多く、高血圧の原因となる食塩、高脂血症《こうしけっしょう》の原因となる脂質のとりすぎも問題となっています。健康的な生活を送るためにも、自分の食生活を見直す必要があります。

食育の基本となる「食生活指針」

食育の活動は２０００年に発表された食生活指針に基づいて行われています。難しいもののように感じますが、とても簡単なことばかりです。

現在の日本における食生活の問題点は、「栄養バランスの乱れ」「食習慣の乱れ」「食べ残しなど廃棄食品の増加」「食全体に対する知識の不足」「日本の伝統的な食文化の衰退」などです。

これらの背景には、核家族化が進み、共働き夫婦が増えたため、毎日の食事を簡略化して外食に頼ったり、総菜の利用、中食の多い食生活スタイルなどが増えていることがあります。

たしかに、仕事をしていると毎日の食事の準備はたいへんです。しかし、家庭の食事は、栄養をとるためだけでなく、コミュニケーションをとる場でもあります。「食」は豊かな人間性をはぐくみ、生きる力を強くする基本です。食生活指針（次ページ参照）を参考に、毎日の食生活を見直してみましょう。

食生活指針

食事を楽しみましょう。

- 心とからだにおいしい食事を、味わって食べましょう。
- 毎日の食事で、健康寿命をのばしましょう。
- 家族の団らんや人との交流を大切に、また、食事づくりに参加しましょう。

1日の食事のリズムから、健やかな生活リズムを。

- 朝食で、いきいきした1日を始めましょう。
- 夜食や間食はとりすぎないようにしましょう。
- 飲酒はほどほどにしましょう。

主食、主菜、副菜を基本に、食事のバランスを。

- 多様な食品を組み合わせましょう。
- 調理方法が偏らないようにしましょう。
- 手作りと外食や加工食品・調理食品を上手に組み合わせましょう。

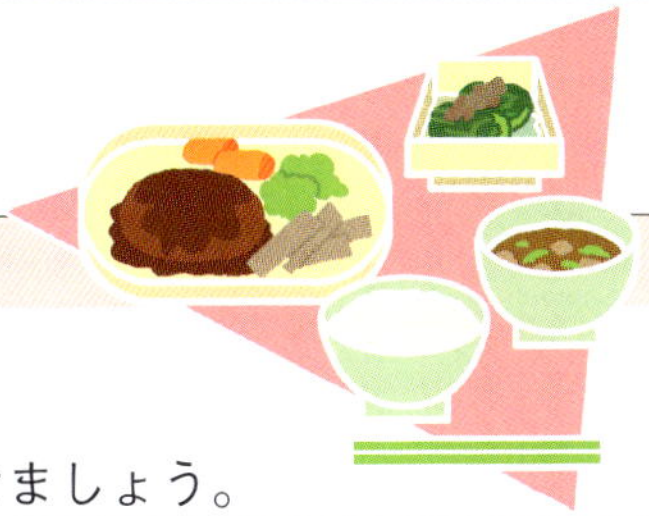

ごはんなどの穀類をしっかりと。

- 穀類を毎食とって、糖質からのエネルギー摂取を適正に保ちましょう。
- 日本の気候・風土に適している米などの穀類を利用しましょう。

野菜・果物、牛乳・乳製品、豆類、魚なども組み合わせて。

- たっぷり野菜と毎日の果物で、ビタミン、ミネラル、食物繊維をとりましょう。
- 牛乳・乳製品、緑黄色野菜、豆類、小魚などで、カルシウムを十分にとりましょう。

食塩や脂肪は控えめに。

- 塩辛い食品を控えめに、食塩は1日10g未満にしましょう。
- 脂肪のとりすぎをやめ、動物、植物、魚由来の脂肪をバランスよくとりましょう。
- 栄養成分表示を見て、食品や外食を選ぶ習慣を身につけましょう。

適正体重を知り、日々の活動に見合った食事量を。

- 太ってきたかなと感じたら、体重を量りましょう。
- 普段から意識して身体を動かすようにしましょう。
- 美しさは健康から。無理な減量はやめましょう。
- しっかりかんで、ゆっくり食べましょう。

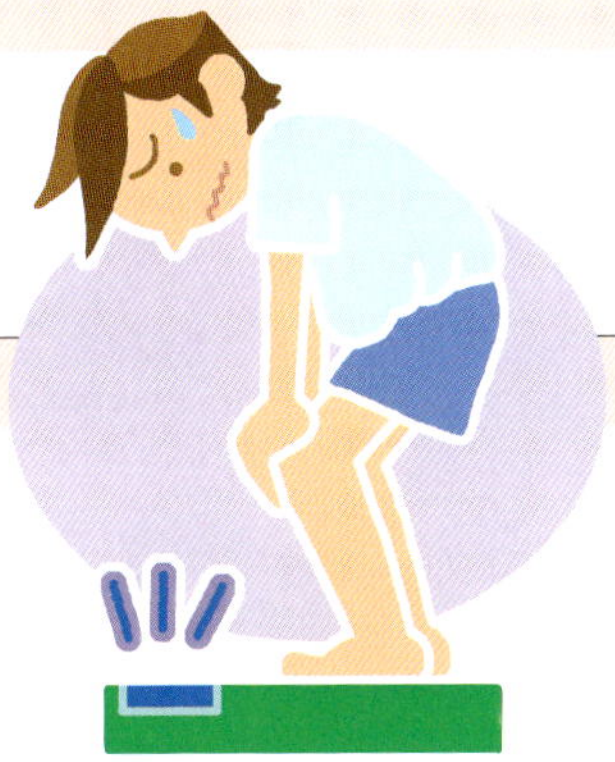

食文化や地域の産物を活かし、ときには新しい料理も。

- 地域の産物や旬の素材を使うとともに、行事食を取り入れながら、自然の恵みや四季の変化を楽しみましょう。
- 食文化を大切にして、日々の食生活に活かしましょう。
- 食材に関する知識や料理技術を身につけましょう。
- ときには新しい料理を作ってみましょう。

調理や保存を上手にして無駄や廃棄を少なく。

- 買いすぎ、作りすぎに注意して、食べ残しのない適量を心がけましょう。
- 賞味期限や消費期限を考えて利用しましょう。
- 定期的に冷蔵庫の中身や家庭内の食材を点検し、献立を工夫して食べましょう。

自分の食生活を見直してみましょう。

- 自分の健康目標をつくり、食生活を点検する習慣を持ちましょう。
- 家族や仲間と、食生活を考えたり、話し合ったりしてみましょう。
- 学校や家庭で食生活の正しい理解や望ましい習慣を身につけましょう。
- 子どものころから、食生活を大切にしましょう。

いろいろな食品に原産地や原産国が表示されるようになりました
海外からの輸入に頼る日本の食料事情を正しく理解しましょう

食の安全性や食料自給率に関心を持とう

見直されつつある食の安全性

消費者の「食の安全性」に関する意識が高まってきています。これは、BSE**（牛海綿状脳症《ぎゅうかいめんじょうのうしょう》）**や**鳥インフルエンザ**、中国産の冷凍野菜の**残留農薬問題**などがマスコミで注目されたことも一因となっているでしょう。

●ますます強化される食品の安全基準

牛に肉骨粉《にくこっぷん》を与えることで発症するBSEは、消費者自身が食の安全性に対して無関心だったことも、大きな原因と言えるでしょう。

これからは、利益を追求するだけの生産者には厳しい目が向けられ、行政による安全基準も強化される時代になりつつあります。

そのひとつとして生鮮食品の原産国、原産地の表示が義務づけられるようになりました。肉類や魚類も同様に、原産国が表示され、国産なのか輸入品なのかしか表示のなかった頃に比べると格段の進歩と言えるでしょう。

●加工食品も原料原産地を表示

このように、生鮮食品は比較的わかりやすくなってきましたが、加工食品は原産国や原産地がわかりにくいのが現状です。しかし、かつては外国産の原料を使っても、日本の加工工場でなんらかの処理が行われると「国産」扱いとなっていました。最近ではこうした問題についても考慮され始めています。

２００４年には、加工度が低い20の製品について、原料原産地表示の法律が施行されて、原産国表示が義務づけられるようになりました。

低下の一途をたどった日本の食料自給率

日本の食料自給率は、エネルギーベース（摂取エネルギーが基本）でおよそ40％しかありません。残りの60％は海外からの輸入品に頼っています（次ページ参照）。この数値は欧米に比べるとかなり低い数値となっています。

●食べ残しのむだをなくす工夫も

その一方で食べ残しが問題になっています。２００３年の**「食料需給表」**（農林水産省）によると、国民1人1日あたりの食料の供給が、熱量にして2599㎉なのに対し、「平成15年国民栄養・健康調査」（厚生労働省）では1人1日あたりの摂取エネルギーが1920㎉となっています。

この差は大きく、単純に計算すると26％も食べ残してむだにしていることになります。

世界には栄養不足に悩む人が、およそ8億人もいます。日本だけでなく世界の食料事情も考慮して、もう一度、食料の大切さを考えたいものです。

国別の食料自給率（エネルギーベース）の推移

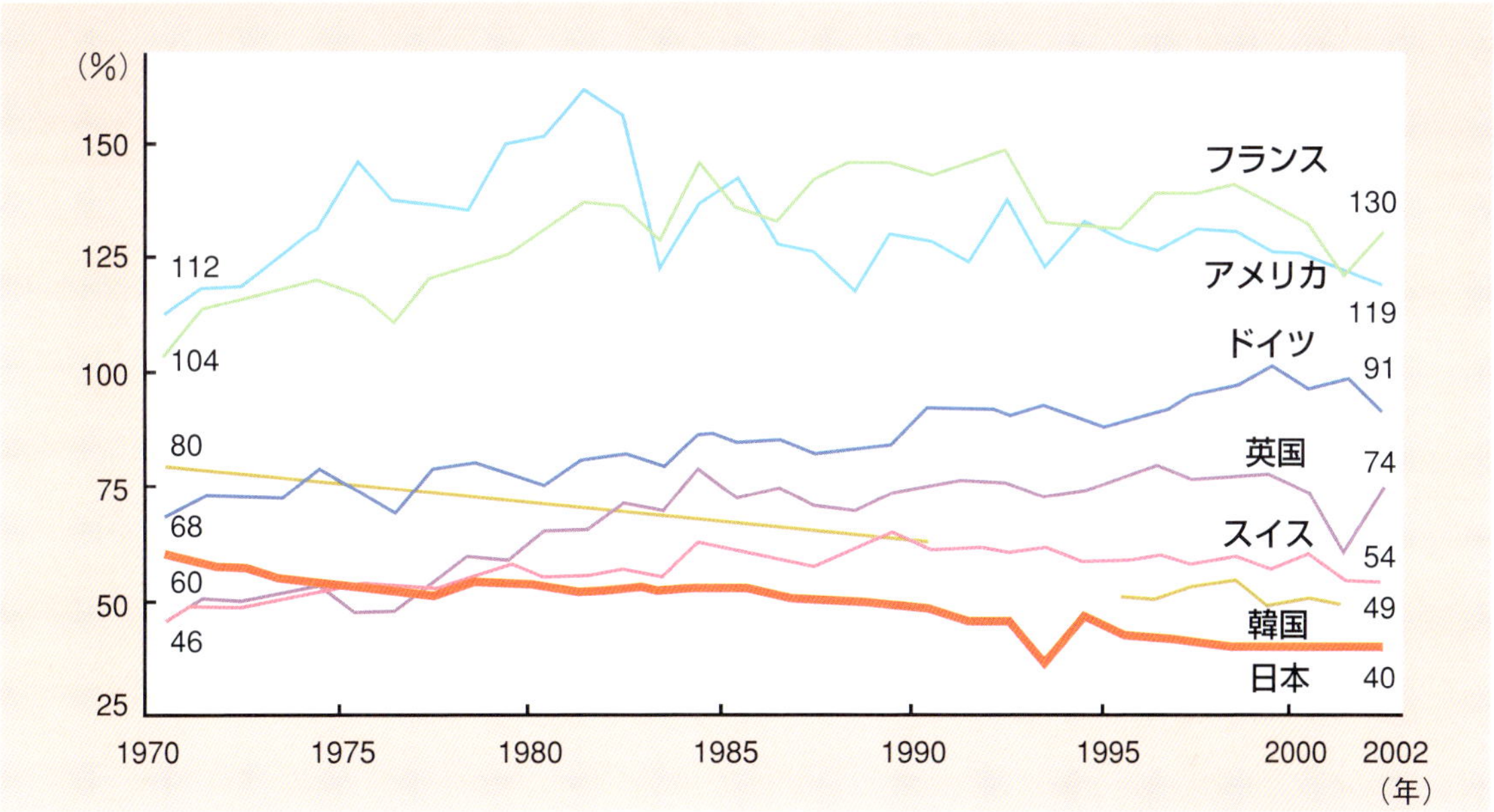

農林水産省「食料需給表」より

世帯における食品ロス率

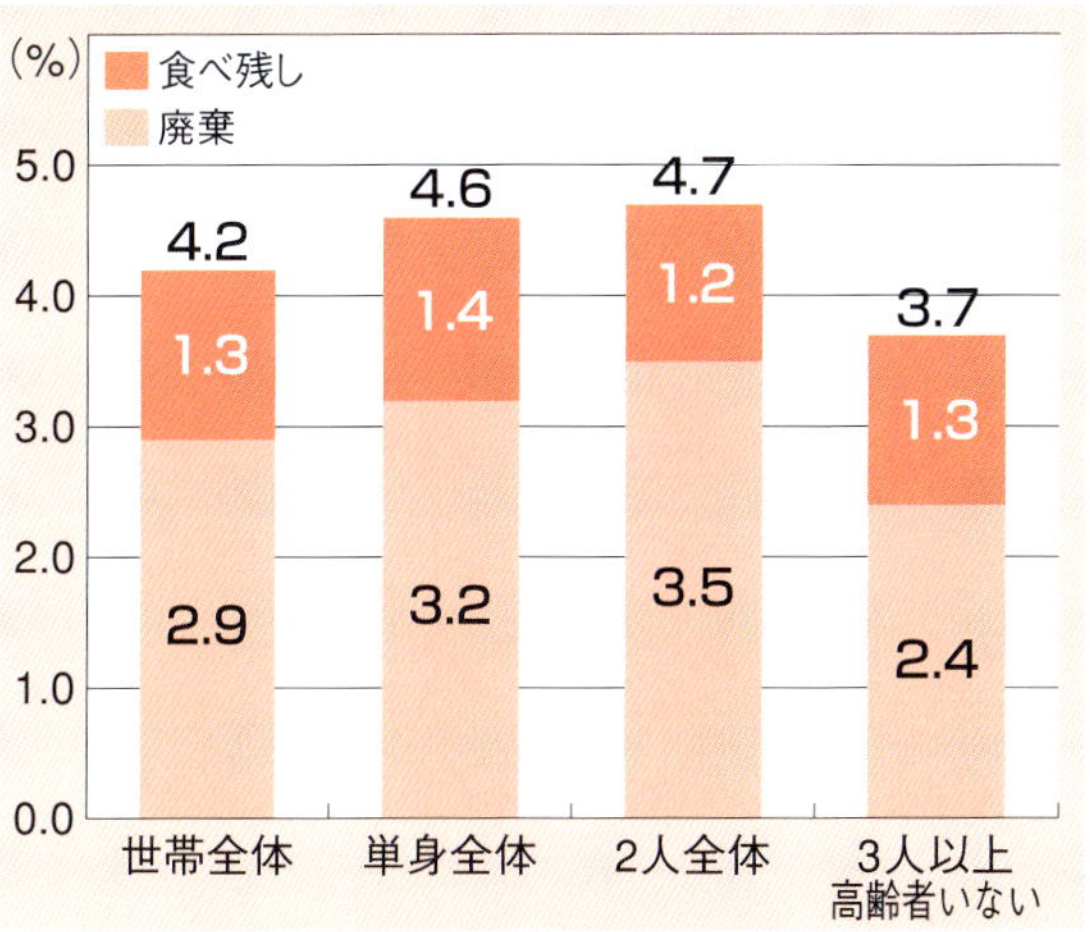

農林水産省「平成16年度食品ロス統計調査結果」より

世帯における食品ロス量（1日）

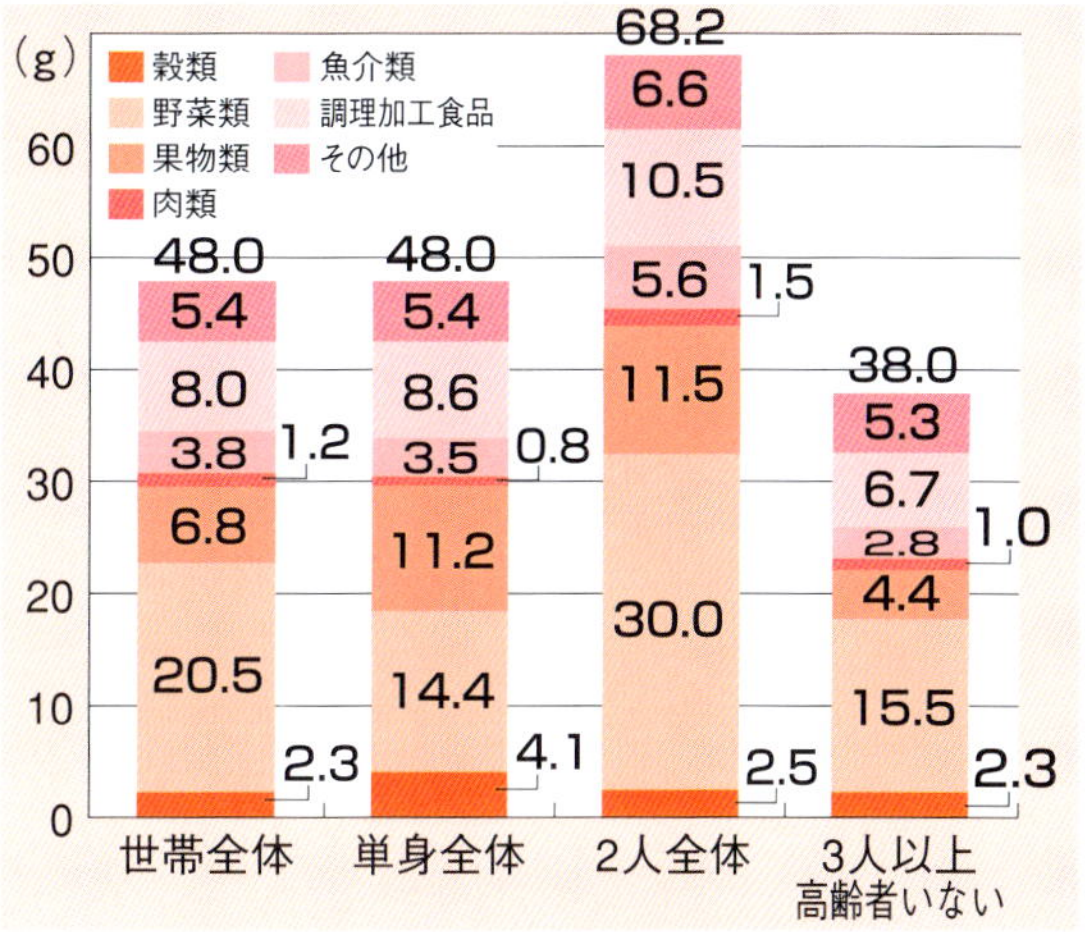

農林水産省「平成16年度食品ロス統計調査結果」より

世帯全体での食品ロス量（食べ残したり廃棄した食品の量）は、1日に48.0gにものぼるんだね。とくに、2人世帯の食品ロス量68.2gは多すぎるなあ。

$$\text{食品ロス率（\%）} = \frac{\text{食べ残した量(g)}}{\text{使用した食品の量(g)}} \times 100$$

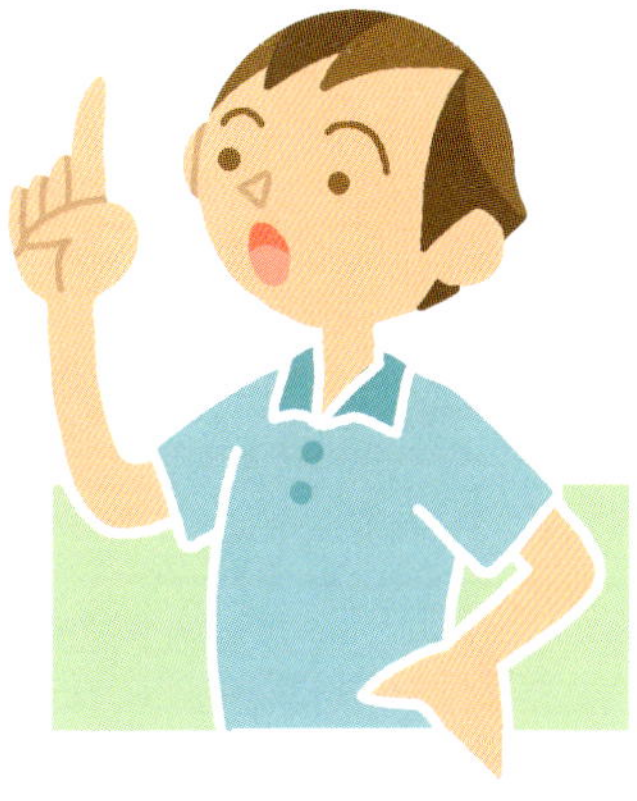

今後の日本における食生活を考えよう

**生活習慣病を予防するヒントは日本食にあります
健康長寿を目指して、毎日の食生活を見直してみましょう**

伝統的な食文化を大切にしよう

流通手段や保存技術が今ほど進んでいなかった時代には、適切な時期にその土地でとれたものを食べるのが基本でした。このため、それぞれの食材がもっともおいしく、栄養素をたっぷり含む旬の季節に食べていました。

栽培技術や養殖技術が進んだ昨今は、ほとんどの食材が1年を通じて手に入るようになりました。その結果、どの食材がどの季節に旬を迎えるのかも、わかりにくくなってきています。

●自国の食文化をふりかえってみよう

それぞれの国や地域に、独自の食文化や風習があります。日本には米を基本として、野菜や魚介類、海藻類を中心とした日本独自の食文化があります。しかし、最近は食生活の欧米化が進み、米の消費量は減る一方です。それに反比例するように、脂質や畜産物の消費量は増加しています。脂質や肉類の過剰摂取は、肥満を招き生活習慣病のもとになります。日本人に適した食事を、見直してみる必要があるのかもしれません。

最近、**「フード・マイレージ」**という言葉を耳にするようになってきました。これは「農水産物が生産された場所から食卓までの距離」を指します。単位は「ｔ・㎞」で、食料の輸送量に産地からの移動距離をかけて算出します。つまり、１ｔの小麦を５００㎞離れた産地から運んだ場合、５００ｔ・㎞となります。

日本におけるフード・マイレージは、輸入する食品が多いため非常に長くなっています。長い分だけ、食の安全性を保つことが難しくなります。長距離を移動している間にさまざまな問題が起こる危険性がありますし、海外でつくられたものは、国産品に比べてその背景がわかりにくいというデメリットもあります。

食に対するさまざまな知識を身につけよう

日本は世界一の長寿国と言われています。２００５年に厚生労働省から発表された平均寿命は、**男性78・53歳、女性85・49歳**と前年を少し下回りました。しかし、人生80年と呼ぶにふさわしい数値です。女性は21年連続の世界一であり、男性は世界第四位、日本は世界最速のスピードで長寿化が進んでいます。90歳以上の人口も１００万人を突破し、長寿時代を迎えた現代では、健康寿命を少しでも長く保ち、**「QOL（クオリティ・オブ・ライフ＝生命・生活の質）」**を高めることが大切となっています。

糖尿病や高血圧、高脂血症《こうしけっしょう》などの生活習慣病は、食生活の改善で予防効果が得られます。毎日を健康に暮らすために、食生活の見直しと改善を心がけましょう。

品目別に見た摂取量割合の変化

1960年

米が占める割合が高く、脂質や畜産物の摂取量は少ない

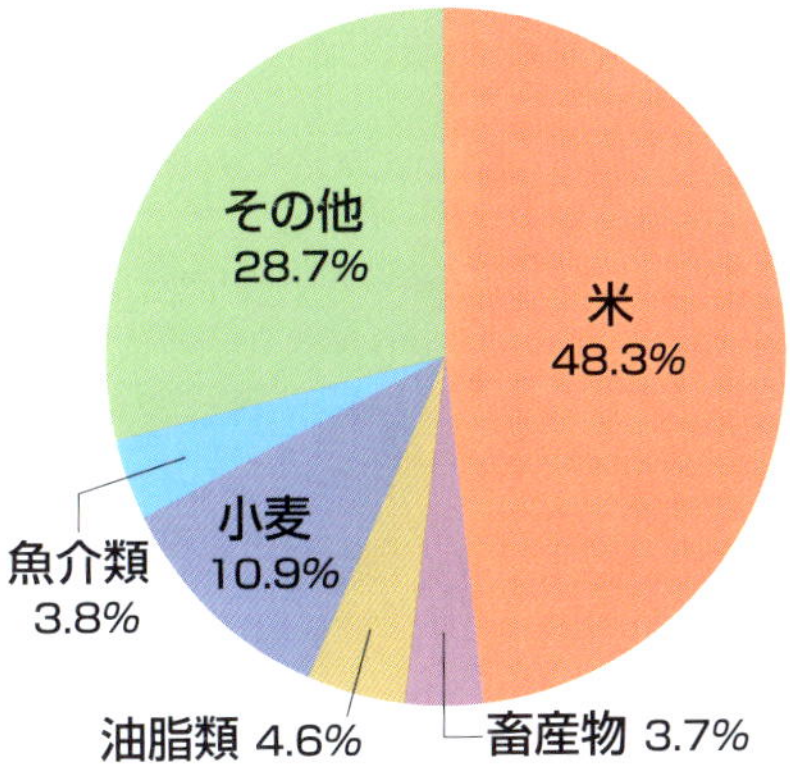

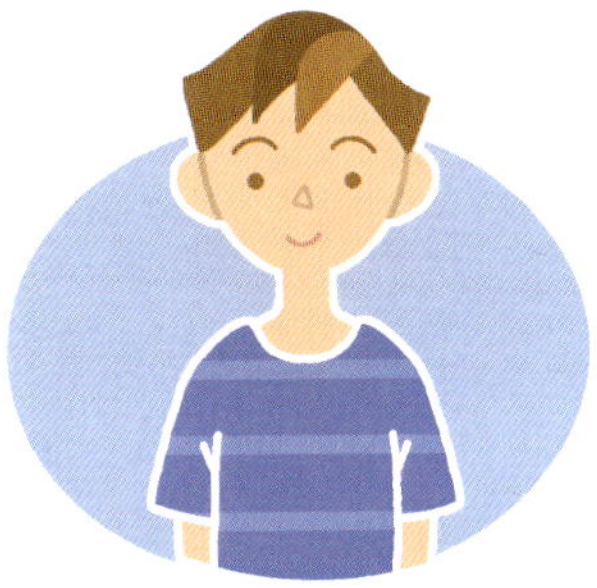

エネルギーやたんぱく質が不足しがち

1980年

米が占める割合が減り、油脂とともに畜産物や魚介類の摂取量が増えている

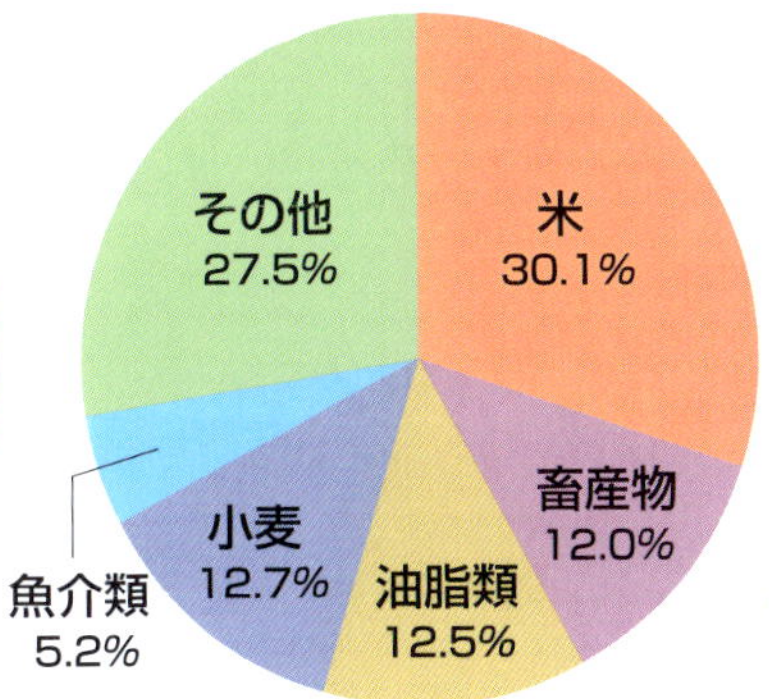

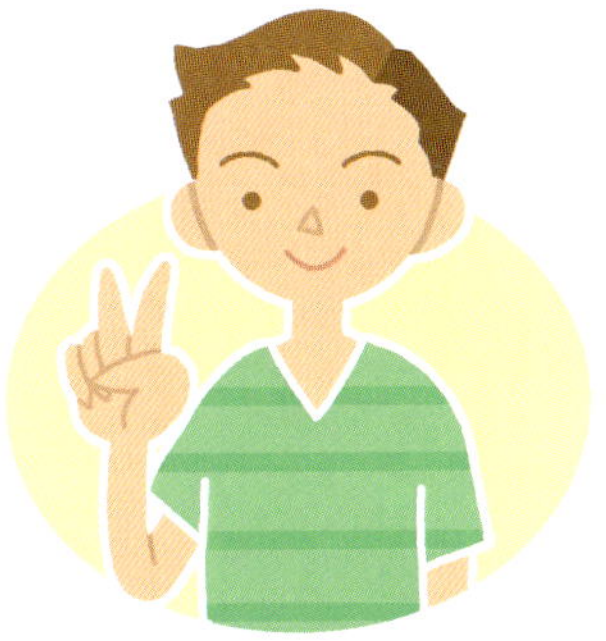

炭水化物、たんぱく質、脂質の割合がほぼ理想的な状態

2003年

米が占める割合がさらに減り、脂質や畜産物の割合がさらに増えている

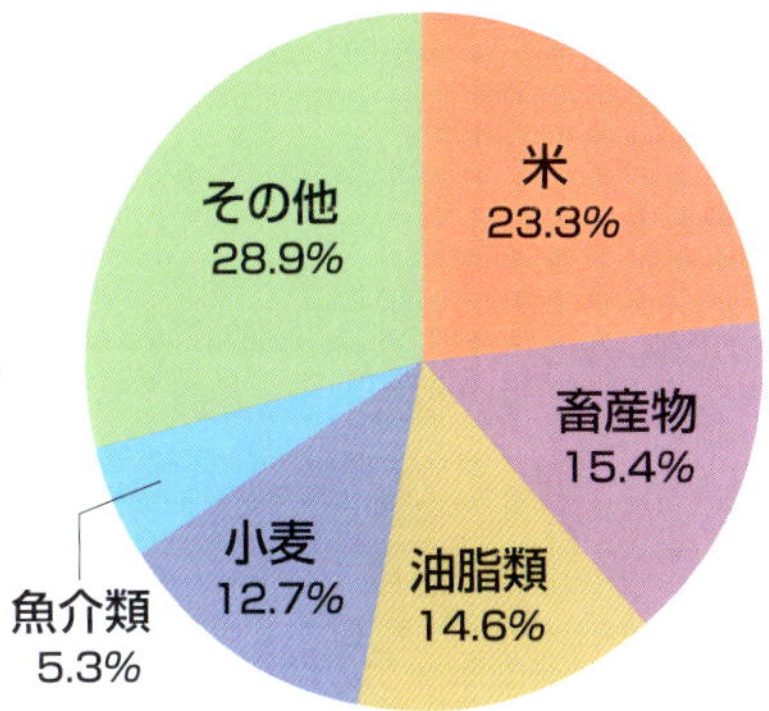

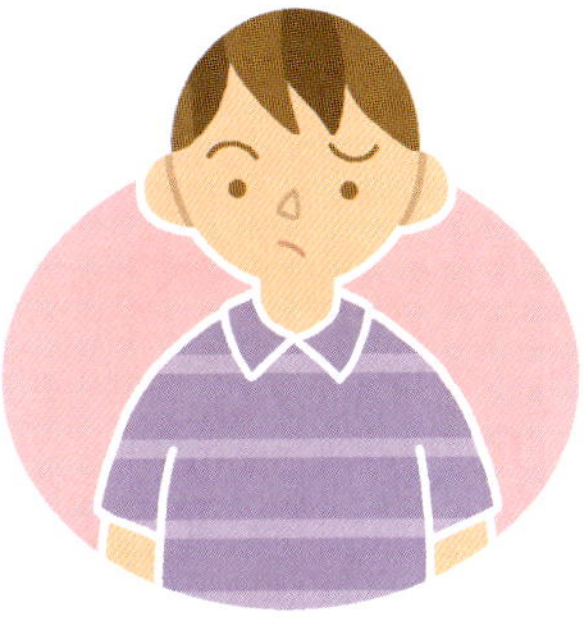

炭水化物の摂取量が少なく、脂質のとりすぎが心配な状態

農林水産省「食料需給表」より

各国のフード・マイレージの比較（2001年）

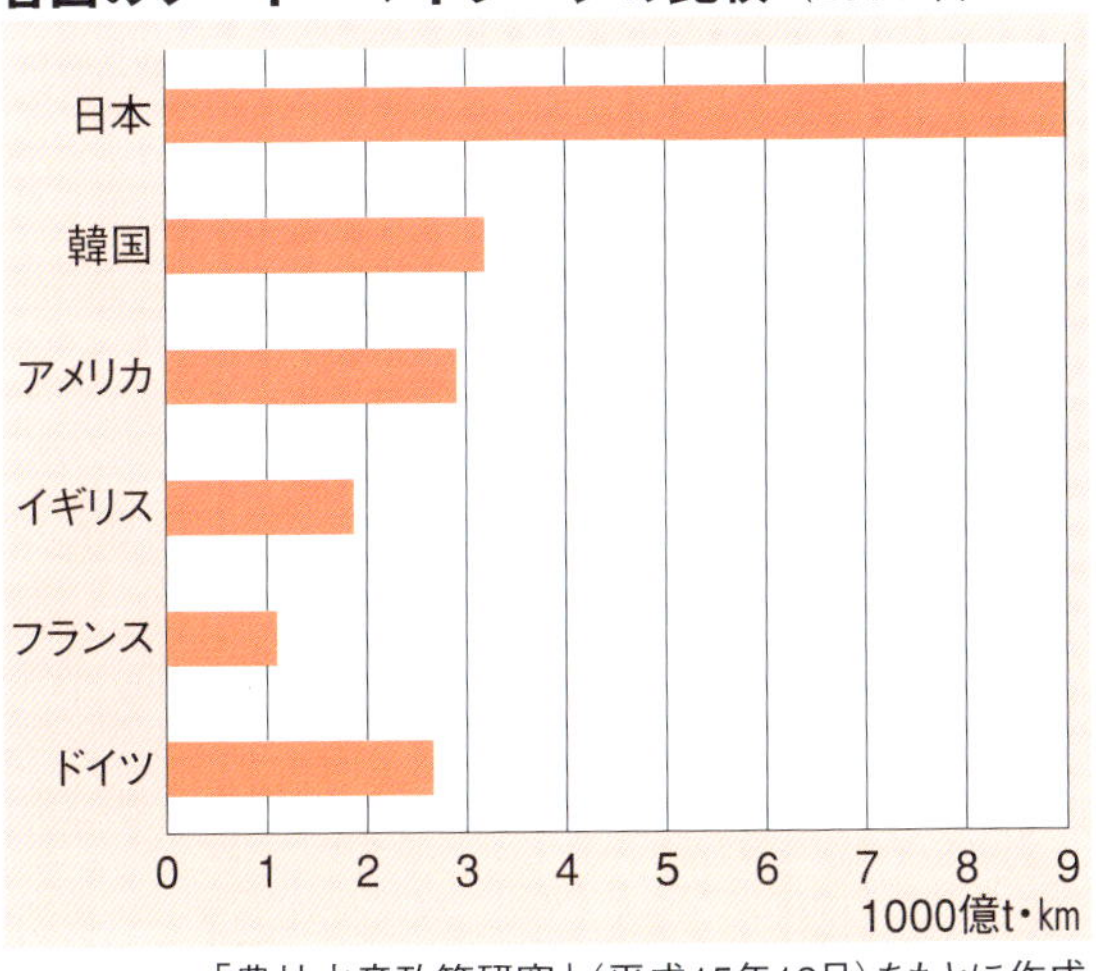

「農林水産政策研究」（平成15年12月）をもとに作成

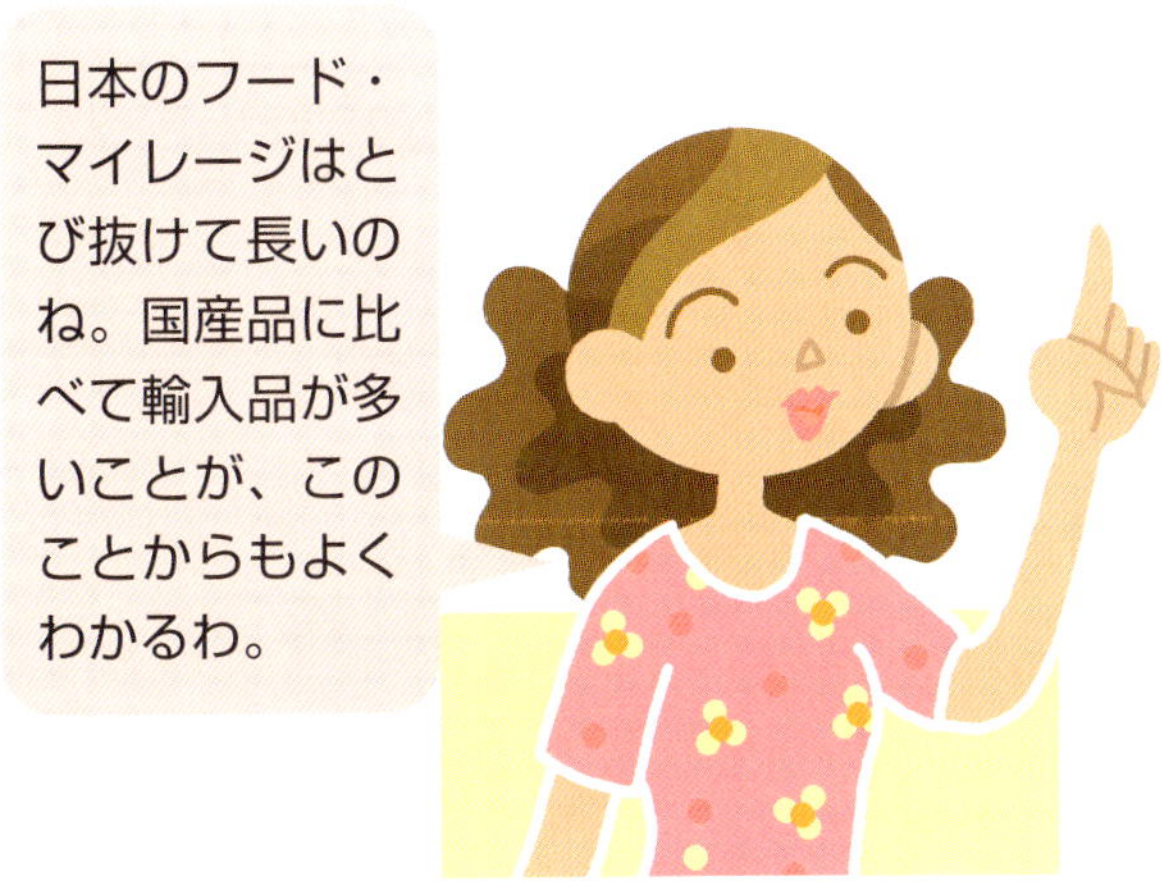
日本のフード・マイレージはとび抜けて長いのね。国産品に比べて輸入品が多いことが、このことからもよくわかるわ。

Column

成人男性の食事バランスチェック

食事バランスガイドを使って、1日の食事の栄養バランスをチェックしてみましょう。

Bさんの1日の食事例

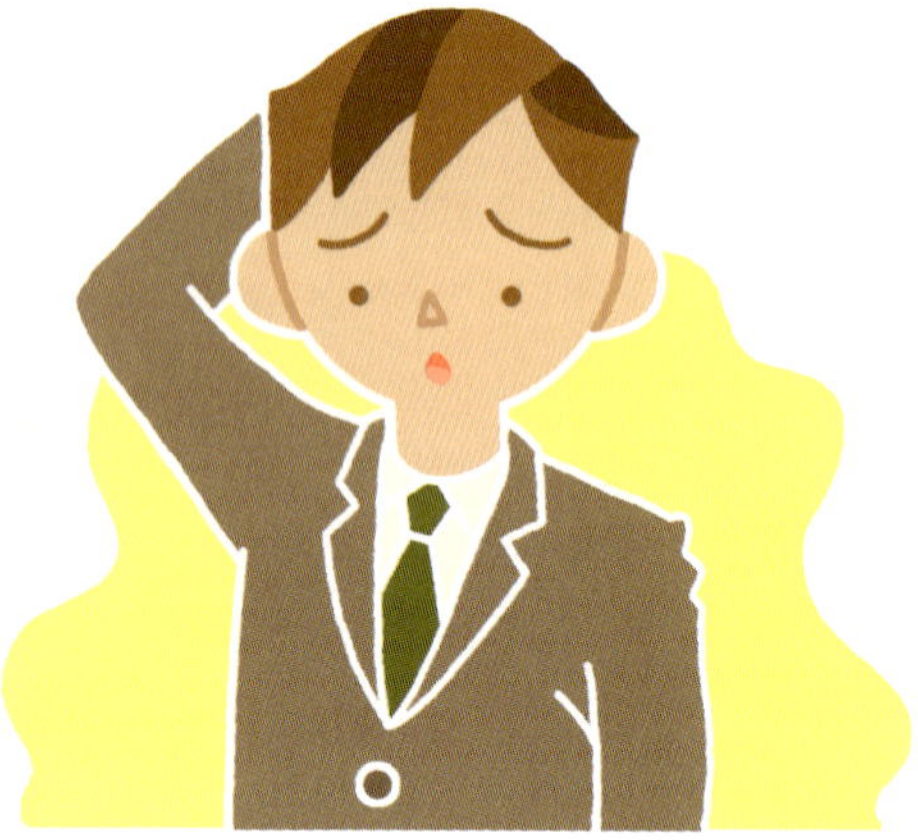

朝食
食パン1枚
目玉焼き1皿
ヨーグルト小1パック

昼食
スパゲッティ
野菜サラダ
なし半分

夕食
ごはん小盛り1杯
ハンバーグステーキ
野菜サラダ
みかん1個
牛乳コップ半分

主食	副菜	主菜	牛乳・乳製品	果物
4	2	4	2	2

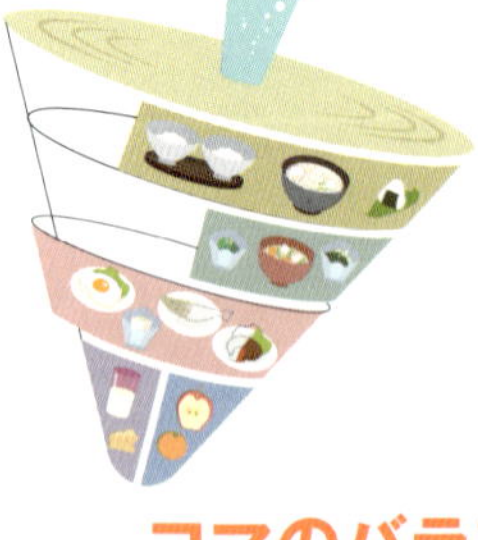

主食と副菜が少ない
ビタミン、
ミネラル、
食物繊維不足

コマのバランスが悪い

改善策
朝食に野菜炒めを追加
昼食のスパゲッティにきのこを追加

Aさんの1日の食事例

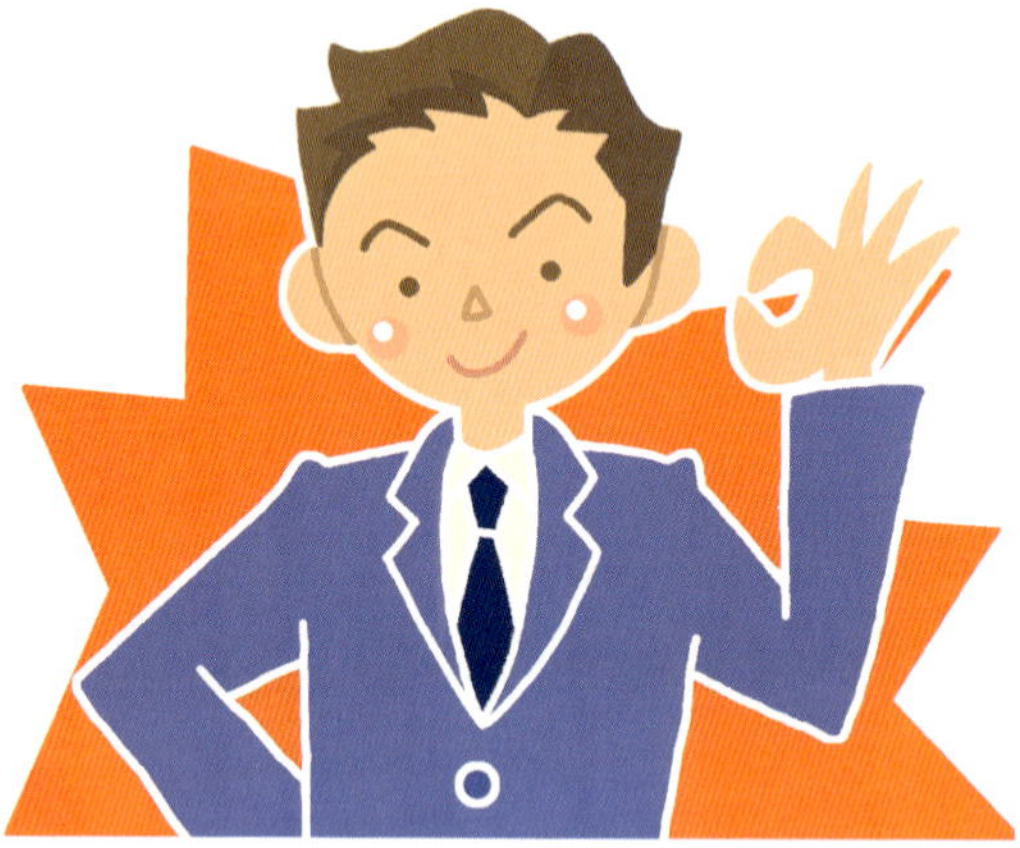

朝食
食パン1枚
野菜サラダ
目玉焼き1皿
牛乳びん1本

昼食
うどん1杯
ほうれん草のお浸し
冷や奴
みかん1個

夕食
ごはん大盛り1杯
野菜の煮物
焼き魚
具だくさんみそ汁
りんご半分

主食	副菜	主菜	牛乳・乳製品	果物
5	5	4	2	2

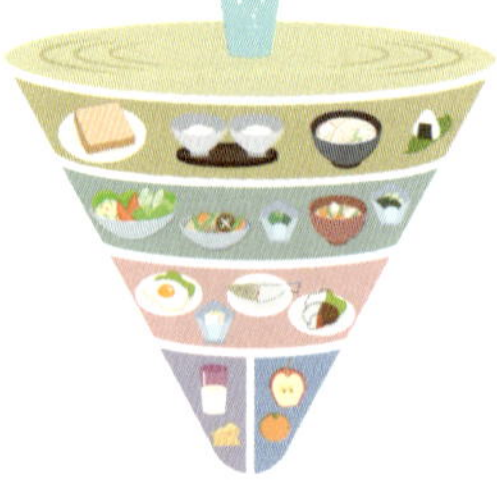

コマのバランスが良い

第2章

知っておきたい栄養学の基礎知識

「栄養学」と聞くと難しそうですが、身近によく聞くものばかりです。例えば、食品に表示されている「カロリー」は食品から得られるエネルギーの単位ですし、消化・吸収のしくみなども栄養学には欠かせません。ここでは、食品を体内に取り込み、どのようにエネルギーとして利用しているかをわかりやすく解説しました。

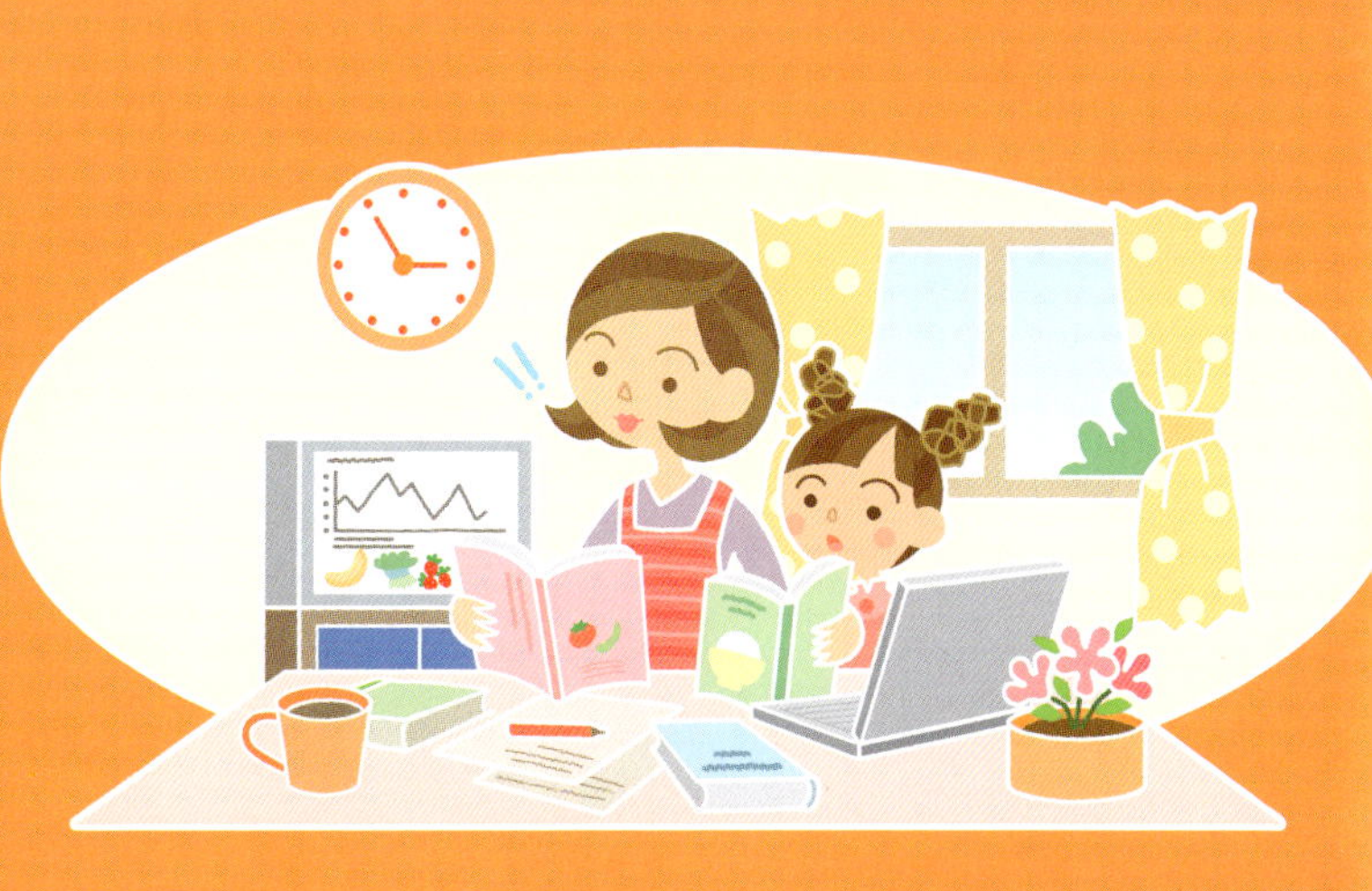

体内に入った食物は、食道・胃・十二指腸・小腸・大腸を通って必要な栄養素が消化・吸収されます

食品に含まれる栄養素は体内でつくりかえられる

胃・小腸・大腸で行われる栄養素の消化・吸収

食物は口の中でかみ砕かれて、だ液と混ぜ合わされます。だ液にはでんぷんを麦芽糖《ばくがとう》に分解する消化酵素《しょうかこうそ》（アミラーゼ）が含まれ、最初の消化がここで行われます。食物がある程度やわらかくなったら、食道に送り込まれます。通常、呼吸しているときには気道《きどう》が開き、食道は閉じているのですが、食物が飲み込まれるときには、気道が閉じられ食道が開きます。

●食道から胃、そして十二指腸へ

食物は食道から胃へと運ばれ、胃壁の蠕動運動《ぜんどううんどう》によってすりつぶされながら胃液と混ぜ合わされ、かゆ状になります。ここでは、**ペプシン**などの消化酵素によるたんぱく質の消化、酸性の**胃酸**による食物の殺菌、アルコールの一部吸収などが行われます。食物は一時的に胃の中にためられて、消化が進むと少しずつ十二指腸に送られます。

胃の内容物が十二指腸に送られると、**胆汁**《たんじゅう》（肝臓でつくられ胆のうに蓄えられている。石けんのように脂《あぶら》を溶かして吸収を助ける）と、**膵液**《すいえき》（膵臓から分泌され、たんぱく質や脂質などを消化する）が分泌されます。このほか、さまざまな腸液が消化と吸収にかかわっています。

●小腸から大腸、そして排泄《はいせつ》

小腸は長さが6～7ｍにもなる臓器で、小腸壁には**「絨毛《じゅうもう》・微絨毛《びじゅうもう》」**というひだがあります。これらを全部広げた表面積は、テニスコート一面分となります。小腸で分解されたさまざまな栄養素は、小腸壁のひだを通じ、血液やリンパ液に吸収されていきます。栄養素の消化・吸収のほとんどが、小腸で行われています。

小腸から大腸に送られるのは、必要な栄養素が吸収されたあとの「残りカス」です。大腸ではこれらの残りカスを発酵《はっこう》させ、余分な水分を吸収し、便として肛門から体外に排泄《はいせつ》します。

肝臓は栄養素をつくりかえ貯蔵する重要な役割を担う

肝臓は人体のなかでもっとも大きな臓器で、生命の維持に重要な栄養素の代謝と貯蔵に大きくかかわっています。

胃や腸で吸収された栄養素は、門脈《もんみゃく》という血管を通り、肝臓に運ばれます。肝臓内には無数の毛細血管が張りめぐらされ、栄養素は肝臓内の毛細血管を流れながら、体内で利用できるかたちにつくりかえられます。

肝臓では、余分な糖質はグリコーゲン（糖原《とうげん》）になり、ビタミンや鉄などとともに貯蔵されます。また、脂肪やコレステロールの分解と合成を行ったり胆汁を分泌するほか、アルコールの分解も行っています。多くの働きを担う肝臓は**「人体の化学工場」**とも呼ばれています。

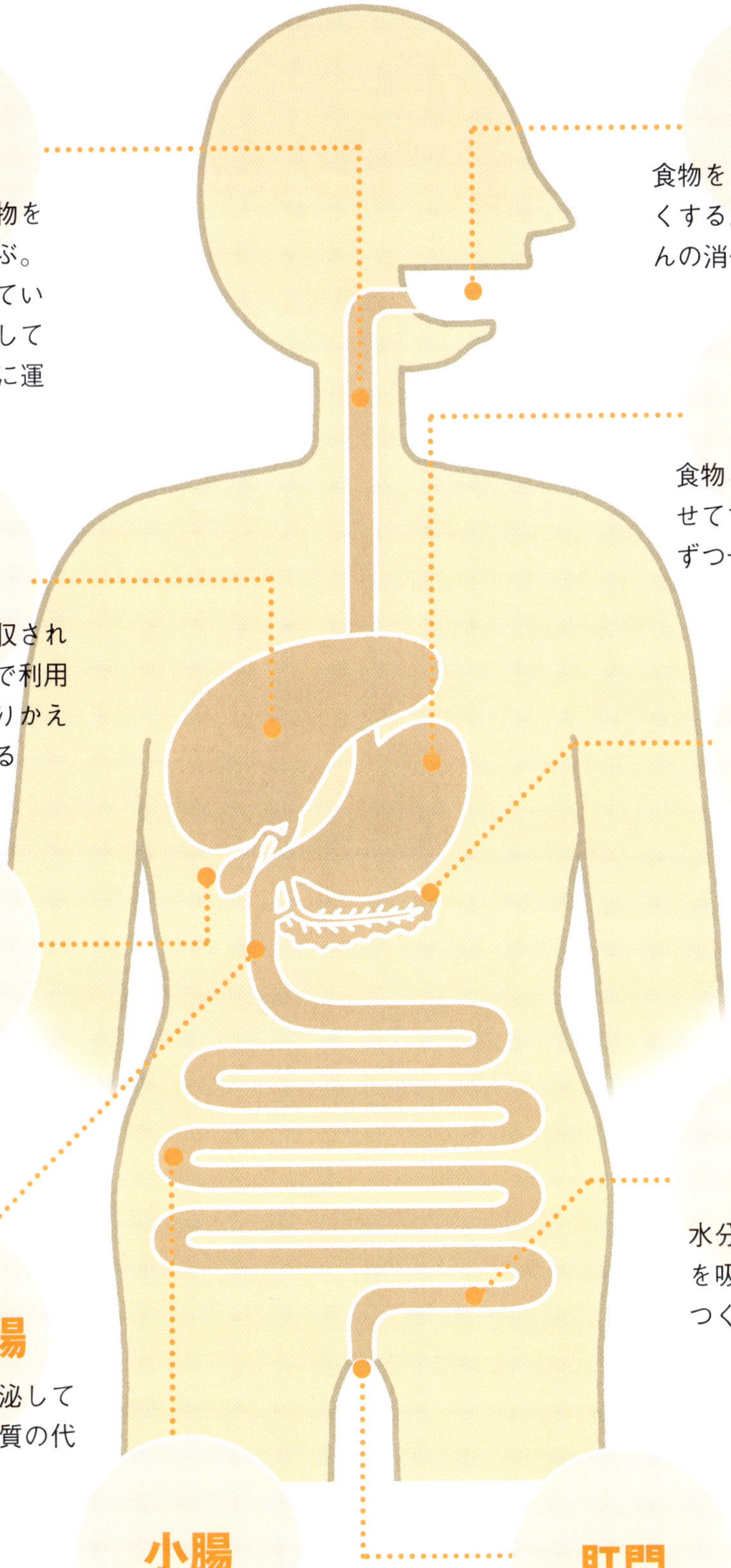

食道

かみ砕かれた食物を少しずつ胃に運ぶ。蠕動運動を行っているので、逆立ちしていても食物を胃に運ぶことができる

口

食物をかみ砕いてこまかくする。だ液にはでんぷんの消化酵素が含まれる

胃

食物と胃液を混ぜ合わせてすりつぶし、少しずつ十二指腸に運ぶ

肝臓

腸管で消化・吸収された栄養素を体内で利用できるようつくりかえる。胆汁《たんじゅう》をつくる

膵臓《すいぞう》

膵液をつくり十二指腸に分泌する

胆のう

胆汁をためておいて十二指腸に分泌する

大腸

水分やミネラルを吸収して便をつくる

十二指腸

胆汁、膵液を分泌して脂質とたんぱく質の代謝を促す

小腸

栄養素を消化・吸収して肝臓に運び、残りカスを大腸に送る

肛門

便を体外に排泄する

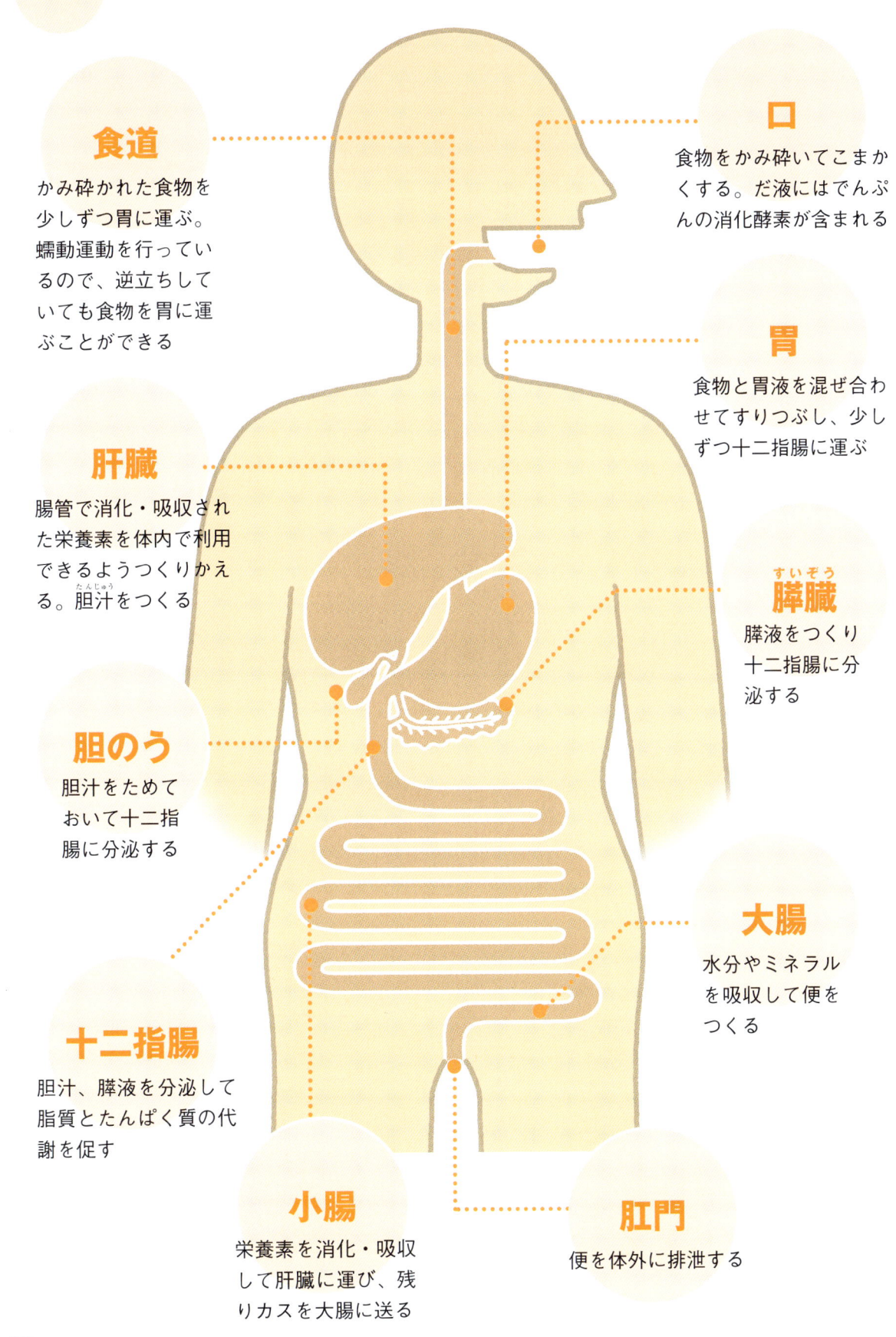

新陳代謝が行われ常に生まれかわる細胞

栄養素がからだの基本となる細胞をつくり
細胞が集まった組織がそれぞれの臓器や器官をつくります

細胞はからだを構成するもっとも小さな単位

細胞はからだを構成するもっとも基本となる単位です。細胞が集まって組織をつくり、組織が組み合わされて器官（内臓や骨、関節など）をつくっています。

人間のからだを1台の車にたとえたとき、部品の最小単位にあたるのが細胞で、この細胞の原料として利用されるのが毎日の食事に含まれる栄養素です。

●新陳代謝を通じて日々生まれかわる

細胞は生命活動を続けるかぎり、常に新しいものへ生まれかわります。これが**「新陳代謝」**です。風呂に入ってからだを洗うとアカが出ますが、これは古くなった表皮細胞がはがれ落ちたものです。皮膚は、約4週間単位で新しいものに生まれかわりますが、髪の毛や爪が日々伸び続けたり、抜けかわるのも、常に新しい細胞がつくられているためです。

こうした目に見えるもの以外に、胃腸の粘膜《ねんまく》（腸管の内側）、肝臓の肝細胞、血管、筋肉、神経、骨など、ほとんどの臓器が、周期は異なるにしても新しい細胞へと生まれかわっています。なかでも、栄養素の消化・吸収が行われる胃腸の粘膜は、かなり短いサイクルで新陳代謝が行われています。

細胞がつくられるときに欠かせないたんぱく質

ヒトは約60兆個の細胞でできていると言われていますが、ひとつひとつの細胞の中身は、何万種類ものたんぱく質で構成されています。このため、たんぱく質の摂取量が不足すると、体内の細胞がスムーズにつくられなくなります。

体重50kgの女性の場合、約30kgが水分で、残り20kgの約半分がたんぱく質でできています。そのため、たんぱく質の英名**「プロテイン」**はギリシア語の「もっとも大切な」という意味の「プロティオス」が語源となっています。胃や腸の手術をしたあとや肝機能が低下しているときに、「良質のたんぱく質をとりましょう」とすすめられるのは、新しい細胞がつくられるのを促すためです。

●たんぱく質は適切な量をとる

新陳代謝のスピードは加齢とともに緩やかになっていきます。子どもの頃はすぐに治っていたケガが、成人してから治りが遅くなったと感じたことは、誰にでもあるでしょう。高齢になればなるほど、病気からの回復に時間がかかるのは、これも要因のひとつです。

年をとるとたんぱく質の摂取量が減少する傾向にありますが、摂取量が減るほど細胞の再生がスムーズにできなくなり、悪循環に陥ってしまいます。むやみに摂取量を減らすのではなく、適切な量をとりましょう。

細胞は常に生まれかわっている

風呂に入ったときに出るアカは古くなった皮膚の細胞がはがれ落ちたもの。フケも、古くなった頭皮の細胞

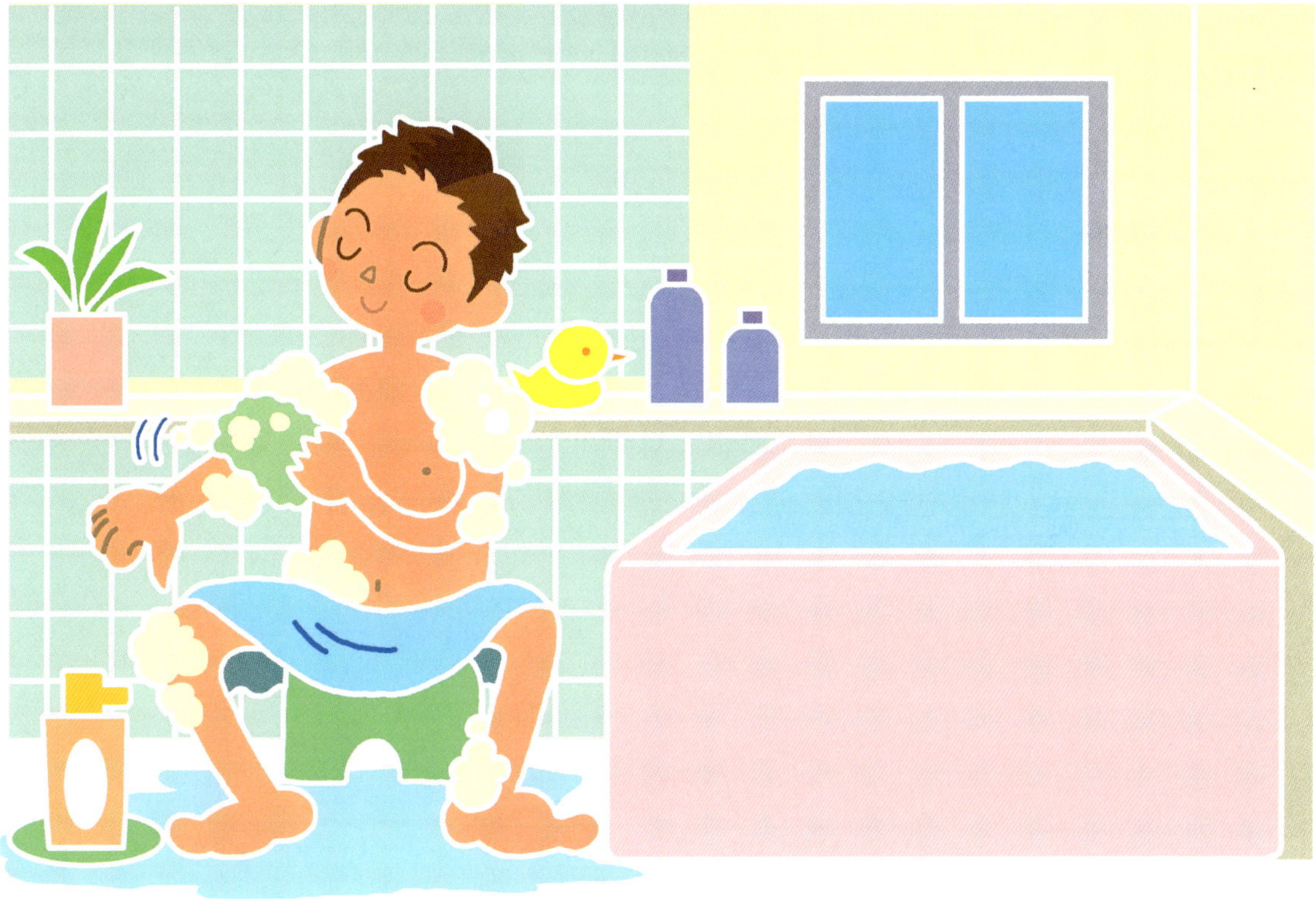

■全身に栄養素を運ぶ赤血球の役割

人間の体内の血管をつなぐと、地球を2周半できる長さになる。血液は体重の7～8%を占め、常に心臓から送り出され、1日に約2000周も体内を巡る。なかでも、赤血球は全身の細胞に酸素や栄養素を運ぶなど、重要な役割を担《にな》っている

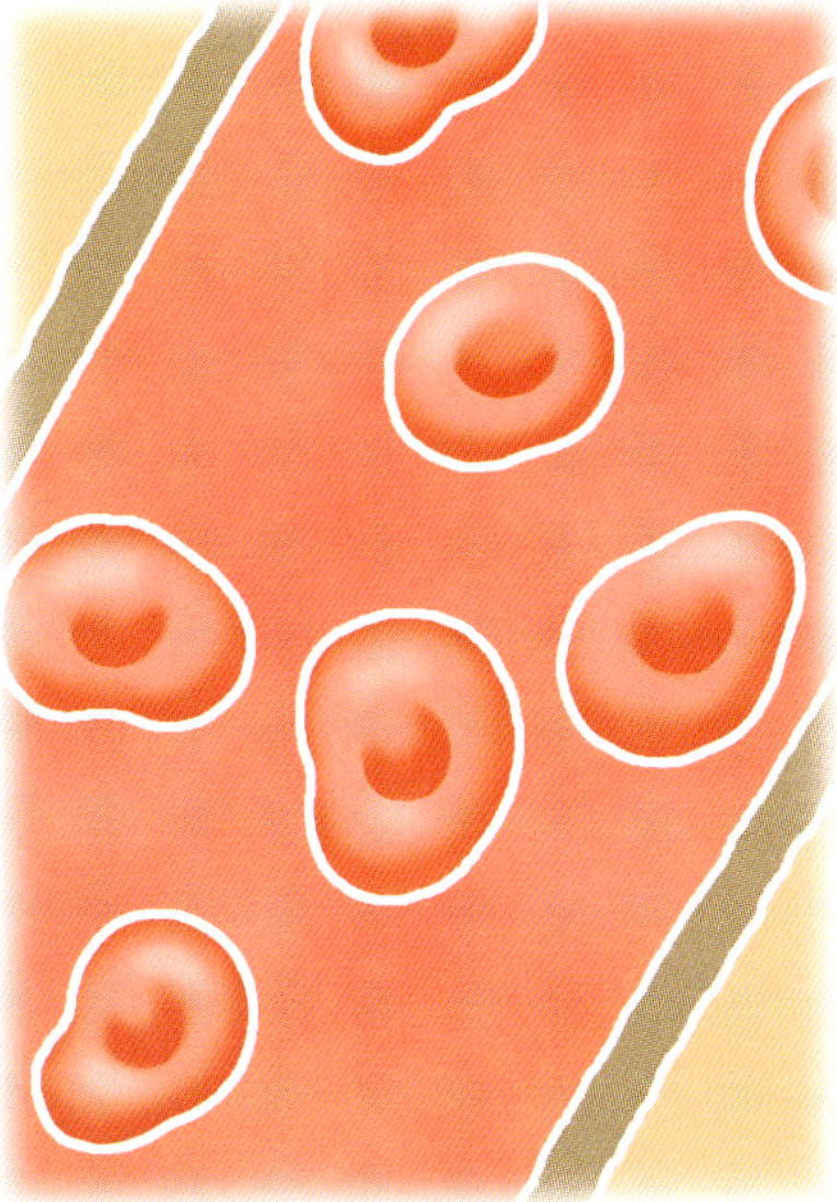

酸素を届け、二酸化炭素を回収する

呼吸で肺に取り込んだ酸素を全身の細胞に届け、細胞で発生した二酸化炭素を回収して肺に運ぶ。二酸化炭素は呼気として体外に排出される

栄養素を届け、余分な栄養素や老廃物を回収する

消化・吸収された栄養素を全身の細胞に運ぶ。余分な栄養素や老廃物を回収して腎臓《じんぞう》や肝臓に運ぶ。老廃物は尿や便とともに体外に排泄《はいせつ》される

体温を一定に保ったり、心臓を動かしたり、呼吸したりするのに欠かせないエネルギーを毎日の食事から摂取します

体内で必要なエネルギーを食物から摂取する

生命活動の維持に欠かせないエネルギー

エネルギーとひと言で言っても、光のエネルギー、電気のエネルギー、運動のエネルギーなど、種類はさまざまです。私たち人間も、毎日なんらかの食べ物を食べ、その食べ物の成分（栄養素）が、体内で分解されてできるエネルギーを使って生きています。

このエネルギー活動を利用して、体温を一定に保ったり、心臓を動かしたり、呼吸活動をしたり、筋肉を収縮させてからだを動かしたりしています。脳細胞が正常に機能するためにも、エネルギーは欠かせません。脳は大量のエネルギーを必要としていて、ほんの数分間エネルギーが不足しただけでも、脳神経細胞が死滅してしまうほどです。

●最低限必要なエネルギーが基礎代謝量《きそたいしゃりょう》

人間が生命活動を維持するためには、食物によるエネルギーの供給が不可欠です。このような、生きるために最低限必要なエネルギーのことを、**「基礎代謝量」**（30ページ参照）と呼びます。

この基礎代謝量に、からだを動かしたときに発生する**「活動エネルギー」**を追加したものが、1日の消費エネルギー（カロリー）になります。活動エネルギーは仕事の内容や生活習慣によって異なりますので、32ページを参照してください。

体内のエネルギーはＴＣＡ回路でつくられる

ＴＣＡ回路とは**「クエン酸回路」**のことです。糖質が分解されてつくられるブドウ糖が（不足したときには脂質やたんぱく質が利用されることもある）、さまざまな物質につくりかえられ、エネルギーを発生させる過程を指します。

このＴＣＡ回路は扇風機のようなもので、回れば回るほど**「ＡＴＰ（アデノシン3リン酸）」**という、エネルギーのもとをつくり出します。ＴＣＡ回路の反応がスムーズに行われないと、エネルギーが効率よくつくられなくなります。

●生命活動には酸素が不可欠

クエン酸回路を回すには酸素が不可欠で、ＡＴＰがつくられるときには、水と二酸化炭素が発生します。このため、生物は生命活動を続けるかぎり、呼吸して酸素を取り込み、二酸化炭素を排出し続けなければならないのです。

また、ビタミンＢ群が不足するとクエン酸回路がスムーズに回らなくなります。すると、筋肉内に**「乳酸《にゅうさん》」**という疲労に関係がある物質がつくられてしまい、疲労を感じやすくなります。適度な運動量であれば乳酸が過度に蓄積されることはないのですが、激しい運動をしたときには乳酸が大量に生じ、筋肉内に蓄積されてしまい、筋肉痛を覚えます。

TCA回路の流れ

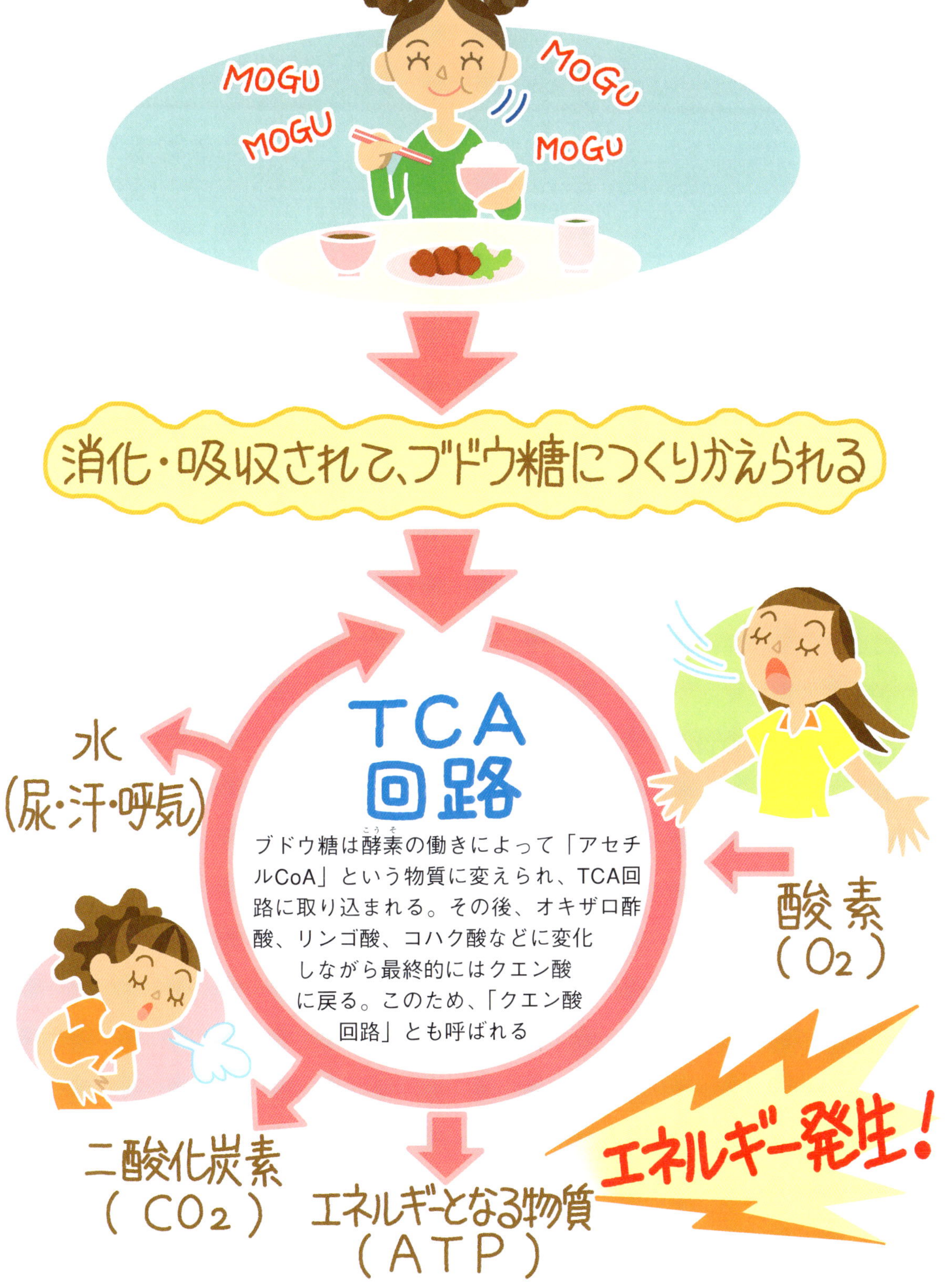
MOGU
MOGU
MOGU
MOGU
消化・吸収されて、ブドウ糖につくりかえられる
TCA
回路
ブドウ糖は酵素《こうそ》の働きによって「アセチルCoA」という物質に変えられ、TCA回路に取り込まれる。その後、オキザロ酢酸、リンゴ酸、コハク酸などに変化しながら最終的にはクエン酸に戻る。このため、「クエン酸回路」とも呼ばれる
水
(尿・汗・呼気)
酸素
(O_2)
二酸化炭素
(CO_2)
エネルギーとなる物質
(ATP)
エネルギー発生!

エネルギーの過剰摂取が心配される今日では
外食メニュー、弁当にもカロリー表示が増えました

カロリーとエネルギー

食物が持つエネルギーの単位がカロリー

「カロリー」という言葉は、生命維持のために必要なエネルギーを指します。1㎈は1gの水の温度を、1度上昇させるために必要な熱量のことです。

栄養学ではこの1000倍の**㎉（キロカロリー）**を、エネルギーの基本単位としています。つまり、1kgの水の温度を1度高めるのに必要なエネルギーを1㎉と表します。

●1日に必要なエネルギー量を知る

人間はからだを動かさずにじっとしているときや睡眠中でも、体温を維持したり、心臓を動かしたり、食べ物を消化・吸収したりと、さまざまな生命活動を営んでいます。こうした、生きるために最低限必要なエネルギー量を基礎代謝量《きそたいしゃりょう》（30ページ参照）と呼びます。

基礎代謝量の維持に必要なエネルギー量は年齢が若いほど多く、年齢が高くなるにつれて少なくなっていきます。同じ年齢でも女性より男性、太っている人よりも筋肉質の人ほど多くなります。この基礎代謝量に身体活動レベルをかけると、1日に必要なエネルギー量を求めることができます（34ページ参照）。

エネルギーの過剰摂取が心配される現代では、飲食店のメニューや弁当、加工食品などにエネルギー表示されるようになってきています。肥満や生活習慣病を予防するためには、自分に必要なエネルギー量を知っておくことが大切です。

もっとも効率のよいエネルギー源は脂質

食品が持つエネルギー量は、**「ボンベ熱量計」**という酸素を満たした密閉容器の中で燃やされたときに、発生した熱量によって水の温度が何度上昇するかで示されています。ただし、これは体内での燃焼の過程と異なるので、補正が必要となります。**「日本食品標準成分表」**に表示されているエネルギー量は、この数値にエネルギー換算係数（腸管での消化吸収率を考慮して設定された数値）をかけた数値が示されています。

●国際的にはkJという単位もある

海外からの輸入食品のなかには、エネルギー量を**ジュール**という単位で表したものもありますが、日本ではなじみの深いカロリー表示が主流となっています。**1㎉は4・18kJ**に相当します。

栄養素のなかでエネルギー源として利用されるのは、糖質、たんぱく質、脂質です。日本人の食生活で、もっとも多く割合を占めるのは糖質で、1gにつき約4㎉のエネルギーを発生します。たんぱく質も同様ですが、脂質は1g約9㎉という、非常に効率のよいエネルギー源です。

摂取エネルギーと消費エネルギー

摂取エネルギー

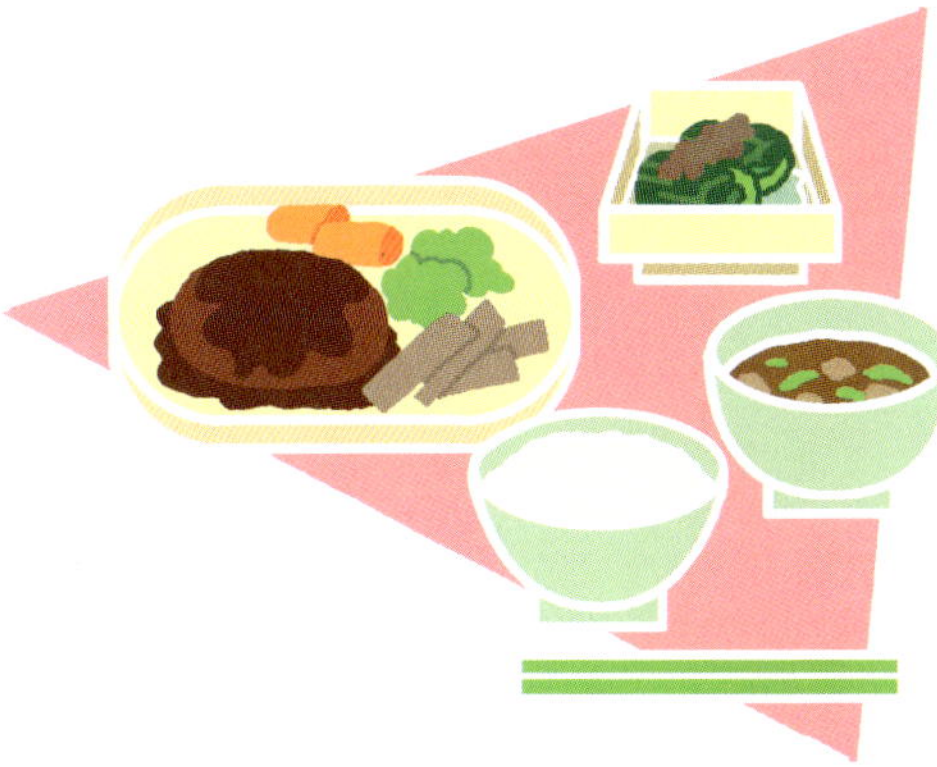

食事から摂取する「炭水化物(糖質)」「脂質」「たんぱく質」が主なエネルギー源となる

消費エネルギー

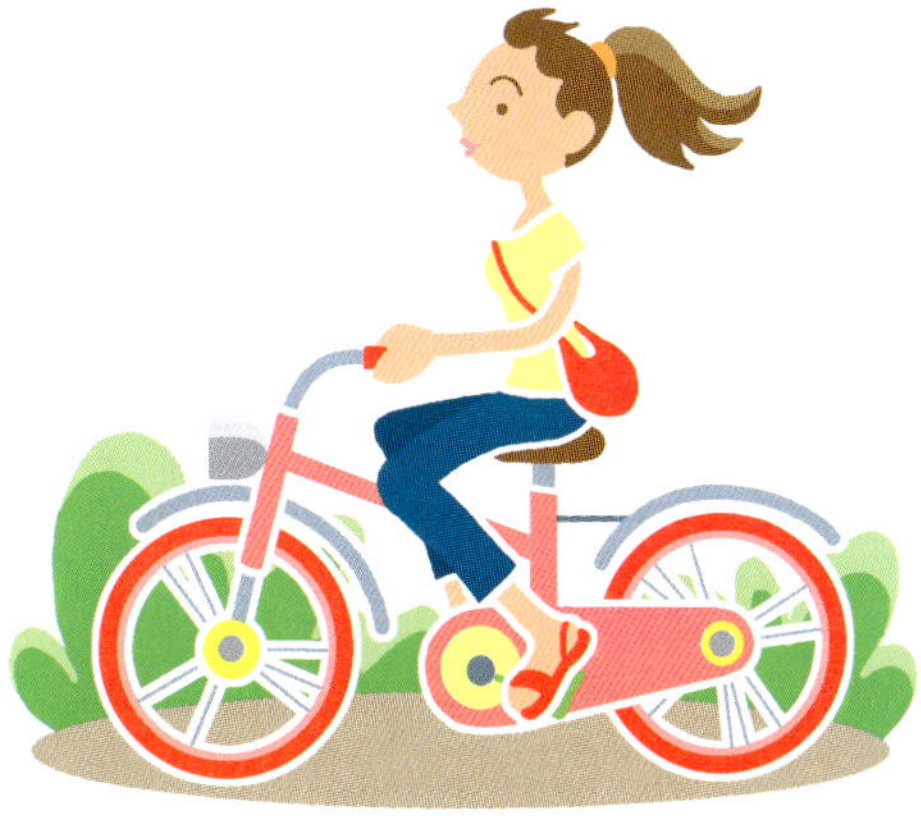

生きるために最低限必要な「基礎代謝量(30ページ参照)」に活動エネルギー(62ページ参照)を加算する

摂取エネルギー ＞ **消費エネルギー** ➡ **体脂肪が蓄積され肥満を招く**

生活習慣病のリスクが高くなる

三大栄養素が発生するエネルギー量

糖　質

穀類やめん類、パン類、菓子類などに多く含まれる栄養素

1gあたり約4kcal

脂　質

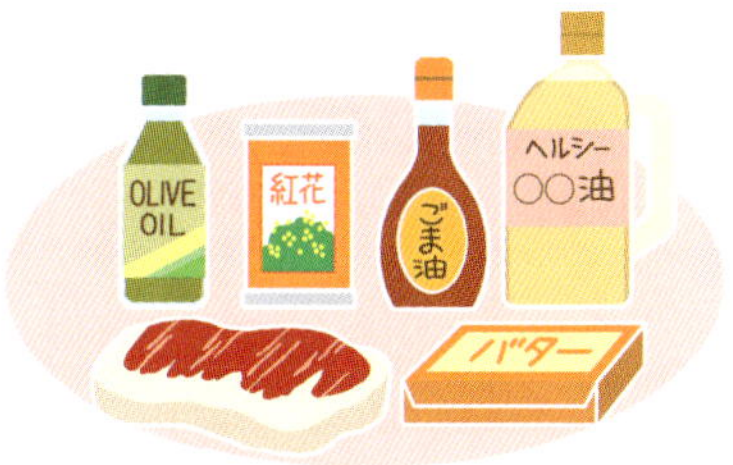

調理油、肉や魚の脂身、バターなどに多く含まれる栄養素

1gあたり約9kcal

たんぱく質

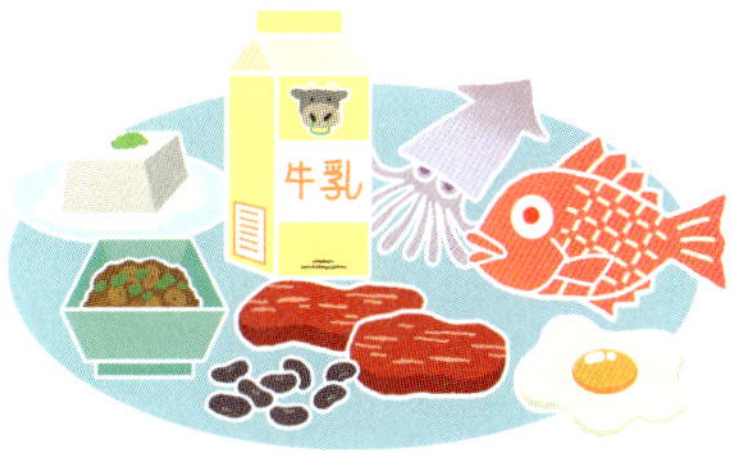

肉や魚、大豆、卵、牛乳などに多く含まれる栄養素

1gあたり約4kcal

健康を維持したり、より健康になるためには
自分に必要なエネルギー量や栄養素の摂取量を知ることが大切です

１日にとりたい栄養素の目安

食品から摂取した栄養素を体内で栄養として利用する

人間の体内ではさまざまな栄養素が、複雑に作用し合って、

からだを動かすエネルギーとなる
からだを構成する細胞をつくる
からだの調子を整える

という、３つの大きな働きを行っています。ごはんや肉や魚、野菜などにはさまざまな栄養素が含まれていますが、食品がそのままこのような働きをするわけではありません。

食事から体内に取り込まれた栄養素は、胃や小腸などの消化管で消化・吸収され、いったん肝臓に送られて、体内で利用できる物質につくりかえられます（58ページ参照）。この一連の流れを、**「栄養素の代謝《たいしゃ》」**と呼びます。

エネルギーのもととなるのは、主に**炭水化物**（糖質／94ページ参照）と**脂質**（86ページ参照）です。細胞をつくるためには**たんぱく質**（80ページ参照）が必要です。炭水化物、脂質、たんぱく質の代謝には**ビタミン**（１００ページ参照）と**ミネラル**（１３０ページ参照）が欠かせません。

さまざまな食品に含まれるこれらの栄養素を、バランスよく摂取できたときに、効率のよい栄養素の代謝が行われます。

栄養バランスのとれた生活は食生活の改善から

最近は、健康と食事の関係が注目されているので、栄養バランスに気をつけている人が増えてきています。

しかし、情報ばかりが先走って、食事内容をおろそかにしている人も見受けられます。先にも述べたように、栄養素はそれぞれ複雑に絡み合いながら、体内で働いています。サプリメントなどで、ある一定の栄養素だけを摂取したのでは、過剰にとりすぎるリスクも出てきます。サプリメントは、あくまでも不足しがちな栄養素を補給するためのものととらえ、上手に利用してください。

●１日３回の食事で必要な栄養素をとる

必要な栄養素は食品からとるのが理想です。１日３回の食事を、規則正しくとることが栄養バランスのとれた食生活の第一歩となります。

厚生労働省は、健康の維持や増進のために必要なエネルギー量や、栄養素の摂取量を示した**「日本人の食事摂取基準」**を定めています。２００５年４月に第７次改訂版が発表され、これを２０１０年３月まで使用することになっています（「年代別に見る１日に必要な栄養素」は１８８～２１５ページ参照）。

それぞれの栄養素について５つの指標（次ページ参照）が定められ、上限量も設定されています。

食事摂取基準の各指標を理解するための模式図

＊推定平均必要量では不足のリスクが50％ある
＊推奨量では不足のリスクが2～3％程度ある
＊上限量を超えた場合には過剰摂取による健康障害が生じるリスクが存在する

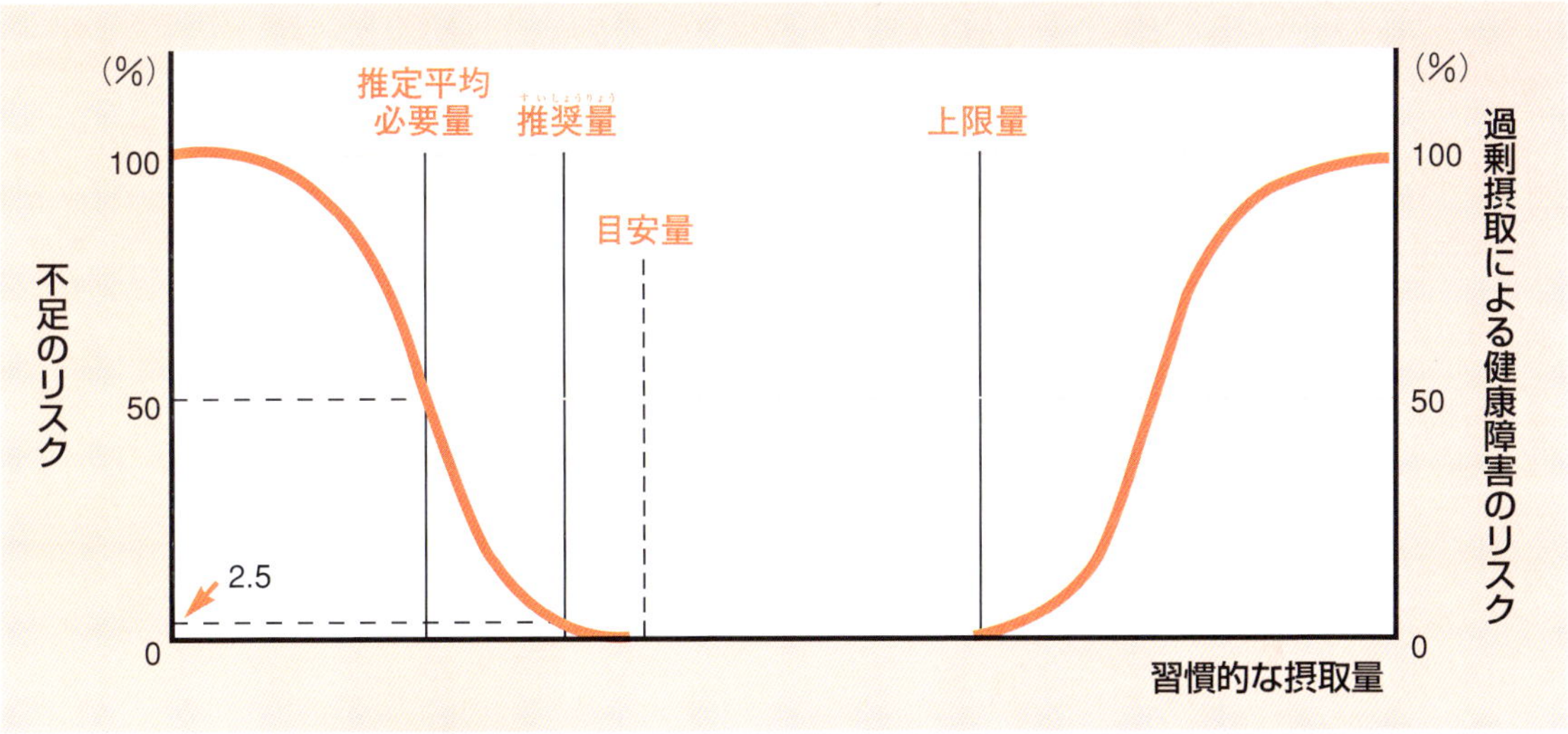

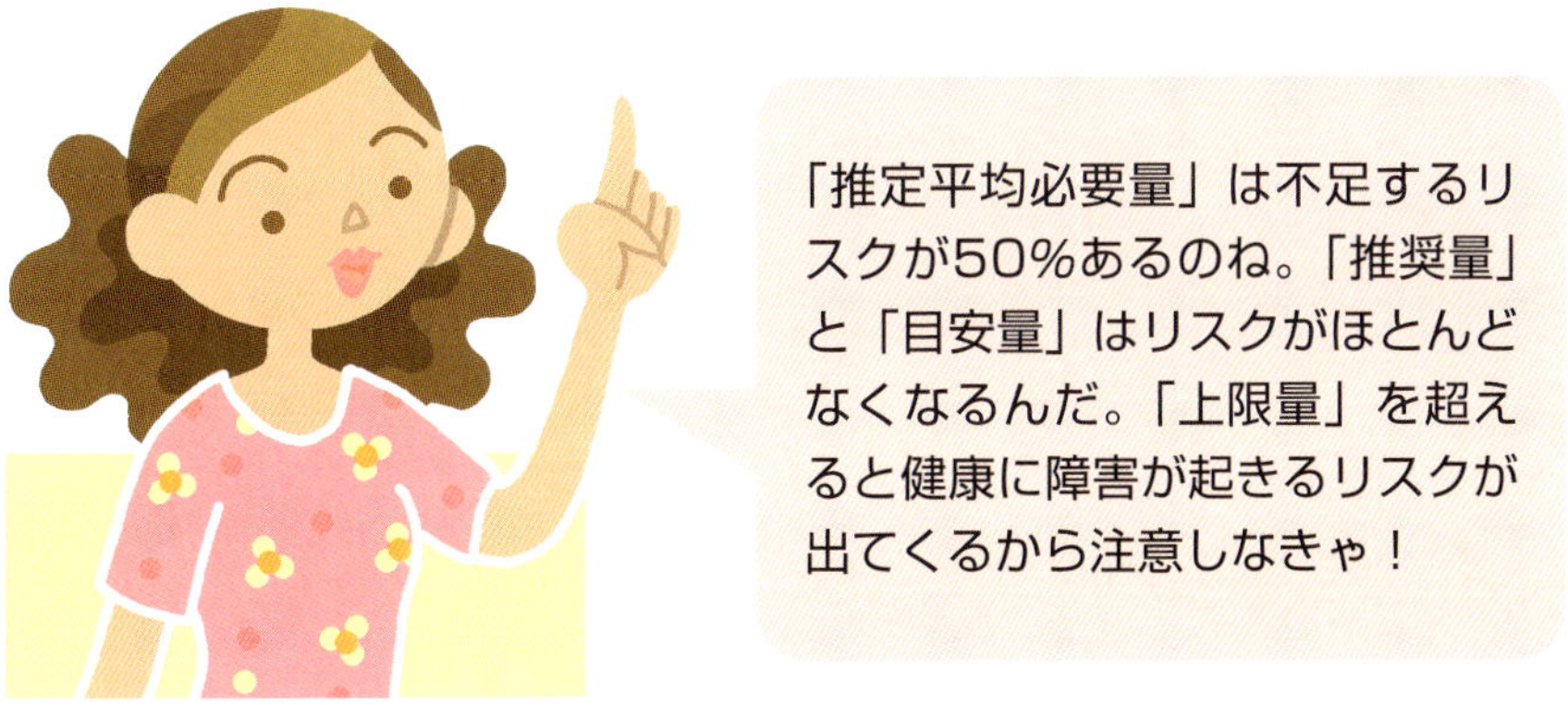
「推定平均必要量」は不足するリスクが50％あるのね。「推奨量」と「目安量」はリスクがほとんどなくなるんだ。「上限量」を超えると健康に障害が起きるリスクが出てくるから注意しなきゃ！

日本人の食事摂取基準で提示されている概念についての説明

＊個人を対象とする場合

名　称	特　徴
推定平均必要量	特定の集団を対象として測定された必要量から推定した、性、年齢階級別必要量の平均値。それぞれ50％の人は必要量を満たすと推定される1日の摂取量
推奨量《すいしょうりょう》	ほとんどの日本人が1日の必要量を満たすと推定される摂取量
目安量	推定平均必要量、推奨量を算定するのに十分な科学的根拠が得られない場合に算出された、それぞれの人が良好な栄養状態を維持するために十分な量
目標量	生活習慣病の一次予防のために、日本人が当面の目標とするべき摂取量
上限量	性、年齢階級ごとにほとんどすべての人が過剰摂取による健康障害を起こすことのない最大限度の量

ビタミン、ミネラル、食物繊維の供給源として重要な野菜の摂取量はまだまだ不足しています

野菜を食べてビタミン、ミネラル、食物繊維をとろう

肥満増加の要因として野菜不足があげられる

「平成15年国民健康・栄養調査」の結果によると、日本人が1日に摂取する野菜の量は平均で**277・5g**です。厚生労働省が推進する**「健康日本21」**での目標量は**350g**なのですが、まだまだ不足している状態が続いています。

●野菜には2つのグループがある

野菜は、ビタミン、ミネラルのほか食物繊維の供給源として重要です。

野菜は大きく分けて2つのグループに分類されます。食べられる部分100gにつき、**カロテンを600㎍**以上含む野菜は**「緑黄色野菜」**と呼ばれ、それ以外は**「淡色野菜」**と呼ばれます。

アスパラガスやさやいんげん、さやえんどう、青ピーマン、しし唐辛子などはカロテン含有量がやや低いのですが、日常よく利用される野菜なので、緑黄色野菜に分類されています。

●若い人ほど野菜が不足している

「健康日本21」では、1日に**緑黄色野菜を120g**、**淡色野菜を230g**とることが目標となっています。加えて1日に**100gの芋類**、**果物200g**、**きのこ類30g**をとるとよいとされています。

毎日の食事で、野菜類をこれだけしっかりとるにはかなりの努力が必要です。年代別摂取量を見ると、野菜をいちばんとっているのは60歳代の人で、若い人ほど少なくなっています。20歳代の人は平均249gと、目標に対して**約100gも不足**しているのが現状です。

野菜には旬があり、栄養素も異なります。1日に5種類以上とるようにします。

ファイトケミカルの強い抗酸化作用

野菜をはじめとした、植物に含まれる体内の生理的機能を活性化させる（からだの調子をよくする）化学物質のことを**「ファイトケミカル」**（166ページ参照）と呼びます。主に、植物が紫外線から身を守るためにつくり出した成分と考えられていますが、植物の赤、黄、緑、紫、黒などの色素成分や苦み、渋み、アク、香りの成分などを指します。

ファイトケミカルには強い抗酸化作用があり、活性酸素を消去して生活習慣病の予防や老化予防に役立つとされています。こうした情報はマスコミやインターネットで広く普及されていますが、ひとつの栄養素に注目が集まり、サプリメントで補給する人も多いようです。

しかし、ファイトケミカルは一種類の成分だけでなく、ビタミンなどと組み合わせて摂取したほうが効果的です。そのためにはいろいろな色、さまざまな味わいの野菜や果物を組み合わせてとるようにしましょう。

悪化しつつある「健康日本21」

厚生労働省が2010年までの健康づくり10か年計画のなかで目標値を掲げた70項目のうち約3割が悪化している

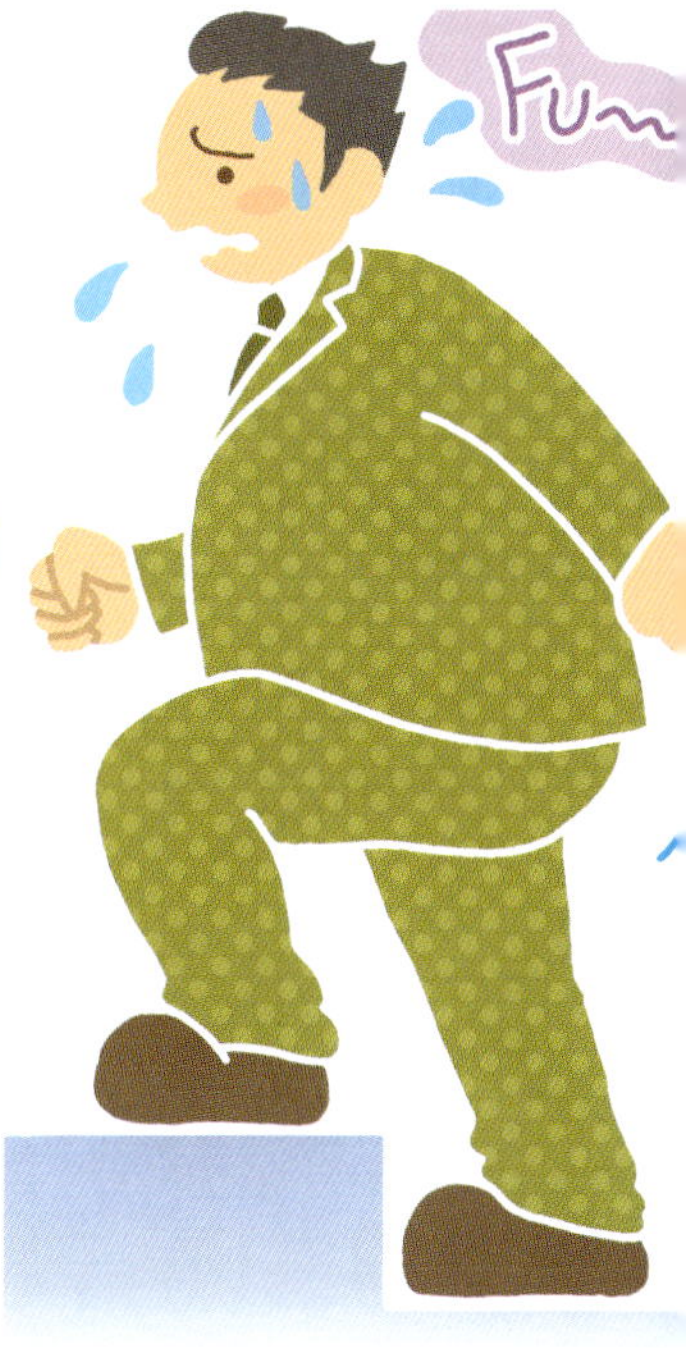

■肥満している人の割合（BMI 25.0以上）

目　標		現　状
15%以下（20～60歳代男性）	→	32.7～30.7%（30～60歳代男性）
20%以下（40～60歳代女性）	→	23.8～30.3%（50～60歳代女性）

■やせすぎている人の割合（BMI 18.5未満）

目　標		現　状
15%以下（20歳代女性）	→	23.4%（20歳代女性）

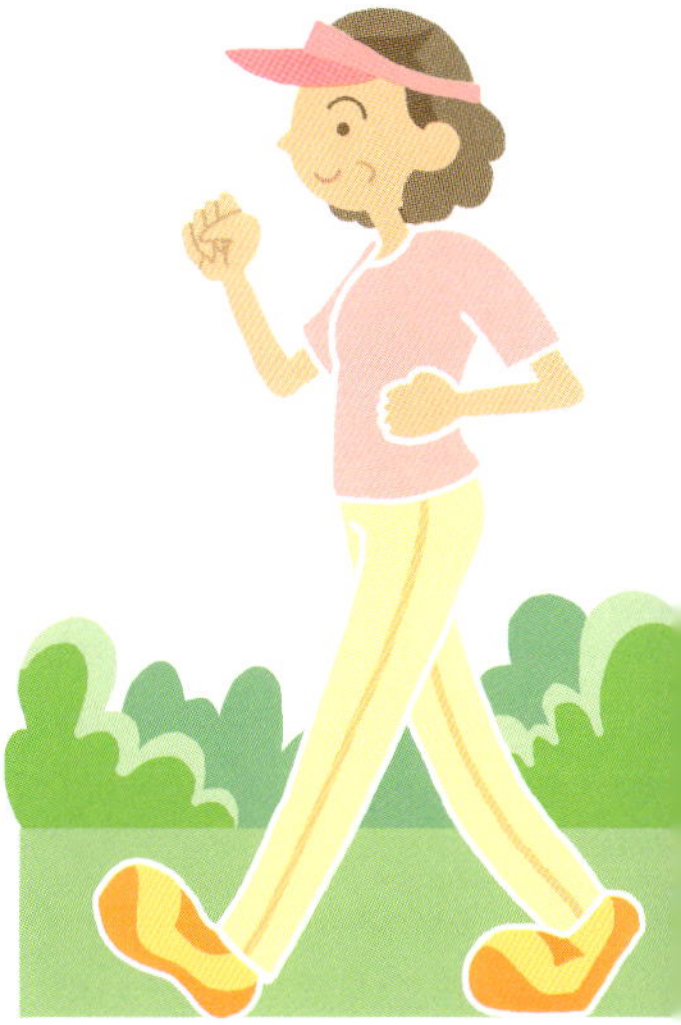

■日常生活の歩数（1日に歩く歩数）

目　標		現　状
9,200歩（成人男性）	→	7,575歩（成人男性）
8,300歩（成人女性）	→	6,821歩（成人女性）

「平成15年度健康・栄養調査」より

「飽食の時代」を迎えた今日、エネルギーの過剰摂取や栄養バランスの偏りなど、新しい問題が生まれてきています

生活環境の変化に伴いかわっていく栄養バランス

現代社会で起きている新しい栄養障害

戦後の栄養状態が悪かった時代には、栄養不足が問題となっていました。生命を維持、もしくは健康的な生活を送るために最低限必要な栄養素を、確保することが困難だったからです。

ところが、**「飽食《ほうしょく》の時代」**とも呼ばれる現代では、好きなものを好きなだけ食べられるようになり、エネルギーの過剰摂取や、栄養バランスの偏りなど、新しい問題が生まれてきています。

●旬の食材のよさを理解する

農業技術や食品の保存技術が進み、ほとんどの食材が、1年を通じて手に入るようになりました。食べたいときに好きなものを食べられるのはよい面もあるのですが、一方では旬の食材がわかりにくいというデメリットもあります。

農作物や海産物には、それぞれ旬の季節があります。旬の食材には、ビタミンやミネラルが豊富に含まれています。さらに、同じ季節を生きる私たちに、潤いや心の豊かさをもたらします。

●増え続ける脂質の摂取量

また、最近、問題になっているのが**PFCバランスの変化**です（次ページ参照）。肥満を気にする人が増えたせいか、1日の摂取エネルギー量は減少しつつあるのにもかかわらず、穀物からのエネルギー摂取が減り、動物性のたんぱく質摂取が増えています。また、脂質摂取量は適正比の25%を超えようとしています。これでは、摂取エネルギーは抑えられていても、栄養のバランスに問題ありといった現状です。

ビタミンとミネラル、食物繊維の不足が心配

共働き家庭が増え、核家族化が進んだ現代では外食産業が盛んになり、いつでもできあいのおかずが手に入り、気軽に外で食事ができるようになってきました。

忙しいときにはこうしたサービスを利用するのもよいでしょう。しかし、それが毎日続いては、野菜や海藻類、果物の摂取量が不足しがちになります。

野菜や海藻類、果物がとれていないと、ビタミンやミネラル、食物繊維が不足してしまいます。これらは不足すると体調を崩したり、生活習慣病を招いたりするほか、心の不安定にもつながります。

●健康志向の外食メニューを利用する

食事が健康と大きくかかわっていることが注目されはじめ、外食メニューや弁当、総菜なども健康志向のものが増えてきました。外食をするときにも、好きなものを食べるのではなく、自分の食生活をチェックし、栄養バランスを考えてこれらを選択する知識が必要な時代となってきたと言えるでしょう。

エネルギーの適正比率

PFCバランスは総摂取エネルギーに占めるたんぱく質（P）、脂質（F）、炭水化物（C）の割合。栄養バランスの善し悪しを判定するのに使う

適正比

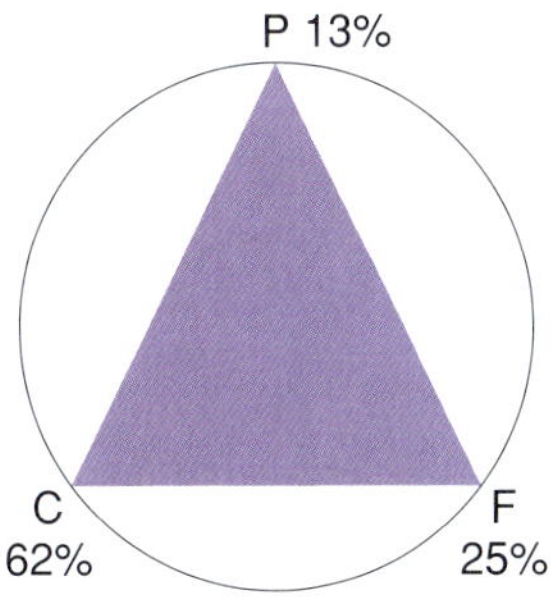

昭和50年
（1975年）

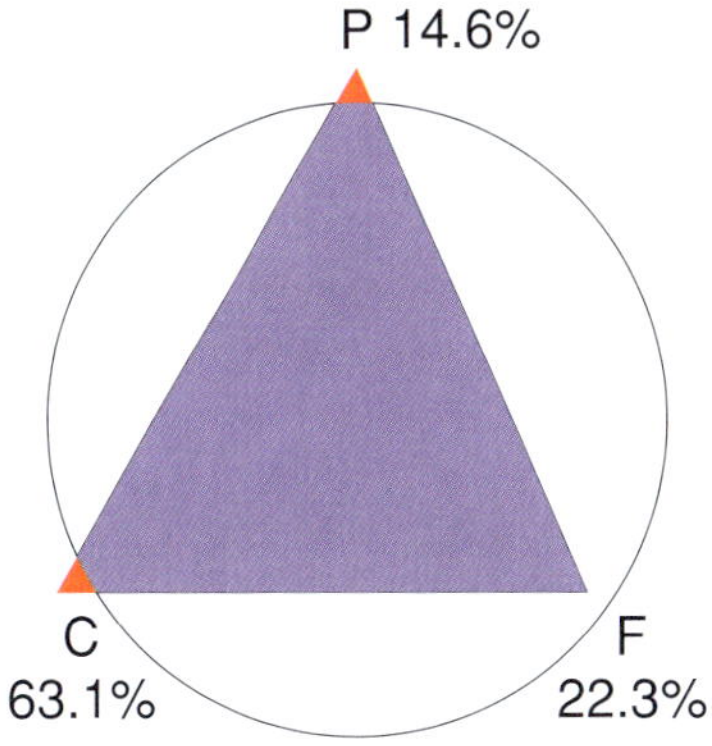

総摂取エネルギー
2188kcal

炭水化物やたんぱく質が多めで、総摂取エネルギー量も過剰の状態

平成15年
（2003年）

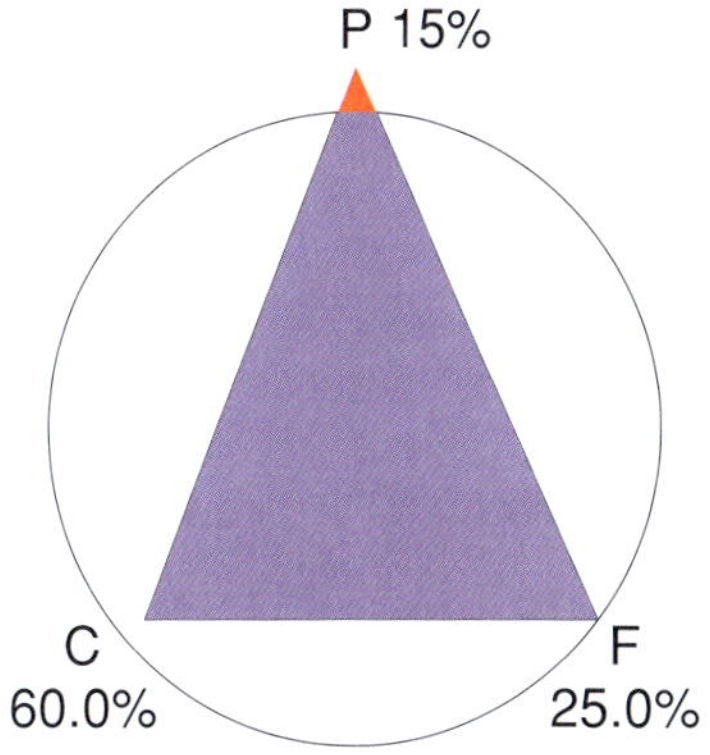

総摂取エネルギー
1920kcal

炭水化物は摂取量が減りすぎ、たんぱく質は多め、脂質は増加傾向が心配される状態

「健康日本21」
の目標値
脂肪エネルギー比率
20～40歳代
25%以下

「平成15年国民健康・栄養調査」より

栄養バランスの乱れ

ファストフードや菓子類ばかり食べていると、栄養バランスが乱れてビタミンやミネラルが不足して、体調不良やイライラを引き起こすことも

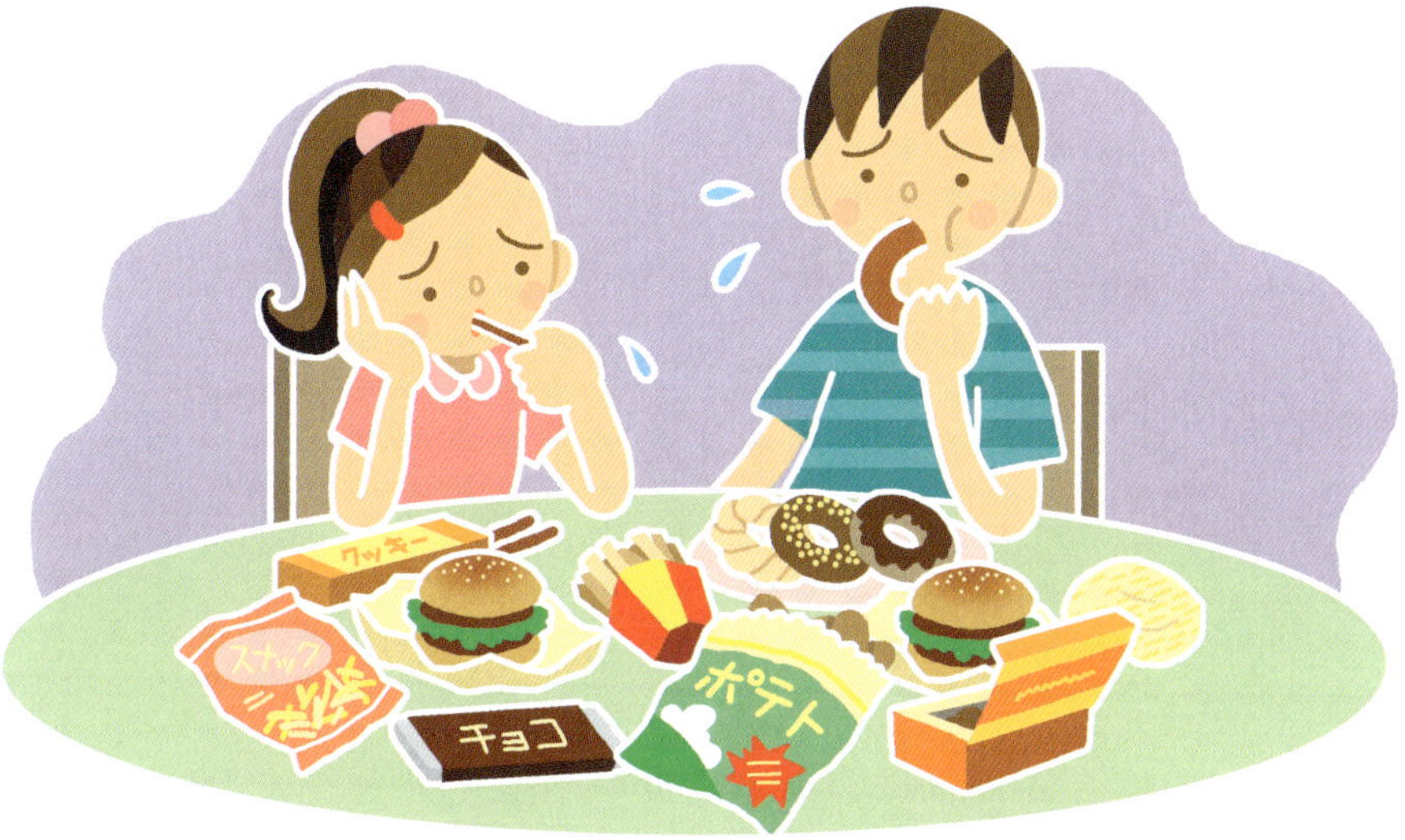

世界のなかでも食塩の摂取量が多い日本人には高血圧のリスクが高くなっています

食塩をとりすぎると動脈硬化や高血圧を招く

食塩のとりすぎは血圧コントロールの大敵

厚生労働省は食塩の摂取量を、**男性は1日10g未満**、**女性は8g未満**を目標量としていますが、現実には、日本人の1日の食塩摂取量は**平均11・2g**（平成15年国民健康・栄養調査より）です。1995年以降は減少していますが、欧米の平均摂取量6～7gを考えると、依然としてとりすぎの傾向にあります。

●血圧の上昇が生活習慣病を招く

食塩をたくさんとったときには、水分が欲しくなります。食塩を多くとると、血液中のナトリウム濃度が高くなり、濃度を下げて体内の浸透圧《しんとうあつ》を一定に保つために、からだが水分を要求するのです。

体内の水分量が増えると、循環する血液量も多くなり、心臓から送り出される血液の量が増加し、血圧が上昇します。さらに、血管の細胞内にナトリウムが増えると、血管が収縮しやすくなり、血圧を上昇させる原因となります。

血圧が高い状態が長期間続くと、血管が弾力性を失って動脈硬化が進行し、さらに血圧の上昇を招きます。動脈硬化の進行は、脳卒中や心筋梗塞《しんきんこうそく》、腎臓病《じんぞうびょう》といった、生命の危険がある病気を招きます。緊張や末梢血管の抵抗、加齢など、食塩以外にも血圧を上昇させる要因はありますが、食塩の摂取量は血圧コントロールに重要な役割を占めています。

食塩の摂取量を控えて血圧を低下させる栄養素をとる

高血圧の人の食塩摂取量は、**1日6g**が理想とされていますが、なかなか難しいのが現実です。

食塩は、しょうゆやみそといった調味料に多く含まれるので、酢やわさび、からし、しょうがなどを利用したり、せりや三つ葉、しそなど香りのよい野菜を組み合わせます。新鮮な食材でだしを効かせると薄味でも楽しめます。

●食事だけでなく適度な運動も大切

血圧を低下させる**カリウム**（134ページ参照）の、積極的な摂取もすすめられています。カリウムには体内のナトリウムバランスを調整したり、余分なナトリウムを体外に排泄《はいせつ》する作用があります。成人の1日の目安量は男性2000mg、女性1600mgですが、アメリカなどでは高血圧の予防を目的とした望ましい1日の摂取量は**3500mg**とされています。このほかにも、**カルシウム**（136ページ参照）と**マグネシウム**（138ページ参照）を**2対1**の割合でとると、血圧を安定させます。

食事だけでなく、適度な運動も血圧を下げる作用があります。日頃から運動する習慣をつけて、健康の維持を心がけたいものです。

上手に減塩するための調理のポイント

調味料は酢を利用する

わさび、からし、しょうが、唐辛子などの香辛料を利用する

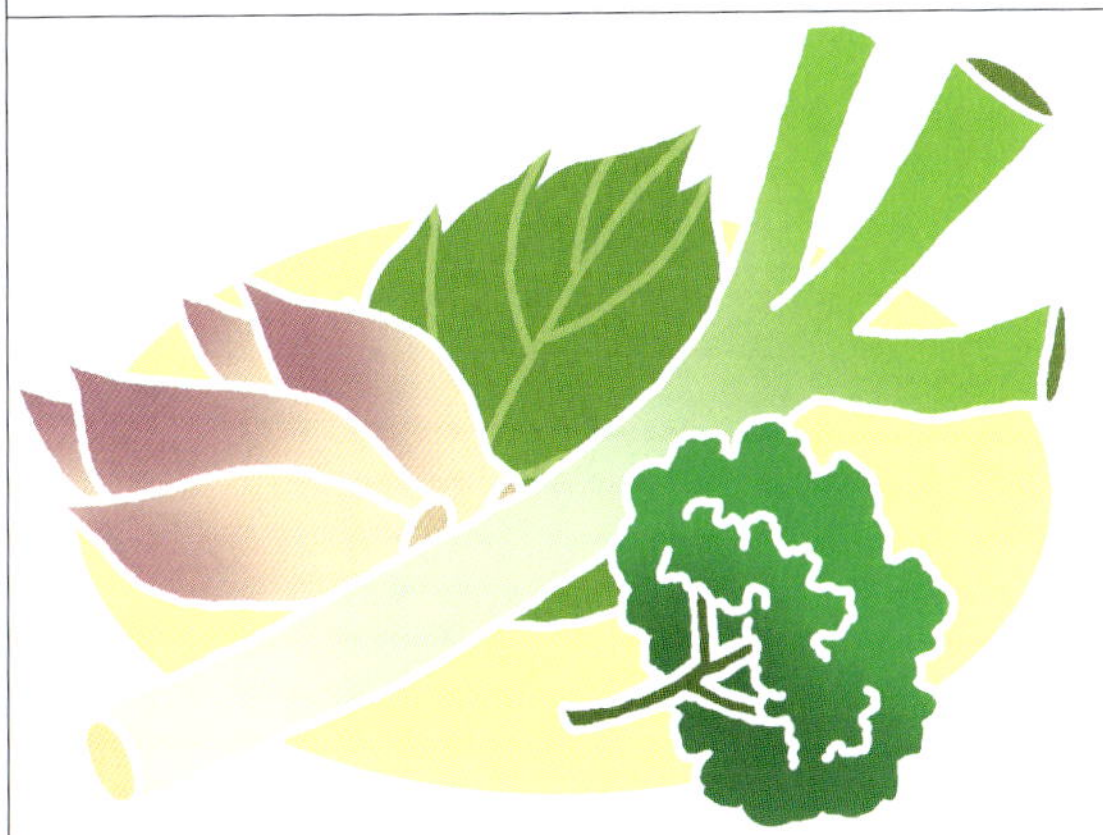

長ねぎやみょうが、青じそ、パセリといった香味野菜を利用する

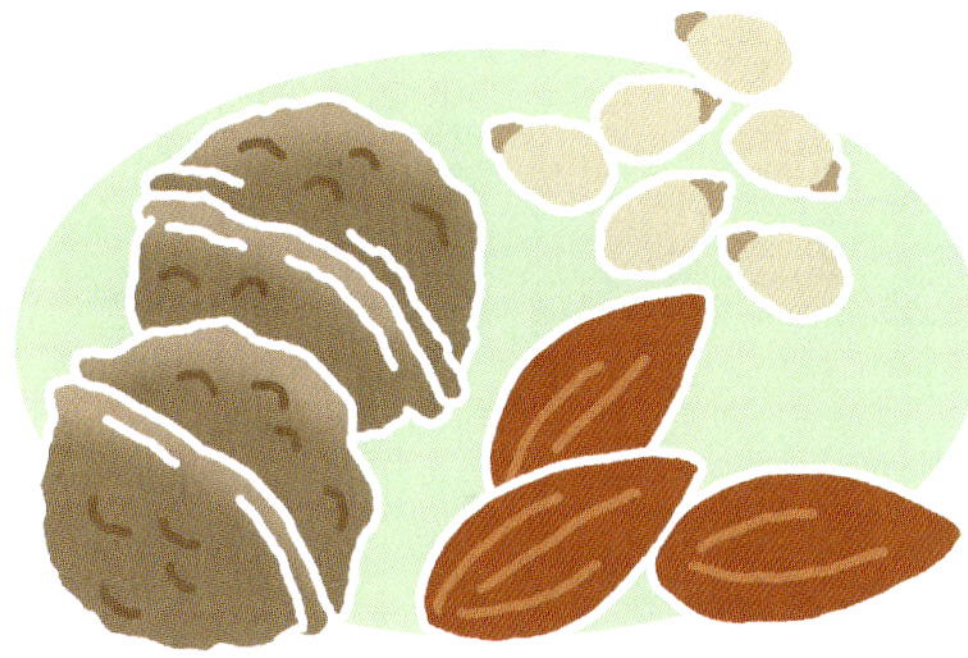

アーモンド、ごま、くるみ、松の実などの種実類を利用する

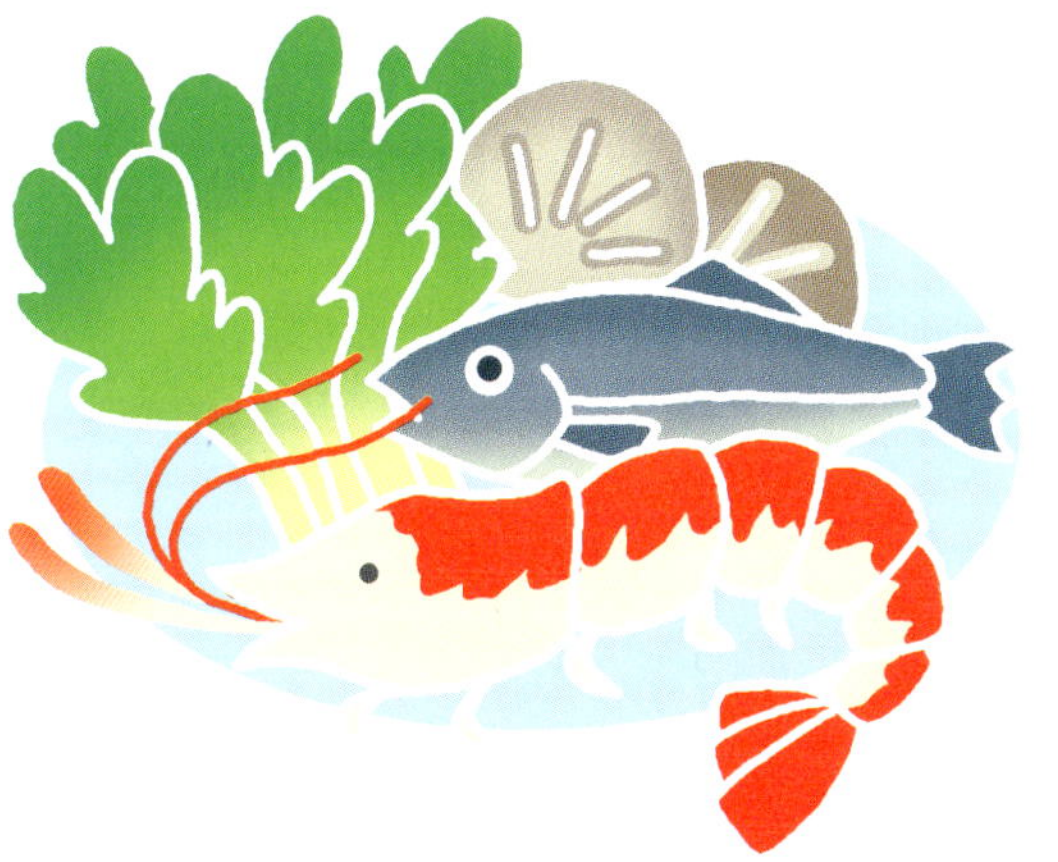

新鮮な食材を使い、だしを効かせて素材そのものの味を楽しむ

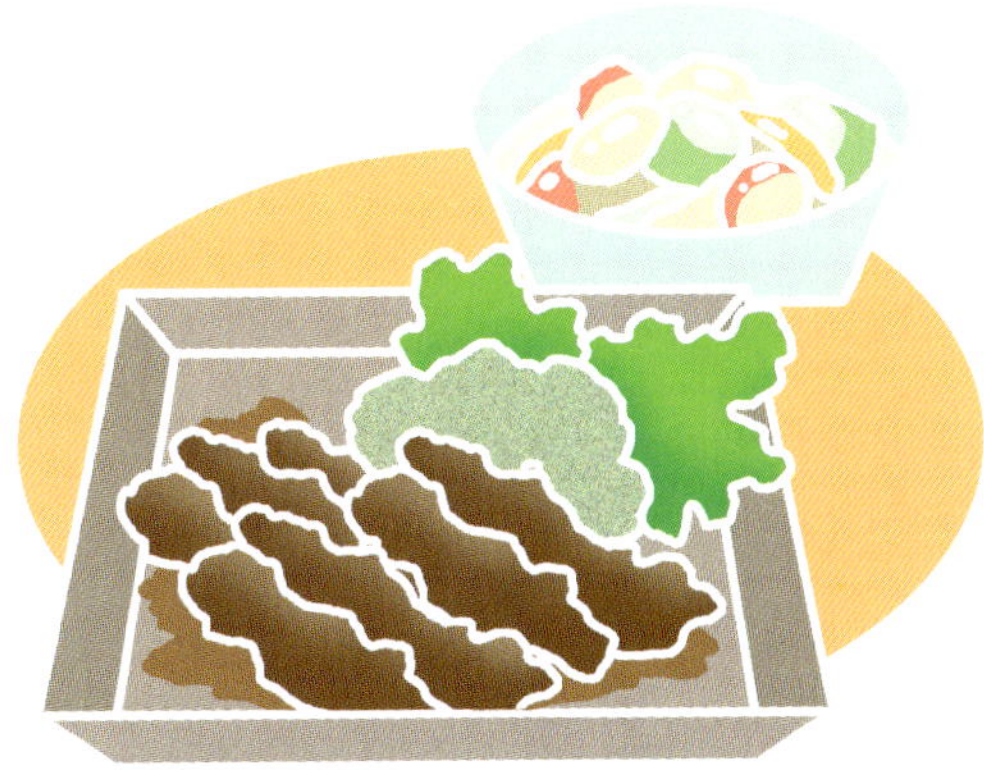

メリハリをつけた味つけにする（主菜はしっかり味、副菜は薄味など）

子どもが心身ともに健やかに成長するには正しい食習慣と「食と健康」に関する正しい知識が必要です

大人になってからも影響する子ども時代の食生活

消化・吸収の発達に合わせて変化する食事内容

生後5〜6か月までは、母乳や人工乳（育児用ミルク）が栄養源となります。**母乳**には免疫機能《めんえききのう》を強化する「ラクトフェリン」や「免疫グロブリン」が含まれ、乳児が必要とする栄養素が消化・吸収しやすいかたちで含まれています。母乳の出が悪いときには**人工乳**を併用しますが、最近は母乳に近い質の製品もあるので、表示をよく見て選ぶようにします。

4〜5か月をすぎると、母乳や人工乳だけでは栄養が足りなくなってきます。ただ、咀嚼《そしゃく》する力や消化・吸収能力が未熟なうえ、大人に比べると胃腸の消化酵素の種類も少なく、何か月もかけて慣らしていく必要があります。

これが離乳で、かんだり、飲み込んだりする能力に合わせて、食品の形状をどろどろからつぶつぶ、そして舌でつぶせるやわらかさの固形物へと変えていきます。離乳の進め方は赤ちゃんの発達に合わせて進めていきます。

初　期●5〜6か月・ドロドロ状やつぶしがゆ・1日1食から2食へ

中　期●7〜8か月・舌でつぶせるかたさ・1日2食

後　期●9〜11か月・歯ぐきでつぶせるかたさ・1日3食

完了期●12〜15か月・歯ぐきでかめるかたさ・1日3食

子ども時代の食生活が一生の健康を左右する

両親が共働きの家庭が増え、家族そろって食事をする機会が減りがちな現代では、ファストフードやスナック菓子などをとりすぎる子どもが増えています。子どもが好むハンバーグやスパゲッティ、唐揚げ、フライなどは動物性脂質が多く肥満になりやすい食事です。このような食生活を続けていると、子どもでも、糖尿病や高脂血症《こうしけっしょう》などの生活習慣病を発症するリスクが高くなります。

●健やかな成長には食習慣の乱れは大敵

最近は好き嫌いが多く、コレステロール値の高い子どもが増えています。朝食をとらなかったり、とっていても内容的に問題があったり、おやつの時間や量に決まりがなくだらだら食べたり、魚が苦手で肉料理が好き、野菜嫌いといった子どもが増えています。食事時間が不規則だったり、夜食をとるなど、食のけじめのなさも目立ちます。

筋肉や骨が形成され、からだがつくられる大切な時期に、このような乱れた食生活を送っていては、心身ともに健やかな成長は望めません。

また、食事の楽しさ、食べ物やつくる人への感謝の気持ちなどを、子どもに伝えることが大切です。

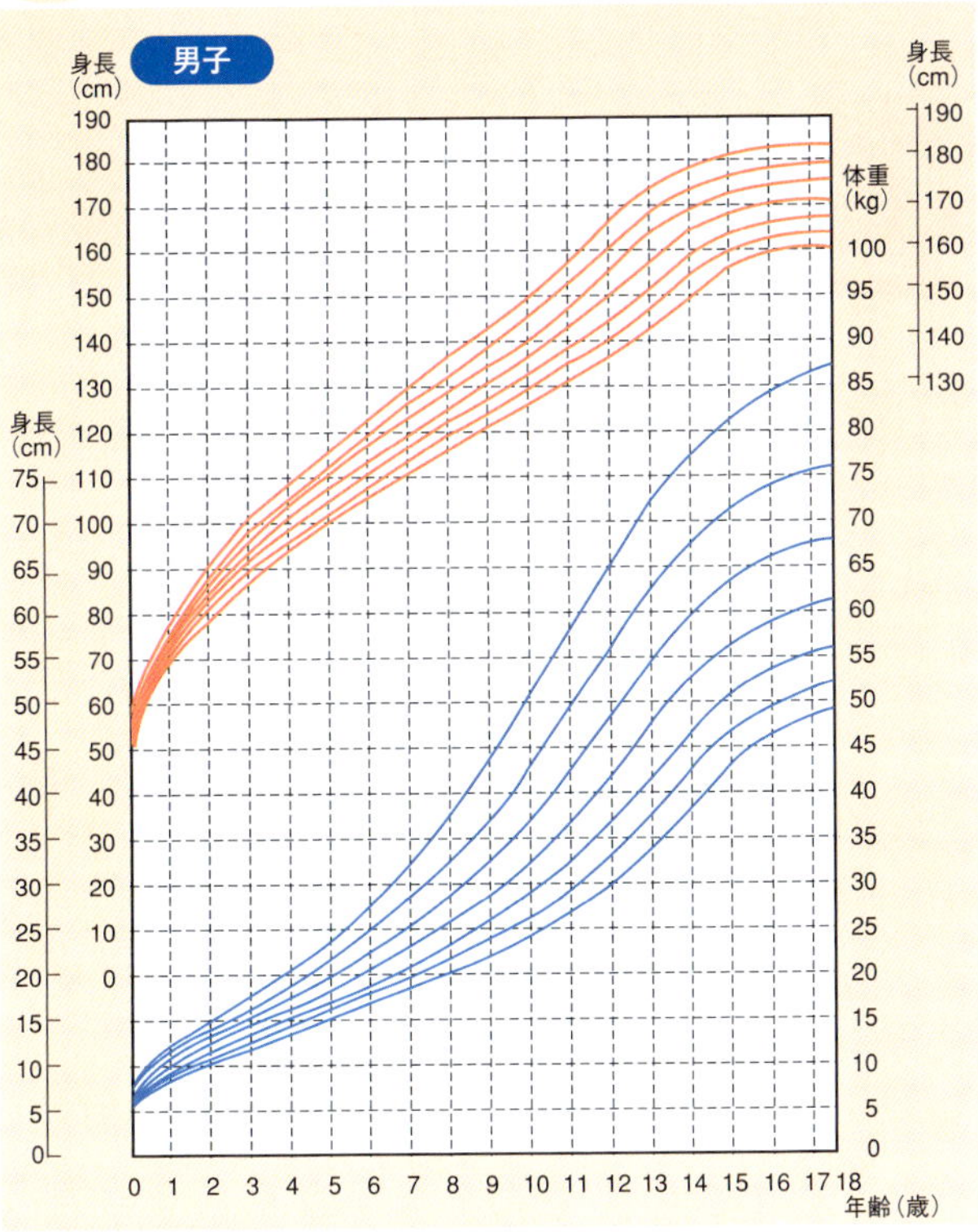

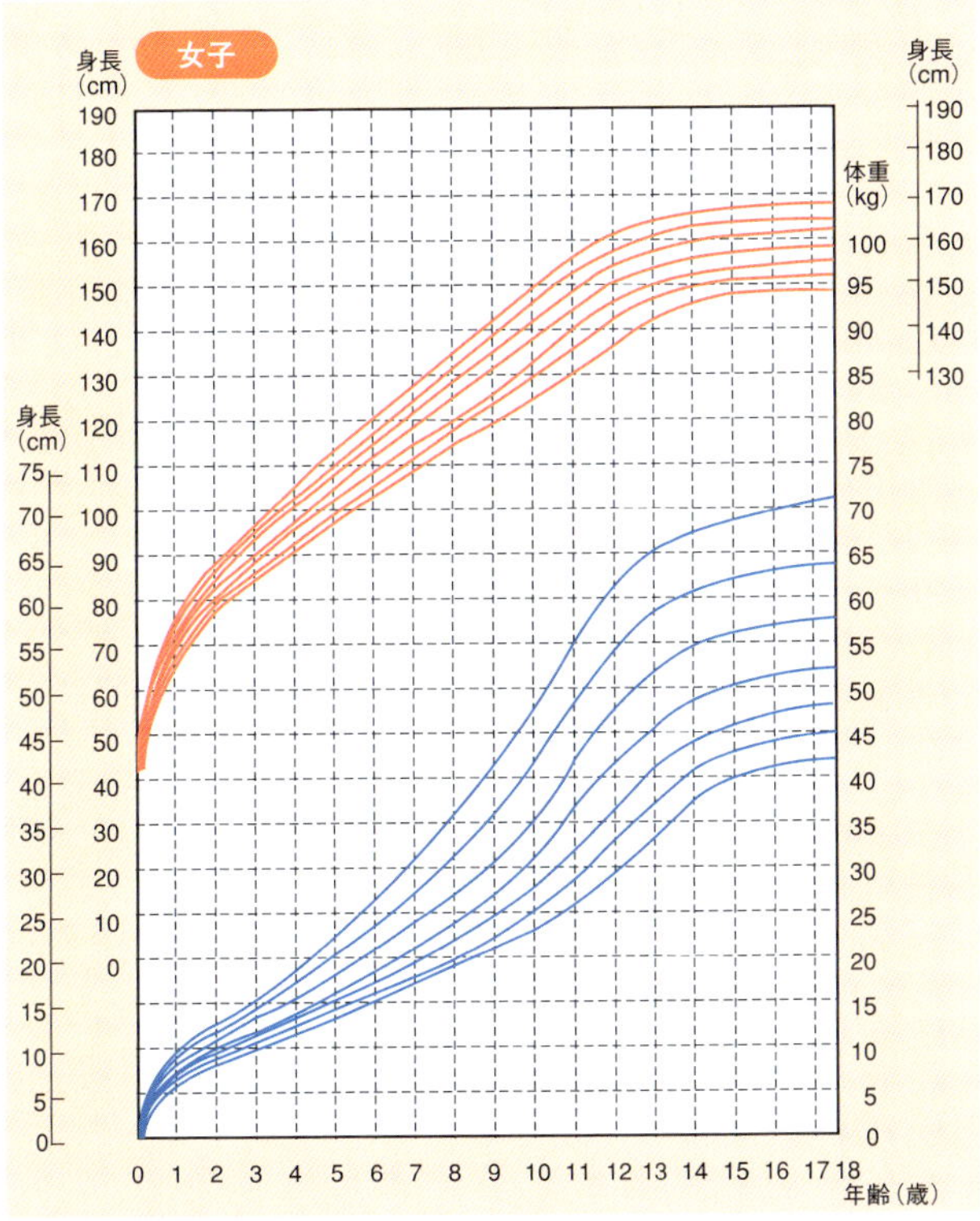

成長曲線とは

身長や体重の測定値を使って描いた曲線のことです。7本の基準曲線がありますが、真ん中の曲線が標準の成長曲線になります。からだの大きさには個人差があるので、標準と違っていても、それぞれの成長曲線のカーブに沿っていれば、心配ありません。

…身長　…体重

自分の子どもが発育不足じゃないかと悩むお母さんは多いみたいだけど、そんなに気にしなくても大丈夫！このラインどおりにならなくても、同じような曲線を描いていればいいんだから。急に体重が減ったり、体重の増え方が基準曲線と大きくはずれてきたときは注意したほうがいいかも。

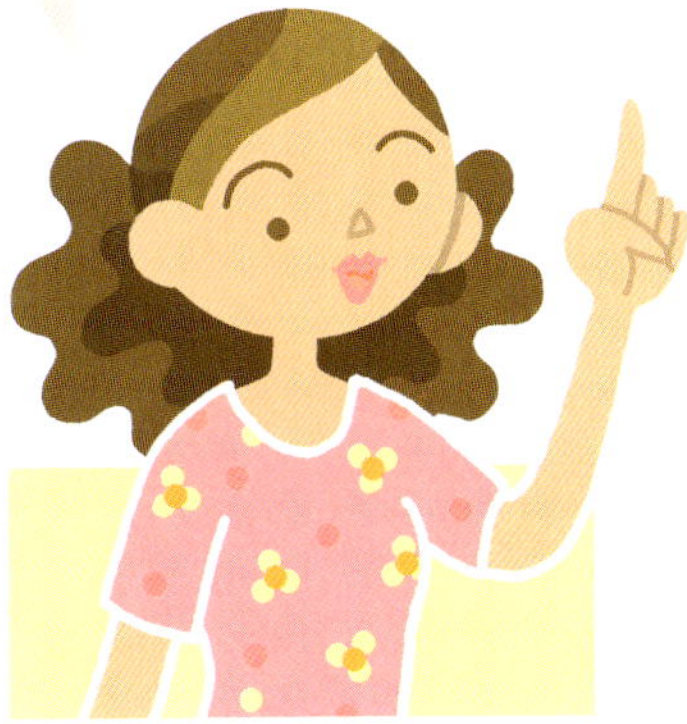

＊横軸の年齢（月齢）ごとに、身長と体重の測定値と交差するところに印を入れ、それを結んでいく
＊成長曲線から極端にずれた場合には不健康やせや肥満の心配がある

Column

食物の消化・吸収は消化管で行われる

消化管とは食道、胃、十二指腸、小腸、大腸、肛門まで続く１本の管です。口から取り入れられた食物は、消化管を通りながら消化液で分解され、消化管壁から吸収されて肝臓へと運ばれます。

消化管は大きく「粘膜《ねんまく》」「筋層」「漿膜《しょうまく》」に分けられます。粘膜では、消化液の分泌や栄養素の吸収が行われます。筋層の筋肉によって、蠕動《ぜんどう》運動《うんどう》というモゾモゾとした腸管特有の動きが発生し、食物など腸の内容物が移送されます。漿膜は消化管を覆う膜で、腸管を保護しています（下図参照）。

食道は胃への移送、胃は消化液と食物を混ぜ合わせてかゆ状にする、十二指腸・小腸は栄養素の吸収、大腸は水分を吸収して便をつくるといった、それぞれに役割があります。

消化管粘膜の断面図

粘膜
消化液を分泌したり、伸縮運動を行う。粘膜内には毛細血管が無数に流れていて、消化された栄養素は血液内に取り込まれ、いったん肝臓に送られる

筋層
筋肉が発達していて、これらの筋肉を縦横に動かすことで腸管の蠕動運動は行われる

漿膜
腸管を守る膜。食道と大腸の一部には存在しない

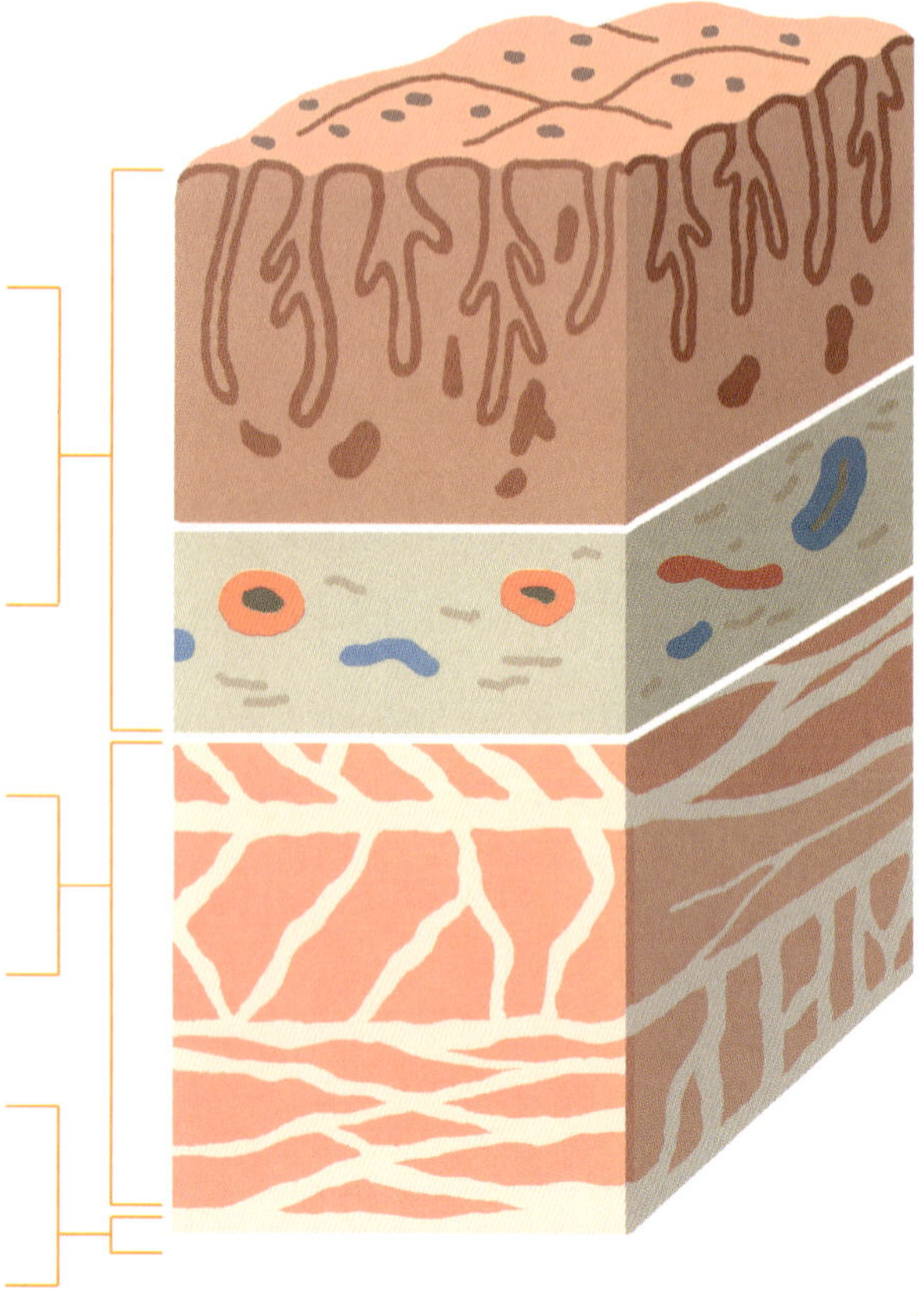

栄養素の基礎知識

主な栄養素は「三大栄養素（炭水化物・たんぱく質・脂質）」と「ビタミン」「ミネラル」に分けられます。本章では、それぞれの栄養素について、摂取する目安量や不足するとどうなるのか、作用や特徴、多く含む食材はどんなものがあるのかなどをわかりやすく説明しています。栄養素についてもっとよく知って、毎日の食生活に活用してみましょう。

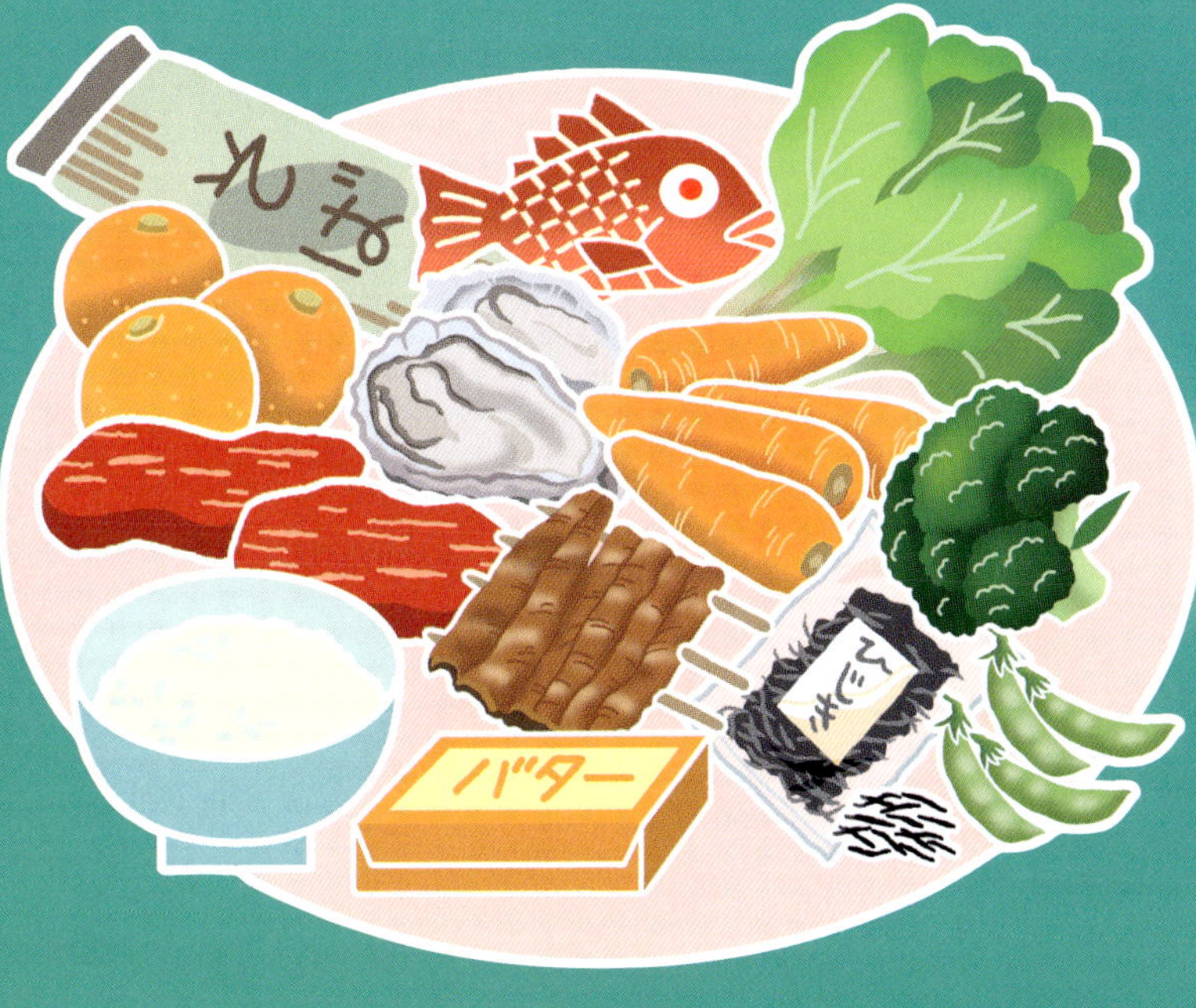

主な栄養素には「炭水化物」「たんぱく質」「脂質」「ビタミン」「ミネラル」の五大栄養素があります

栄養の基本となる栄養素の種類とグループ分け

食品に含まれる栄養素の基本は五大栄養素

私たちは何げなく「この食べ物には栄養がある」といった言い方をしていますが、**「栄養」**と**「栄養素」**とは異なります。栄養は、生物が成長、活動、繁殖のために適当な物質（栄養素）を体外から取り入れて、それらを代謝《たいしゃ》してエネルギーを得、からだを構成する成分をつくり、不要なものを排泄《はいせつ》するすべての過程を表す言葉です。これに対し、栄養素とは、成長や活動、健康の維持、病気の予防などのために摂取すべき物質を指します。

●五大栄養素と三大栄養素

栄養素にはさまざまな種類がありますが、その代表は**「炭水化物（糖質）」「たんぱく質」「脂質」「ビタミン」「ミネラル」**の5つで、**「五大栄養素」**と呼ばれます。

からだを車にたとえると、ガソリンにあたるのが「炭水化物」「たんぱく質」「脂質」です。これらは、それぞれエネルギー（熱）をつくり出すため、**三大熱源**または**三大栄養素**と呼ばれます。

ビタミンとミネラルは、エネルギー源にはなりませんが、代謝や免疫《めんえき》、抗酸化などに働きます。必要な量が非常に少ないため**「微量栄養素」**とも呼ばれます。不足してもとりすぎても健康障害を起こすので、バランスよくとりましょう。

三大栄養素（熱源）の主な役割

体温を維持したり、からだを動かすエネルギーの中心となるのが**「炭水化物」**です。不足すると燃料不足の状態となり、疲労感が増したり体重が減少してしまいますが、とりすぎると肥満を招いてしまいます。

炭水化物が不足したときに、エネルギー源として利用されるのが**「脂質」**です。効率的なエネルギー源ですが、使われないものは体脂肪として貯蔵されるため、とりすぎは肥満を招きますが、細胞膜《さいぼうまく》を構成する成分になったり、ホルモンの原料になるなど大切な役割もあります。

「たんぱく質」は、血液や筋肉、内臓、皮膚《ひふ》、髪の毛など、すべての細胞をつくる原料となります。不足すると、血管が弱くなったり、貧血を起こしやすくなります。また、ホルモンや酵素《こうそ》、免疫物質をつくる原料にもなるので、不足すると免疫機能の低下を招いてしまいます。

●三大栄養素を含む主な食品

これら三大栄養素は、生命活動に欠かせない基本的な栄養素です。炭水化物はごはん、めん類、パン類といった主食に多く含まれています。たんぱく質は、肉類、魚介類、大豆・大豆製品、卵、乳製品などに多く、脂質は肉のほか青背の魚、種実類、調理油などから摂取します。

三大栄養素

炭水化物(糖質)を多く含む食

ごはん、めん類、パン類など穀類
ほか、砂糖を使った菓子類など

＊このほか、エネルギー源としては利用されないが、食物繊維もこの仲間に入る
＊糖質は1ｇあたり4㎉のエネルギーを生み出す

脂質を多く含む食品

調理油のほか、肉の脂身、
バター、生クリームなど

＊脂質は1ｇあたり9㎉のエネルギーを生み出す

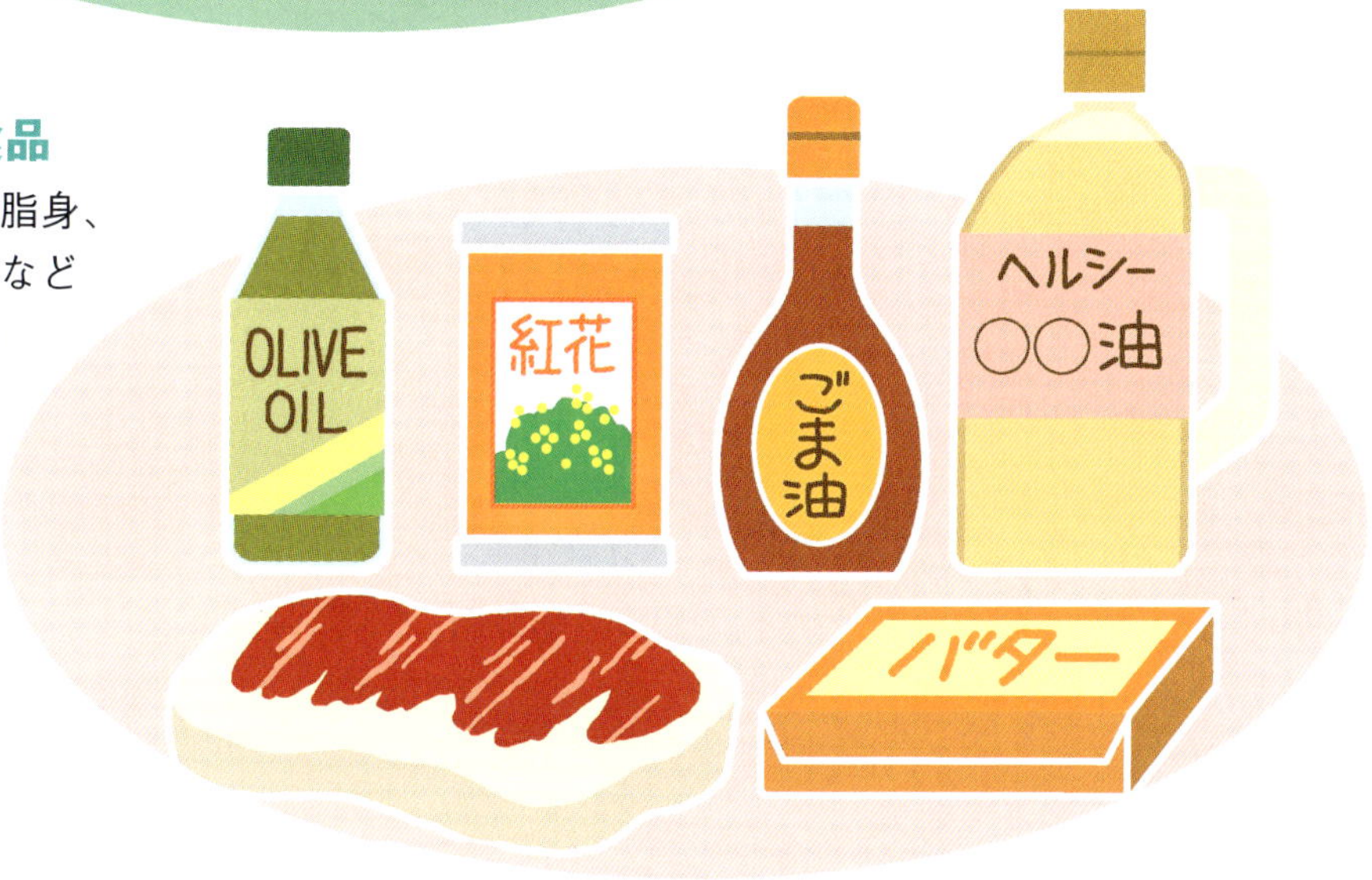

たんぱく質を多く含む食

肉や魚、大豆、卵、牛乳など

＊たんぱく質は1ｇあたり4㎉のエネルギーを生み出す

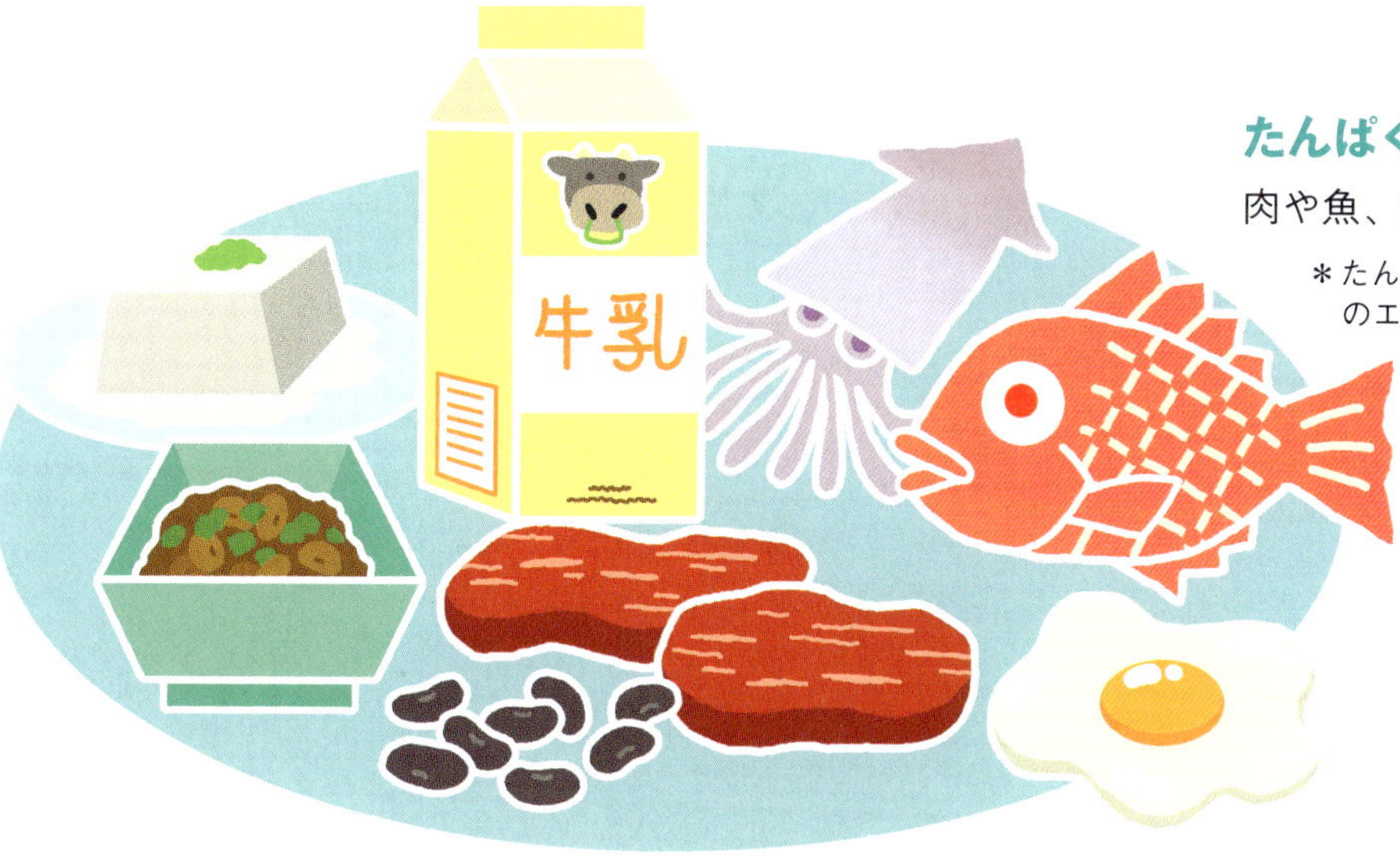

たんぱく質

筋肉や臓器をつくるもととなる栄養素

成人の1日の摂取目安
＊30～49歳の場合
（推奨量）

男性 **60**g
女性 **50**g

不足すると…

- 血管が弱くなる
- 体力や免疫力《めんえきりょく》が低下する
- 成長が遅れる

こんな人におすすめ

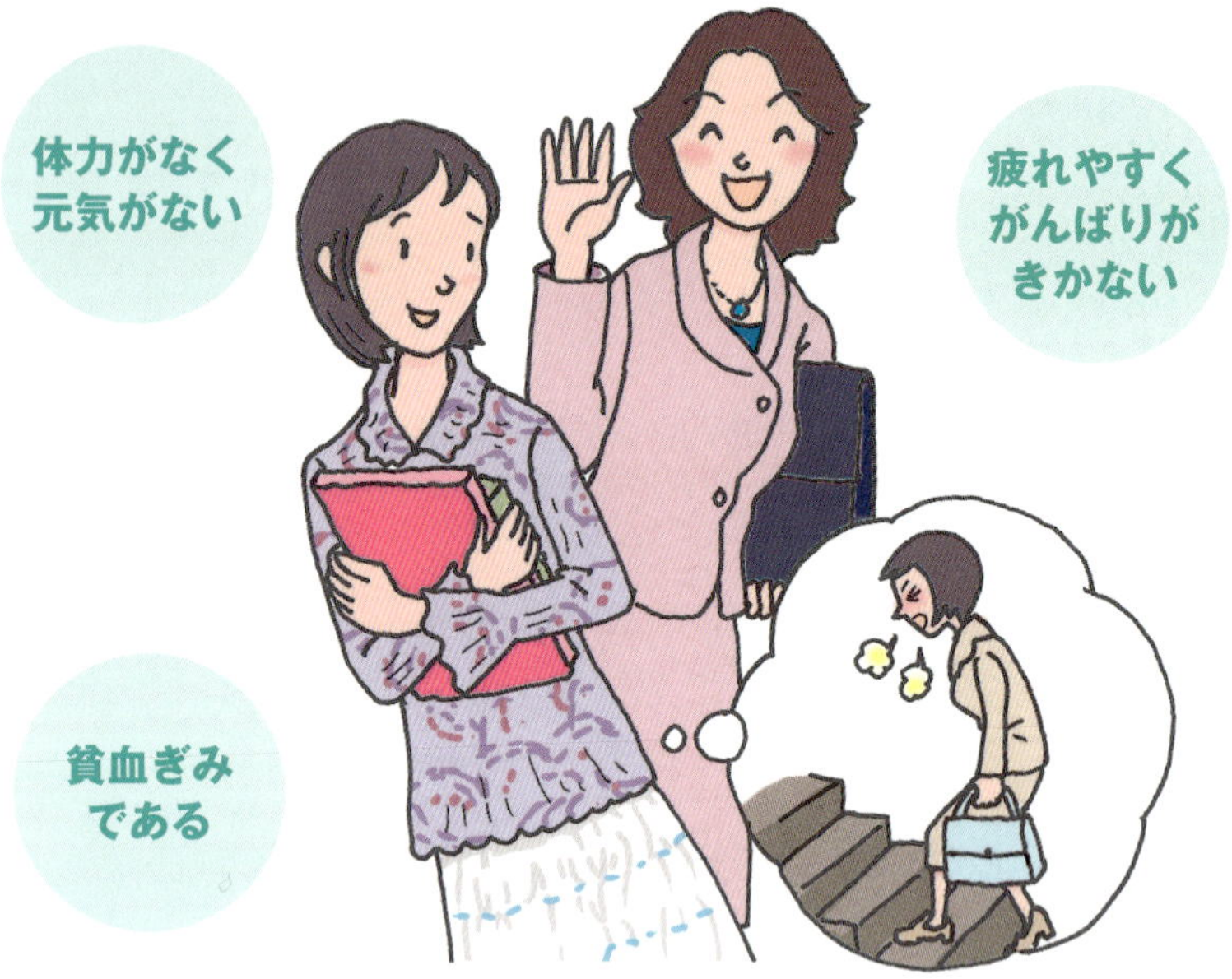
疲れやすく
がんばりが
きかない
体力がなく
元気がない
貧血ぎみ
である

たんぱく質の作用

英語では「プロテイン」と言いますが、これはギリシャ語の「第一にとるべきもの」という意味からきています。この言葉どおり、筋肉や内臓、皮膚《ひふ》、髪の毛、爪、血液、骨などの構成成分になったり、ホルモンや酵素《こうそ》のほか、神経伝達物質、免疫物質などの原料としても欠かせません。

人体を構成するたんぱく質は、**約20種類のアミノ酸**で構成されています。アミノ酸が体内で結合したり、分解したり、新陳代謝が繰り返されて、人間のからだは常につくりかえられているのです。

約20種類あるアミノ酸のうち8種類（子どもの場合は9種類）は、体内で合成できないので、食品から摂取しなければなりません。

たんぱく質の特徴

食品に含まれるたんぱく質は、人体を構成するたんぱく質（体たんぱく質）の原料として使われるだけでなく、糖質（グリコーゲン）が不足したときに、1gあたり4kcalのエネルギーを供給するエネルギー源となります。

通常、食事をとるとからだが温まりますが、これは細胞内の酸化が高まるためで、これを食事性体熱産生と言います。たんぱく質は糖質や脂質に比べてこの働きがとくに強いため、食後にからだを温める働きが大きいのが特徴です。

また、強いストレスにさらされたときには、副腎《ふくじん》から抗ストレスホルモンを分泌して対抗するのですが、このホルモンは体内のたんぱく質の分解を早めます。

そのため、たんぱく質は「根性とスタミナの栄養素」とも呼ばれます。

摂取するときの注意点

たんぱく質は糖質や脂質のように、とりすぎたときに体内に蓄えることはできません。余分なものは分解され、最終的には尿素となって、尿とともに体外に排出されます。

このため、とりすぎが続いたときには、尿素をつくっている腎臓《じんぞう》に負担をかけてしまいます。腎臓病の人にたんぱく質制限が必要なのは、腎臓にかかる負担を軽くするためなのです。

最近は、糖尿病による腎症の人も増えています。たんぱく質摂取に制限のある人は、摂取量に十分注意しましょう。

また、それぞれの食品に含まれるアミノ酸は、種類も量も異なるので、肉類、魚介類、卵、乳製品、大豆製品、穀類といった食品からバランスよくとるよう心がけましょう。

たんぱく質を多く含む食品

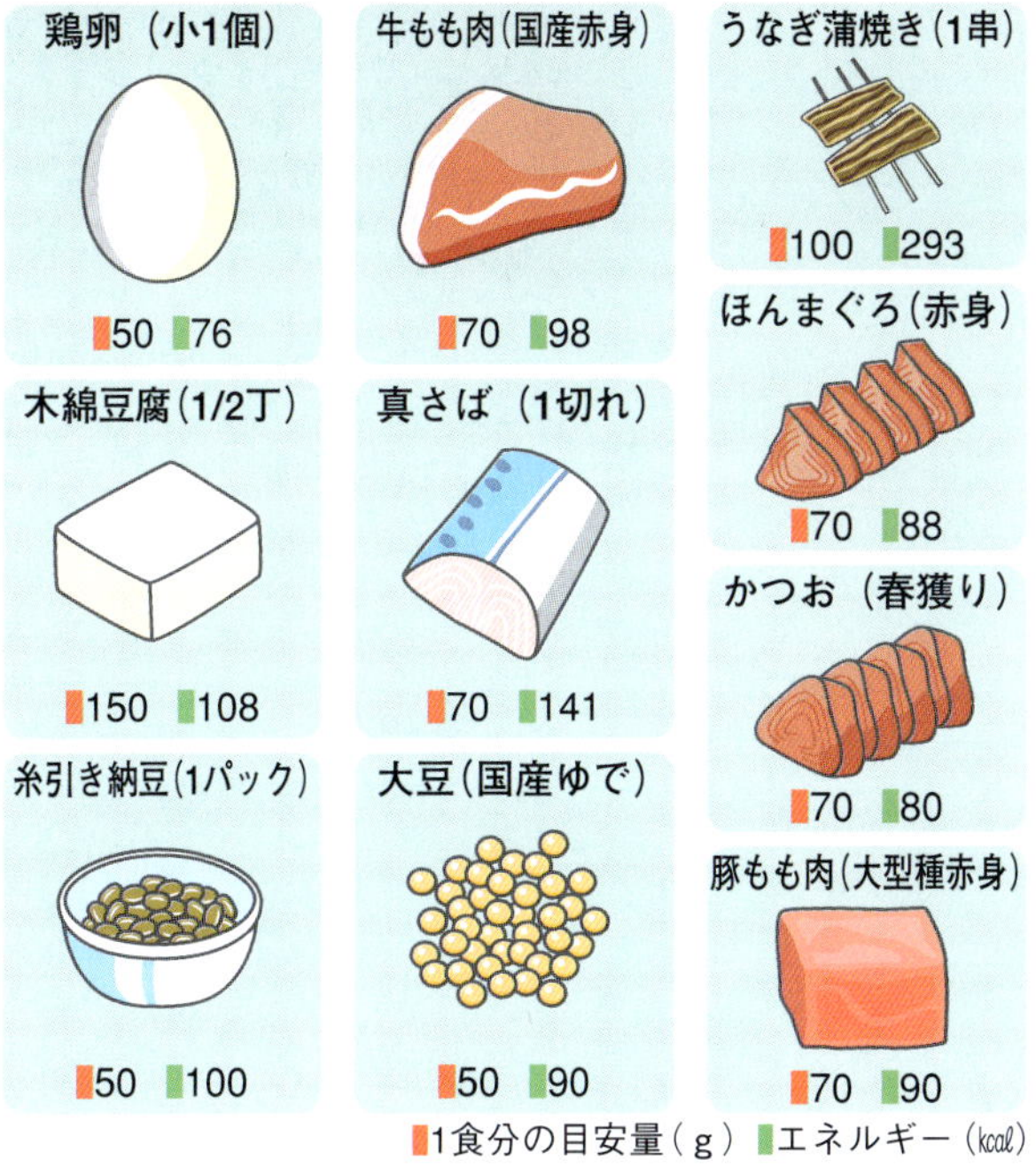
鶏卵（小1個）
50　76
牛もも肉（国産赤身）
70　98
うなぎ蒲焼き（1串）
100　293
ほんまぐろ（赤身）
70　88
木綿豆腐（1/2丁）
150　108
真さば（1切れ）
70　141
かつお（春獲り）
70　80
糸引き納豆（1パック）
50　100
大豆（国産ゆで）
50　90
豚もも肉（大型種赤身）
70　90
1食分の目安量（g）　エネルギー（kcal）

1食分の目安量におけるたんぱく質の含有量

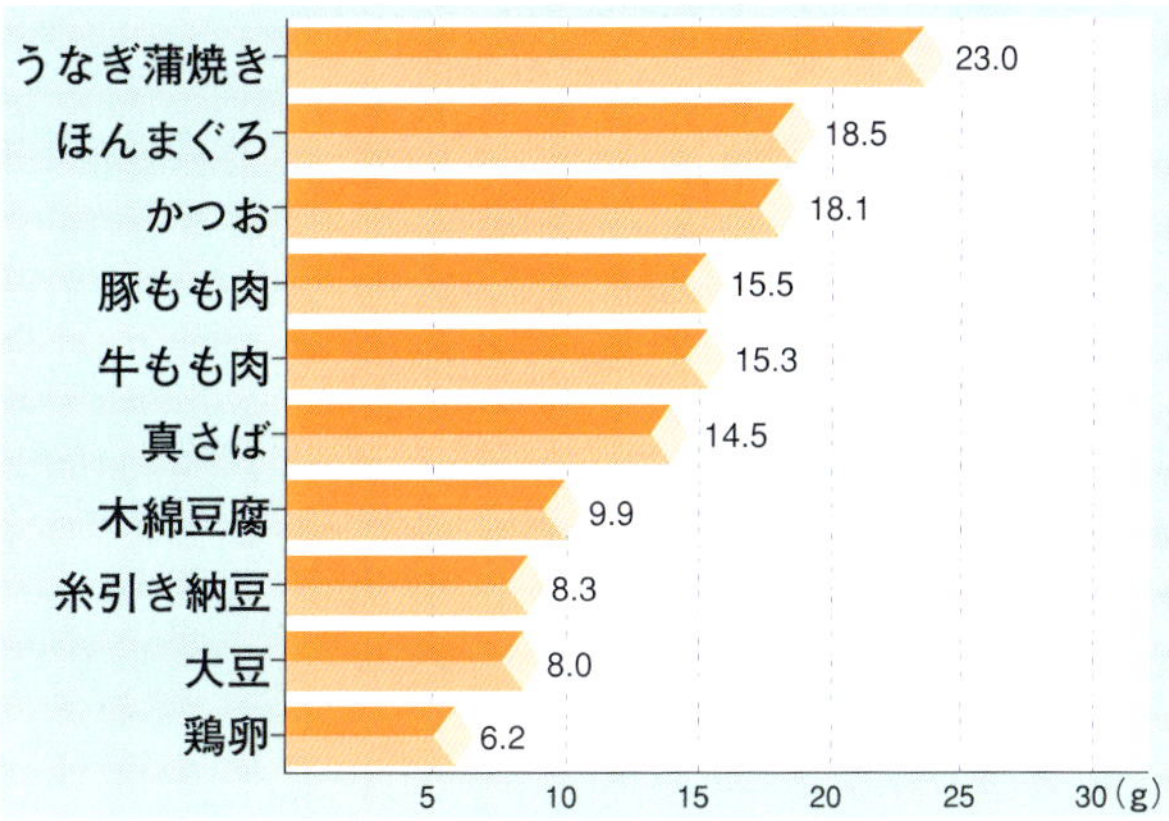

上手に摂取するためのワンポイントアドバイス

アミノ酸バランスのよいおかず

主食になるごはんにもたんぱく質は含まれていますが、精白米の成人のアミノ酸スコアは65（85ページ参照）で、リジンが不足しています。ごはんに野菜の煮物だけといった組み合わせばかりだと、野菜のほとんどがリジン不足なので、結局、不足してしまうことになります。ビタミンやミネラル、食物繊維が豊富な野菜は、積極的にとりたい食品ですが、アミノ酸のバランスを考えるとリジンを多く含む大豆製品や卵、肉、魚など組み合わせることが必要です。

たんぱく質は筋肉や血液、皮膚、髪の毛、爪、ホルモン、酵素のもととなる重要な栄養素です

アミノ酸が結合してできるたんぱく質

アミノ酸の組み合わせでたんぱく質ができる

「たんぱく質」は筋肉や血液、皮膚《ひふ》、髪の毛、爪、ホルモン、酵素《こうそ》のもととなる重要な栄養素です。食品から摂取されたたんぱく質は、消化管で消化・分解されてアミノ酸やペプチド（アミノ酸が数個結合したもの）となり肝臓に送られ、血流にのって全身に運ばれます。

各組織に送られたアミノ酸は、必要に応じて組み立てられて筋肉や骨など、それぞれの組織のたんぱく質がつくられます。たんぱく質が不足すると、細胞の新陳代謝がスムーズに行われなくなり、健康なからだを維持できなくなります。

●必須アミノ酸をバランスよくとる

人体のたんぱく質を構成するアミノ酸は、約20種類あり、体内でつくられないものは**「必須アミノ酸（不可欠アミノ酸）」**と呼ばれます。

成人の必須アミノ酸は、**「リジン」「トリプトファン」「フェニルアラニン」「ロイシン」「イソロイシン」「スレオニン」「メチオニン」「バリン」**の8種類です。子どもは**「ヒスチジン」**を追加した9種類が必須アミノ酸となります。

必須アミノ酸は、どれかひとつでも不足していると、不足しているアミノ酸のレベルしか利用できないため、ほかのアミノ酸はすべてむだになってしまいます。このため、さまざまな食品から、バランスよくとらなければならないのです。

最近、話題になっているアミノ酸とたんぱく質

必須アミノ酸以外は、体内で合成することができますが、食品からとることも可能です。最近では、アミノ酸に関する機能性についての研究が行われ、アミノ酸入りの商品が開発されています。

●アスパラギン酸

肝機能の目安となる、肝臓でつくられる酵素（アミノ酸）です。尿の合成を促進したり、神経伝達物質のもととなったり、代謝《たいしゃ》を高める作用があります。栄養補強剤などに利用されています。

●アルギニン

体脂肪の代謝を促し、免疫力《めんえきりょく》を高める作用があります。筋肉を強くすることでも知られています。

●グルコサミン

体内でつくられる軟骨細胞《なんこつさいぼう》をつくる成分です。関節の痛みを和らげる成分として注目されています。加齢とともにつくられる量が減っていきます。

●グルタミン酸

腸管のエネルギー源として重要で、脳では神経伝達物質として使われています。うま味成分としても知られています。

●タウリン

血圧を正常に保ち、コレステロールを

低下させる働きがあるため、動脈硬化の予防に役立つとされています。いかやたこ、貝類などの魚介類に多く含まれます。

●カゼイン

牛乳のたんぱく質の80%以上を占めます。分解されると、腸管でのカルシウムや鉄の吸収を促進する成分になります。

●ラクトフェリン

母乳や牛乳に含まれるたんぱく質。免疫力を高める作用があります。

●コラーゲン

皮膚や骨の基礎をつくるたんぱく質。不足すると肌にたるみができたり、かさついたり、血管の弾力性が失われたり、骨粗しょう症になりやすくなります。動物の骨や皮に多く含まれますが、必須アミノ酸のトリプトファンを含まないため、アミノ酸スコアが低いのが特徴です。

必須アミノ酸一覧表

名称	主な働き	多く含む食品
リジン	・体内の細胞の修復、糖代謝の促進、カルシウムの腸管での吸収を高める、肝機能を高める。ホルモンや酵素をつくり、免疫機能にかかわる。不足すると疲労しやすくなり、めまいや吐き気が出ることもある	・穀類には少ないが、動物性食品や豆類に多く含まれる
トリプトファン	・神経伝達物質のひとつ「セロトニン」の原料となる。脳におけるトリプトファンの濃度が高まると、催眠効果が上がると考えられている。うつ病の改善や老化予防に影響を与えるとして、注目されている	・牛乳やチーズ、大豆製品など
フェニルアラニン	・脳内の神経伝達物質のもととなる。フェニルアラニンからつくられるドーパミンは、アドレナリン（精神を高揚させたり、血圧を上昇させる）がつくられる過程で発生する。不足すると記憶力が低下したり、うつ病になりやすくなる	・肉類や魚介類、卵、大豆製品などに含まれる
ロイシン	・肝機能を高め、筋肉を強化する作用がある。とりすぎると免疫力が低下するので注意が必要。イソロイシン、バリンとのバランスが重要となる	・牛肉やレバー、牛乳など、さまざまな食品に含まれる
イソロイシン	・成長促進、血管の拡張、神経の働きを助け、肝機能を高める。ロイシン、バリンとのバランスが重要となり、とりすぎには注意が必要	・牛肉、鶏肉、鮭（すじこ）、牛乳などに含まれる
スレオニン	・成長を促進したり、肝臓に中性脂肪がたまりすぎるのを防ぐ。不足すると、食欲不振や貧血、体重減少など	・卵やスキムミルク、ゼラチンなどに多く含まれる
メチオニン	・血液中のヒスタミン（かゆみや痛みを起こす物質）の濃度を下げる作用がある。抗うつ作用もあると言われる。不足するとむくみやすくなる	・牛乳、レバー、全粒小麦粉などに含まれる
バリン	・成長を促進したり、血液中の窒素《ちっそ》バランスの調節など。ロイシン、イソロイシンとのバランスが重要になる	・多くの食材に含まれ、不足する心配はほとんどない
ヒスチジン	・体内で合成されない子どもにとっては必須アミノ酸となる。成長促進、神経の働きを助け、ストレスの軽減など。体内で分解されるとヒスタミンになる。外傷や薬などの刺激を受けると、アレルギー反応を起こす	・鶏肉、ハム、チェダーチーズなどに含まれる

肉類や魚介類、卵、大豆・大豆製品、牛乳、穀物など多くの食品にたんぱく質は含まれています

たんぱく質の善し悪しを評価する

アミノ酸スコアでたんぱく質をチェック

たんぱく質は、肉や魚、卵、大豆とその加工品、牛乳や乳製品をはじめ、穀類などさまざまな食品に含まれます。たんぱく質はアミノ酸でできていて、食品によって含まれる種類や量が異なります。

人体にとっての必須アミノ酸の理想的な組み合わせを想定し、それぞれの食品の成分と比較して、たんぱく質の「質」を判定するのが**「アミノ酸スコア」**です。現在、一般的に利用されているのは、ＦＡＯ(国連食糧農業機関)とＷＨＯ（世界保健機関）が、合同で発表した数値です（次ページ参照）。

●１００に近いほどよいたんぱく質

アミノ酸スコアは１００が最高値となっています。数値が１００に近ければ近いほど、質のよいたんぱく質と言えます。例えば、鶏卵《けいらん》や牛乳、豚肉、あじは、すべての必須アミノ酸が１００を超えているので、数値が１００となっています。

精白米は、ほとんどのアミノ酸が１００を超えているのですが、一部に不足しているアミノ酸があります。いちばん数値が低いもの（リジン）を第一制限アミノ酸と呼び、これによってアミノ酸としての評価が決まります。一般的に肉、魚、卵、牛乳などの動物性食品は、アミノ酸スコアが高く、穀物や野菜などの植物性食品は低くなっています。

動物性と植物性があるたんぱく質食品

肉類は優れたたんぱく質源ですが、動物性脂質を多く含むものもあるので、とりすぎには注意が必要です。また、動物性のたんぱく質食品は、コレステロール含有量が高いものも多く、動脈硬化が気になる人は賢く選びましょう。

●たんぱく質食品を上手に選ぶ

ささ身や皮なしの鶏肉が、低脂質で高たんぱくな肉の代表格です。牛肉や豚肉であれば、ももやヒレといった赤身肉がよいでしょう。魚介類もたんぱく質の供給源としては欠かせません。含まれている脂質の種類が肉類とは異なり、動脈硬化につながりにくいのが特徴です。

大豆をはじめとして、豆腐、納豆、油揚げ、豆乳、そのほかの加工品は植物性のたんぱく質の宝庫です。大豆のたんぱく質は、**「メチオニン」「システイン」**といった含硫《がんりゅう》アミノ酸が比較的少なく、**「リジン」**が多いのが特徴です。

木綿豆腐1丁（３００g）に含まれるたんぱく質（19・８g）は、あじ大1匹（正味90g）、豚ロース肉（脂身つき１００g）に相当します。納豆は、さらに血栓を溶かす**「ナットウキナーゼ」**という酵素《こうそ》が含まれていて、ビタミンB_{12}やビタミンＫが多いのが特徴です。

アミノ酸スコア

必須アミノ酸が含まれる割合によって判定される。100に近いほど質のよいたんぱく質といえる。

基準となるアミノ酸パターン
（1日に必要な量mg/窒素1ｇあたり）

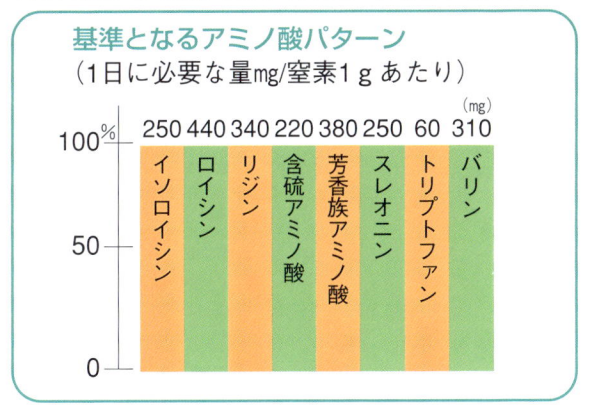

＊基準となる必須アミノ酸の必要量を100として、充足率（%）を計算する
＊含硫アミノ酸はメチオニンとシスチン、芳香族アミノ酸はフェニルアラニンとチロシンを指す
＊（　）内は「1985年FAO/WHO/UNUパタン（2～5歳）」のアミノ酸スコア

●ほうれん草　50（64）

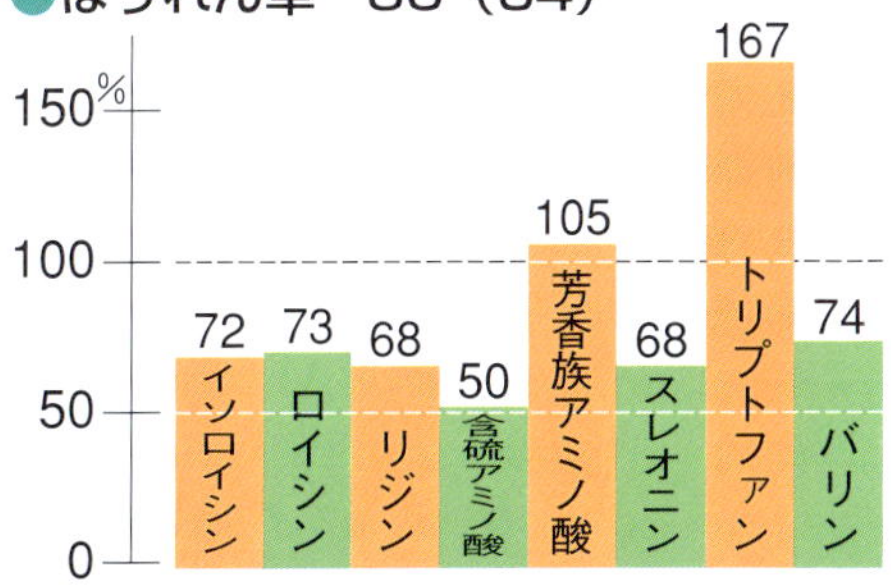

●精白米　65（61）

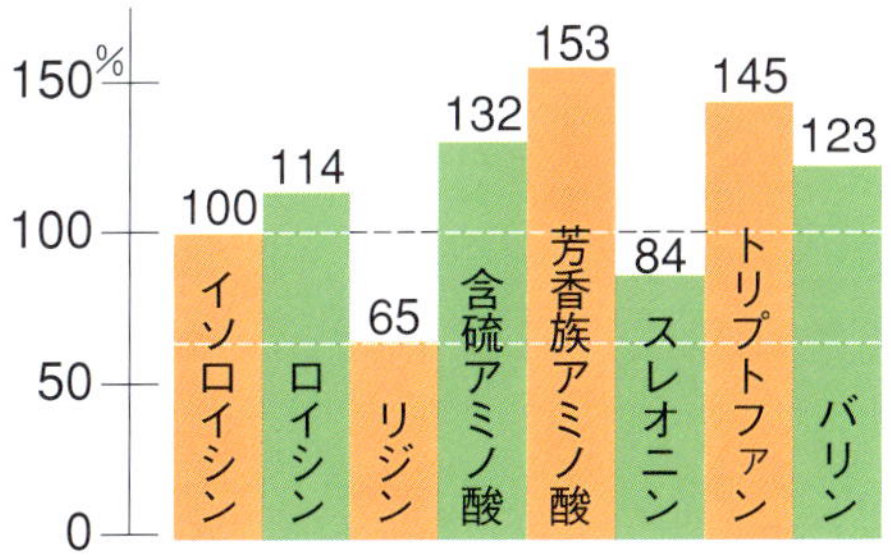

●小麦粉（薄力粉）　44（42）

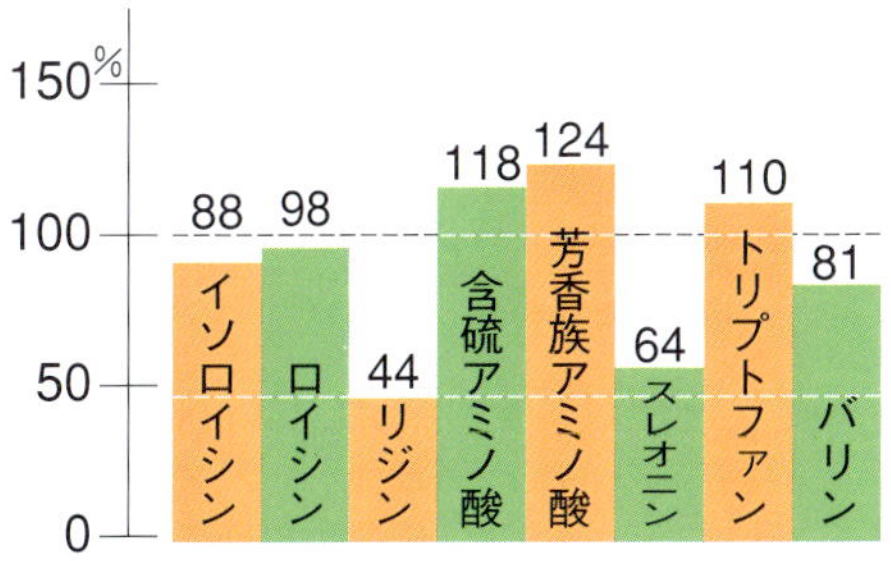

●鶏卵（全卵）100（100）

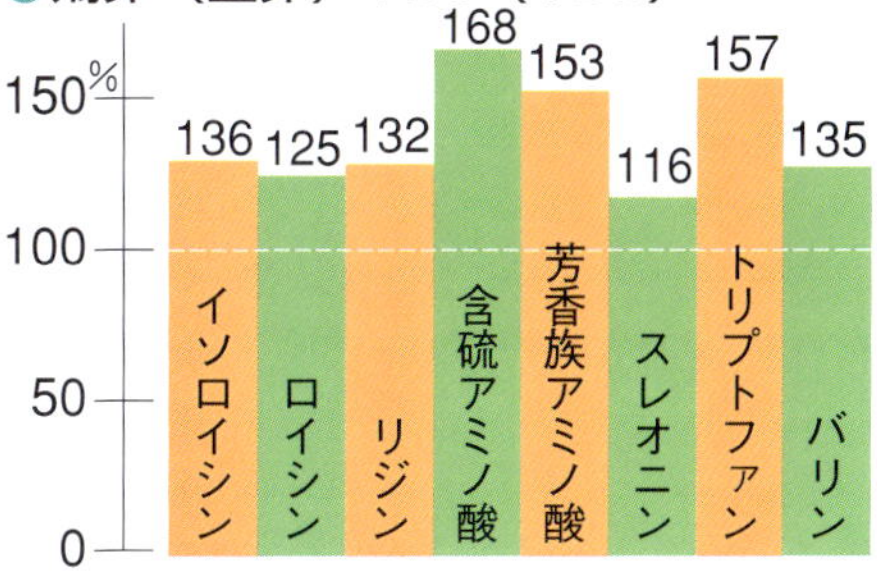

●牛乳　100（100）

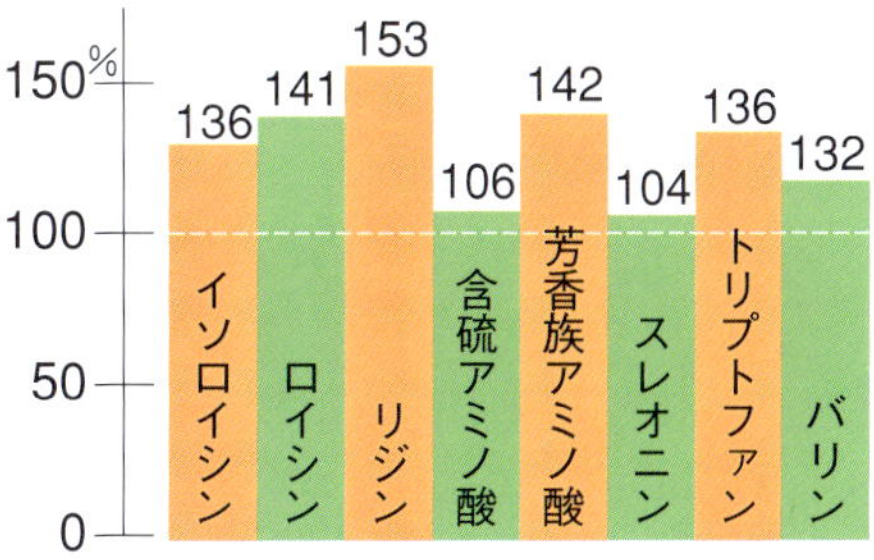

●豚肉　100（100）

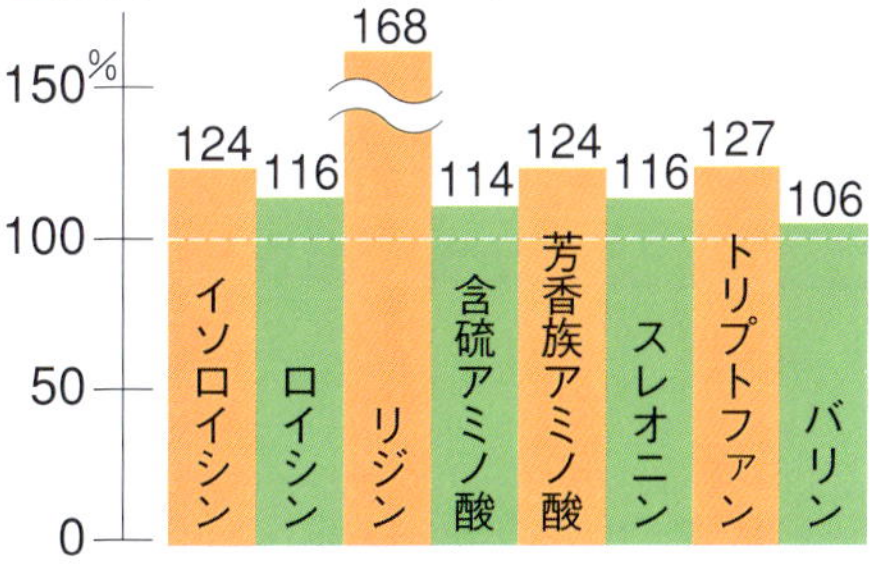

●あじ　100（100）

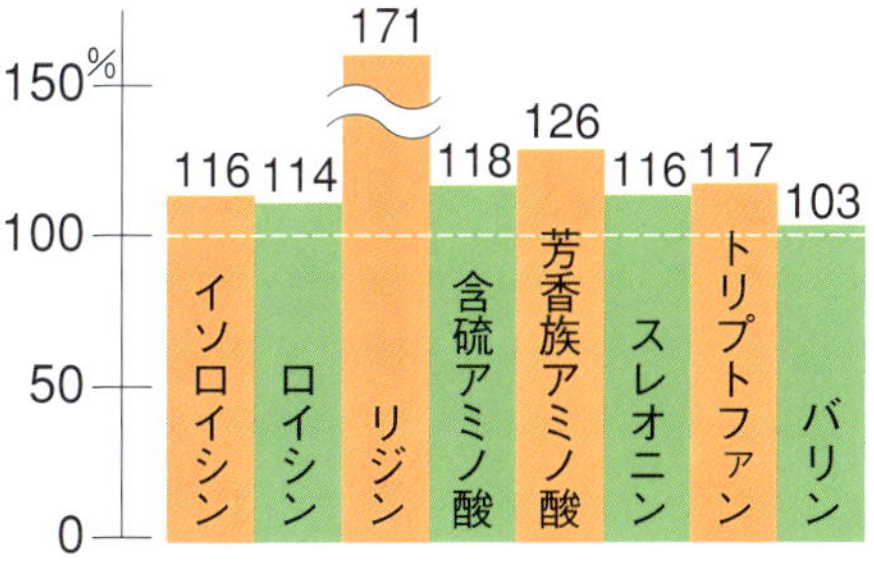

●国産大豆　86（100）

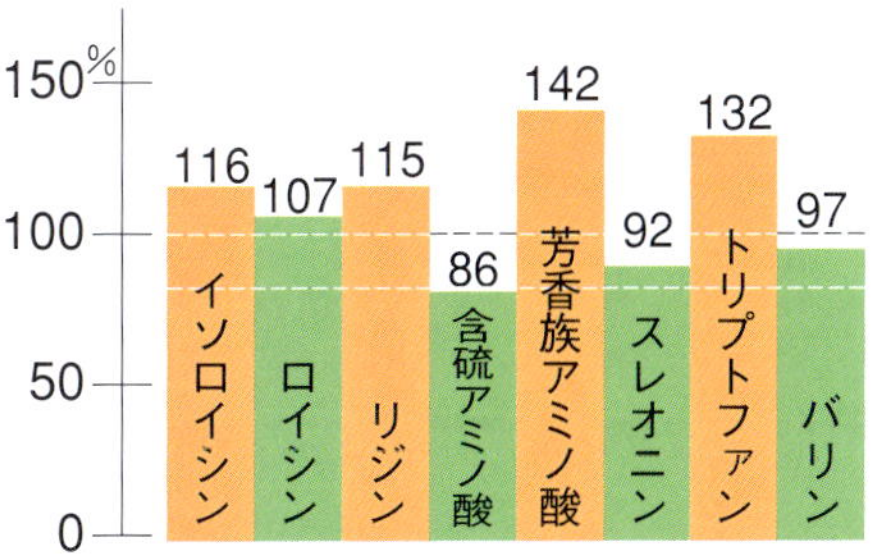

「1973年 FAO/WHOパタン」より

脂 質

効率のよいエネルギー源となる

成人の1日の摂取目安
＊30～49歳の場合
（目標量）

男性 20～25%
女性 20～25%
＊総エネルギーに対する比率

不足すると…

- 脳出血を起こしやすい
- エネルギー不足になる
- 疲れやすくなる

こんな人におすすめ

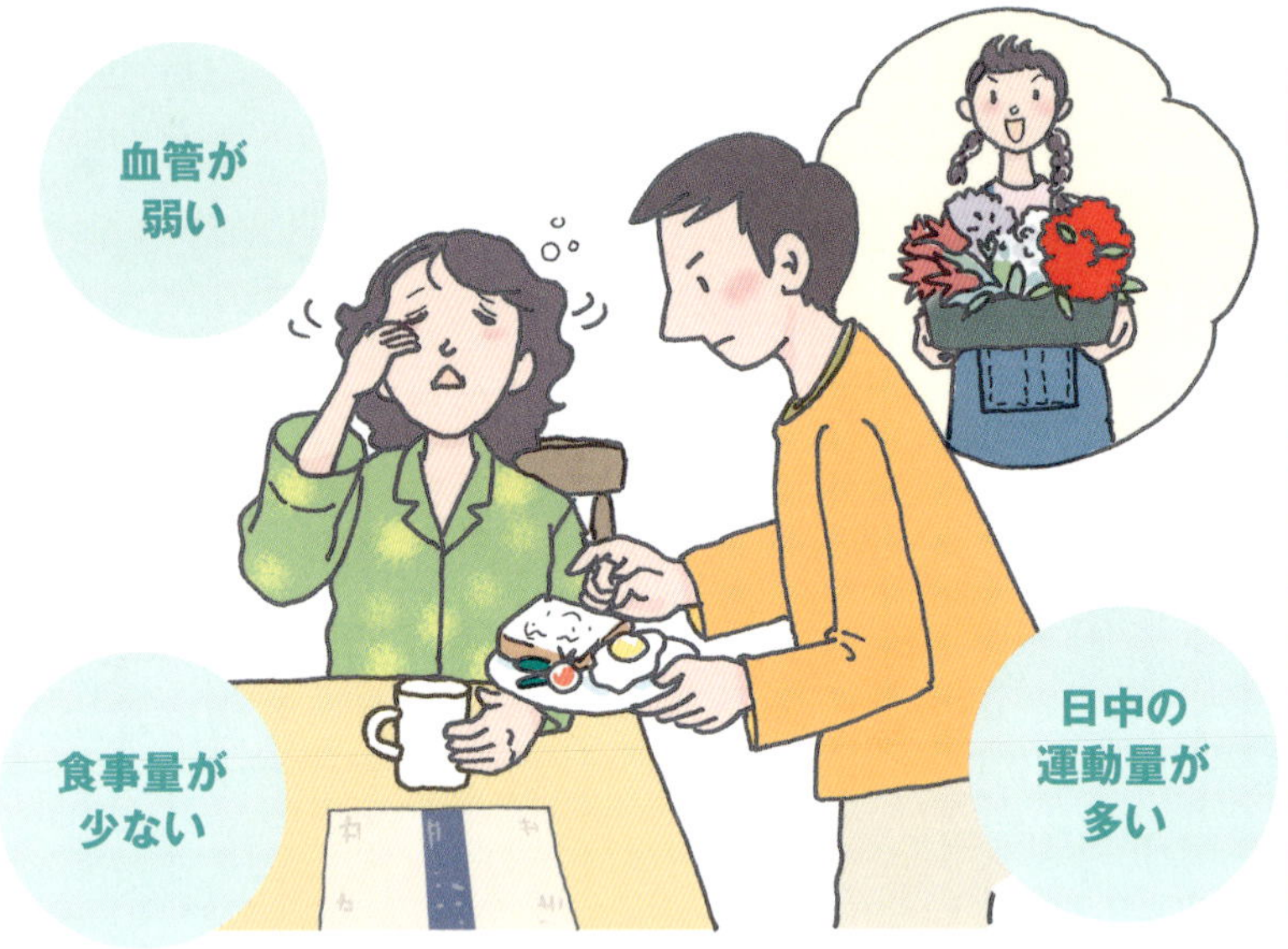
血管が弱い
食事量が少ない
日中の運動量が多い

脂質の作用

脂質には植物油のように、室温で液体状になるものと、バターやラードのように固体になるものがあり、前者は「油」、後者は「脂《あぶら》」と区別されています。これらを総称して**「油脂《ゆし》」**と呼びますが、マーガリンやショートニングなどに加工されるパーム油やカカオ脂のように、植物性油脂でも室温で固体になっているものもあります。

脂質は**1gあたり9kcal**と効率のよいエネルギー源であると同時に、ホルモンの原料となったり、細胞膜《さいぼうまく》の成分となったり、脂溶性《しようせい》ビタミンの吸収をよくするなど、さまざまな働きがあります。

主に動物性食品に多く含まれる**飽和脂《ほうわし》肪酸《ぼうさん》**は、とりすぎると動脈硬化を促進して心筋梗塞《しんきんこうそく》や脳梗塞といった生命にかかわる病気を引き起こしてしまいます。一方、植物油や同じ動物性脂質でも青魚などに含まれる**不飽和脂肪酸《ふほうわしぼうさん》**は、コレステロールを低下させて動脈硬化を予防する作用があります。

脂質の特徴

脂質は水に溶けないので、そのままでは血液中に溶け込めません。そのため、さまざまな物質と結びついて存在しています。体内の脂質は、血液やリンパ液に含まれる**「循環脂質《じゅんかんししつ》」**、脂肪細胞や肝細胞に貯蔵されている**「貯蔵脂質《ちょぞうししつ》」**、細胞膜や脳神経細胞の**「構造脂質《こうぞうししつ》」**の3つに大きく分けられます。

肥満の原因として悪くとらえられがちな脂質ですが、細胞膜の成分となって細胞を維持したり、血液中の脂質をコントロールしたり、体温を保持したり、体内の臓器を体外からの衝撃から守るクッションのような役割もあります。

脂質が不足すると、皮膚がかさついたり、血管が弱くなってしまいます。

摂取するときの注意点

脂質のとりすぎは肥満を招くので、摂取量には注意が必要です。また、脂肪酸をバランスよくとることが大切です。望ましい脂肪酸の摂取比率は、飽和脂肪酸3に対し、一価不飽和脂肪酸4、多価不飽和脂肪酸3です。さらに多価不飽和脂肪酸でも、リノール酸のようなn《オメガ》-6系脂肪酸4に対して、DHAやIPAなど魚由来のn-3系脂肪酸を1の割合でとるとよいと言われます。

これらの脂肪酸をバランスよくとるには、適度の植物油と魚介類をとる日本型食生活を実践することが大切です。

また、不飽和脂肪酸は酸化されやすいので、抗酸化作用のあるビタミンEやβ《ベータ》カロテン、ビタミンCなどといっしょにとることも大切です。

脂質を多く含む食品

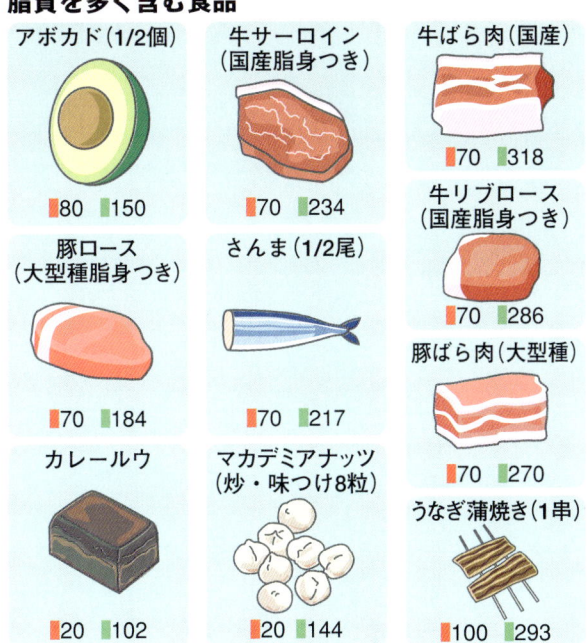

1食分の目安量における脂質の含有量

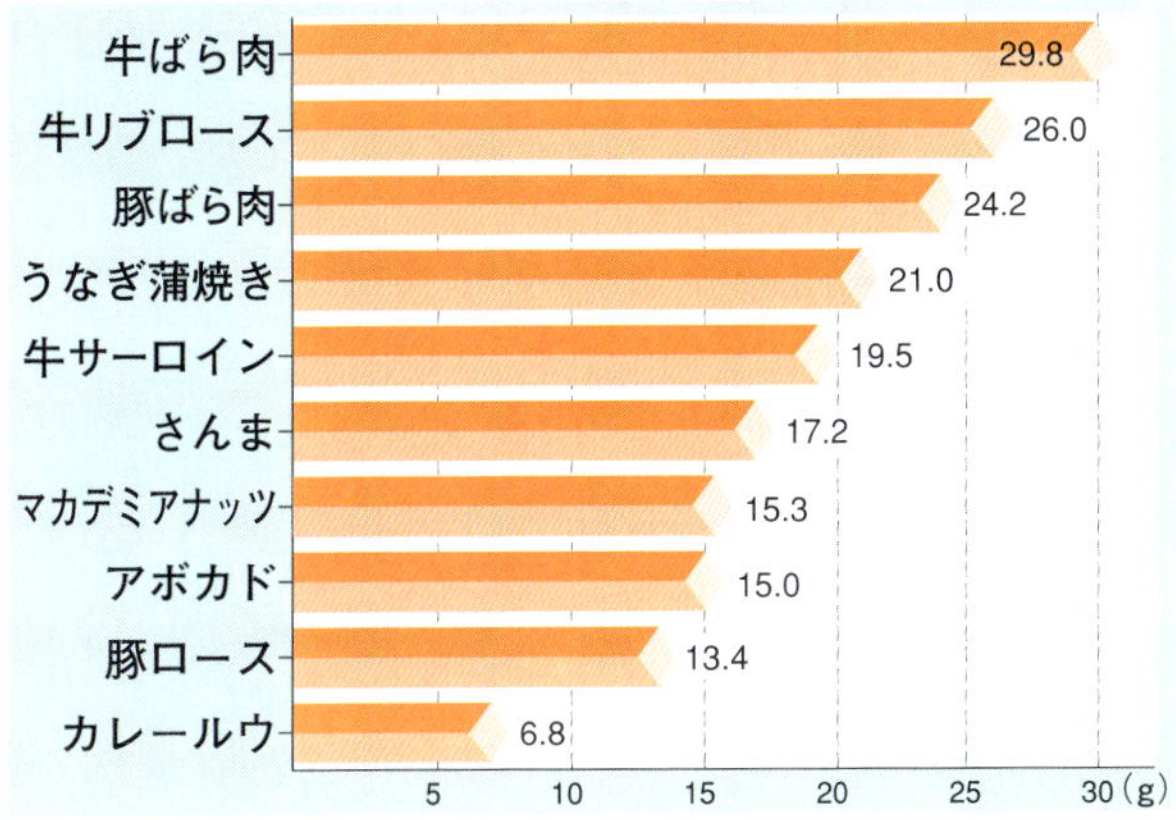

上手に摂取するためのワンポイントアドバイス

バターとマーガリン

動物性脂質のバターよりも、植物性脂質のマーガリンのほうがよいという説があります。たしかに、コレステロールの量はバター(210〜230mg/100g)に比べて、マーガリン(4〜5mg/100g)は少なくなっています。しかし、マーガリンのなかで「ファットスプレッド」と表示があるものは、エネルギー量はやや低いのですが、ソフトタイプマーガリンはバターとほぼ同じです。

また、アメリカではマーガリンに含まれる「トランス型脂肪酸」が、心筋梗塞を起こす危険性を高めるのではないかと心配されています。ただし、日本における現状の食生活では、問題がないとされています。

コレステロール

とりすぎても不足しても弊害がある

成人の1日の摂取目安
＊30～49歳の場合
（目標量）

男性 **750** mg未満
女性 **600** mg未満

不足すると…

▼血管がもろくなる
▼免疫力《めんえきりょく》が低下する

こんな人は気をつけて

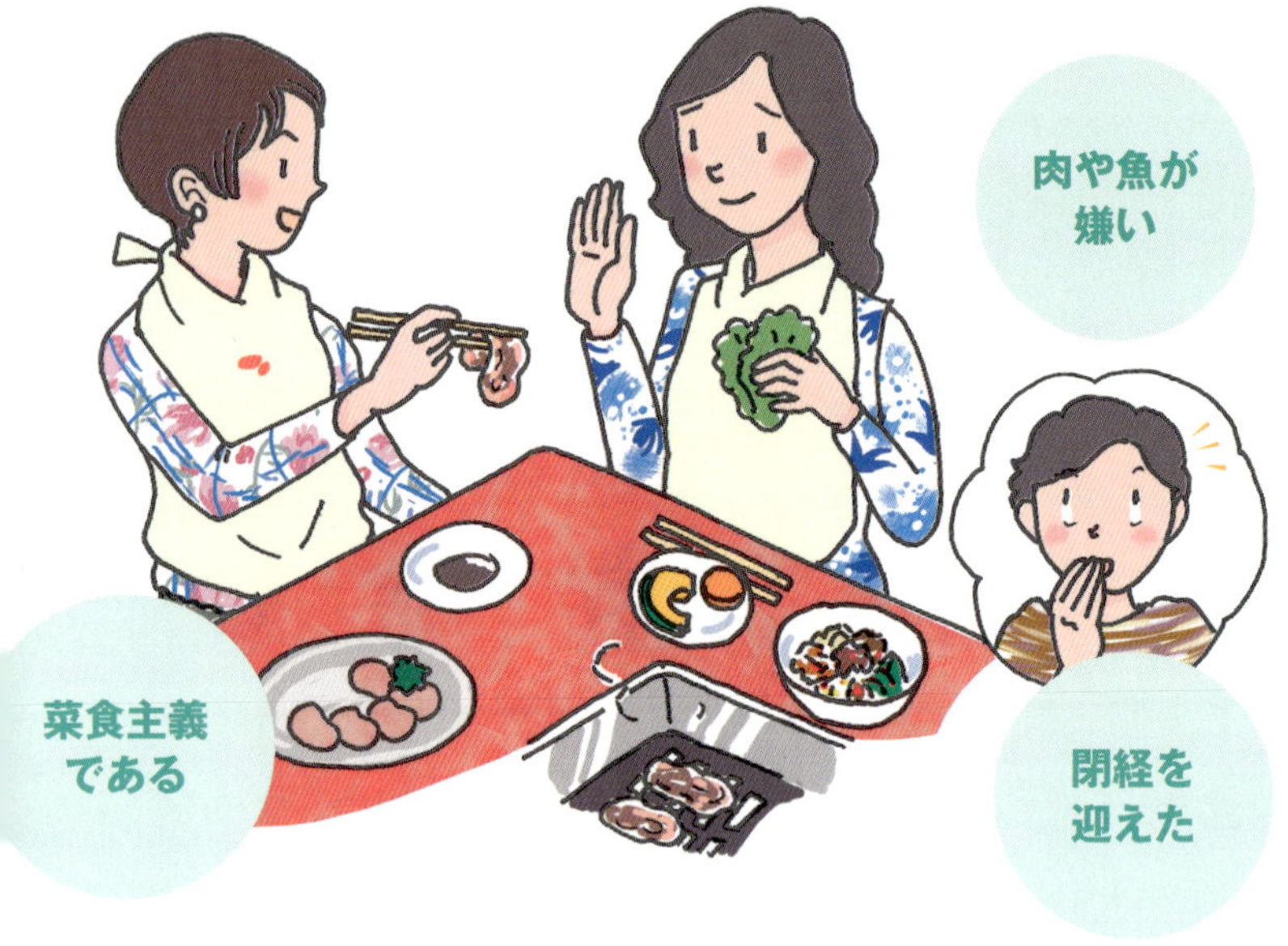

コレステロールの作用

動脈硬化や高脂血症の原因となるため、**コレステロール**は悪者扱いされていますが、実際には、細胞膜《さいぼうまく》やホルモン、胆汁酸《たんじゅうさん》などの原料になる、生命活動に欠かせない重要な物質です。

コレステロールはそれだけでは血液に溶け込めないので、リン脂質やたんぱく質と結びついた**「リポたんぱく」**として血液中に存在しています。リポたんぱくは大きさや比重によって、4種類に分類されます。

血液中には、中性脂肪を運搬する**「カイロミクロン」**、肝臓で合成された脂質を全身に運ぶ**「ＶＬＤＬ」**、コレステロールを肝臓から全身に運ぶ**「ＬＤＬ」**、余ったコレステロールを肝臓に回収する**「ＨＤＬ」**などがあります。

血液中にＬＤＬが増えると動脈壁に入り込んで酸化されやすくなり、動脈硬化が進行してしまいます。ＨＤＬが多い場合には、血液中の余分なコレステロールを回収する掃除屋としての役割を果たすために、逆に動脈硬化のリスクが低くなります。

このため、一般にＬＤＬを悪玉コレステロール、ＨＤＬを善玉コレステロールとも呼びます。ＨＤＬを増やすには、ＤＨＡやＩＰＡの多い青魚や適度なアルコール（日本酒なら1合程度）がよいとされています。

コレステロールの特徴

食品からの過剰摂取が心配されるコレステロールですが、実は食品から摂取する量よりも体内でつくられるほうが多くなっています。日本人が食品からとるコレステロールは、**1日300～500㎎程度**で、摂取したコレステロールの3分の1～2分の1程度しか吸収されません。これに対し、肝臓や小腸でつくられるコレステロールの量は、**1日1000～2000㎎**にもなります。

体内で合成されるコレステロールの量は、食物から摂取する量が多いときには制限されます。少ないときには合成が促進され、常に一定量のコレステロールが体内に存在するようになっています。

摂取するときの注意点

コレステロールのコントロールがうまく行われていれば、食品に含まれるコレステロールに神経質になる必要はありませんが、体質によってはコレステロール値が高くなりやすい人もいます。

また、女性の場合には、閉経《へいけい》を迎えると**女性ホルモン（エストロゲン）**の低下によって、コレステロールが高くなりやすくなります。

コレステロール値を下げるのには、適度な運動が効果的です。また、食べすぎでエネルギー過剰になると、体内のコレステロール合成が促進されるので、肥満に注意しましょう。

コレステロールを多く含む食品

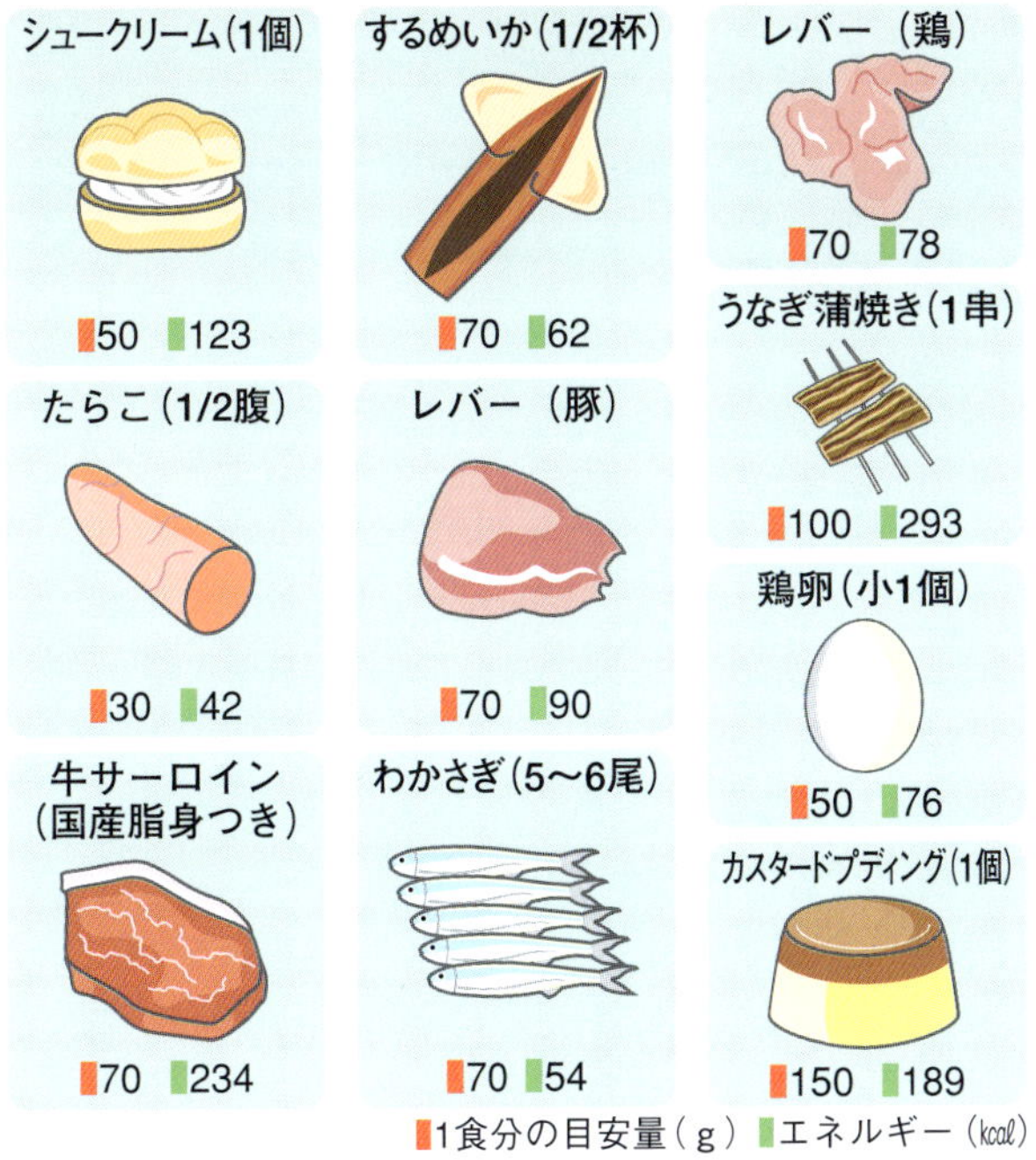
シュークリーム（1個）
50 123
するめいか（1/2杯）
70 62
レバー（鶏）
70 78
うなぎ蒲焼き（1串）
100 293
たらこ（1/2腹）
30 42
レバー（豚）
70 90
鶏卵（小1個）
50 76
牛サーロイン（国産脂身つき）
70 234
わかさぎ（5～6尾）
70 54
カスタードプディング（1個）
150 189
1食分の目安量（g）　エネルギー（kcal）

1食分の目安量におけるコレステロールの含有量

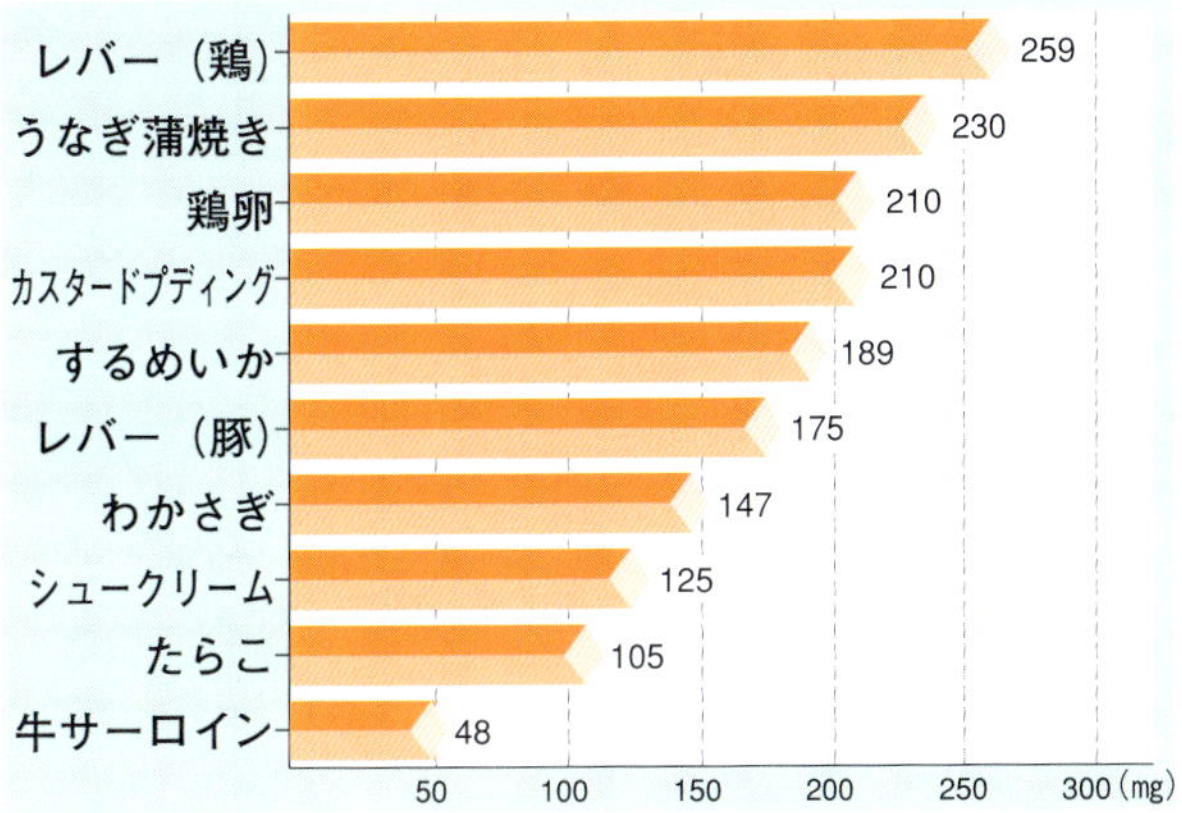

上手に摂取するためのワンポイントアドバイス

鶏卵《けいらん》を1日1個は食べよう

コレステロールを気にして鶏卵を避ける人がいますが、これは誤った考え方です。たしかに、卵1個には200㎎程度のコレステロールが含まれますが、卵黄に含まれる「レシチン」という物質にはコレステロールの上昇を抑制する作用があるため、血液中のコレステロールにはそれほど影響を与えません。卵はビタミンC以外のほとんどすべての栄養素を含む、完全栄養食品なので、健康な人の場合には、1日に1～2個は食べたほうがよいでしょう。

効率のよいエネルギー源となる脂質

脂質には「動物性脂質」と「植物性脂質」があります 炭水化物が不足したときには効率のよいエネルギー源になります

脂質が分解されるとすべて脂肪酸になる

「脂質」は炭水化物が不足したときに、効率のよいエネルギー源となります。食品からとる脂質には、**「動物性食品」**に含まれるものと**「植物性食品」**に含まれるものがあります。

脂質のひとつであるコレステロール(88ページ参照)は、細胞膜《さいぼうまく》の成分やホルモンの原料となる重要な成分で、体内でも合成されます。

食品に含まれる脂質は脂肪酸とグリセリンからできていて、脂肪酸はその構造の違いから**「飽和脂肪酸《ほうわしぼうさん》」**と**「不飽和脂《ふほうわし》肪酸《ぼうさん》」**とに分類されます。

●とりすぎが心配される飽和脂肪酸

飽和脂肪酸は、主に動物性の脂肪に含まれます。飽和脂肪酸をとりすぎると、血液中の中性脂肪やコレステロールが増えて肥満を招き、動脈硬化を促進して高《こう》脂血症《しけっしょう》、心臓病、脳卒中を起こしかねません。このため、とりすぎないよう注意が必要です。

飽和脂肪酸には、肉の脂身などに含まれる「パルミチン酸」「ステアリン酸」「ミリスチン酸」牛乳や乳製品に含まれる「酪酸《らくさん》」、やし油に含まれる「ラウリン酸」などがあります。

コレステロールを減らす作用がある不飽和脂肪酸

食生活の欧米化に伴いとりすぎが心配される飽和脂肪酸に対し、主に魚介類や植物に含まれる不飽和脂肪酸は、血液中のコレステロールや中性脂肪を減らす作用があります。

不飽和脂肪酸のうち、健康の維持に欠かせないものを**「必須脂肪酸」**と呼びます。必須脂肪酸には「リノール酸」「リノレン酸」のように体内で合成できないものと、「アラキドン酸」や「DHA」「IPA」のように代謝の過程で、体内で合成されるものとがあります。

●脂質は摂取量に注意する

2005年に発表された日本人の食事摂取基準では、脂質の摂取量が細かく設定されています。

脂質やコレステロールの摂取量をはじめ、とりすぎが心配される飽和脂肪酸、必須脂肪酸であるn《オメガ》-6系脂肪酸、積極的な摂取がすすめられるn-3系脂肪酸については、食事摂取基準(93ページ参照)を参考にして、とりすぎないよう注意してください。

脂質は生命活動に欠かせない栄養素ではありますが、過剰摂取による肥満は現代社会の重要な問題となっています。

成人の場合、1日の**総摂取エネルギー量の20~25%**にするのが目標とされています。

脂肪酸の種類と特徴

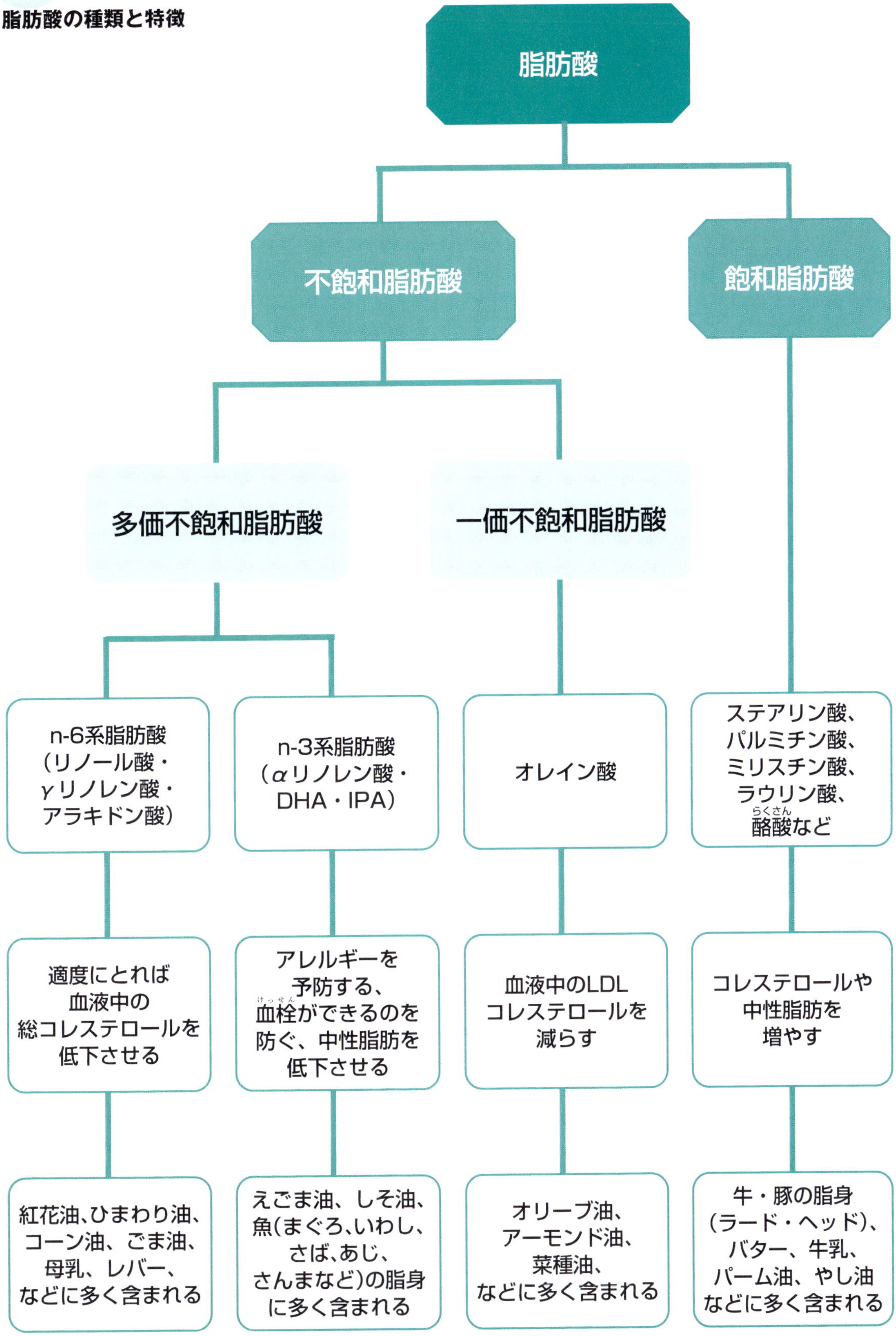
脂肪酸
不飽和脂肪酸
飽和脂肪酸
多価不飽和脂肪酸
一価不飽和脂肪酸
n-6系脂肪酸（リノール酸・γリノレン酸・アラキドン酸）
n-3系脂肪酸（αリノレン酸・DHA・IPA）
オレイン酸
ステアリン酸、パルミチン酸、ミリスチン酸、ラウリン酸、酪酸《らくさん》など
適度にとれば血液中の総コレステロールを低下させる
アレルギーを予防する、血栓《けっせん》ができるのを防ぐ、中性脂肪を低下させる
血液中のLDLコレステロールを減らす
コレステロールや中性脂肪を増やす
紅花油、ひまわり油、コーン油、ごま油、母乳、レバー、などに多く含まれる
えごま油、しそ油、魚(まぐろ、いわし、さば、あじ、さんまなど)の脂身に多く含まれる
オリーブ油、アーモンド油、菜種油、などに多く含まれる
牛・豚の脂身（ラード・ヘッド）、バター、牛乳、パーム油、やし油などに多く含まれる

脂質の大切な摂取源のひとつである調理油はそのほとんどが植物からつくられています

調理油を選ぶときに注意すること

毎日使うものだからこそ注意したい

肉類や魚介類、種実類、大豆、穀物といった食品に含まれる脂質ですが、調理油も脂質の重要な摂取源です。

調理油は血液中のコレステロールを低下させる作用がある不飽和脂肪酸《ふほうわしぼうさん》を含みますが、なかには酸化して**過酸化脂質**《かさんかししつ》というからだに有害な物質に変わりやすいものもあるので、注意が必要です。

とくに、α《アルファ》リノレン酸を多く含む**植物油**（えごま油やしそ油など）は、熱で酸化しやすいので加熱調理には適しません。光でも酸化するので、開封したものは冷暗所に保存して、なるべく早く使い切るようにしましょう。

以下に不飽和脂肪酸の主な作用や、それぞれ多く含む調理油を紹介します。

●リノール酸

n-6《オメガ》系の代表的な脂肪酸で、サフラワー油、大豆油、ごま油などに多く含まれています。血液中のコレステロール値を低下させるので、生活習慣病予防に摂取がすすめられていました。

しかし、総エネルギー量に占めるリノール酸の摂取量が**15%**を超えると、コレステロール低下作用が認められなくなったり、善玉と言われるHDLコレステロールが低下したり、動脈硬化を促進するとも言われています。

●γ《ガンマ》リノレン酸

血圧を下げたり、コレステロールを低下させる働きがあります。不足すると、動脈硬化、高脂血症《こうしけっしょう》、高血圧などを発症しやすくなります。

食品に含まれる量は少なく、母乳、黒すぐりの実、月見草油などに含まれています。

●アラキドン酸

肉や卵、魚などにも含まれますが、体内でリノール酸から合成されます。γリノレン酸とともに体内の生理活性物質の材料となります。

とりすぎたときには**動脈硬化**を促進したり、**高血圧**や**アトピー性皮膚炎**などを招くとされます。

●αリノレン酸

がんを抑制したり、高血圧の予防、アレルギー症状の改善に効果があるとされています。

酸化しやすいので加熱調理には適しません。冷暗所に保存し、なるべく早く使い切りましょう。しそ油、えごま油、亜麻仁油などに多く含まれます。

●ＩＰＡ（イコサペンタエン酸）

血液を固まりにくくして、動脈硬化を予防します。中性脂肪を低下させる作用があり、脂肪の多い魚に多く含まれています。

動脈硬化を予防するために、積極的な

摂取がすすめられています。

●DHA（ドコサヘキサエン酸）

魚のほか、体内でαリノレン酸からIPAを経て合成されます。血液中の中性脂肪を減らす作用があります。

最近は、認《にん》知《ち》症《しょう》（痴《ち》呆《ほう》）などの予防効果も期待されています。

●オレイン酸

血液中のLDL（悪玉）コレステロールを減らす働きがある一方で、HDL（善玉）コレステロールを低下させない利点があります。

しかも、LDLコレステロールを酸化させにくくする働きがあるうえ、酸化されにくいので、調理油に適しています。オリーブ油、アーモンド油、ひまわり油などの植物油に多く含まれています。

飽和脂肪酸の食事摂取基準（目標量/範囲）（%）

年齢	男性	女性
18〜29（歳）	4.5〜7.0	4.5〜7.0
30〜49（歳）	4.5〜7.0	4.5〜7.0
50〜69（歳）	4.5〜7.0	4.5〜7.0
70以上（歳）	4.5〜7.0	4.5〜7.0
妊　婦		4.5〜7.0
授乳婦		4.5〜7.0

＊総エネルギーに対する比率

n-3系脂肪酸の食事摂取基準（g／日）

	年齢	男性	女性
目安量	0〜5（月）	0.9	0.9
	6〜11（月）	1.0	1.0
	1〜2（歳）	1.1	1.0
	3〜5（歳）	1.5	1.5
	6〜7（歳）	1.6	1.6
	8〜9（歳）	1.9	2.0
	10〜11（歳）	2.1	2.1
	12〜14（歳）	2.6	2.1
	15〜17（歳）	2.8	2.3
目標量	18〜29（歳）	2.6以上	2.2以上
	30〜49（歳）	2.6以上	2.2以上
	50〜69（歳）	2.9以上	2.5以上
	70以上（歳）	2.2以上	2.0以上
目安量	妊婦		2.1
	授乳婦		2.4

n-6系脂肪酸の食事摂取基準（目安量）（g／日）

年齢	男性	女性
0〜5（月）	4.0	4.0
6〜11（月）	5.0	5.0
1〜2（歳）	6.0	6.0
3〜5（歳）	8.0	7.0
6〜7（歳）	9.0	8.5
8〜9（歳）	9.0	10.0
10〜11（歳）	11.0	11.0
12〜14（歳）	13.0	10.0
15〜17（歳）	14.0	11.0
18〜29（歳）	12.0	10.0
30〜49（歳）	11.0	9.5
50〜69（歳）	10.0	9.0
70以上（歳）	8.0	7.0
妊婦		9.0
授乳婦		10.0

＊18歳以上の男女の目標量：10%未満

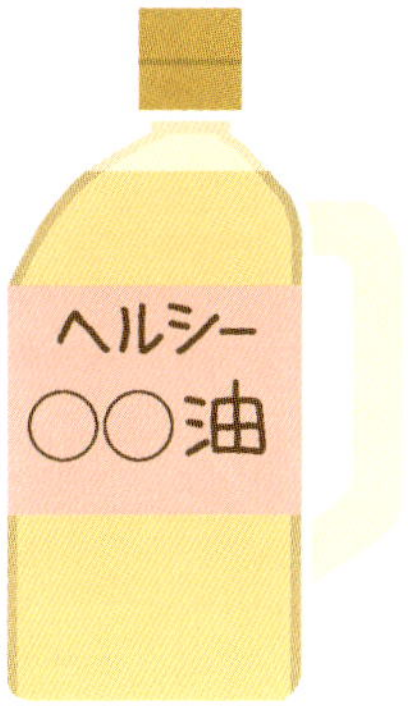

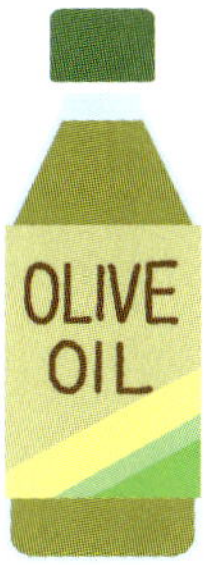

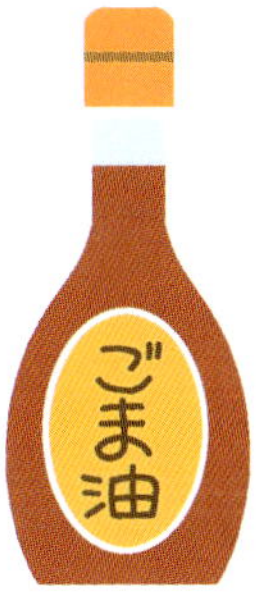

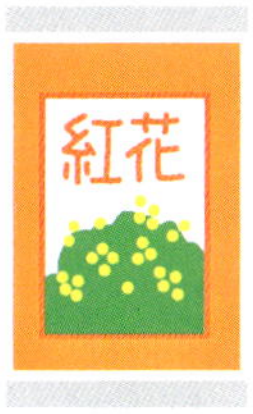

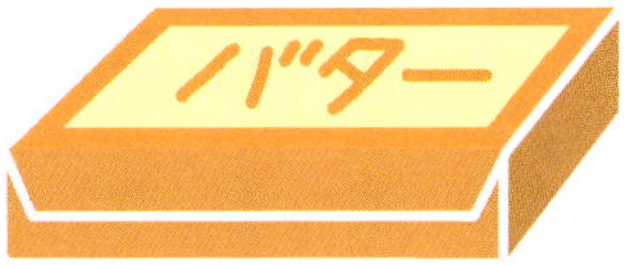

炭水化物（糖質）

体内で利用されるエネルギー源の中心

成人の1日の摂取目安
＊30〜49歳の場合
（目標量）

男性 **50〜70**%
女性 **50〜70**%
＊摂取エネルギーに対する比率

不足すると…

- ▼体重が減少する
- ▼疲れやすくなる
- ▼思考能力が低下する

こんな人におすすめ

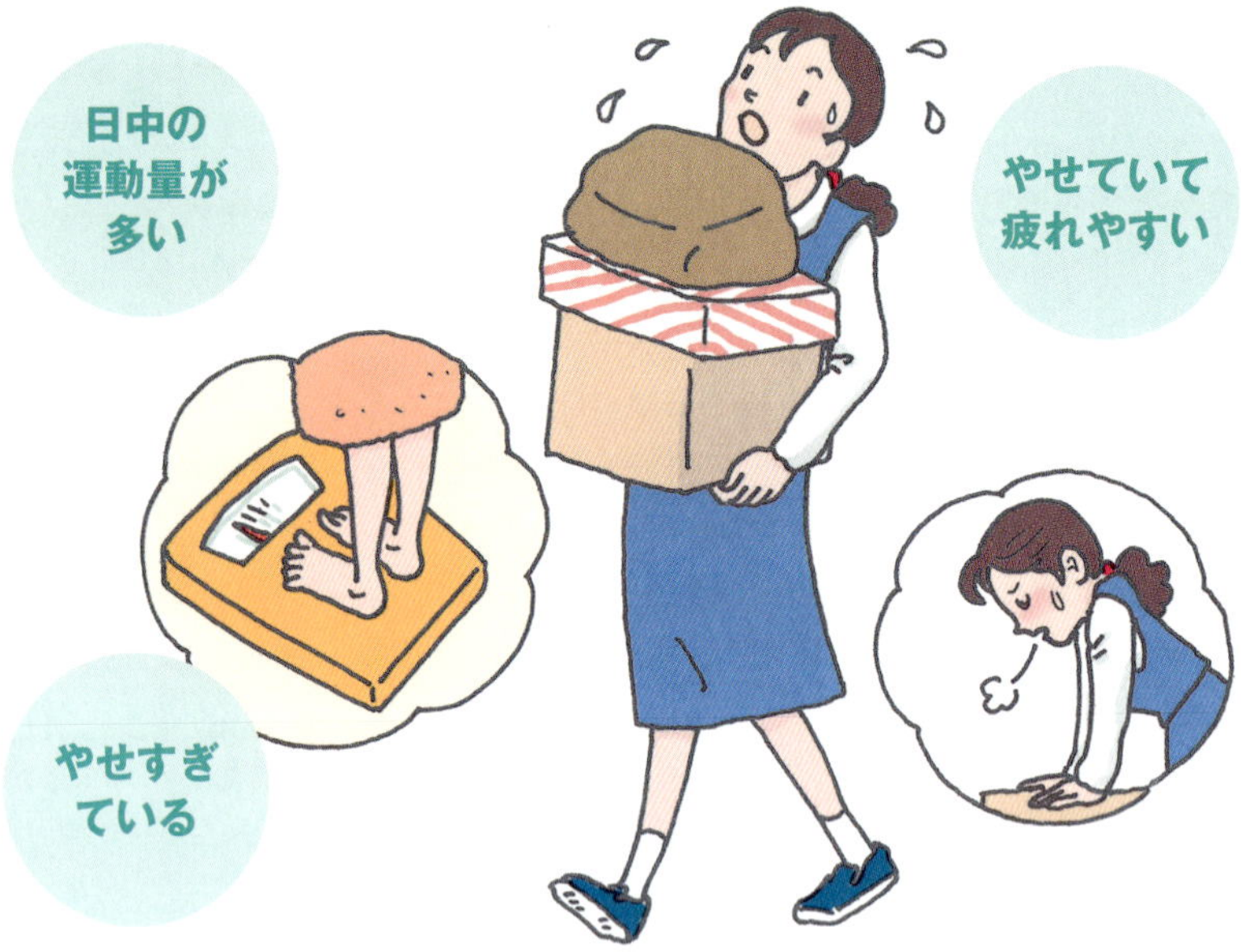
やせていて
疲れやすい
日中の
運動量が
多い
やせすぎ
ている

糖質の作用

脳の神経細胞や筋肉を働かせるためのエネルギーとして利用されます。ほかに、体温を維持するために欠かせません。

不足すると生命活動を維持することができなくなりますが、過剰に摂取した分は脂肪細胞に中性脂肪として蓄積され、肥満を招いてしまいます。

消化管や肝臓で消化・分解された糖質は、**「血糖（血液中に存在するブドウ糖）」**として、体内を循環してエネルギーを供給します。

糖質が分解されてできたブドウ糖は血液中に一定の濃度で溶け出し、残りは肝臓で**「グリコーゲン」**につくりかえられ、肝臓や筋肉に蓄えられます。血液中のブドウ糖が不足したときには、再分解されて全身に送られて利用されるのです。

糖質の特徴

糖質には、さまざまな種類があります（96ページ参照）。食品から摂取する糖質は、そのほとんどが穀類やパン類、めん類、芋類に多く含まれる**でんぷん**です。このほか、果物やはちみつに含まれる**果《か》糖《とう》**、母乳や牛乳に含まれる**乳糖《にゅうとう》**、腸内のビフィズス菌を増やすオリゴ糖などがあります。

果糖100gあたりのエネルギー量はしょ糖とほぼ同じですが、甘さが1・5倍あり、しかも食後の血糖値の上昇が緩やかで、虫歯になりにくいのが特徴です。乳糖は腸内の善玉菌《ぜんだまきん》を増やしますが、乳糖を消化する酵素《こうそ》は、成長とともに活性が低下するので、大人になるにつれて消化されにくくなる人がいます。牛乳を飲むと、下痢をしたり、おなかが痛くなる人がいるのはこのためです。このような症状を「**乳糖《にゅうとう》不《ふ》耐症《たいしょう》**」と言います。

オリゴ糖は、腸内の善玉菌の代表格である**ビフィズス菌**の栄養となります。**「特定保健用食品」**に指定されている商品があるので、利用するとよいでしょう。

エネルギーの過剰摂取が心配される現代では、糖アルコール（99ページ参照）などの低エネルギー甘味料も開発されています。

知っておきたい基礎知識

「**GI《ジーアイ》値《ち》**」とは、食品を食べたあとの血糖値の上昇率を数値で表したもので食後の**血糖上昇反応指数**とも呼ばれます。

同じ量の糖質をとっても、食後の血糖上昇は異なるカーブを描きます。これを食品別に評価した数値です。この数値が低いものほどインスリン分泌が緩やかで、血糖値を上げにくい食品といえます。

炭水化物を多く含む食品

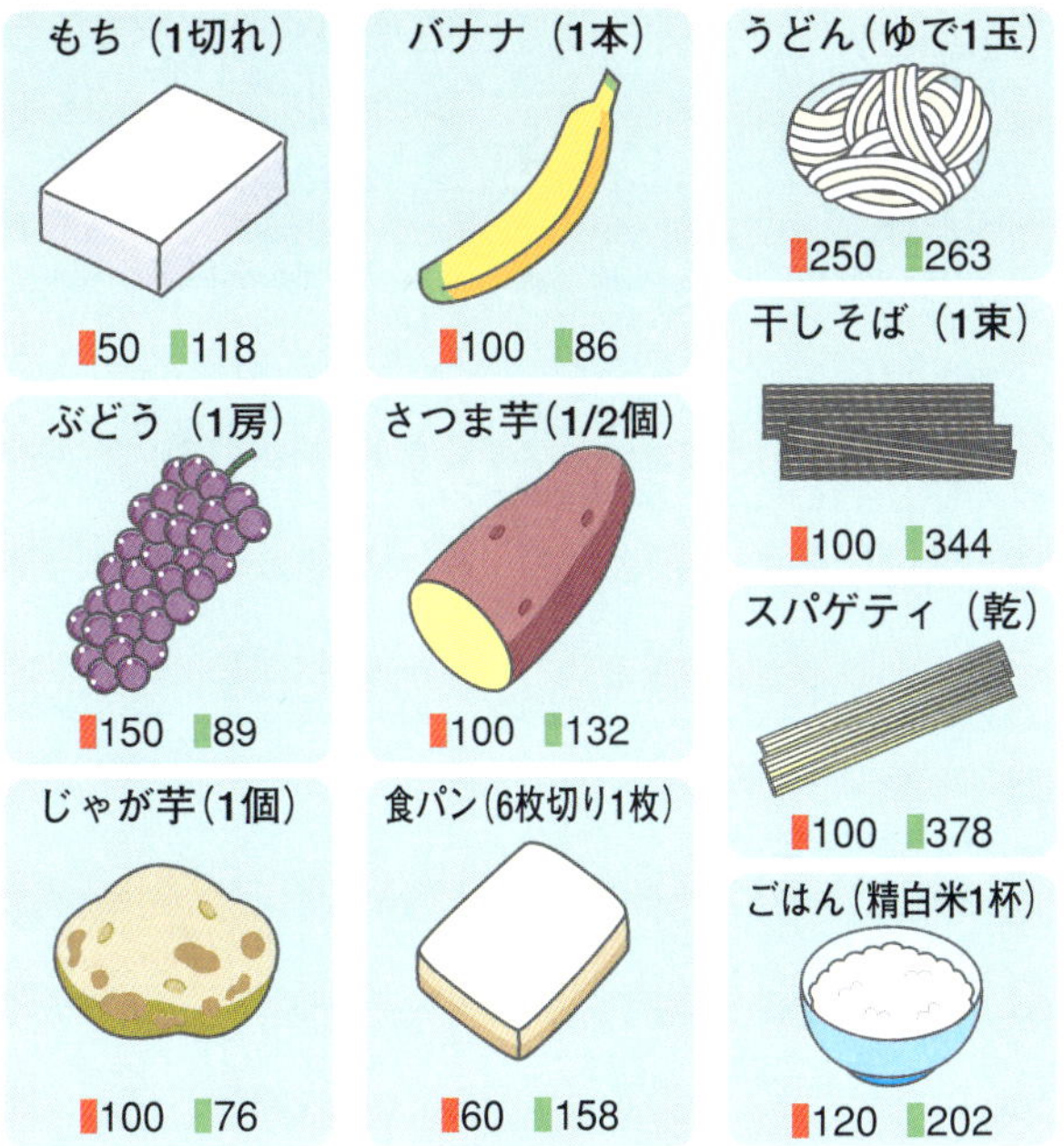

1食分の目安量（g）　エネルギー（kcal）

1食分の目安量における炭水化物の含有量

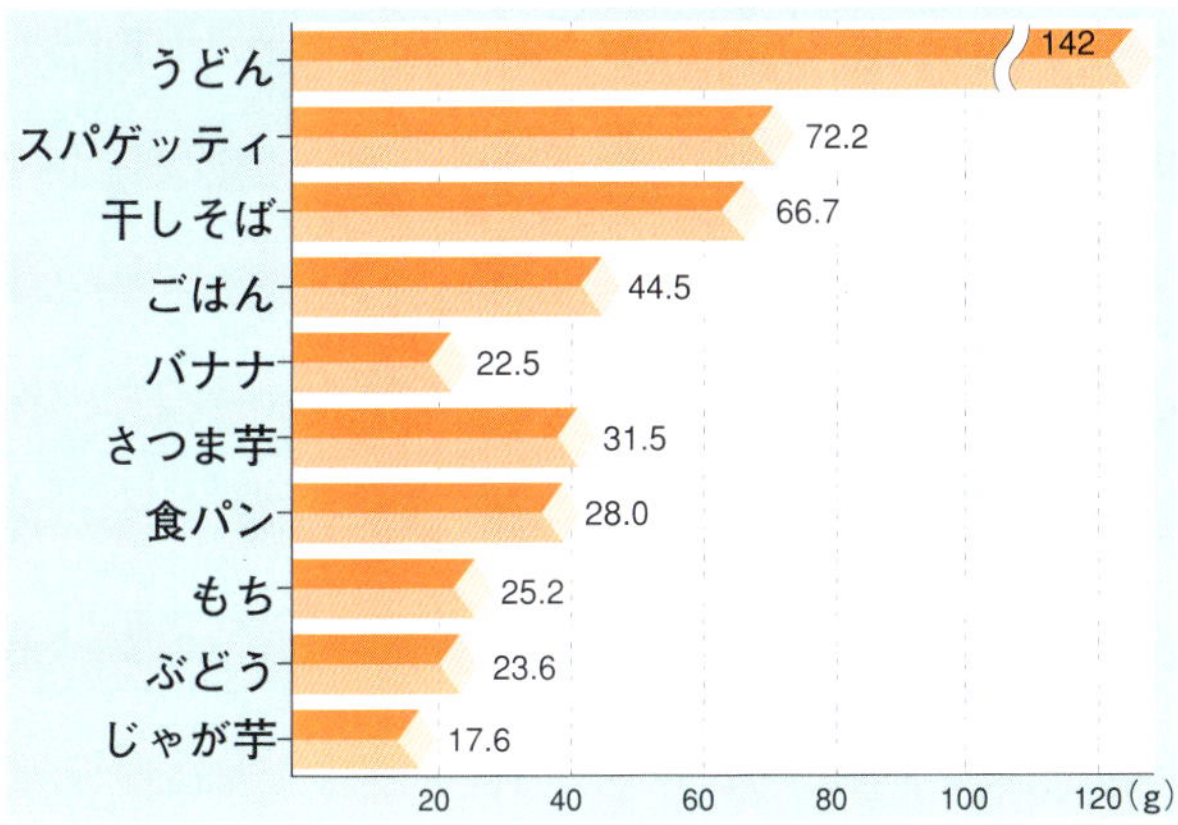

上手に摂取するためのワンポイントアドバイス

ビタミンB1を一緒にとる

糖質が、体内でエネルギーにつくりかえられるときには、ビタミンB1が欠かせません。ビタミンB1は豚肉やうなぎ蒲焼きといった、肉類や魚介類に多く含まれていますが、穀類の胚芽《はいが》にも存在します。主食に玄米や発芽米、胚芽米、全粒粉《ぜんりゅうふん》パンや胚芽パンなどを食べるようにすると、ビタミンB1をいっしょにとることができ、効率よくエネルギーにかえることができます。

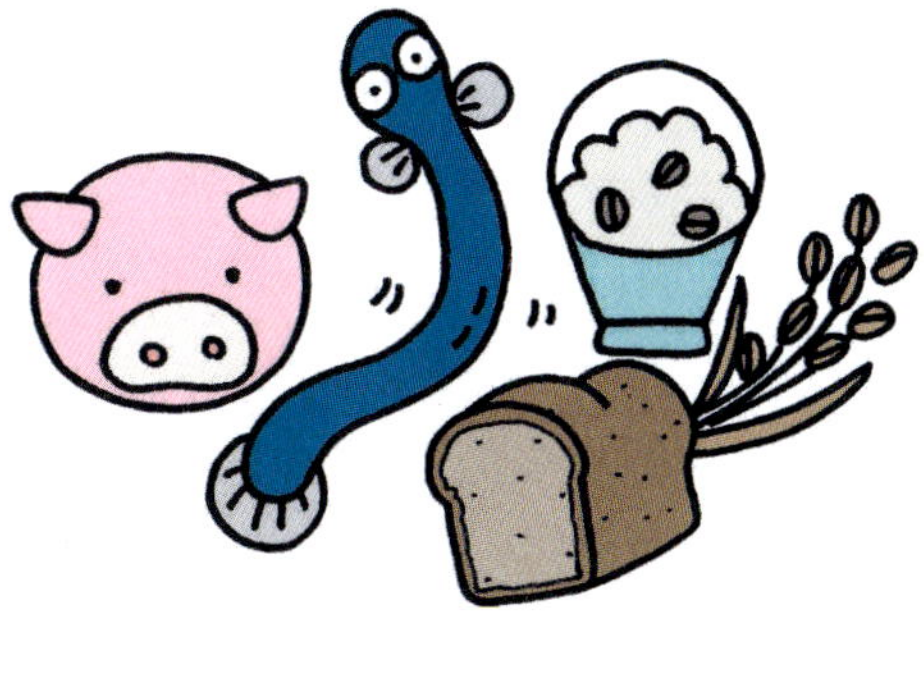

ごはんや芋に多く含まれる炭水化物

炭水化物は生命を維持するエネルギー源で、大きく「糖質」と「食物繊維」に分けられます

糖質と食物繊維がある炭水化物のグループ分け

「炭水化物」は、炭素と水素、酸素の3つで構成されていて、水素と酸素が水のように2対1の割合で含まれていることから、この名前がつきました。生命を維持するエネルギー源の中心で、**「糖質」**と**「食物繊維」**に分けられます。

このうち、糖質は体内のエネルギー源として重要な栄養素で、**1gあたり4kcal**のエネルギーを生み出します。一方、食物繊維はエネルギー源としては利用されず、腸内環境を整えて便秘を予防したり、コレステロール値や血糖値の上昇を抑制する働きなどが期待されています。

●大きく3つに分類される糖質

糖質は分子量の大きさから、**「単糖類」「少糖類」「多糖類」**の3つに大きく分けられます。単糖類はもっとも小さい単位の糖質です。単糖類には、穀物などが分解してできる**「ブドウ糖」**のほか、果物やはちみつに多く含まれる甘味の強い**「果糖《かとう》」**、母乳や牛乳に含まれる乳糖《にゅうとう》の成分になっている**「ガラクトース」**などの種類があります。

単糖類が2つ以上結合したものを少糖類と言います。2つ結合したものが**二糖類**で、麦芽の水飴《みずあめ》に多く含まれる「**麦芽《ばくが》糖《とう》**（ブドウ糖が2つ結合したもの）」、砂糖の主成分である「**しょ糖**（ブドウ糖と果糖が結合したもの）」、母乳や牛乳など乳汁に含まれる「**乳糖**（ブドウ糖とガラクトースが結合したもの）」があります。

腸内のビフィズス菌を増やす「**オリゴ糖**（単糖が2～4個結合）」には、大豆オリゴ糖、フラクトオリゴ糖、キシロオリゴ糖、乳糖オリゴ糖などがあります。

多数の単糖類が結合したものは多糖類と呼ばれます。穀類や芋類に含まれる**「でんぷん」**、**食物繊維**（152ページ参照）の「セルロース」「ヘミセルロース」「ペクチン」、「**グリコーゲン**（98ページ参照）」も、多糖類のひとつです。

脳のエネルギー源はブドウ糖だけ

生命活動をコントロールしている脳は、およそ140億個の脳神経細胞でできています。脳の重さは1200～1400g程度で、それほど重くないのですが、脳で消費される酸素は全身で利用される量の約20%を占めています。これは、脳神経細胞のエネルギー源となるブドウ糖を、エネルギーにかえるために、酸素が使われているためです。

脳では酸素やブドウ糖を蓄えることができないので、常に血液が循環してこれらの物質を供給し続けています。脳梗塞《のうこうそく》や脳出血などで、数分間血流がとだえると脳神経細胞が壊れてしまい、重い後遺《こうい》症《しょう》が残ってしまいます。

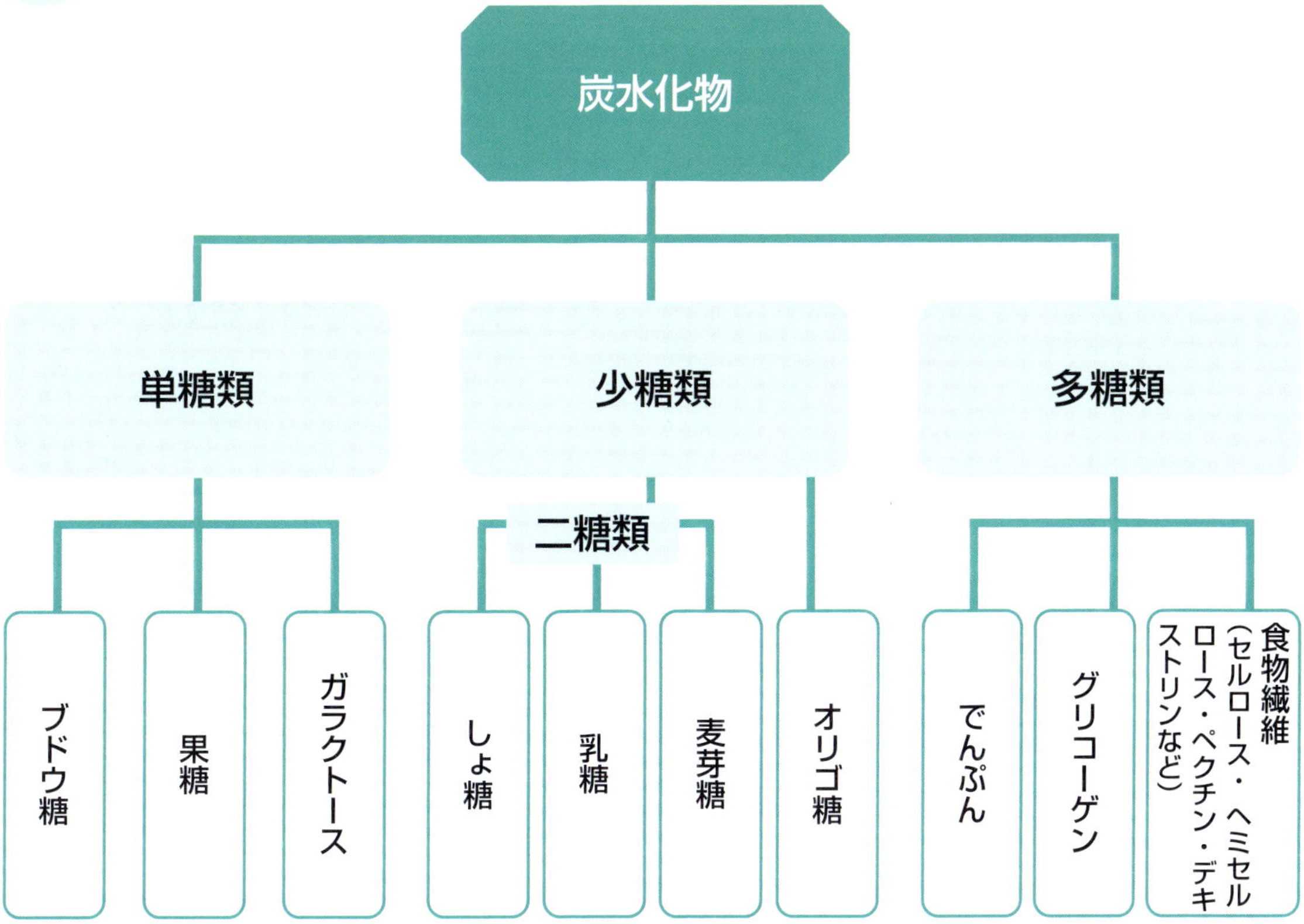

炭水化物の名称と特徴

分類		名称	特徴
単糖類		ブドウ糖	自然界にもっとも多くある糖質で、血液中にも存在する。からだを動かすためのエネルギー源となる
単糖類		果糖	甘味がもっとも強い糖質で、果物やはちみつに含まれている。食後の血糖値の上昇が緩やか（GI値が低い）
単糖類		ガラクトース	乳糖の成分
少糖類	二糖類	しょ糖	一般的な砂糖を指す。さとうきびやてんさいなどの植物に含まれている
少糖類	二糖類	乳糖	動物の乳に含まれる糖質。ブドウ糖とガラクトースが結合したもの
少糖類	二糖類	麦芽糖	大麦を発芽させた麦芽に含まれる糖質。ブドウ糖が2個結合している
少糖類		オリゴ糖	腸内のビフィズス菌を増やす。単糖が2～4個結合したもの
多糖類		でんぷん	米や麦などの穀類や芋類に多く含まれている
多糖類		グリコーゲン	食品で取り込んだ糖質が体内でつくりかえられたもの。筋肉や肝臓にある
多糖類		食物繊維	水溶性と不溶性がある（152～158ページ参照）

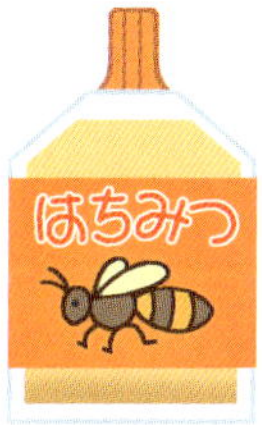

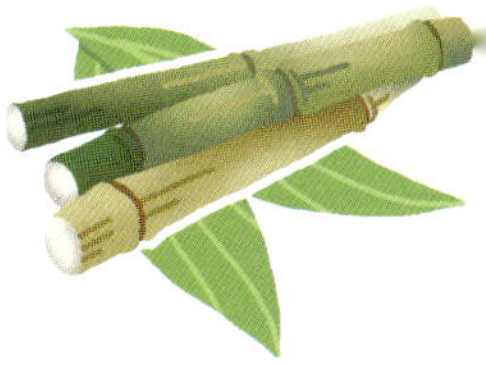

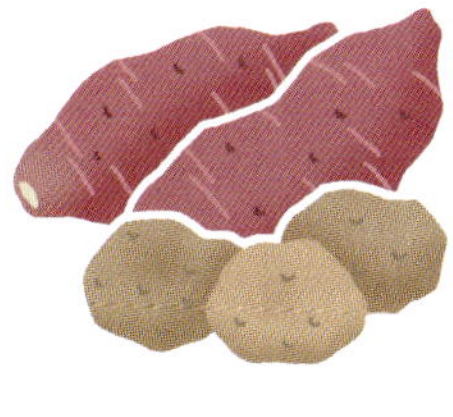

ブドウ糖に分解されエネルギー源となる糖質

とりすぎは肥満を招く「炭水化物（糖質）」ですが足りなくなるとエネルギー不足で基礎体力が落ちてしまいます

余分なブドウ糖はグリコーゲンとして貯蔵される

多糖類である**「でんぷん」**は、口の中でだ液中に含まれる消化酵素《しょうかこうそ》によって、一部が消化されて胃に運ばれます。その後、十二指腸を経て小腸で**二糖類**や**単糖類**に分解されます。二糖類は小腸で単糖類に分解されてから吸収され、血流にのって肝臓に運ばれます。肝臓に運ばれた単糖類のうち、**「果糖《かとう》」**と**「ガラクトース」**は**ブドウ糖**につくりかえられます。ブドウ糖は血流にのって全身に運ばれ、エネルギー源として利用されます。

血液中のブドウ糖の濃度は一定に保たれているため、余ったときには、**「グリコーゲン」**という形につくりかえられて、肝臓や筋肉に貯蔵されます。ブドウ糖が少なくなったときには、グリコーゲンがブドウ糖に再分解されてエネルギーとして利用されます。

肝臓や筋肉中のグリコーゲンの貯蔵量が限界を超えてしまったときには、中性脂肪として脂肪細胞に蓄積されます。これがたまりすぎると、肥満を招きます。

●炭水化物でしっかりエネルギー摂取

炭水化物（糖質）が不足するとエネルギーが足りなくなって、基礎体力が落ちてしまいます。筋肉や肝臓内のグリコーゲンが少なくなると、疲労感が強くなったり、肝臓の働きも低下してしまいます。

1日の摂取エネルギーバランス（PFCバランス／71ページ参照）を考えると、約60％は炭水化物から摂取するのが望ましいとされているので、しっかりととりたいものです。炭水化物のなかでも、複合炭水化物と呼ばれる**でんぷん**を中心にとることが大切です。

単糖のとりすぎが肥満を招く

砂糖の主成分である**しょ糖**は、効率がよいエネルギー源という利点がある一方で、とりすぎたときは中性脂肪にかわりやすいという欠点があります。

疲れたときには甘いものが欲しくなりますが、これは血液中のブドウ糖が不足して、脳が糖分を要求しているからです。こんなときに甘いものを食べると、血糖値は一気に上昇し、脳も満足感を覚えて幸せな気分になります。しかし、急激に上昇した血糖値は、反動で正常値より低くなる**「低血糖《ていけっとう》」**を起こすこともあるので、上手につき合いたいものです。

料理に使う砂糖やコーヒー、紅茶に入れる甘味料も工夫するとよいでしょう。次ページに、日常使う砂糖の種類と特徴をまとめたので参考にしてください。

疲れているときには、糖分にレモンなどクエン酸を含む柑橘類《かんきつるい》や、酢に含まれる酢酸《さくさん》をあわせてとると、疲労回復作用が高くなります。

砂糖の種類とエネルギー量

名称	重量（大さじ1杯）	エネルギー（大さじ1杯）	特　徴
上白糖	9g	35kcal	白砂糖と呼ばれる白い砂糖。一般に家庭で調理用としてよく利用されている。さとうきびの糖液を精製したもの
三温糖《さんおんとう》	10g	38kcal	上白糖やグラニュー糖を製造したときに残った糖液を材料につくられる。煮物やつくだ煮に適する。糖液を三度煮詰めてつくる砂糖を意味する
黒砂糖	10g	35kcal	さとうきびの絞り汁をそのまま煮詰めてつくる。煮物やかりんとう、ようかんなどによい。カルシウムやビタミンB群も含む
和三盆糖《わさんぼんとう》	9g	34kcal	香川と徳島でつくられる、粒が細かく口当たりがよい砂糖。高級和菓子などに利用される
グラニュー糖	12g	48kcal	ざらめ糖という結晶の大きい砂糖の一種。コーヒーや紅茶、洋菓子などに利用される
角砂糖	3g（1個）	12kcal	グラニュー糖を固めたもの。これに洋酒をしみ込ませるとブランデーシュガー、ラムシュガーなどになる
氷砂糖	3g（1個）	12kcal	純度の高い砂糖を原料にして、時間をかけて大きな結晶に固めたもの。果実酒をつくるのに適している
水飴	21g	69kcal	さつま芋やじゃが芋のでんぷんを分解して煮詰めたもの。菓子やジャム、つくだ煮などに利用される
はちみつ	21g	62kcal	みつばちが採取した花の蜜《みつ》を巣の中に蓄えた天然の甘味料。花の種類やみつばちの種類によって香りや色、成分が異なる

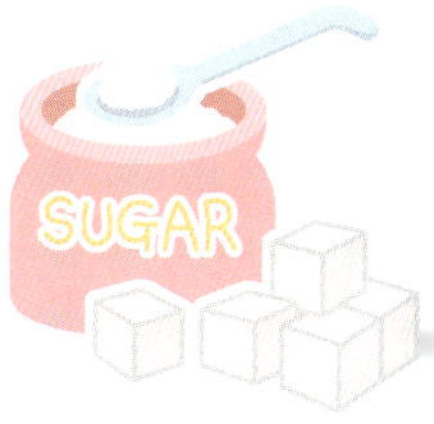

砂糖以外の甘味料の種類と甘味度

名称		甘味度（しょ糖の甘味を100とした場合の甘さの強さ）とエネルギー量（1gあたり）
糖アルコール	エリスリトール	ブドウ糖からつくられる　80%　0kcal/g
	マルチトール	麦芽糖からつくられる　80%　2kcal/g
	キシリトール	白樺《しらかば》樹皮の抽出液からつくられる。清涼感がある　100%　3kcal/g
非糖質甘味料	ステビア	キク科の植物から抽出される　30,000%　0kcal/g
	グリチルリチン	甘草から抽出される　20,000%　0kcal/g
	アスパルテーム	アミノ酸系甘味料　20,000%　4kcal/g

＊これらの甘味料はむし歯を発生しにくく、低エネルギー（しょ糖は1g=4kcal）

＊これらの甘味料は、血糖値やインスリン分泌に影響を与えない

糖質や脂質、たんぱく質の代謝をスムーズに行うために13種類あるビタミンは欠かすことのできない栄養素です

毎日の食事で一定量をとりたいビタミンとは？

微量ではあるが生命活動の維持に不可欠

ビタミンはエネルギー源にはなりませんが、三大栄養素の代謝《たいしゃ》を助けたり、からだの機能を正常に働かせるために欠かせない栄養素です。いずれも必要な量はごくわずかですが、毎日、食事から一定量をとらないと、病気になったり、ときには死を招くこともあります。

ビタミンが最初に発見されたのは1900年代です。それ以前にはビタミン不足による不調は、原因不明の病気とされてきました。例えば、ビタミンB_1不足の脚気《かっけ》は紀元前の中国の古書に登場します。ペラグラはナイアシン不足、壊血病《かいけつびょう》はビタミンC不足によって起きます。

●ビタミンとビタミン様物質

現在、ビタミンは13種類となっていますが、これ以外にも、ビタミンのような作用をもつ物質があり、これを**「ビタミン様物質」**（160ページ参照）と呼びます。これらは、栄養素としての作用ではなく、薬理作用を持つのが特徴です。

サプリメントでビタミンを補給している人もいますが、ビタミンやミネラルには相互作用があります。基本的には、さまざまな栄養素が含まれている食品でとることが望ましいのです。サプリメントでとる場合には、それぞれのビタミンの働きや特徴を理解したうえで、とりすぎによる**過剰症**に注意しましょう。

脂溶性ビタミンと水溶性ビタミン

ビタミンには水に溶ける**「水溶性ビタミン」**と、脂質に溶ける**「脂溶性《しようせい》ビタミン」**があります（次ページ参照）。水溶性ビタミンはとりすぎたとしても、過剰な分は尿とともに体外に排泄《はいせつ》されるので、蓄積する心配はありません。

脂溶性ビタミンは、水に溶けにくい、熱に対して安定している、調理による消失が少ない、脂肪と合わせてとると吸収されやすいといった特徴があります。ただ、体内に蓄積されるので、とりすぎによる過剰症の心配があります。食品から摂取する場合には、それほど心配はありませんが、サプリメントを摂取している人は、摂取量に注意が必要です。

●腸内の善玉菌が合成するビタミン

ビタミンには、体内で合成されるものもあります。ビタミンB群（B_2・B_6・B_{12}など）やビタミンKは、腸内の善玉菌《ぜんだまきん》（ビフィズス菌）によって合成されます。

便秘が続くと腸内環境を悪化させ悪玉《あくだま》菌《きん》を増やし、善玉菌によるビタミンの合成能力も低下させてしまいます。また、抗生物質を長期間使用すると、腸内の善玉菌まで殺してしまうので、服用中は腸内環境の改善につとめましょう。

早わかりビタミン一覧表

＊（　）内は化学名

分類		名称	特徴	参照ページ
脂溶性ビタミン		ビタミンA（レチノール・βカロテン）	目の網膜の色素成分（ロドプシン）となる。皮膚《ひふ》や粘膜《ねんまく》を健康に保ち、免疫《めんえき》機能《きのう》を高める	102ページ
脂溶性ビタミン		ビタミンD（カルシフェロール）	カルシウムの腸管での吸収を促進し、カルシウム代謝《たいしゃ》をコントロールする	106ページ
脂溶性ビタミン		ビタミンE（トコフェロール）	抗酸化作用があり、老化予防、過酸化《かさんか》脂質《ししつ》の生成を抑制、血行をよくする	108ページ
脂溶性ビタミン		ビタミンK（K_1・K_2）（フィロキノン・メナキノン）	血液凝固因子《けつえきぎょうこいんし》を合成して止血に働く。カルシウムが骨に沈着するのを助ける	110ページ
水溶性ビタミン	ビタミンB群	ビタミンB_1（チアミン）	主に糖質代謝をスムーズにする。神経の働きを正常に保つ	112ページ
水溶性ビタミン	ビタミンB群	ビタミンB_2（リボフラビン）	糖質、脂質、たんぱく質の代謝を助ける。細胞の成長を促進する。過酸化脂質の分解を助ける	114ページ
水溶性ビタミン	ビタミンB群	ナイアシン（ニコチン酸）	糖質、脂質、たんぱく質の代謝を助ける。アルコールの分解にも欠かせない	116ページ
水溶性ビタミン	ビタミンB群	ビタミンB_6（ピリドキシン）	たんぱく質の代謝に欠かせない。神経伝達物質の合成にもかかわる	118ページ
水溶性ビタミン	ビタミンB群	ビタミンB_{12}（コバラミン）	葉酸《ようさん》とともに赤血球をつくる。神経伝達物質の合成にかかわる	120ページ
水溶性ビタミン	ビタミンB群	葉酸《ようさん》（プテロイルグルタミン酸）	核酸《かくさん》（DNA）を合成し、赤血球をつくり、貧血を防ぐ。妊娠・授乳中はとくに必要	122ページ
水溶性ビタミン	ビタミンB群	パントテン酸	糖質、脂質、たんぱく質の代謝に欠かせない。ストレス対抗ホルモンである副腎皮質《ふくじんひしつ》ホルモンの合成に働く	124ページ
水溶性ビタミン	ビタミンB群	ビオチン（ビタミンH）	糖質、脂質、たんぱく質の代謝に欠かせない。皮膚や髪の毛を健康に保つ	126ページ
水溶性ビタミン		ビタミンC（アスコルビン酸）	コラーゲンの合成を助ける。有害物質を解毒《げどく》する。免疫機能を高める。抗酸化作用がある	128ページ

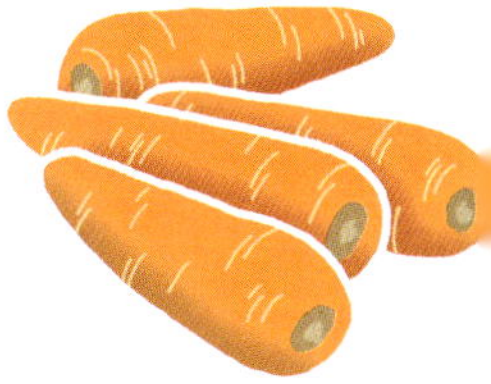

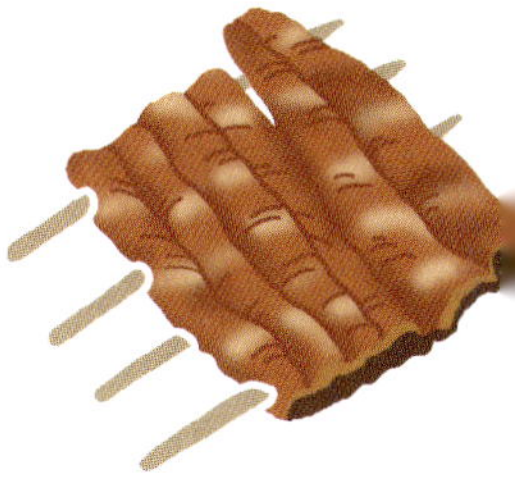

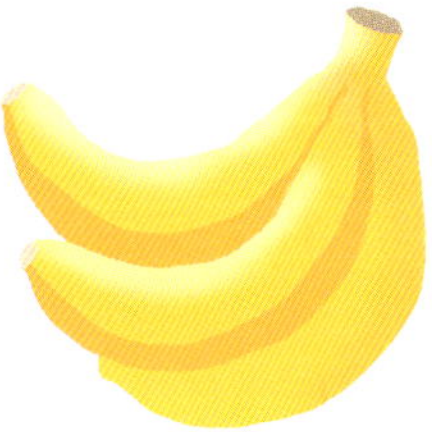

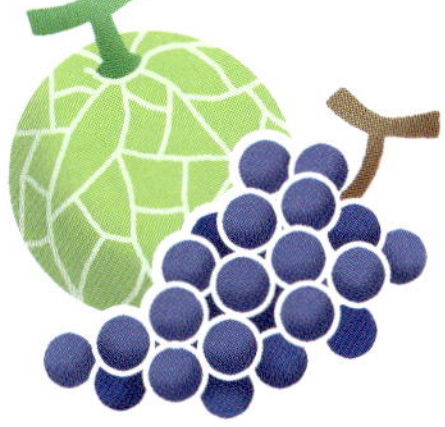

ビタミンA

粘膜を保護して免疫機能を高める

成人の1日の摂取目安
＊30～49歳の場合
（推奨量）

男性	750μgRE
女性	600μgRE
上限量	3,000μgRE

＊単位はレチノール当量

不足すると…

▼目のかゆみや乾燥がある
▼肌がカサカサになる
▼かぜをひきやすい

こんな人におすすめ

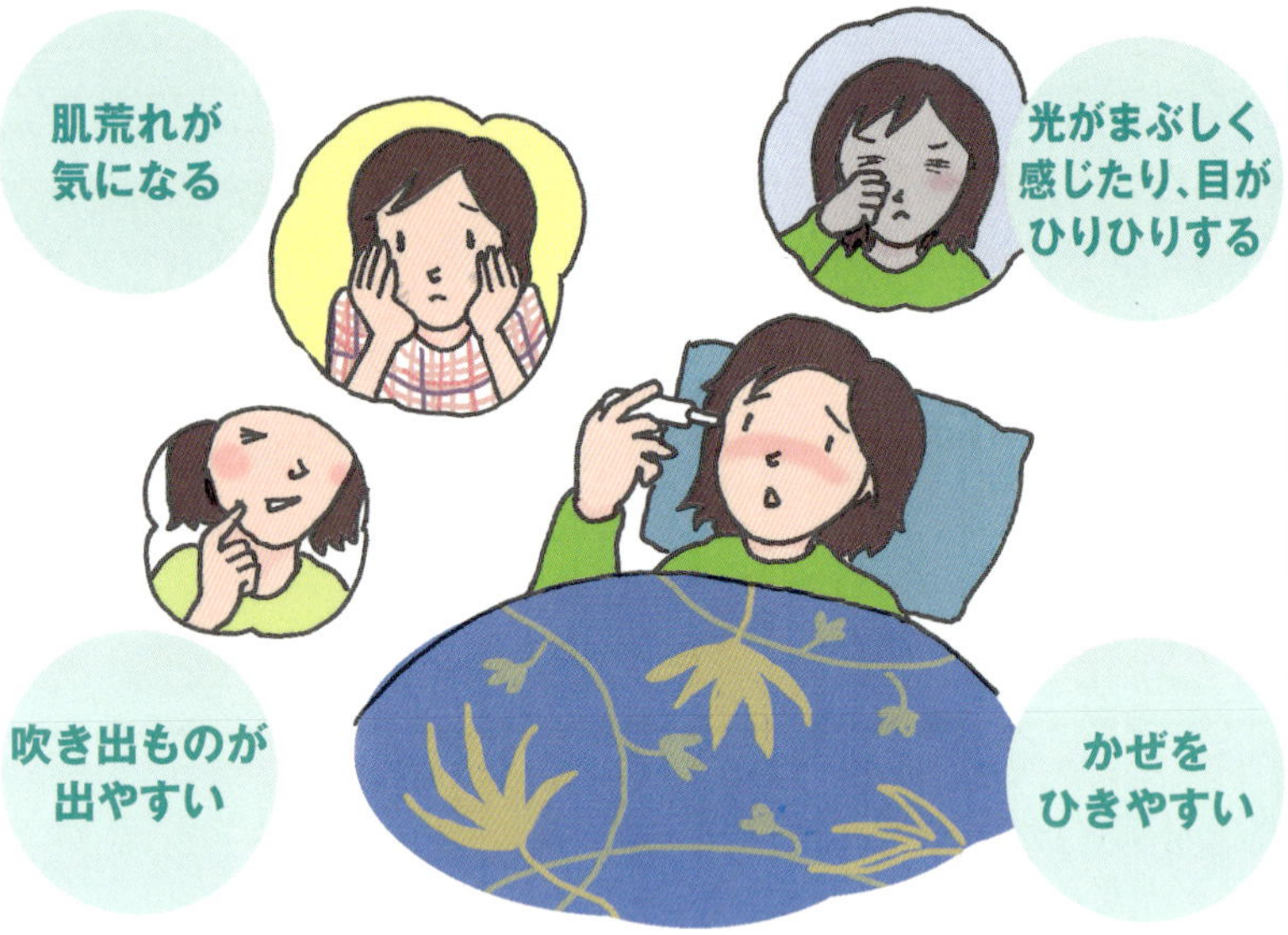
光がまぶしく感じたり、目がひりひりする
肌荒れが気になる
吹き出ものが出やすい
かぜをひきやすい

ビタミンAの作用

ビタミンAには、皮膚《ひふ》や粘膜《ねんまく》の健康を保って免疫機能《めんえききのう》を維持したり、視力を正常に保つ働きがあります。

ビタミンAが不足すると、皮膚や消化管、肺や気管支などの外界と接している上皮細胞（皮膚や粘膜の細胞）の代謝《たいしゃ》が、うまく行われなくなります。

そのために肌がかさついたり、消化管の吸収能力が低くなったりします。

また、鼻やのどの粘膜が弱くなると、空気中の病原体が体内に入り込み、感染症（かぜ）にかかりやすくなります。

ほかに、ビタミンAが不足すると、「**夜盲症**《やもうしょう》（暗いところでものが見えづらくなること）」になると言われます。これは、網膜にある「**ロドプシン**」という明暗を感じる物質（視覚色素）が、ビタミンAからつくられるためです。

ビタミンAの特徴

食品に含まれるビタミンAは、動物性食品に多く含まれ体内でそのままビタミンAとして作用するものと、体内でビタミンAにつくりかえられてから作用する「**プロビタミンA**」とがあります。緑黄色野菜や果物などに多く含まれる「**カロテノイド**」（104ページ参照）がプロビタミンAとしてよく知られています。

現在、約600種類のカロテノイドが発見されていますが、このなかの約50種類がプロビタミンAです。一般的に知られているものは、「**α**《アルファ》**カロテン**」や「**β**《ベータ》**カロテン**」のほか「**クリプトキサンチン**」があります。ほうれん草やにんじんといった緑黄色野菜や、みかんなどに多く含まれています。

摂取するときの注意点

よくビタミンAはとりすぎに注意が必要と言われます。たしかに、腸管から直接吸収されるビタミンAをとりすぎると過剰症が心配されます。しかし、ビタミンAを多く含むレバー、あんこう肝、うなぎなどは、毎日大量に食べる食品ではないので、ほとんど心配ありません。**短期間に15万μg以上の摂取**、もしくは数か月～数年の間、**1日に3000μg以上の摂取**を続けたときに、過剰症が起こると報告されています。

プロビタミンAは、体内で必要に応じてビタミンAにつくりかえられ、一定量以上は吸収されにくいので、過剰症の心配はありません。

βカロテンの唯一の副作用は、手のひらや足の裏が黄色くなる**「柑《かん》皮《び》症《しょう》」**ですが、しばらく摂取を抑えればもとに戻ります。

また、ビタミンAに変換されないカロテノイドにも、活性酸素を消去する強い抗酸化作用があることがわかってきました。このため、がんや老化の予防に役立つのではないかと期待されています。

ビタミンA（レチノール当量）を多く含む主な食材

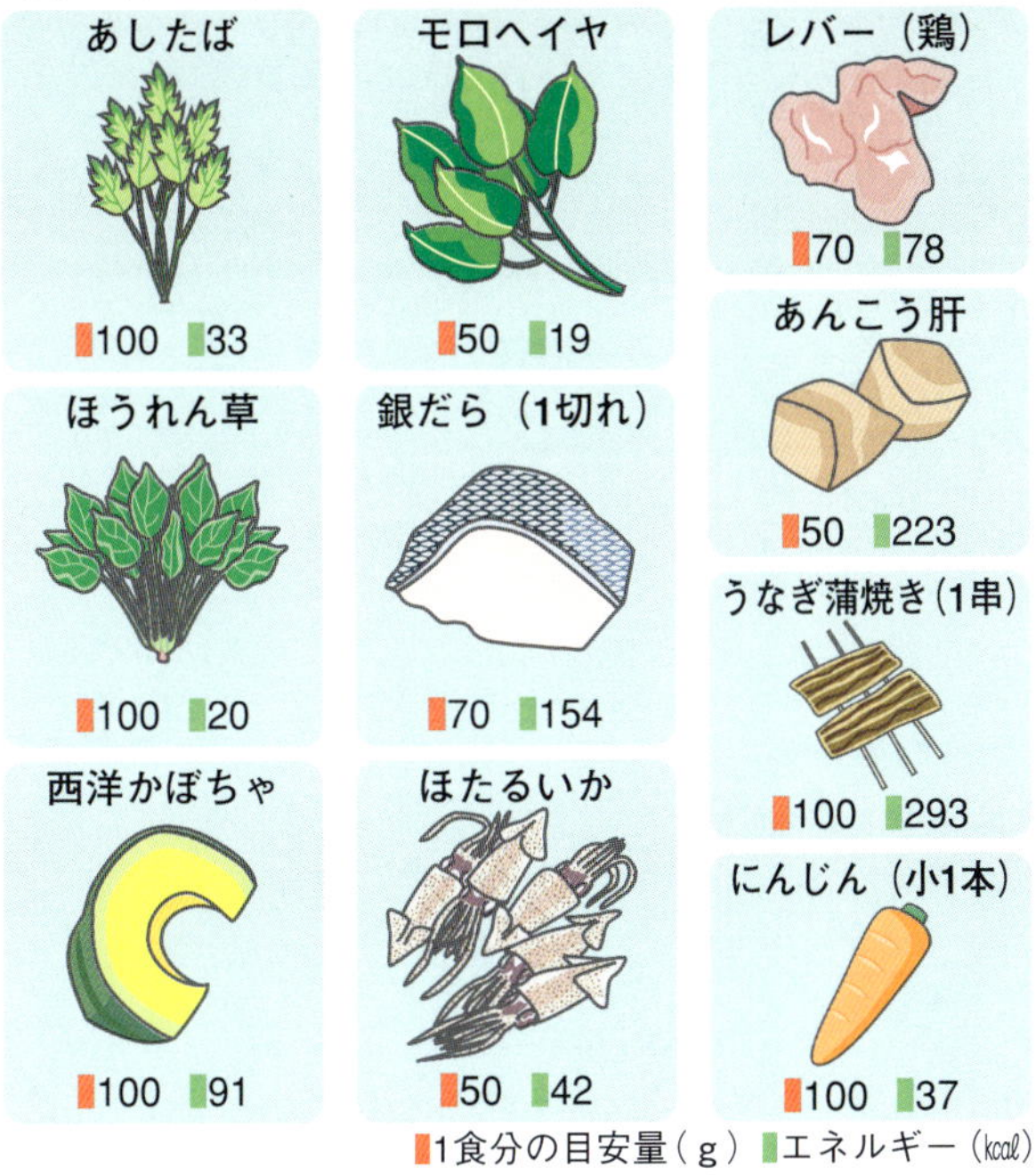
あしたば
100　33
モロヘイヤ
50　19
レバー（鶏）
70　78
ほうれん草
100　20
銀だら（1切れ）
70　154
あんこう肝
50　223
うなぎ蒲焼き（1串）
100　293
西洋かぼちゃ
100　91
ほたるいか
50　42
にんじん（小1本）
100　37
1食分の目安量（g）　エネルギー（kcal）

1食分の目安量におけるビタミンAの含有量

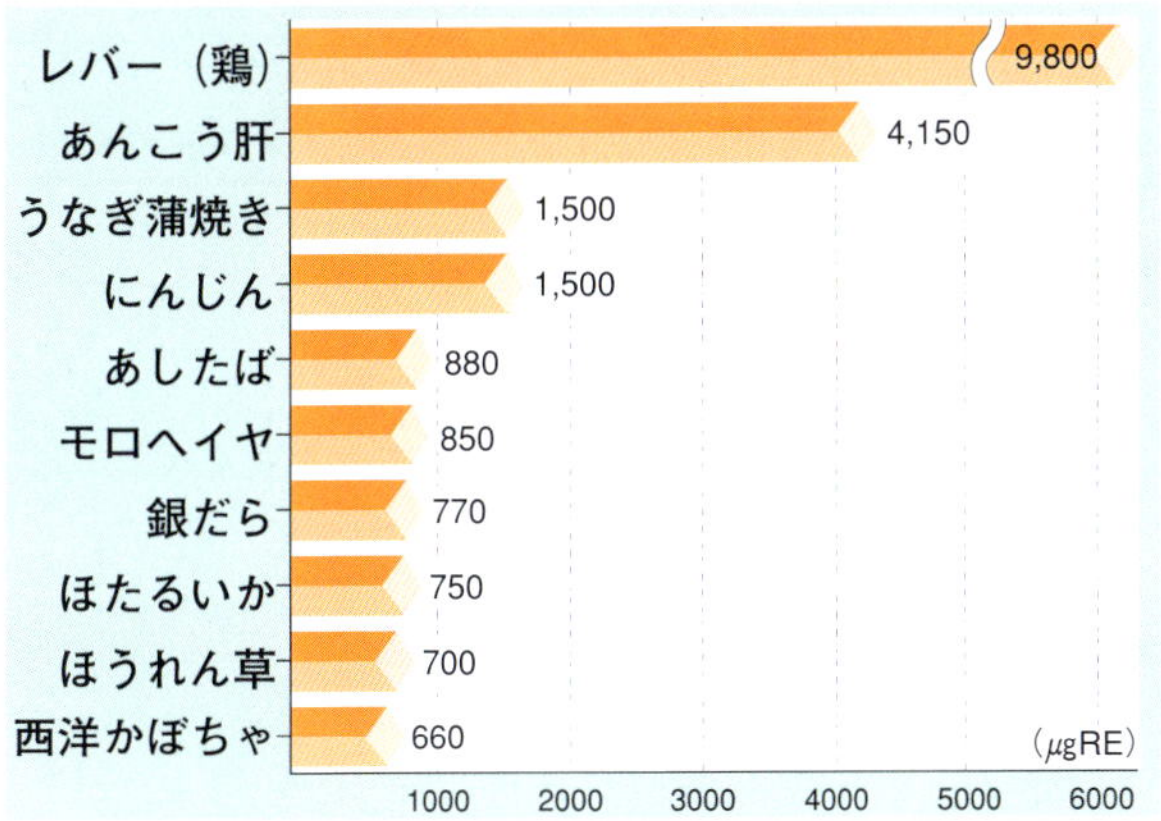

上手に摂取するためのワンポイントアドバイス

油との相性がよいビタミンA

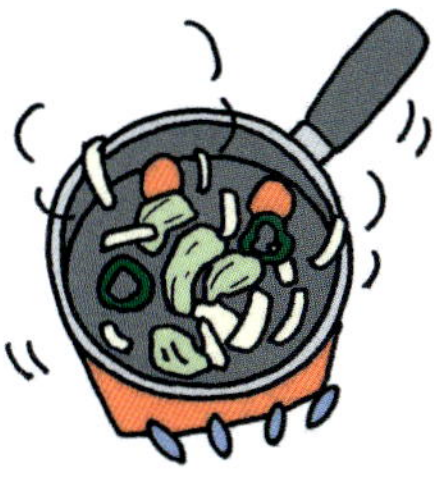

脂溶性《しようせい》ビタミンであるビタミンAは、油といっしょに調理すると吸収率が高くなります。また、水溶性ビタミンは加熱すると失われますが、ビタミンAは熱に対して安定しているので、加熱調理に適しています。

にんじんのβカロテンでは、ビタミンAの吸収率は生で食べたときは約20%、ゆでたときには約40%、炒め物など油を使ったときには約50～70%になります。

Column

カロテノイドとは？

緑黄色野菜に含まれる抗酸化作用の強い物質

カロテノイドとは、ビタミンA（102ページ参照）でも紹介している「β《ベータ》カロテン」をはじめとする、緑黄色野菜に含まれる赤色や橙色《だいだい》、黄色といった、鮮やかな**色素の総称**です。抗酸化作用が強く、**ファイトケミカル**（166ページ参照）の一種でもあります。

代表的なカロテノイドは、体内でビタミンAにかわる「プロビタミンA」と呼ばれるものと、それ以外に大きく分けられます。**「α《アルファ》カロテン」「βカロテン」「クリプトキサンチン」**などはプロビタミンAです。ビタミンAの摂取量が足りないときには、体内でビタミンAにつくりかえられます。**「リコピン」**（172ページ参照）、**「ルテイン」「ゼアキサンチン」**は、ビタミンAにはかわりません。

これまでは、ビタミンAにつくりかえられる割合の高いβカロテンが、カロテノイドの代表として考えられてきました。しかし、最近の研究で、リコピンやαカロテンの抗酸化作用の強さが注目され始め、がんの予防作用なども期待されています。にんじんやかぼちゃに多いαカロテンは肺がんや肝がんなどで、βカロテンを上回るがんの抑制効果があることが、動物実験の結果わかっています。

最近、知られ始めたカロテノイド

クリプトキサンチンは、温州《うんしゅう》みかんやかき、オレンジ、もも、ブロッコリーに多く含まれる色素で、発がんを抑制する作用があるとされています。今後の研究が期待される成分です。

ルテインは、ほうれん草やブロッコリーなどの野菜に含まれますが、白内障《はくないしょう》（眼の水晶体が濁って視力が低下する）や加齢性黄斑《かれいせいおうはん》（網膜の中心部が障害されて視界の一部分が見えづらくなる）、大腸がんの予防効果が期待されています。海外ではゼアキサンチンと組み合わせて、白内障を予防する研究が進められています。

ゼアキサンチンは、ルテインとともに網膜の黄斑部に存在するカロテノイドです。抗酸化作用が強いので、網膜で過酸《かさん》化《か》脂質《ししつ》がつくられるのを抑制し、網膜の障害を防いでいると考えられています。

このように、カロテノイドはさまざまな生活習慣病やがんの予防に効果があると考えられています。また、単独よりも数種類を組み合わせたほうが、効果的なことがわかっています。健康のためには、1日に**緑黄色野菜を120g**、**淡色野菜を230g**、合わせて350gの野菜と、**果物を200g**とるのがよいとされています。現状では**1皿分の野菜（70〜80g）**が不足しているので、もっと積極的に野菜と果物をとりたいものです。

カロテノイドを含む主な食品

		αカロテン	βカロテン	クリプトキサンチン	リコピン	ルテイン	ゼアキサンチン
緑黄色野菜	にんじん	●	●				
	かぼちゃ	●	●			●	●
	ほうれん草		●	●		●	
	ケール		●			●	
	ブロッコリー		●	●		●	
	ピーマン		●				
	トマト		●		●		
豆類・芋類　果物	とうもろこし			●		●	●
	グリンピース	●	●			●	
	さつま芋（有色）		●			●	
	オレンジ			●			●
	もも			●			●
	すいか				●		
	かき			●			

「健康21リーフレットNo14」より

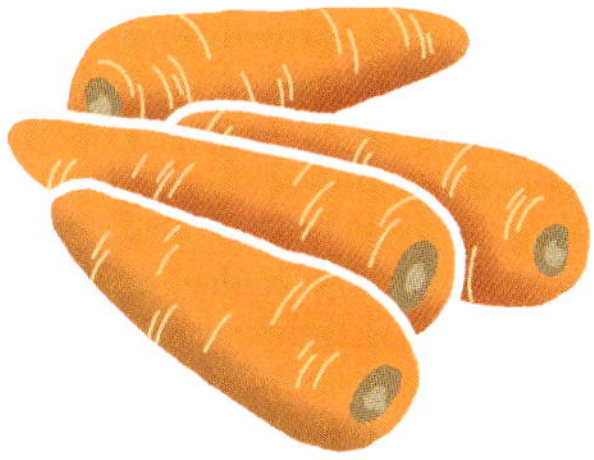
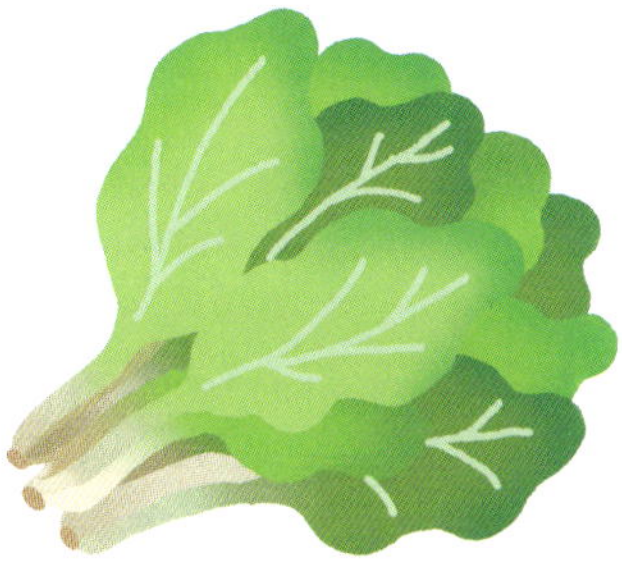
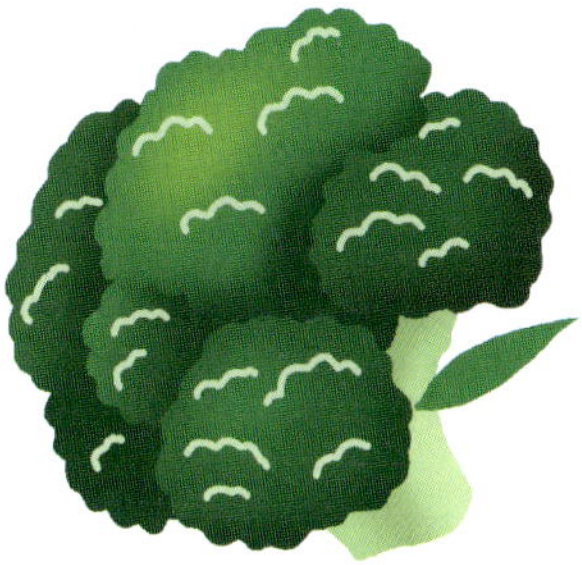
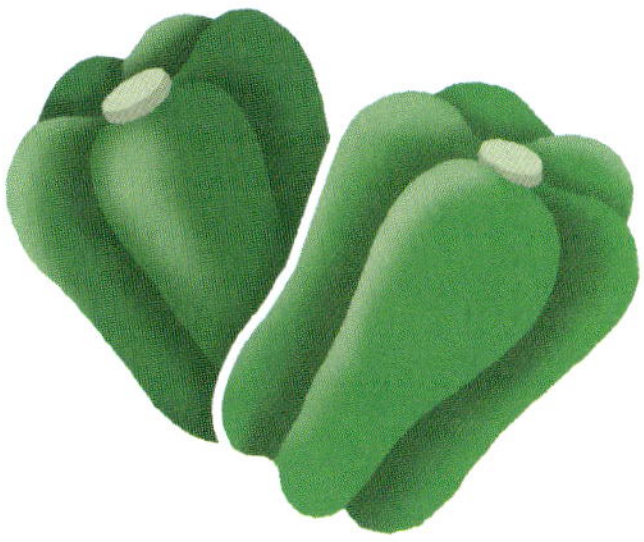
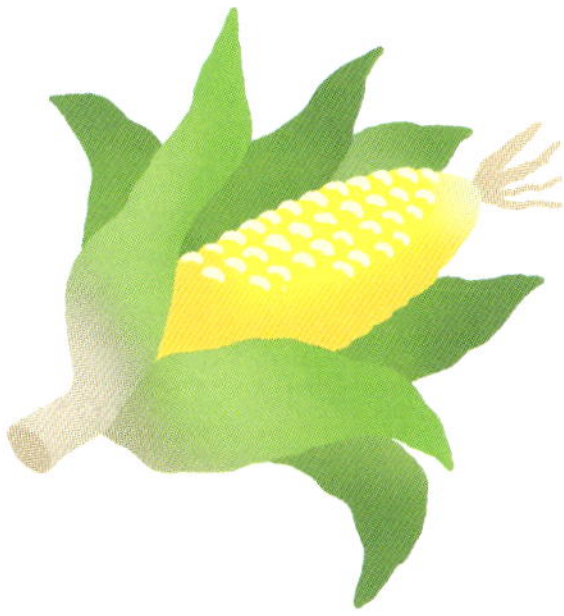
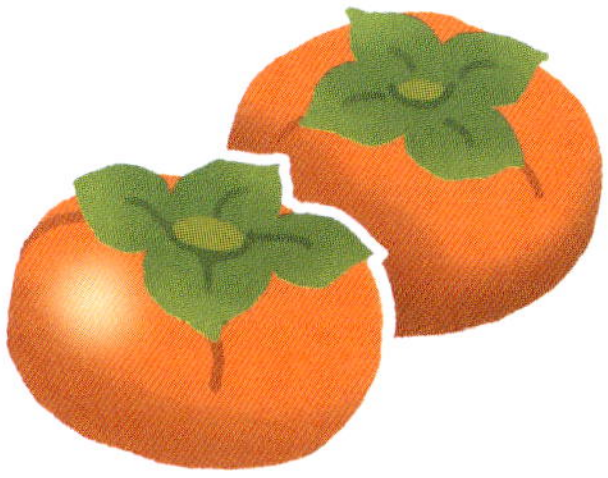
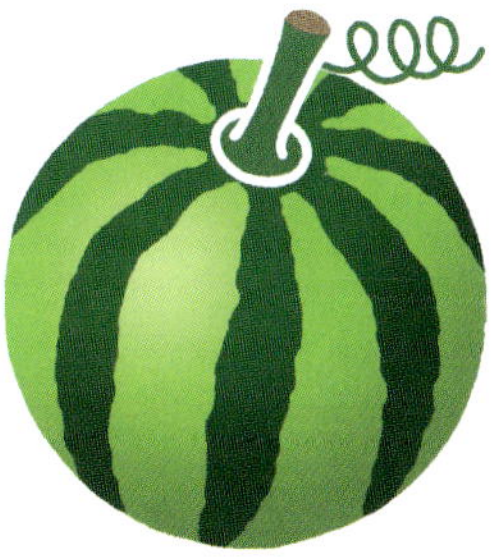

ビタミンD

太陽の光を浴びると体内でつくられる

成人の1日の摂取目安
＊30～49歳の場合
（目安量）

男性	5 μg
女性	5 μg
上限量	50 μg

不足すると…

- ▼骨や歯がもろくなる
- ▼筋肉がけいれんする
- ▼動脈硬化のリスクが高くなる

こんな人におすすめ

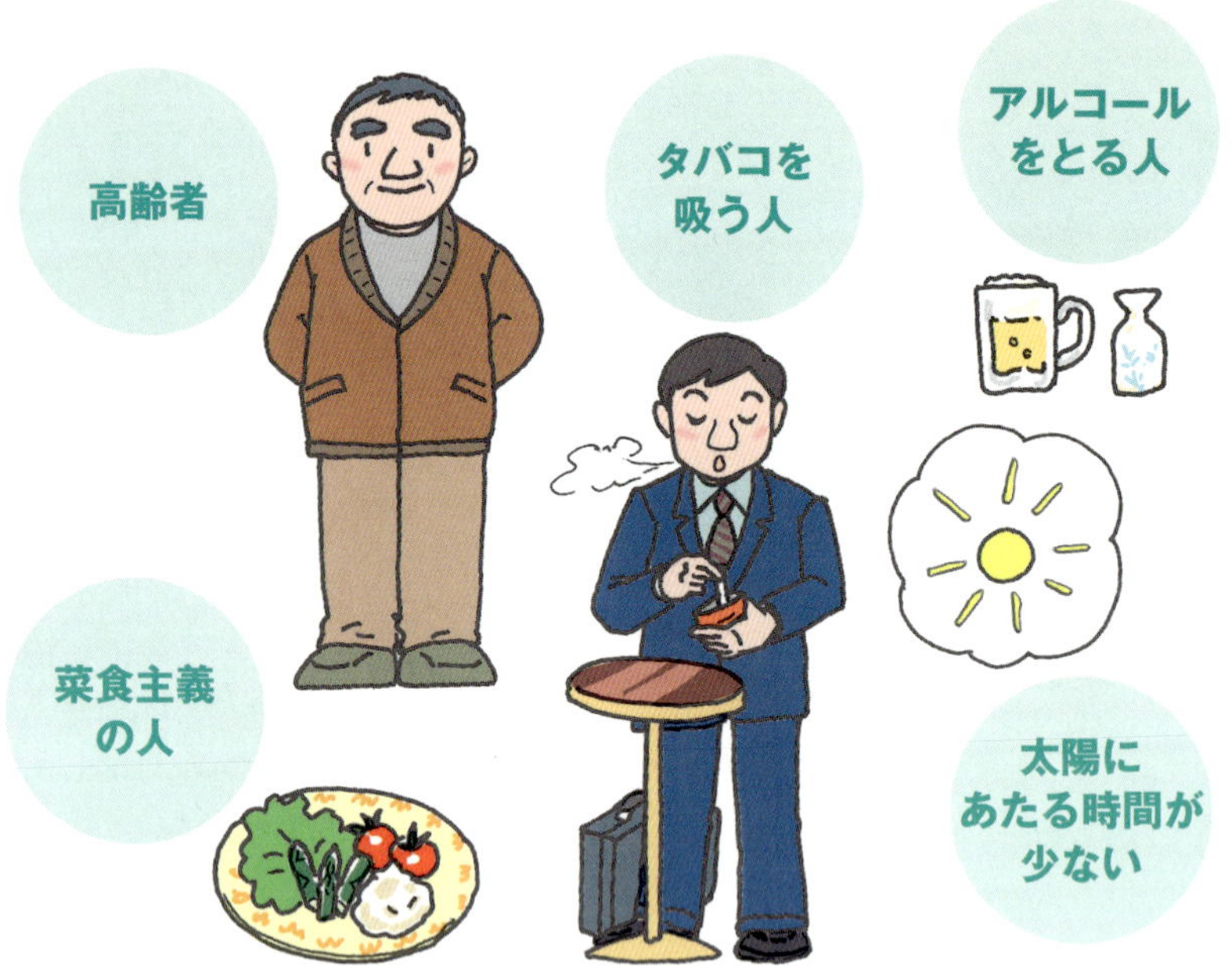
高齢者
タバコを吸う人
アルコールをとる人
菜食主義の人
太陽にあたる時間が少ない

ビタミンDの作用

ビタミンDには腸管からのカルシウムやリンの吸収を促したり、腎臓《じんぞう》での再吸収を促進する作用があります。ビタミンDが不足すると、カルシウムが骨にスムーズに沈着されず、骨がもろくなってしまいます。

骨の形成はカルシウムだけではできません、ビタミンDといっしょにとってはじめて行われます。ビタミンDが不足すると、子どもは「**くる病**」という背中が曲がる病気や「**O脚・X脚**」になりやすく、妊婦や授乳婦は骨がもろくなる「**骨《こつ》軟化症《なんかしょう》**」のリスクが高くなります。

ほかにもビタミンDには、カルシウムの代謝をコントロールする働きもあります。血液中のカルシウム濃度が低くなったときには、骨からカルシウムが溶け出すのを促し、逆に高くなったときには骨への沈着を促します。

ビタミンDの特徴

ビタミンDは植物性と動物性の食品、どちらにも含まれています。植物性のものは主にきのこ類に含まれ、動物性のものは魚介類に多く含まれています。

体内でのビタミンDの合成は、高齢者や子どもでは低くなっています。このため、日光浴がすすめられているのです。また、太陽の光をあまり浴びない人は、ビタミンDが不足しがちなので、積極的に食事からとるよう心がけましょう。

しいたけには、ビタミンDの前駆物質《ぜんくぶっしつ》である**エルゴステロール**という「**プロビタミンD**」が多く含まれています。プロビタミンDは太陽の光を浴びるとビタミンDにかわります。

このため、天日干《てんぴぼ》しした**「干ししいたけ」**のほうが、生のしいたけよりもビタミンDが多くなっています。ただし、最近の干ししいたけは人工的に乾燥しているものが多いので、使う前に日光にあてるとよいでしょう。

このほか、いわしやさんま、さばといった青魚にも、ビタミンDが多く含まれています。

摂取するときの注意点

加齢とともに骨密度《こつみつど》は低くなります。また、更年期を迎えた女性も、骨粗しょう症になりやすくなっています。骨折を防ぐためにも、ビタミンDが不足しないよう心がけましょう。

ただし、上限量を超えてとっていると、全身の倦怠感《けんたいかん》や食欲不振、嘔吐《おうと》などを起こします。とくに妊娠中は、サプリメントなどでとりすぎないようにしましょう。

ビタミンDを多く含む主な食材

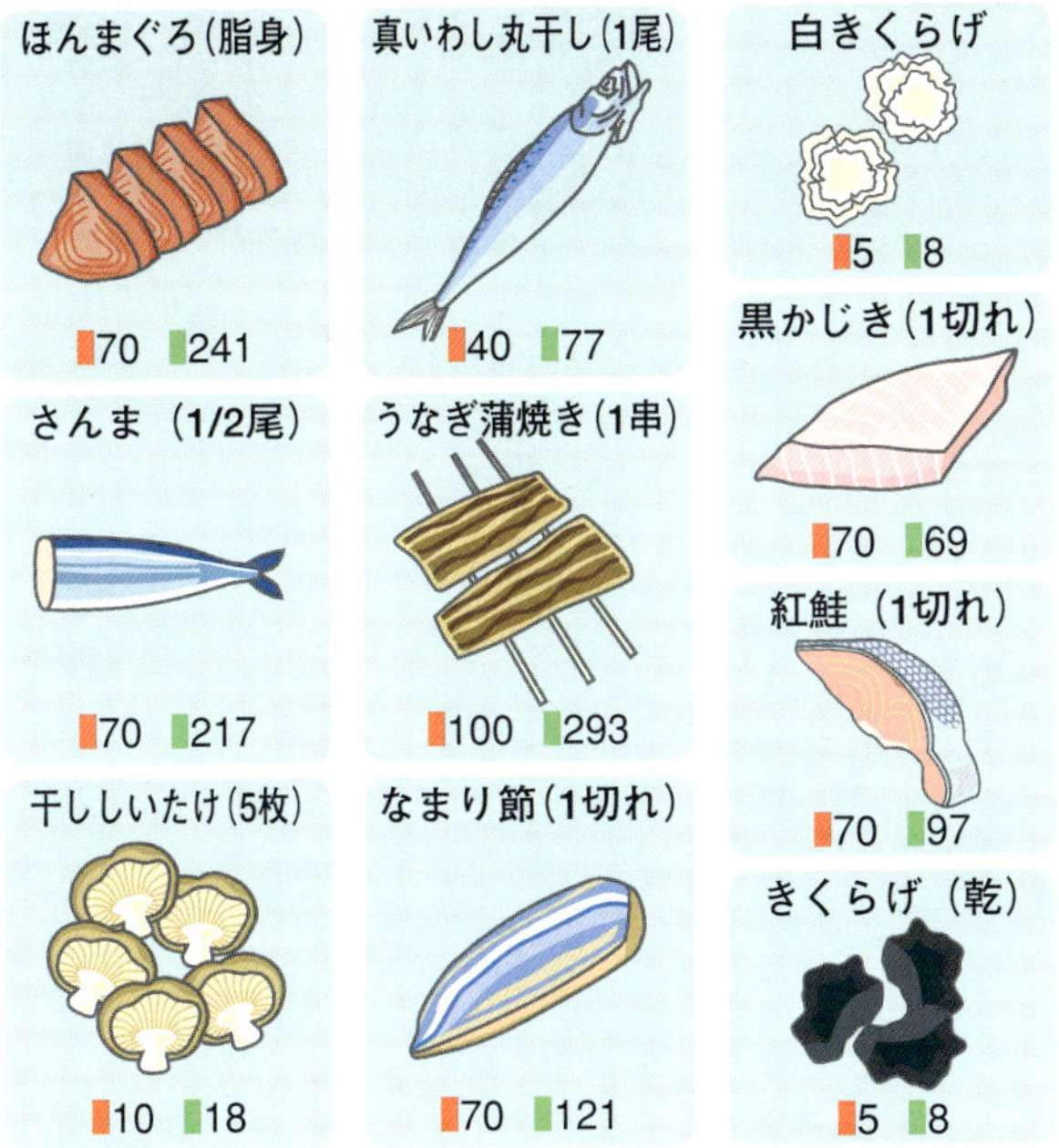

1食分の目安量におけるビタミンDの含有量

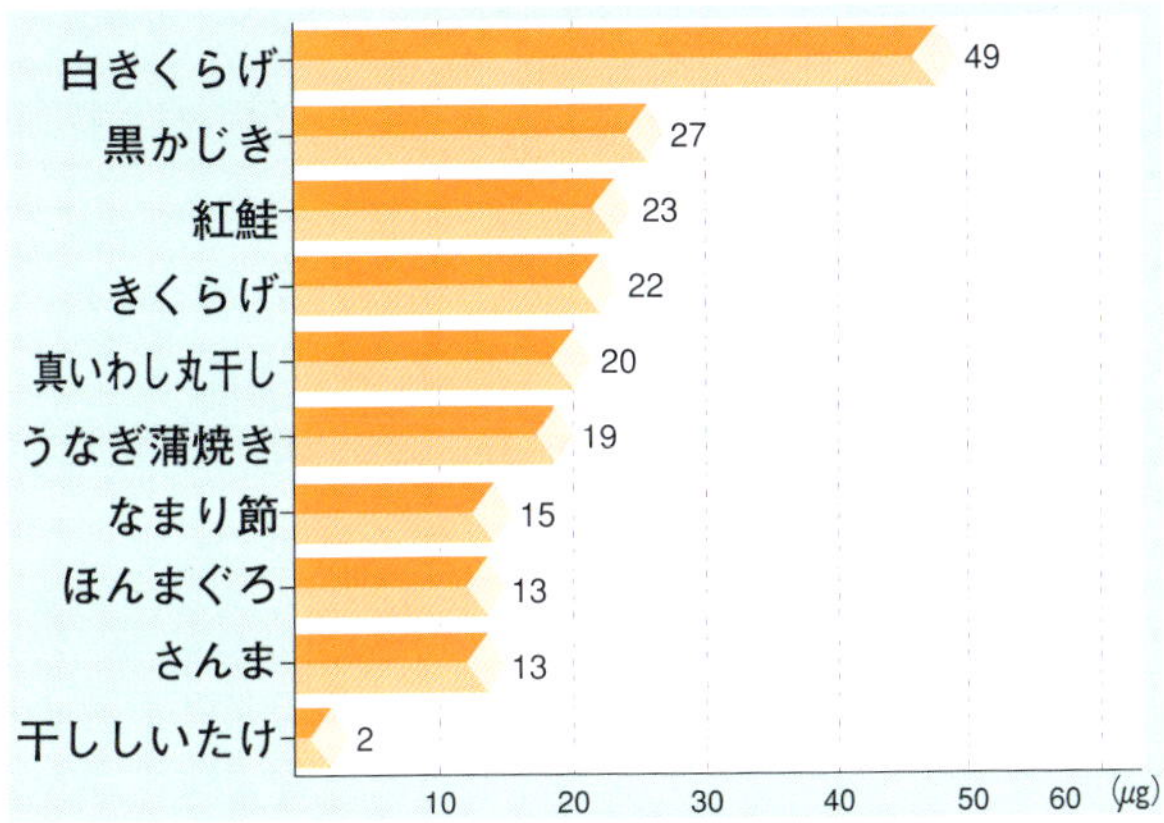

上手に摂取するためのワンポイントアドバイス

体内でつくりかえられるビタミンD

皮膚《ひふ》にはビタミンDの前駆物質である「プロビタミンD₃」が存在します。これが紫外線を浴びると、ビタミンD₃につくりかえられます。日光浴がよいと言われるのはこのためですが、皮膚がんの発生率も高くなるので、過剰な日焼けは避けましょう。

一方、食事で摂取したビタミンDは、肝臓と腎臓で活性型ビタミンDという物質につくりかえられます。活性型ビタミンDには、カルシウムの腸管での吸収を助け、骨への沈着を促進する作用があります。

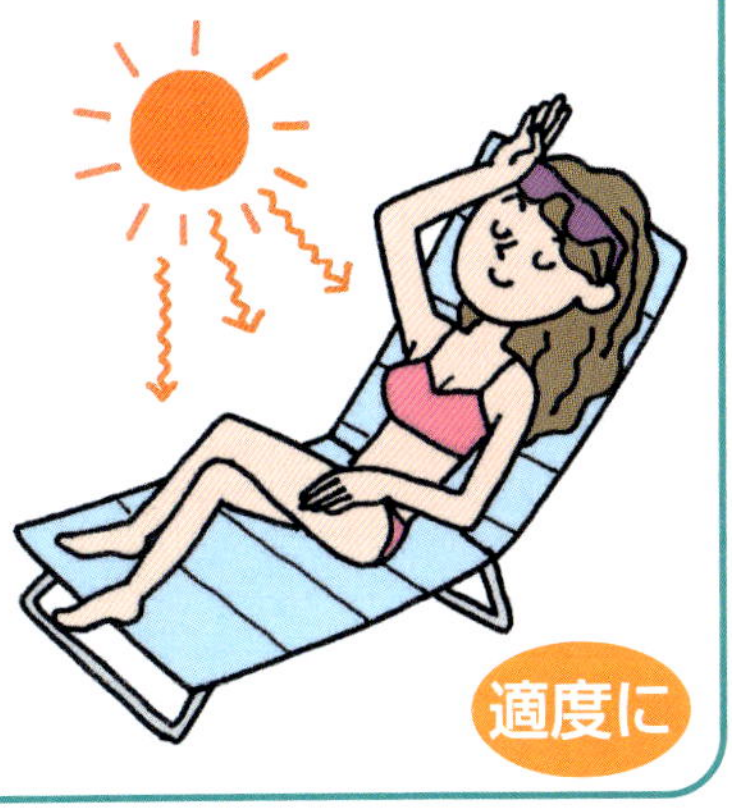

ビタミンE

抗酸化作用で老化を予防する

成人の1日の摂取目安
＊30～49歳の場合
（目安量）

男性	8 mg
女性	8 mg
上限量	
男性	800 mg
女性	700 mg

不足すると…

- ▼手足が冷える
- ▼肩がこる
- ▼更年期障害が強くなる

こんな人におすすめ

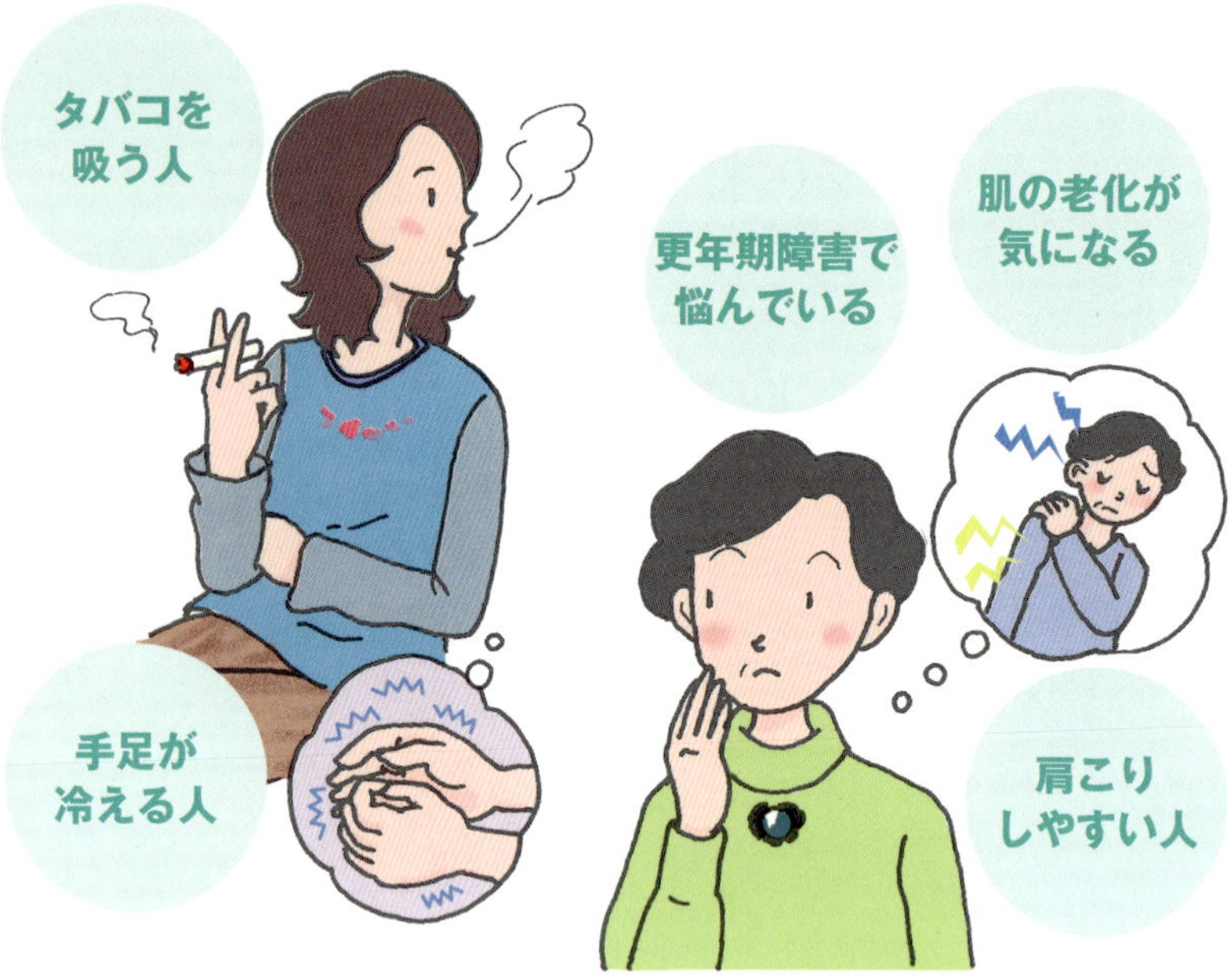

タバコを吸う人
手足が冷える人
更年期障害で悩んでいる
肌の老化が気になる
肩こりしやすい人

ビタミンEの作用

抗酸化作用があるビタミンEは、過酸《かさん》化脂質《ししつ》に変わりやすい細胞膜《さいぼうまく》の酸化を抑制します。

細胞膜の酸化は老化につながるため、これを予防するビタミンEは、**「若返りのビタミン」**として有名です。

また、動脈硬化の予防や、発がんの抑制、白内障《はくないしょう》やアルツハイマー病の予防にも効果があるのではないかと期待されています。

ほかにも、血管を拡張して、血液の流れをよくする作用があるため、血行不良が原因で起こる冷え性や、肩こり、しもやけなどの症状の改善にも役立つと言われています。

ビタミンEの特徴

動脈硬化とは、血管壁の中に**酸化したコレステロール（過酸化脂質）**が入り込んで、血管壁を肥厚させて内腔が狭くなることを言います。

脳や心臓の血管に動脈硬化が起こり、血液のかたまり（血栓《けっせん》）が血管をつまらせると、**心筋梗塞《しんきんこうそく》**や**脳梗塞**といった生命の危険がある病気を起こします。

ビタミンEには、動脈硬化を引き起こす**LDL（悪玉）コレステロール**の酸化を防ぎ、過酸化脂質がつくられるのを抑制する働きがあります。その結果、血管の若さを保つことができます。

このほかにも、黄体《おうたい》ホルモンや男性ホルモンがつくられるのを助け、生殖機能《せいしょくきのう》を維持する作用もあります。このため、

授乳婦は、通常より3㎎多めにとるようすすめられています（215ページ参照）。

ビタミンEには、化学名「トコフェロール」のα《アルファ》型、β《ベータ》型、γ《ガンマ》型、δ《シータ》型の4つのタイプと、「トコトリエノール」4種の8種類があります。

トコフェロールのうちもっとも強い生理活性を持つのがα型で、β型とγ型が中程度、δ型は弱いとされています。最近では、トコトリエノールは、発がん抑制効果が高いのではないかと注目されています。

摂取するときの注意点

脂溶性《しようせい》ビタミンなので、とりすぎには注意が必要です。食品から摂取する場合は、とりすぎる心配はほとんどありません。サプリメントを何種類もとっている人は、とりすぎていないかチェックしてみましょう。

ビタミンEを多く含む主な食材

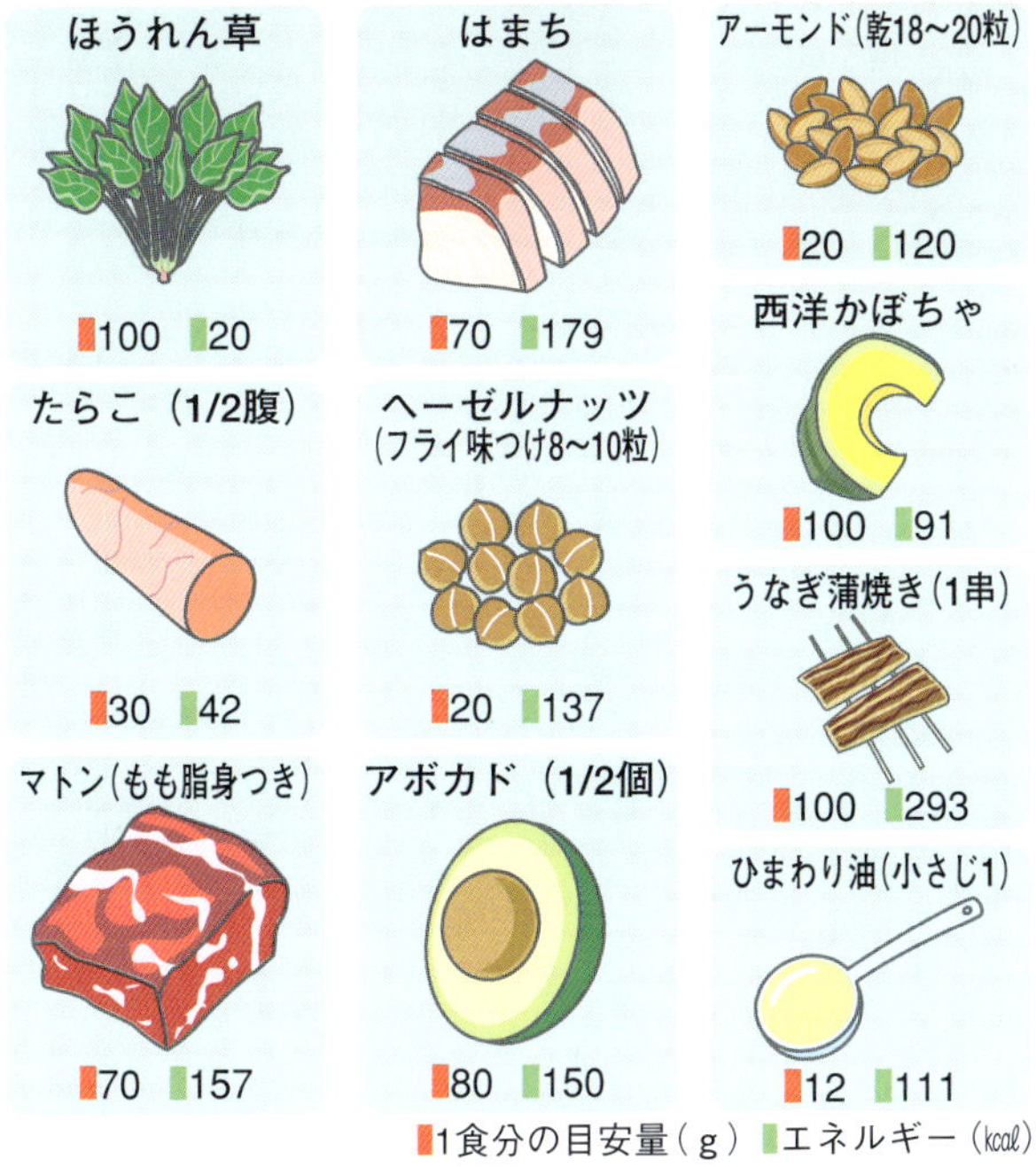
ほうれん草
100　20
はまち
70　179
アーモンド（乾18〜20粒）
20　120
西洋かぼちゃ
100　91
たらこ（1/2腹）
30　42
ヘーゼルナッツ（フライ味つけ8〜10粒）
20　137
うなぎ蒲焼き（1串）
100　293
マトン（もも脂身つき）
70　157
アボカド（1/2個）
80　150
ひまわり油（小さじ1）
12　111
1食分の目安量（g）　エネルギー（kcal）

1食分の目安量におけるビタミンEの含有量

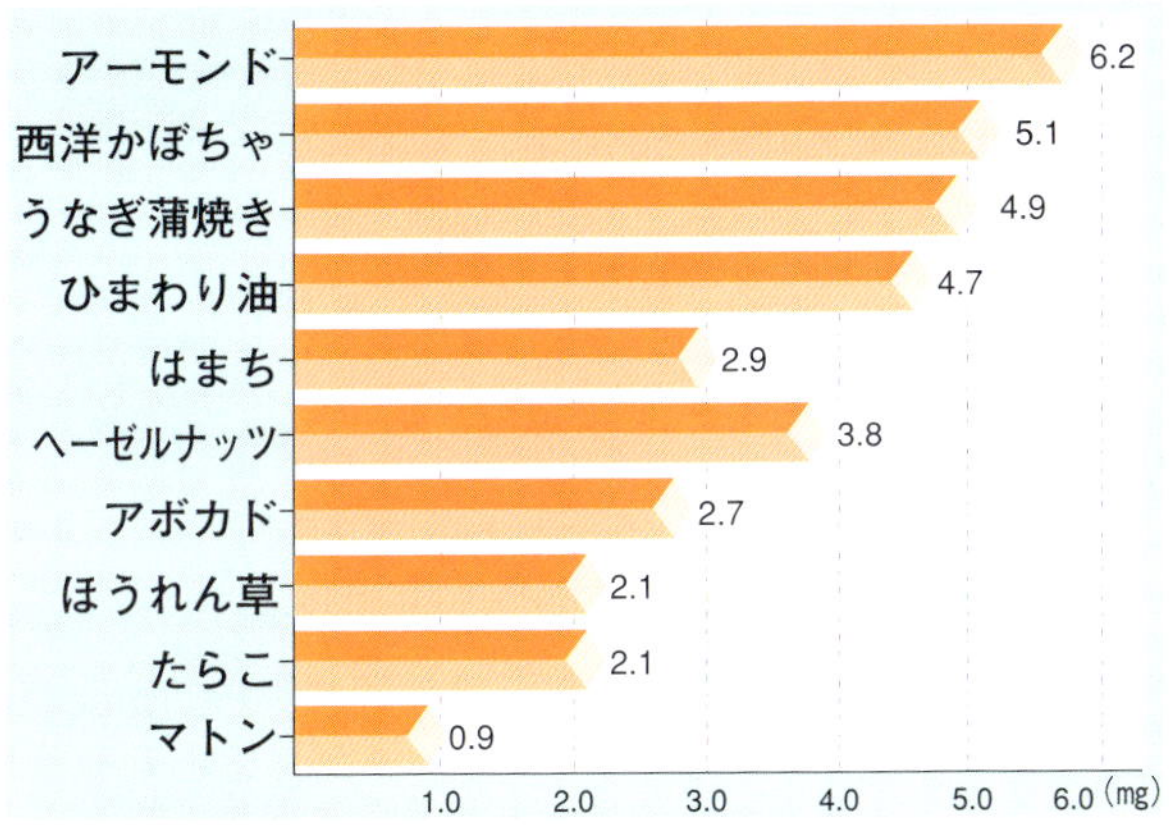

上手に摂取するためのワンポイントアドバイス

ビタミンCといっしょにとるとよい

ビタミンCとEはどちらも抗酸化作用があります。Cは水溶性、Eは脂溶性と、それぞれ異なる物質に対して抗酸化作用が働きます。

ビタミンEはそれ自身が酸化されながら、脂肪酸の酸化を防ぎます。ビタミンCには、ビタミンEを酸化されてない状態に戻す還元作用があるので、両方をいっしょにとると相乗効果が期待できます。

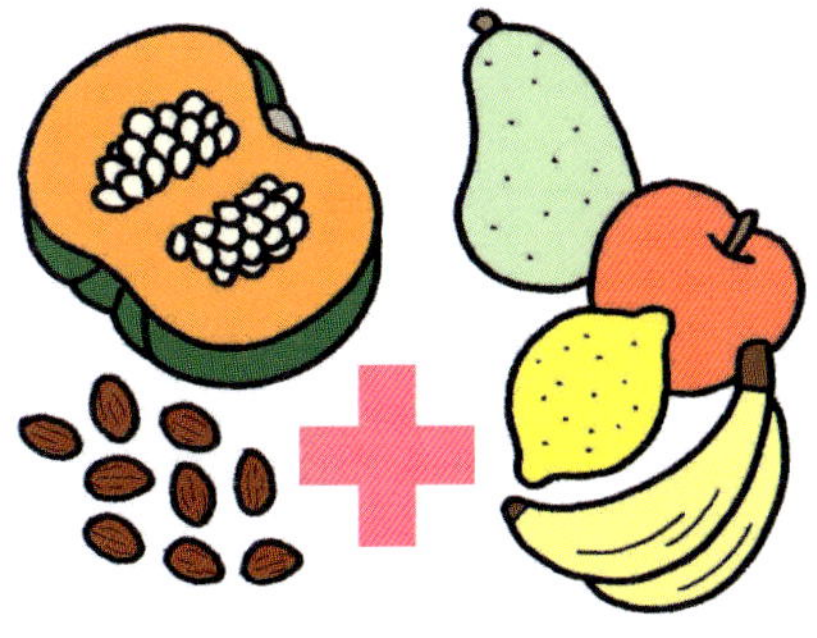

ビタミンK

骨の健康維持に欠かせない

成人の1日の摂取目安
＊30～49歳の場合
（目安量）

男性 **75** μg
女性 **65** μg
上限量 **なし**

不足すると…

▼出血が止まりにくくなる
▼骨がもろくなる

こんな人におすすめ

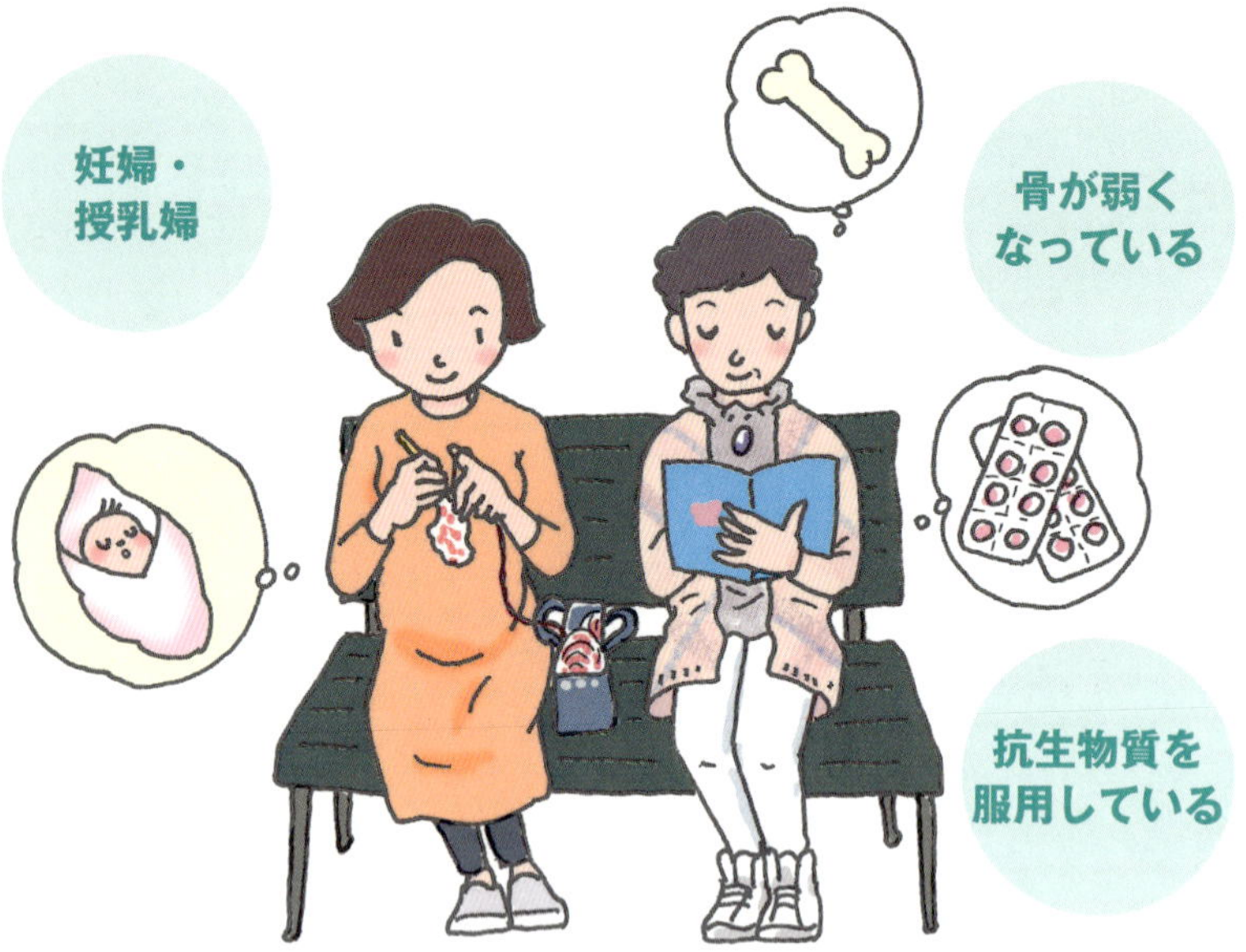
妊婦・
授乳婦
骨が弱く
なっている
抗生物質を
服用している

ビタミンKの作用

血液凝固因子《けつえきぎょうこいんし》（トロンビンやプロトロンビンなど）の合成を助けるので、不足すると、出血が止まりにくくなります。

血液凝固因子とは、出血したときに血液を固まらせて、出血を止める物質のことです。その一方で、出血していないときには、血液を固まりにくくするようにも働きます。

また、ビタミンKは、カルシウムが骨に沈着するのを助けるたんぱく質を合成するときに欠かせない成分です。このため、骨を強くして**「骨粗しょう症」**を予防する働きがあります。

不足したときには、カルシウムがうまく取り込まれず、骨がもろくなって骨粗しょう症を招いてしまいます。

ビタミンKの特徴

緑黄色野菜に含まれる**ビタミンK_1（フィロキノン）**と、納豆に含まれたり、腸内でつくられる**ビタミンK_2（メナキノン）**があります。どちらも吸収されやすいので、ふつうの食事をしていれば不足することはほとんどありません。

K_2は**抗生物質**などを長期間服用していると、腸内細菌が無差別に攻撃され、不足することもあるので注意が必要です。

生後間もない新生児の場合、腸内細菌がいないので、K_2の合成を行うことができません。その結果、脳に出血が起こり、死に至ることもあります（頭蓋内出血《ずがいないしゅっけつ》症《しょう》）。現在では、新生児には**「ビタミンKシロップ」**を処方し、粉ミルクには、ビタミンKが添加されています。

閉経後《へいけいご》の女性は、女性ホルモン（エストロゲン）の減少により骨密度《こつみつど》が低下し、骨粗しょう症にかかりやすくなります。このとき血中のビタミンK濃度も低下するため、ビタミンKを含む食品をとると、骨の健康維持に役立つのではないかと考えられています。

摂取するときの注意点

腸内環境が整っていないと、スムーズにビタミンK2をつくることができません。腸内環境を整えるのに適しているのは、ヨーグルトやナチュラルチーズ、キムチ、納豆などの発酵《はっこう》食品です。また、オリゴ糖は腸内の善玉菌《ぜんだまきん》である「ビフィズス菌」の栄養となり、善玉菌を増やしてくれます。最近では、生きたまま腸内に届くビフィズス菌を含む食品（プロバイオテックス）も開発されていますので、これらを利用するのもいいでしょう。

ビタミンKは脂溶性《しようせい》ビタミンですが、毒性が少ないので過剰摂取の心配はありません。しかし、血栓症《けっせんしょう》や心房細動《しんぼうさいどう》（不規則な心拍動《しんはくどう》）などの患者さんに処方される**抗血液凝固薬《こうけつえきぎょうこやく》**（血液を固まりにくくする薬）、**「ワルファリン」「クマジン」「ジクマジン」**を服用している人はビタミンKの摂取が制限されます。

ビタミンKを多く含む主な食材

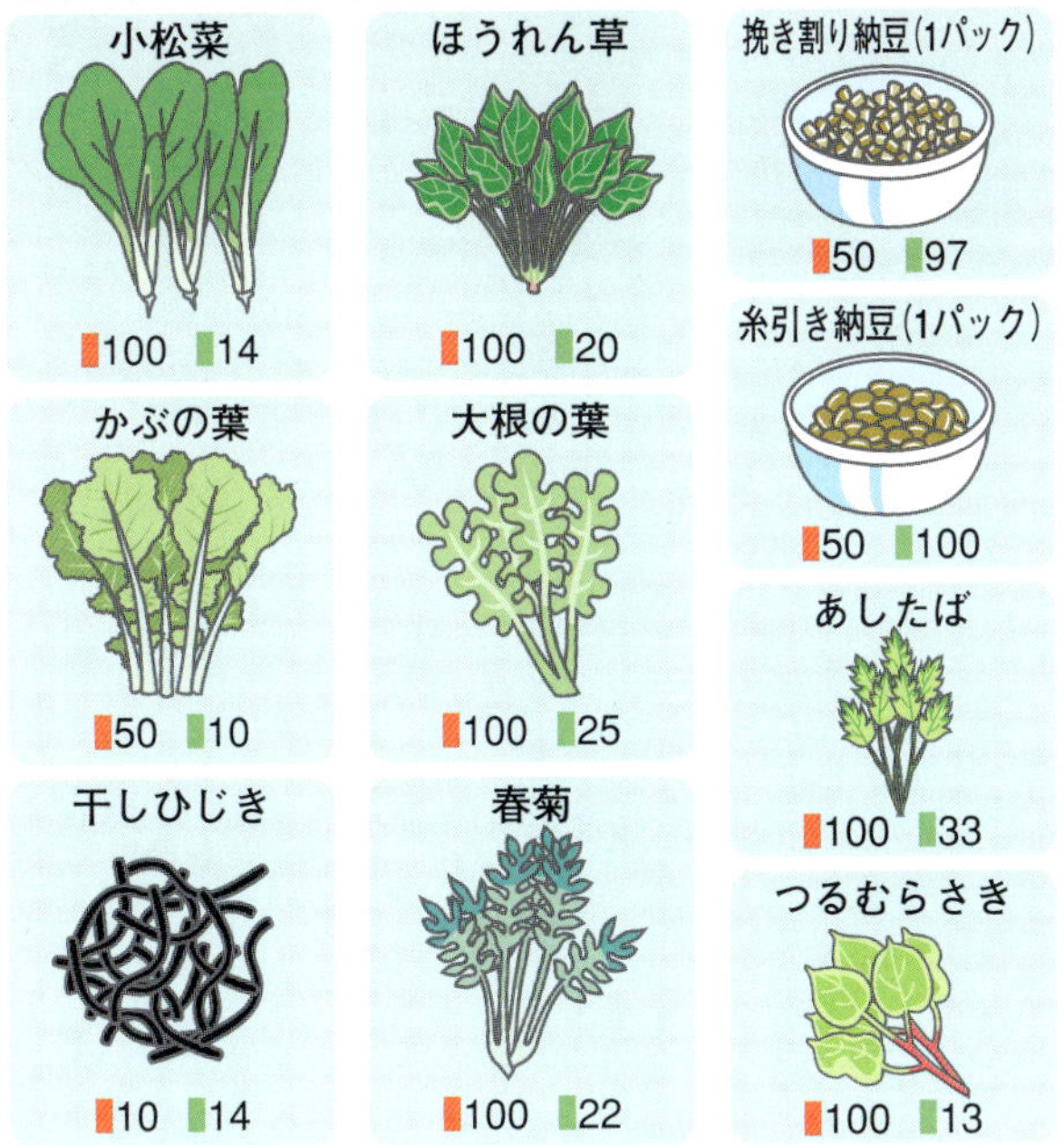
小松菜
100 14
ほうれん草
100 20
挽き割り納豆(1パック)
50 97
糸引き納豆(1パック)
50 100
かぶの葉
50 10
大根の葉
100 25
あしたば
100 33
干しひじき
10 14
春菊
100 22
つるむらさき
100 13
1食分の目安量（g） エネルギー（kcal）

1食分の目安量におけるビタミンKの含有量

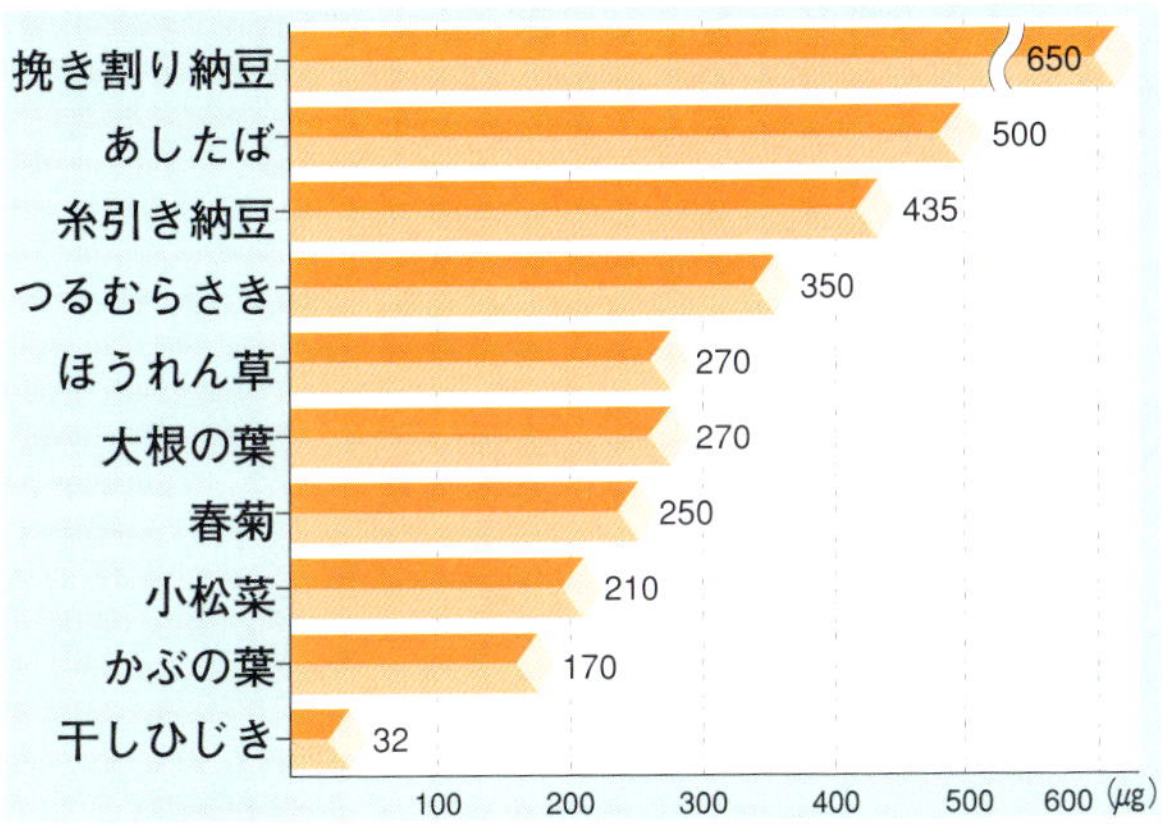

上手に摂取するためのワンポイントアドバイス

発酵食品に多く含まれる

ビタミンKは、腸内細菌のような微生物によってつくられます。このため、納豆のような発酵食品には多く含まれています。このほか、ほとんどの野菜、とくに緑黄色野菜に多く含まれているので、不足する心配はありません。ふつうの食生活ではとりすぎることはまずないでしょう。

脂溶性ビタミンなので、ビタミンA同様、油を使って調理すると吸収率が高くなります。

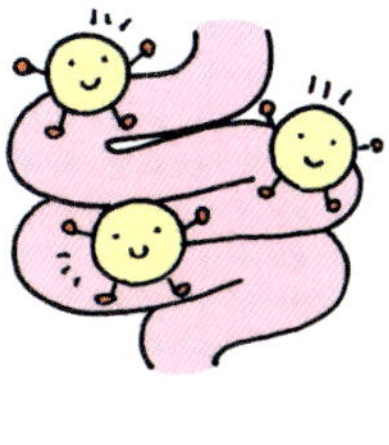

ビタミンB_1

糖質の代謝に欠かせない栄養素

成人の1日の摂取目安
＊30〜49歳の場合
（推奨量）

男性	1.4mg
女性	1.1mg
上限量	なし

不足すると…

▼疲れやすい
▼イライラしやすい

こんな人におすすめ

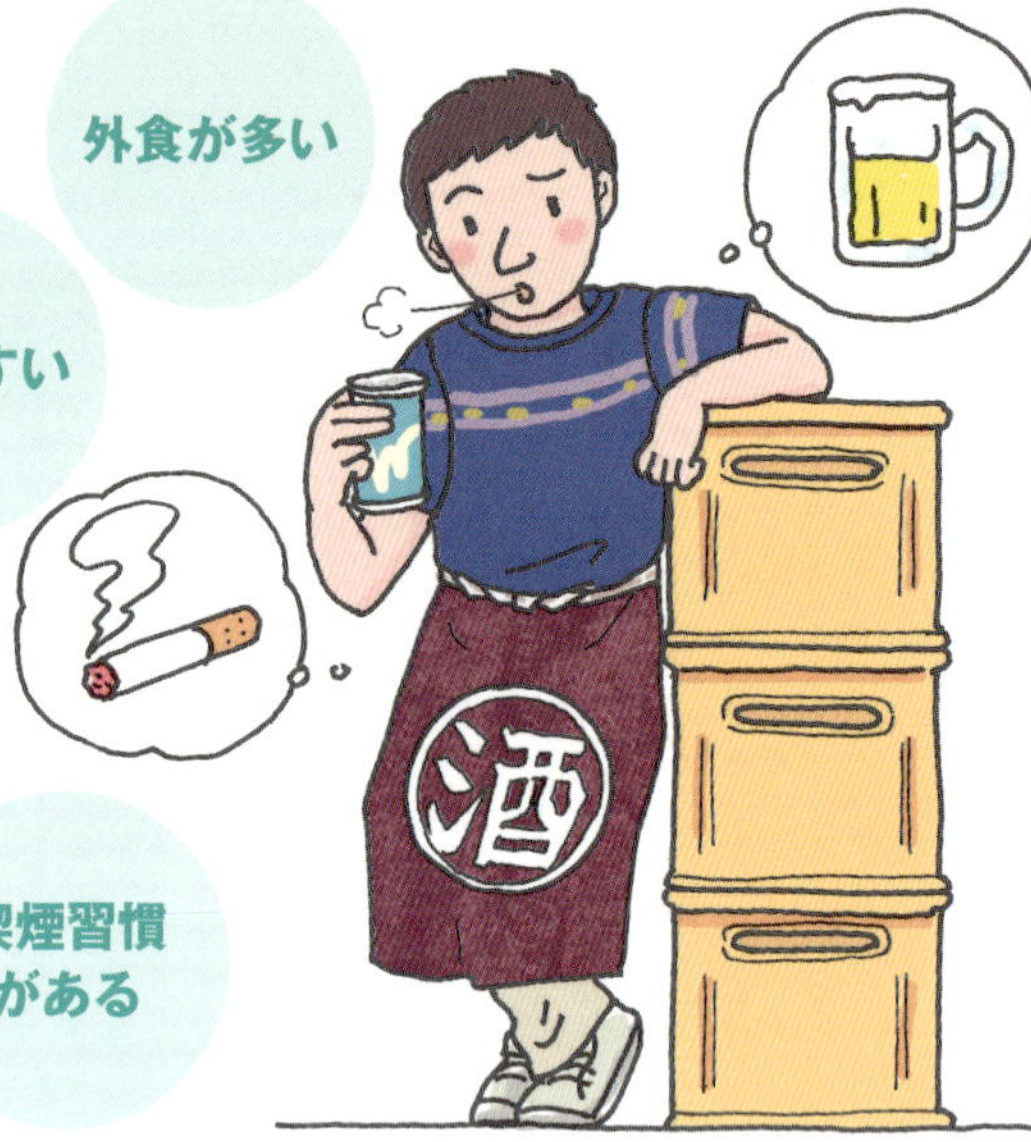
酒
外食が多い
疲れやすい
インスタント食品や加工食品をとることが多い
アルコールや糖質を多くとる
喫煙習慣がある
運動量が多い

ビタミンB_1の作用

糖質が代謝《たいしゃ》されるときに必要な栄養素です。不足すると、糖質がきちんと代謝できず、「**乳酸**《にゅうさん》」などの疲労物質が体内に蓄積され、疲労感が強くなります。

ビタミンB_1不足が続くと、手足のむくみやしびれ、動悸《どうき》、息切れといった症状が現れます。このような症状を「**脚気**《かっけ》」と呼びます。江戸時代末期になり、白米を主食にするようになってから脚気が増え、「江《え》戸《ど》患《わずら》い」と呼ばれていました。

食生活が豊かになり、副食からビタミンB_1をとることができるようになってからは、すっかり姿を消したようでしたが、現代でも菓子類やアルコールを多くとり、外食の多い乱れた食生活を送っていると、起こりやすくなります。

ビタミンB_1の特徴

別名「**神経ビタミン**」とも呼ばれ、神経の機能を円滑に保つのに役立っています。このため、不足すると物忘れがひどくなったり、憂うつな気分に陥ったり、イライラするといった症状が現れます。

朝食を食べる時間がないからと、菓子や清涼飲料水でエネルギーを補給したり、ごはんがわりにアルコールを飲む人がいます。しかし、これではエネルギーは補給できてもビタミンB_1は不足してしまいます。

現代では、ストレス状態にさらされることが多いうえに、食事も外食やインスタント食品、加工食品ですませる人が増えてきています。

そのため、**潜在性**《せんざいせい》**ビタミンB_1欠乏症**の

ビタミンB_1を多く含む主な食材

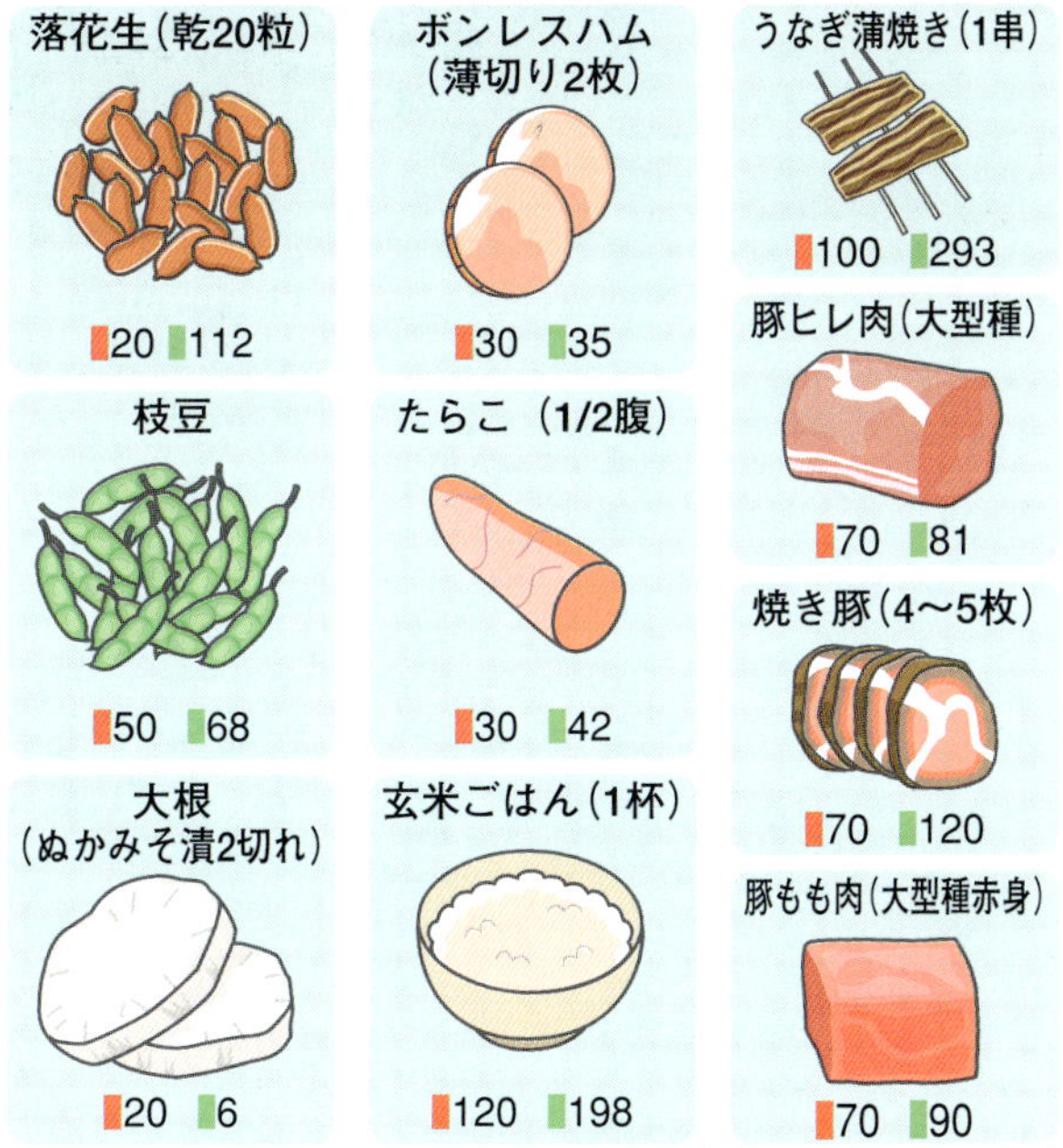

1食分の目安量におけるビタミンB_1の含有量

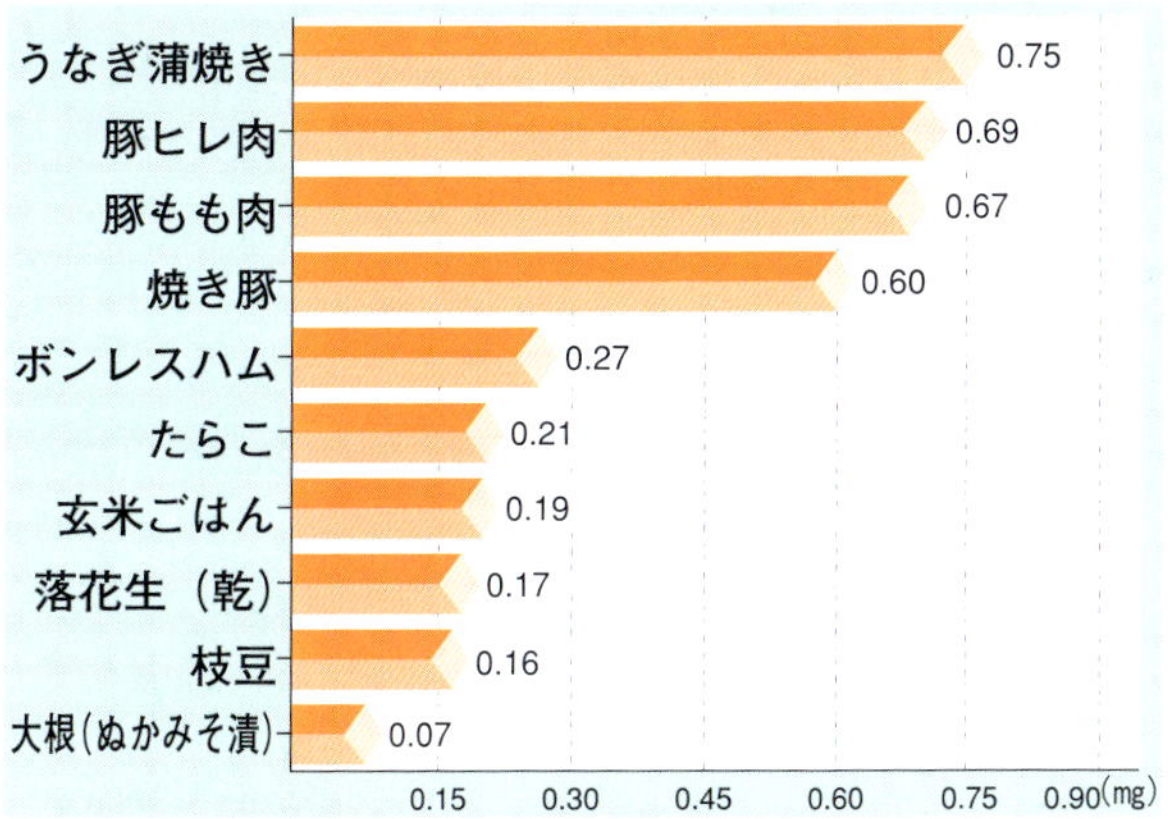

人も多いのではないかと考えられています。

摂取するときの注意点

ビタミンB_1は、アルコールのエネルギーが燃焼するときにも必要です。酒を飲むときには、豚肉や豆類、種実類といったビタミンB_1を多く含む食品をつまみにしましょう。アルコールをたくさん飲む人にビタミンB_1の不足が続くと、**ウエルニッケ・コルサコフ症候群**にかかり、中枢神経のマヒが起こります。

ビタミンB_1は水溶性のビタミンなので、発汗量の多い夏場は汗といっしょに流失してしまいます。夏バテのときに、ビタミンB_1をとりましょうと言われるのはこのためです。

水溶性ビタミンのビタミンB_1は、とりすぎたときには、体外に排出されてしまいます。とりだめできないので、なるべく、毎回の食事で少しずつとるように心がけましょう。

上手に摂取するためのワンポイントアドバイス

効率よくビタミンB_1がとれるにんにく

疲労回復効果のある食品の代表格として知られる「にんにく」ですが、これには理由があります。にんにくには「アリイン」という臭いのない成分が含まれていますが、すりおろしたり、切ったりするとアリインがアリシンに変化します。この特有の臭いのもとになっている「アリシン」とビタミンB_1がくっつくと「アリチアミン」という物質になります。

水溶性のビタミンB_1は、時間がたつと体外に排泄《はいせつ》されるのですが、アリチアミンは血液中に長くとどまることができ、長時間利用されます。このため、効率よくビタミンB_1を摂取することができます。

ビタミンB_1が含まれる以外に、長時間体内にとどまるという点があるのです。

ビタミンB_2

成長に欠かせない発育のビタミン

成人の1日の摂取目安
＊30～49歳の場合
（推奨量）

男性	1.6 mg
女性	1.2 mg
上限量	なし

不足すると…

- 光がまぶしかったり目が充血《じゅうけつ》したりする
- 唇《くちびる》が荒れたり、口内炎・口角炎が起きる
- 小鼻周辺に脂《あぶら》がにじんでくる

こんな人におすすめ

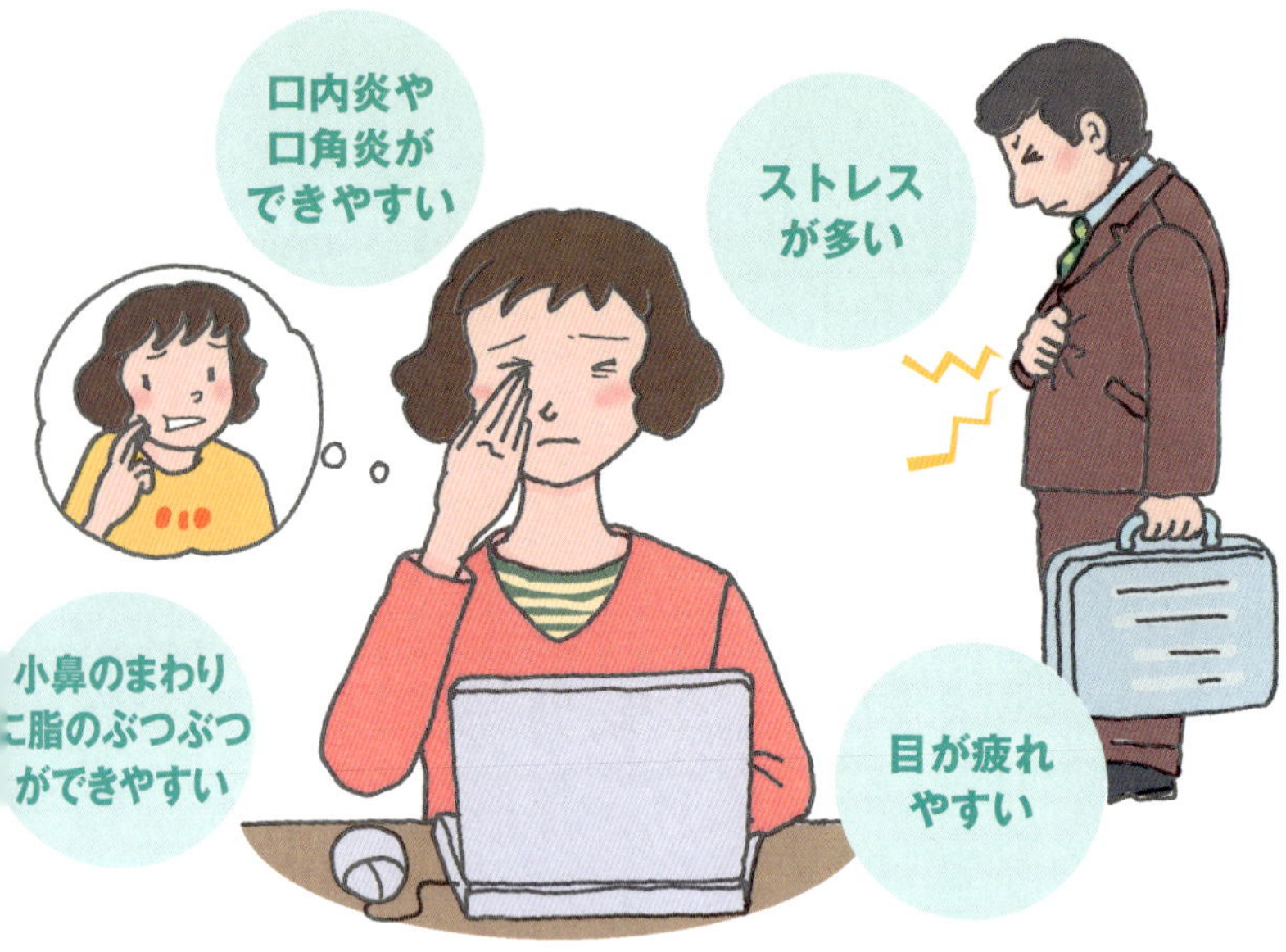
口内炎や
口角炎が
できやすい
ストレス
が多い
小鼻のまわり
脂のぶつぶつ
ができやすい
目が疲れ
やすい

ビタミンB_2の作用

たんぱく質や脂質、糖質の代謝《たいしゃ》に関係しています。このため、エネルギー摂取量が多い人は、通常の量より多く必要となります。

たんぱく質の合成にもかかわっているため、健康な皮膚《ひふ》や髪の毛、爪などをつくったり、子どもの成長を促進します。

ビタミンB_2が不足すると、小鼻のまわりに脂のぶつぶつがたくさんできたり、口内炎や口角炎ができたり、目が充血しやすくなります。そのため、**「美容ビタミン」**としても知られています。

ビタミンEは過酸化《かさんか》脂質《ししつ》ができるのを防ぐ働きを持っていますが、ビタミンB_2はつくられた有害な過酸化脂質を分解・消去するのに役立ちます。

そのため、ビタミンEといっしょにビタミンB_2を十分とっていると、動脈硬化の予防が期待できます。

ビタミンB_2の特徴

別名**「発育のビタミン」**と呼ばれるほど、子どもの成長に欠かせない栄養素です。不足すると、成長障害が起こることもあるので、十分とりましょう。

ビタミンB_2は、**牛乳**から発見されたビタミンです。牛乳やスキムミルク、チーズなどの乳製品に多く含まれます。成長期の子どもに牛乳が欠かせないのは、カルシウムばかりでなく、ビタミンB_2の供給源にもなるからです。

ビタミンB_2は水溶性ビタミンなので、とりすぎたときには体外に排出され、過剰症の心配はありません。

糖尿病の人は、ビタミンB_2を積極的にとったほうがよいと言われます。これは、高脂血症《こうしけっしょう》や動脈硬化といった合併症を予防する作用があるためです。

摂取するときの注意点

光によって分解されやすいので、牛乳などビタミンB_2を含む食品は、光を遮断《しゃだん》する容器に入れて保存しましょう。

また、調理のときに煮汁の中にかなり溶け出すので、食べるときには汁ごととる工夫が必要です。

また、ほうれん草などの青菜にも含まれています。ただし、店先に置かれてしおれたもの（鮮度が落ちたもの）は、光によるビタミンB_2の分解が進んでしまっています。できるだけ新鮮なものを選ぶようにしましょう。

抗生物質を長期間服用していたり、ピルなどの**経口避妊薬**《けいこうひにんやく》を飲んでいる人も、不足しやすいので注意しましょう。

ビタミンB_2を多く含む主な食材

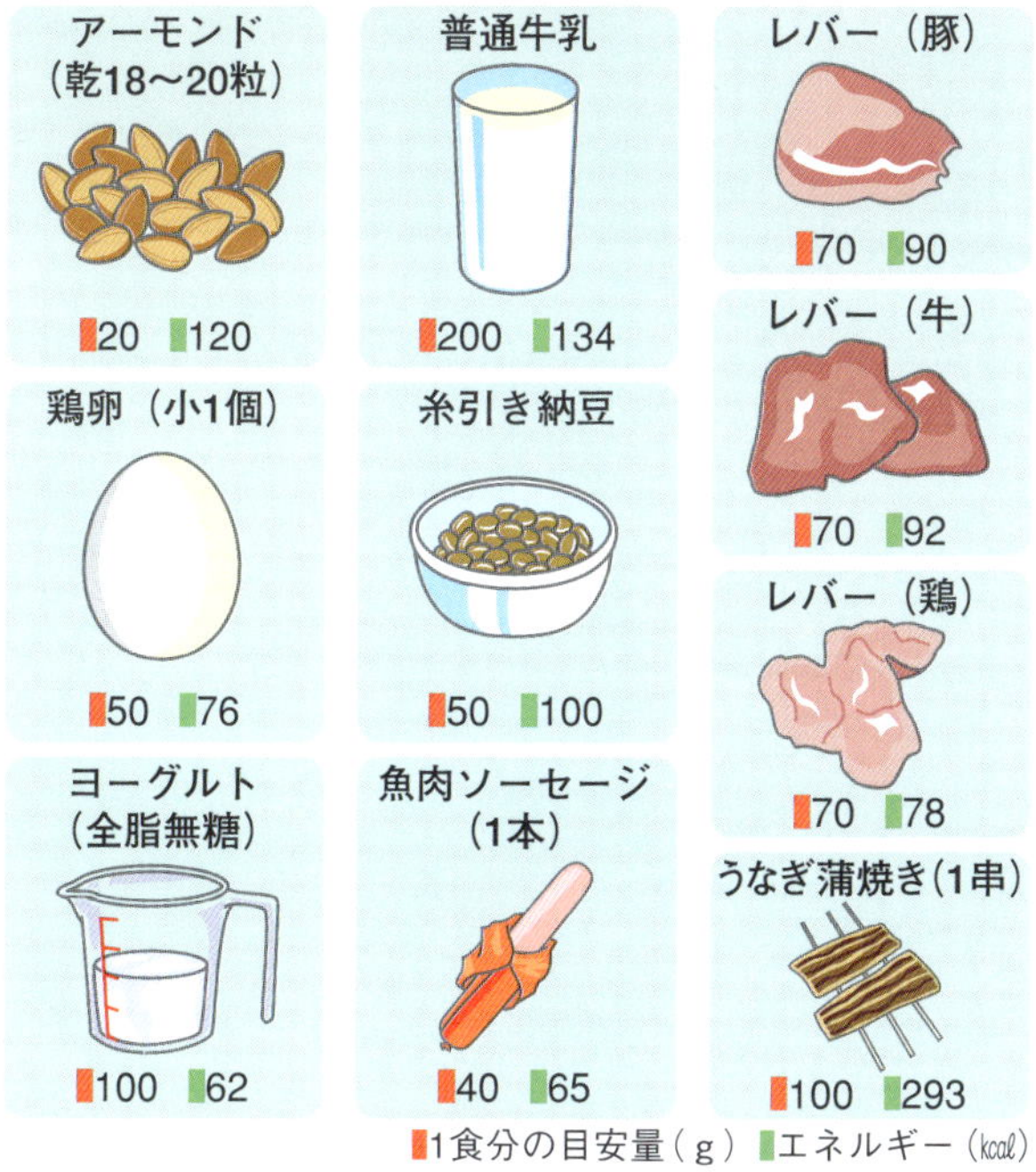

1食分の目安量におけるビタミンB_2の含有量

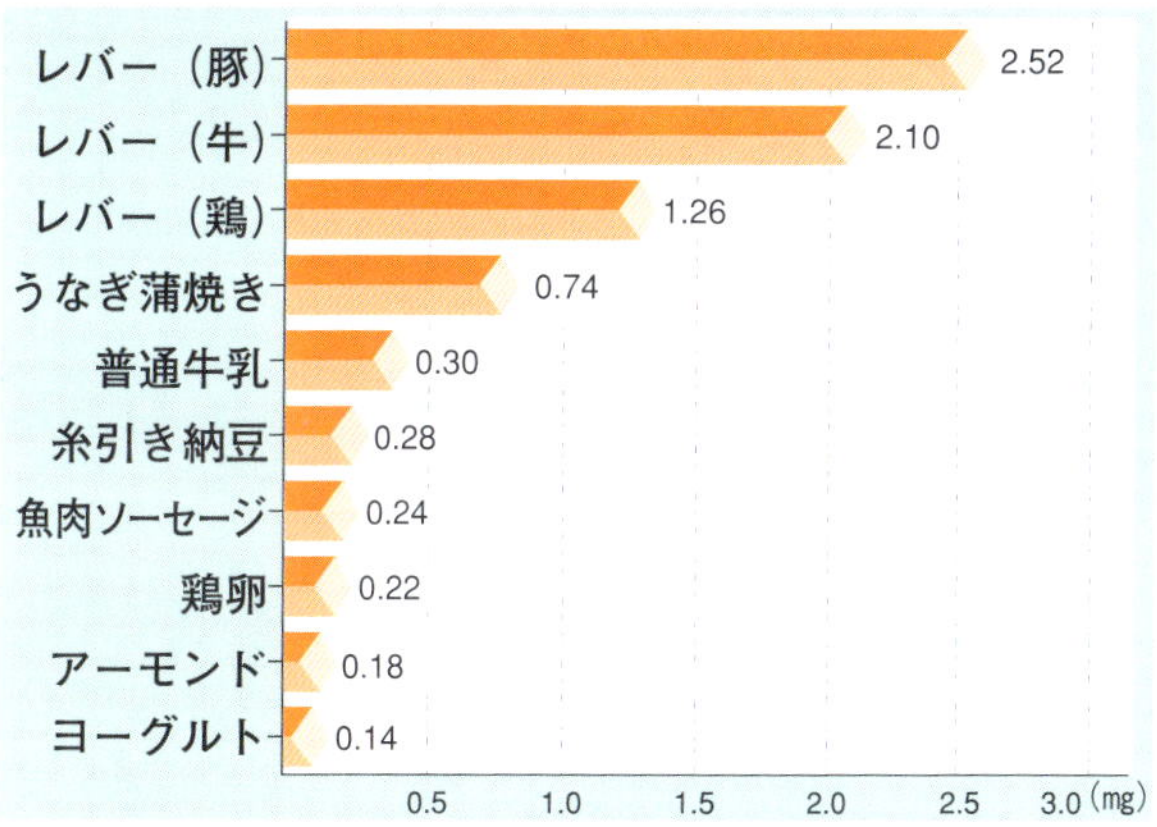

上手に摂取するためのワンポイントアドバイス

納豆菌がつくり出すビタミンB_2

大豆にはそれほどビタミンB_2は含まれていないのですが、納豆になると含有量が一気に上がります。これは、納豆菌《なっとうきん》がビタミンB_2をつくり出しているからです。

同じように、体内の腸管では腸内細菌がビタミンB_2をつくっています。このため、便秘を防いで腸内の善玉菌《ぜんだまきん》を増やすことが必要です。卵やのりなどにもビタミンB_2が含まれているので、納豆にうずらの卵や卵黄（鶏）をプラスしたり、ちぎったのりを加えるなどすると効率よく摂取できます。

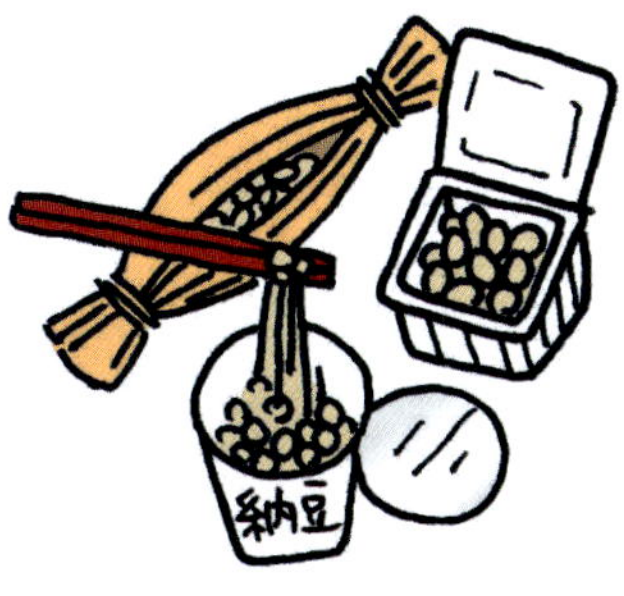

ナイアシン

糖質と脂質の代謝に働くビタミンB群の一種

成人の1日の摂取目安
＊30～49歳の場合
（推奨量）

男性	**15** mgNE
女性	**12** mgNE
上限量	**300** mgNE

＊単位はナイアシン当量

不足すると…

- ▼肌荒れしやすい
- ▼口角炎になりやすい
- ▼食欲不振、消化不良を起こす
- ▼ペラグラという皮《ひ》膚《ふ》病《びょう》を起こす

こんな人におすすめ

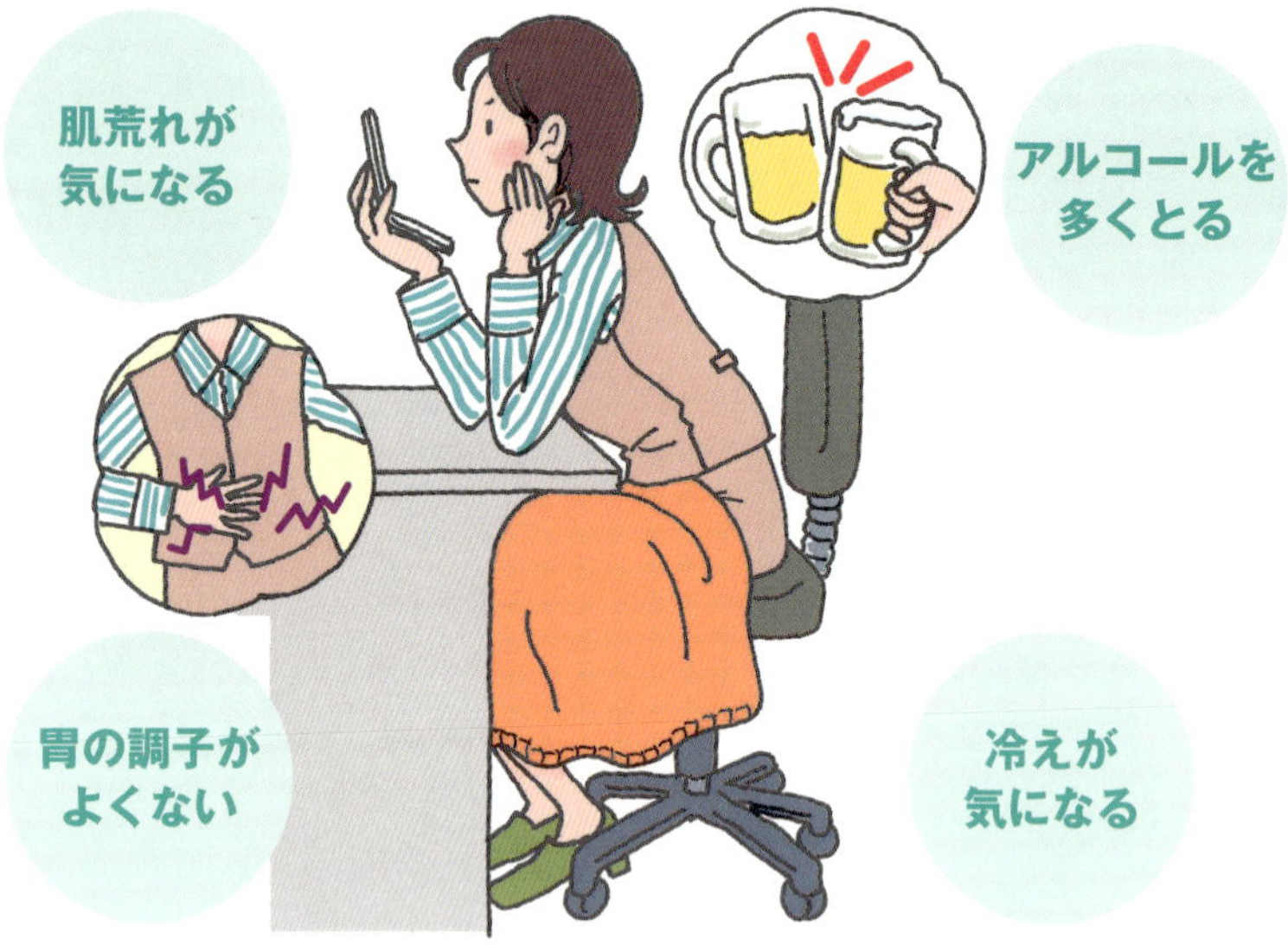
肌荒れが気になる
アルコールを多くとる
胃の調子がよくない
冷えが気になる

ナイアシンの作用

ナイアシンはかつては「**ビタミンB_3**」とも呼ばれていました。

炭水化物、脂質、たんぱく質といった三大栄養素が、エネルギーにつくりかえられるときに欠かせない栄養素です。いろいろな食品に含まれますが、体内でも必須アミノ酸のひとつである**トリプトファン**からつくられます。

ナイアシンはアルコールや二日酔いのもととなる**アセトアルデヒド**が分解されるときにも必要です。つまみを食べずに、アルコールだけ摂取する人はナイアシン不足になりやすいので注意が必要です。

ナイアシンを大量にとると、血流が増加して顔や首が赤くなる症状が出るという報告がありますが、食事から摂取する場合はそれほど神経質になる必要はないでしょう。

ナイアシンの特徴

ナイアシンが不足すると「**ペラグラ**」という皮膚病を発症します。ペラグラはイタリア語の「荒れた皮膚」を意味する言葉にちなんで名づけられたもので、日光にあたる顔や手足に、炎症が起きる病気です。ひどい場合には、胃腸障害や精神障害も見られます。

とうもろこしを主食とする南米では、ナイアシンの原料となるトリプトファンの摂取量が少ないのでよく見られました。日本ではそれほどありませんが、アルコールを毎日多量にとる人に発症することがあります。ふつうの食生活を送っていれば、不足しても食欲減退や口角炎などの軽い症状が出るだけです。

ナイアシンは別名**「ニコチン酸」**とも呼ばれます。これは、タバコに含まれるニコチンに化学構造が似ているからです。

タバコのニコチンには神経を興奮させ、血管を収縮させて血圧を上昇させる作用があり、健康にはよくない物質です。

一方、ナイアシン（ニコチン酸）は逆に血行をよくして血圧を安定させる作用があります。

摂取するときの注意点

食品にも含まれていますが、体内でも合成されます。**60mgのトリプトファンから1mgのナイアシン**が合成されるので、たんぱく質をとっていると不足する心配はありません。ただし、ビタミンB_1、B_2、B_6が不足すると、ビタミンB群の仲間であるナイアシンの合成は低下してしまいます。ビタミンB群は、それぞれが相互に作用し合っているので、まんべんなくとることが大切です。

ビタミンB群は熱に弱いものが多いのですが、ナイアシンは熱に強く、水に溶け出すので煮汁もとるようにしましょう。

ナイアシンを多く含む主な食材

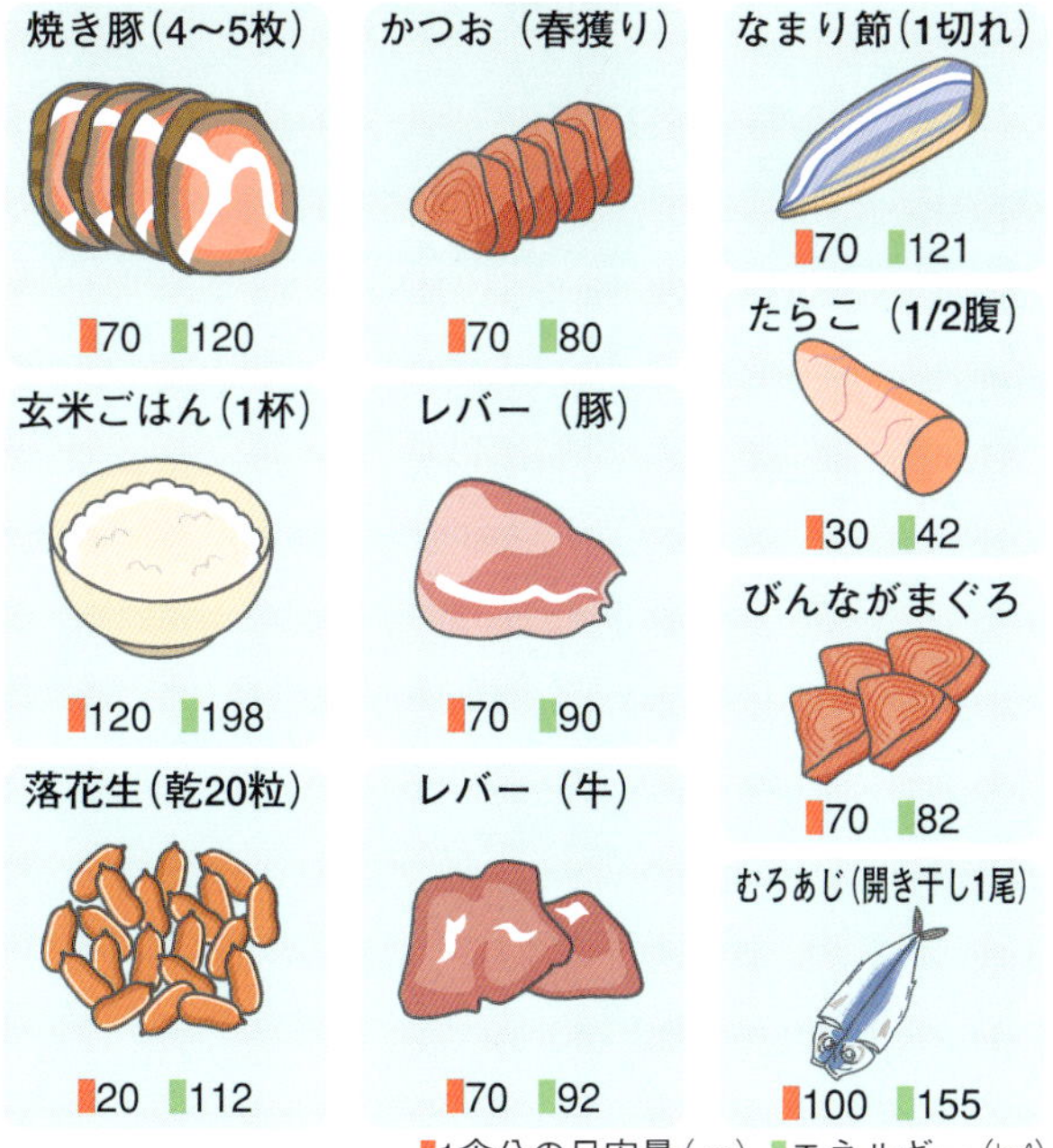

1食分の目安量（g）　エネルギー（kcal）

1食分の目安量におけるナイアシンの含有量

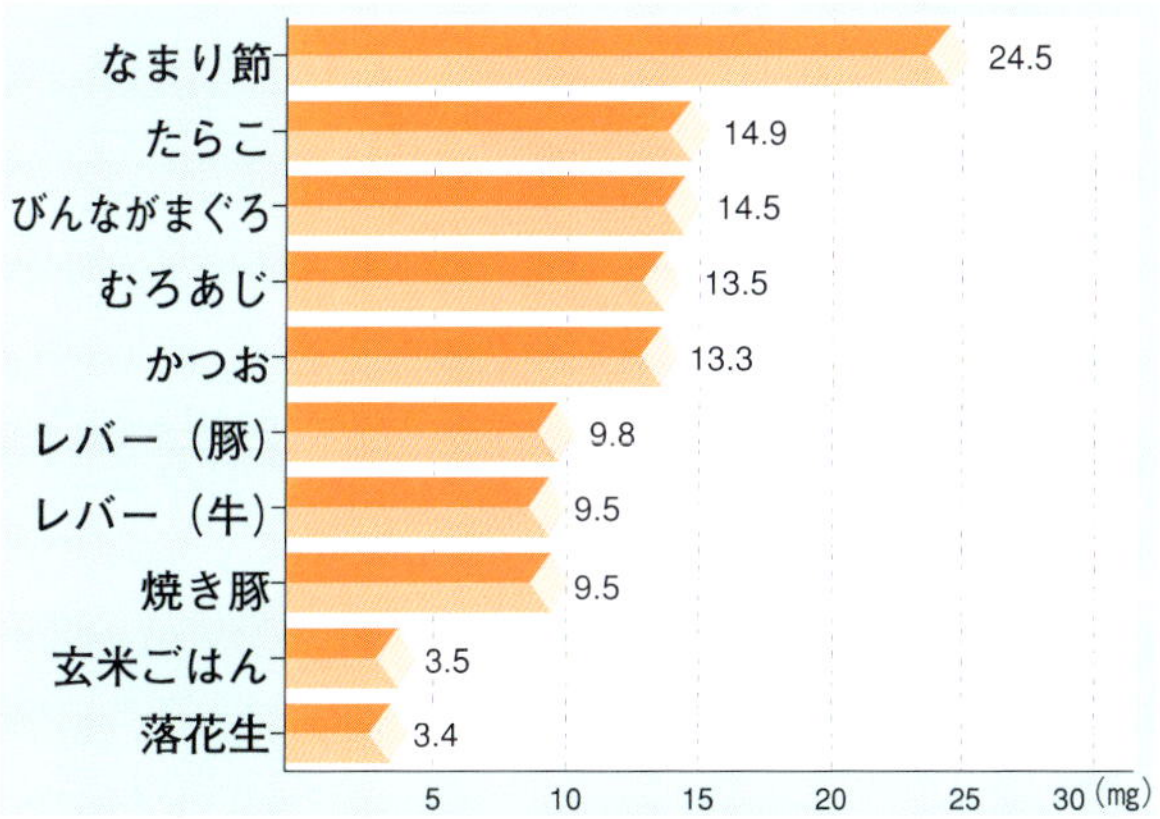

上手に摂取するためのワンポイントアドバイス

トリプトファンからもつくられるナイアシン

ナイアシンは、体内で「トリプトファン」という必須アミノ酸からも合成されます。トリプトファンはナイアシンのほかにも、セロトニンやメラトニンといった、精神を鎮めたり睡眠を促す神経伝達物質の合成にもかかわっています。

トリプトファンはほとんどの食品に含まれています。そのため、ナイアシンを多く含む食品をそれほどとらなくても、不足する心配が少ないのです。トリプトファンを多く含む食品には、チェダーチーズ、カテージチーズ、牛乳、卵黄、落花生、アーモンド、バナナ、きな粉などがあります。

ビタミン

ビタミンB_6

たんぱく質の代謝に欠かせない

成人の1日の摂取目安
＊30〜49歳の場合
（推奨量）

男性	1.4mg
女性	1.2mg
上限量	60mg

不足すると…

▼肌が荒れる
▼口内炎ができる
▼貧血を起こしやすい

こんな人におすすめ

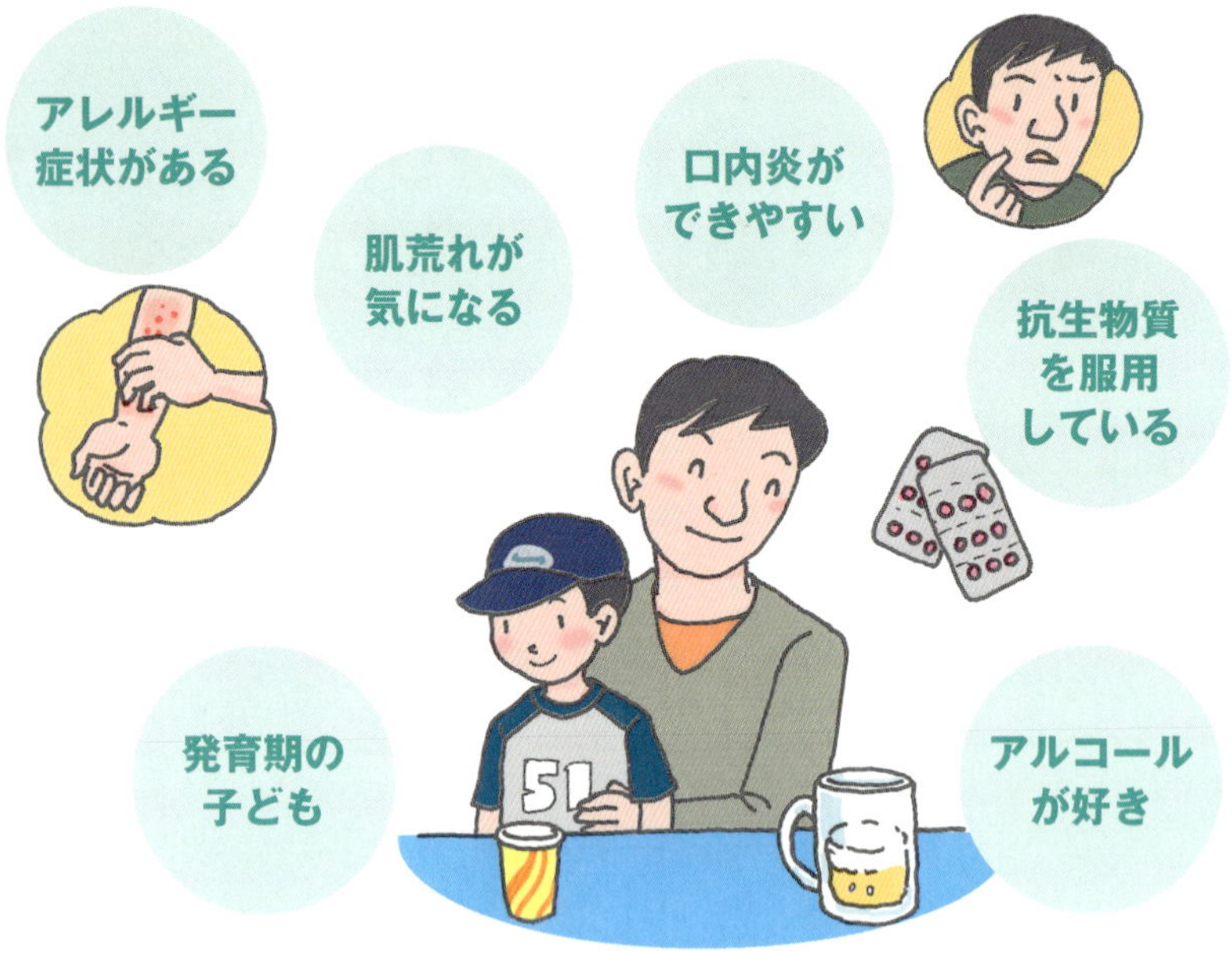

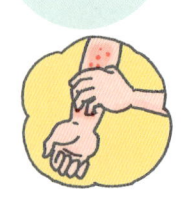

ビタミンB_6の作用

食品からとったたんぱく質をアミノ酸に分解したり、アミノ酸を原料に皮膚《ひふ》や髪の毛、爪などの人体のたんぱく質をつくるのを手助けします。

たんぱく質の摂取量が増えるほど、必要な量も増加していきます。食生活の欧米化が進んだ現代では、不足しないように気をつけなければならない栄養素のひとつです。

「セロトニン」や**「ドーパミン」**、**「アドレナリン」**、**「ギャバ（GABA）」**といった**神経伝達物質**をつくったり、赤血球をつくるなど60以上の酵素《こうそ》反応《はんのう》にもかかわっていると言われています。

体外から侵入した病原体を攻撃して無力化させる免疫《めんえき》物質の、**「免疫グロブリン」**をつくるのに欠かせません。免疫力が低く感染症にかかりやすい人は、積極的にとりたい栄養素です。

ビタミンB_6の特徴

ビタミンB_6は、湿疹《しっしん》などの**アレルギー症状の改善**にも欠かせません。というのも、ビタミンB_6は、たんぱく質の構成成分であるアミノ酸を合成したり、分解する際の補酵素《ほこうそ》の成分なので、不足すると皮膚が赤く腫《は》れたり、ザラザラしたり、かさぶたができやすくなってくるからです。

また、月経前にイライラしたり、うつ状態になったり、頭痛に悩まされるといった**月経前症候群《げっけいぜんしょうこうぐん》（PMS）**の人にも、ビタミンB_6が有効と言われています。

このほか、妊娠中つわりがひどい人や、

経口《けいこう》避妊薬《ひにんやく》のピルを常用している人などは、不足しやすいので注意が必要です。

摂取するときの注意点

ビタミンB6は腸内でも合成されるので、一般には不足しにくいと言われています。しかし、**抗生物質**を長期間服用していると、腸内の悪玉菌《あくだまきん》が増えてしまい、善玉菌《ぜんだまきん》による合成量が低下してしまいます。ほかに、便秘にも注意しましょう。

水溶性ビタミンなので、ふつうの食事による過剰症は心配ありません。体内にためておくことができないので、こまめに補給するようにしましょう。光に対して不安定なので、ビタミンB6を含む肉や魚は鮮度のよいものを選びましょう。

ナイアシン（116ページ参照）とともに肌の健康を保ち、**ビオチン**（126ページ参照）とともに、白髪や抜け毛を予防します。

なるべくいっしょにとって、体内で効率よく作用するようにしましょう。

ビタミンB6を多く含む主な食材

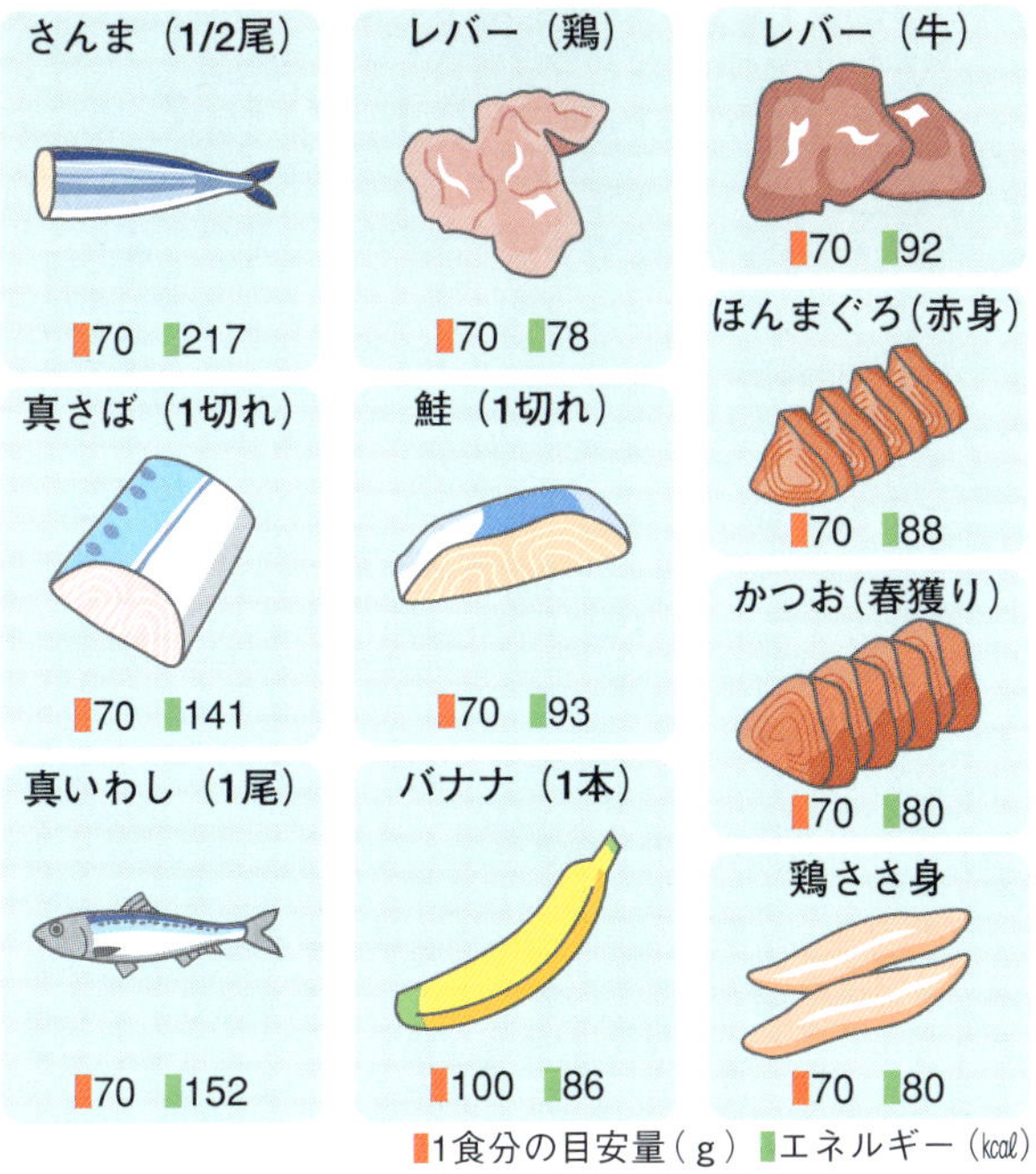

1食分の目安量におけるビタミンB6の含有量

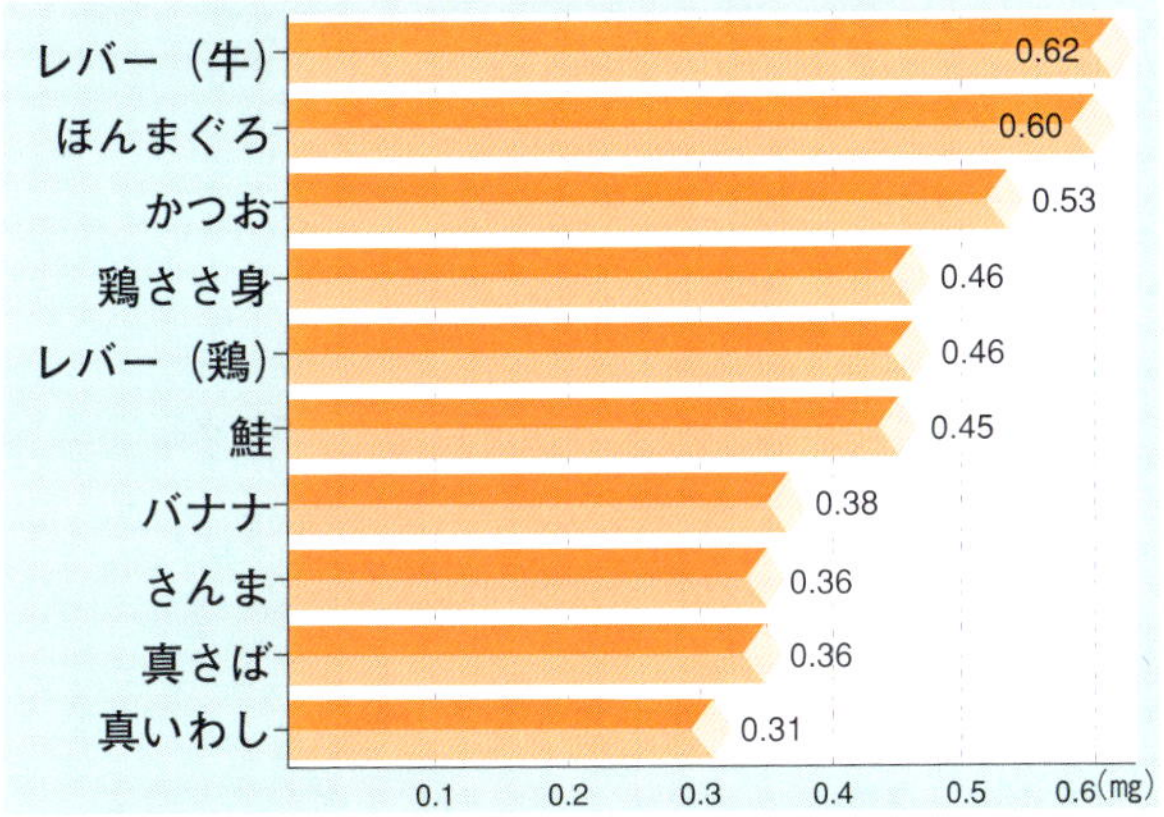

上手に摂取するためのワンポイントアドバイス

アルコールの好きな人は積極的にとる

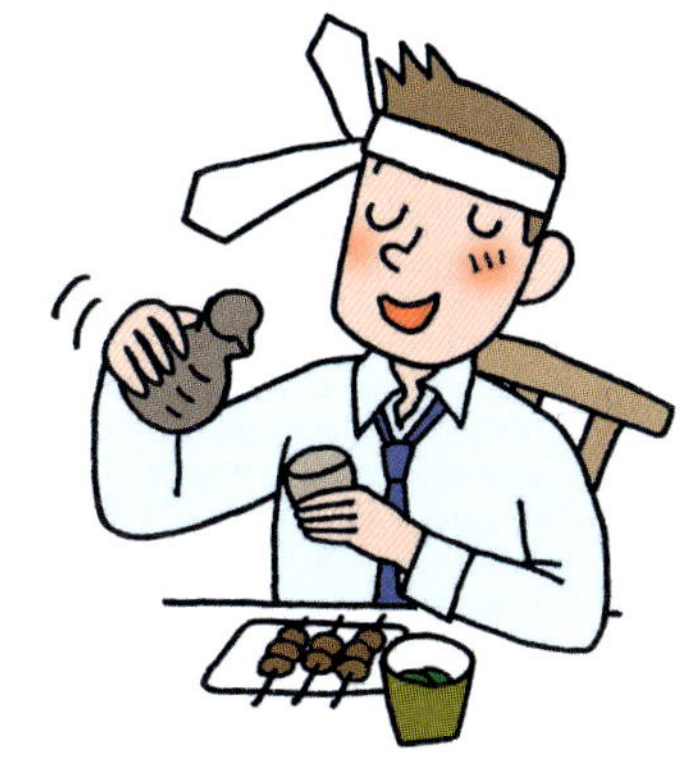

ビタミンB6はビタミンB2とともに、脂肪の代謝《たいしゃ》に欠かせないビタミンですから、肝臓に中性脂肪がたまらないようにする働きがあります。アルコールを多量にとっていると、肝臓に中性脂肪がたまる脂肪肝になりやすいのですが、放置すると肝硬変《かんこうへん》に進む危険があります。

酒のつまみには、B2やB6を多く含む枝豆、空豆、納豆、レバー、チーズ、旬《しゅん》の魚を盛り合わせた刺身などをとりましょう。

ビタミンB_{12}

悪性貧血を防ぎ、神経の働きを支える

成人の1日の摂取目安
＊30～49歳の場合
（推奨量）

男性	2.4 μg
女性	2.4 μg
上限量	なし

不足すると…

- ▼疲れやすい
- ▼うつ状態になりやすい
- ▼食欲不振、消化不良を起こす

こんな人におすすめ

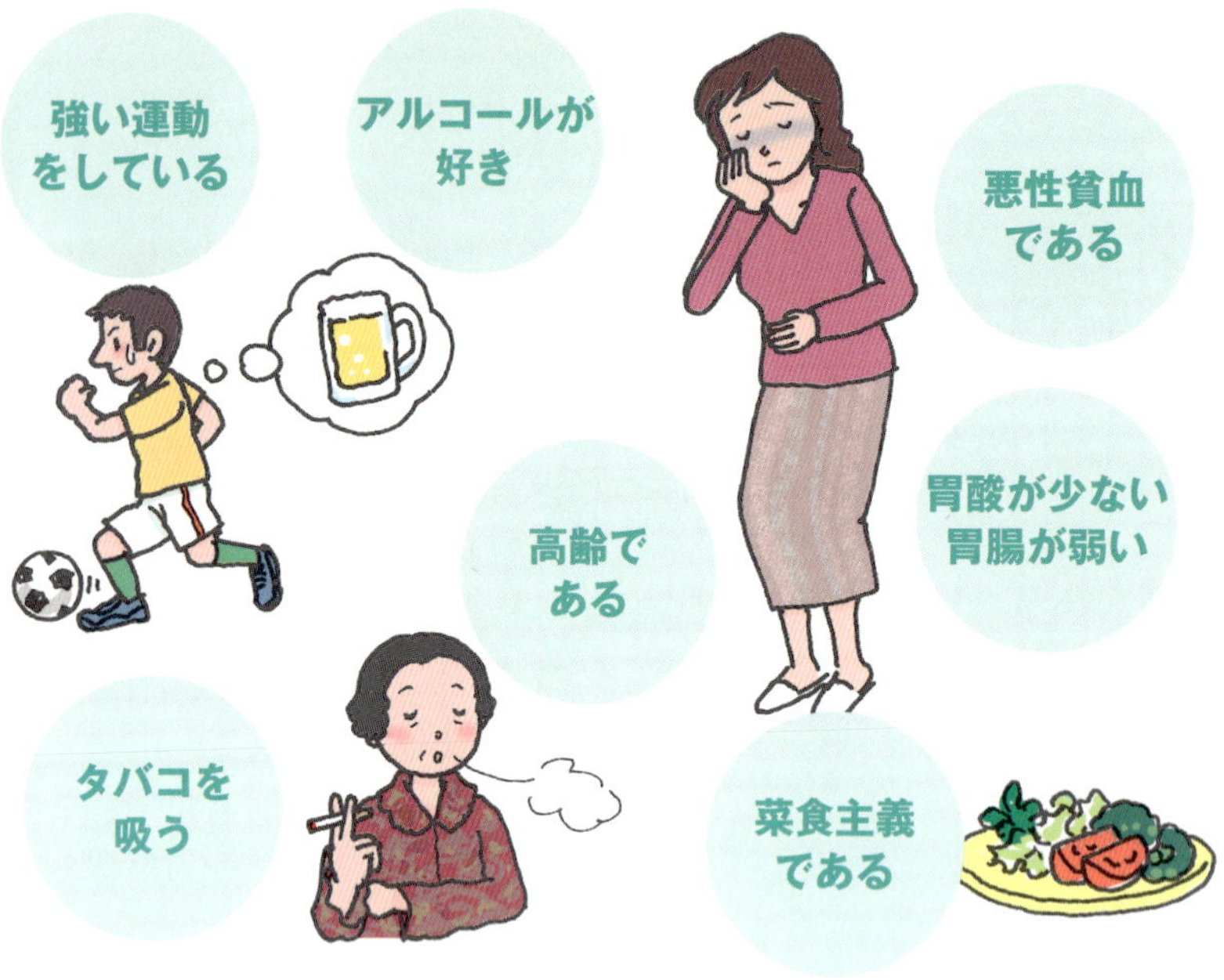
悪性貧血
である
胃酸が少ない
胃腸が弱い
菜食主義
である
アルコールが
好き
高齢で
ある
強い運動
をしている
タバコを
吸う

ビタミンB_{12}の作用

赤い色をした水溶性のビタミンです。**葉酸**《ようさん》（122ページ参照）といっしょになって赤血球のヘモグロビンの合成を助けています。不足すると造血がうまくいかず、赤血球の数が減ったり、異常に大きい赤血球（巨赤芽球《きょせきがきゅう》）ができたりします。

これを**「悪性貧血**《あくせいひんけつ》**」**と言いますが、以前は原因不明なため、治療法のない難しい病気とされていました。現在は、葉酸とビタミンB_{12}との関連がわかり、これらの栄養素を補給すれば症状が改善されるようになりました。

ビタミンB_{12}が不足すると、貧血を招きからだがだるくなり、めまい、動悸《どうき》、息切れ、手足のしびれなどを感じます。

ビタミンB_{12}の特徴

筋肉や神経を正常に機能するためには、ビタミンB群が欠かせないのですが、ビタミンB_{12}は神経細胞内のたんぱく質や**「核酸**《かくさん》**（遺伝子の主成分）」**の合成を助けたり、修復したりします。

また、脳を正常に働かせるために欠かせないのですが、加齢とともに不足しやすいという特徴があります。不足するとうつ状態を招いたり、**アルツハイマー病**とも関係することがわかっています。

ビタミンB_{12}はレバーや魚の血合肉、貝類、牛乳、チーズといった、良質のたんぱく質を含む食品に多く含まれます。熱には比較的安定していますが、光によって分解されやすいのが特徴です。

植物性の食品にはほとんど含まれてい

ませんが、藻類や微生物によっても合成されるので、のりや納豆、みそなどに含まれています。野菜中心の食生活を送っている人は不足しがちなので、**玄米菜食主義の人や、ベジタリアンの人**は気をつけましょう。

摂取するときの注意点

ビタミンB_{12}が胃で吸収されるときには、胃壁から分泌される物質と結合する必要があります。このため、**胃を切除した人や、ヘリコバクター・ピロリ菌に感染している人**、胃の粘膜《ねんまく》になんらかの障害があり、**胃液の分泌が少ない人**は、この物質が不足してビタミンB_{12}の吸収がうまくできなくなります。

心疾患《しんしっかん》や糖尿病、アルツハイマー病などにかかりやすい人は、血液中に含まれる**ホモシステイン**（アミノ酸のひとつ）が多くなっています。この背景にビタミンB_{12}や葉酸の不足があるのではないかと考えられ、研究が進められています。

ビタミンB_{12}を多く含む主な食材

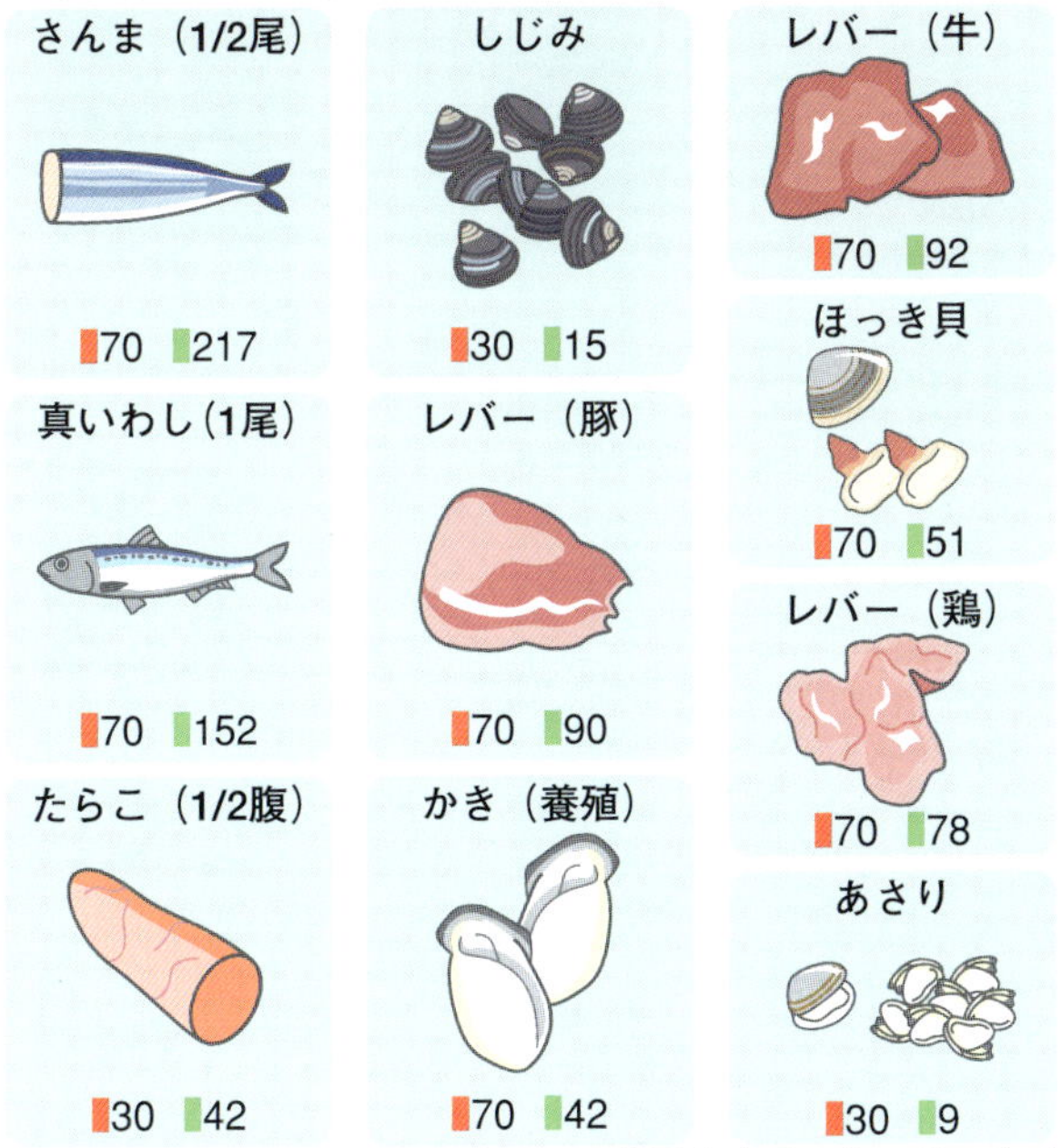

1食分の目安量（g）　エネルギー（kcal）

1食分の目安量におけるビタミンB_{12}の含有量

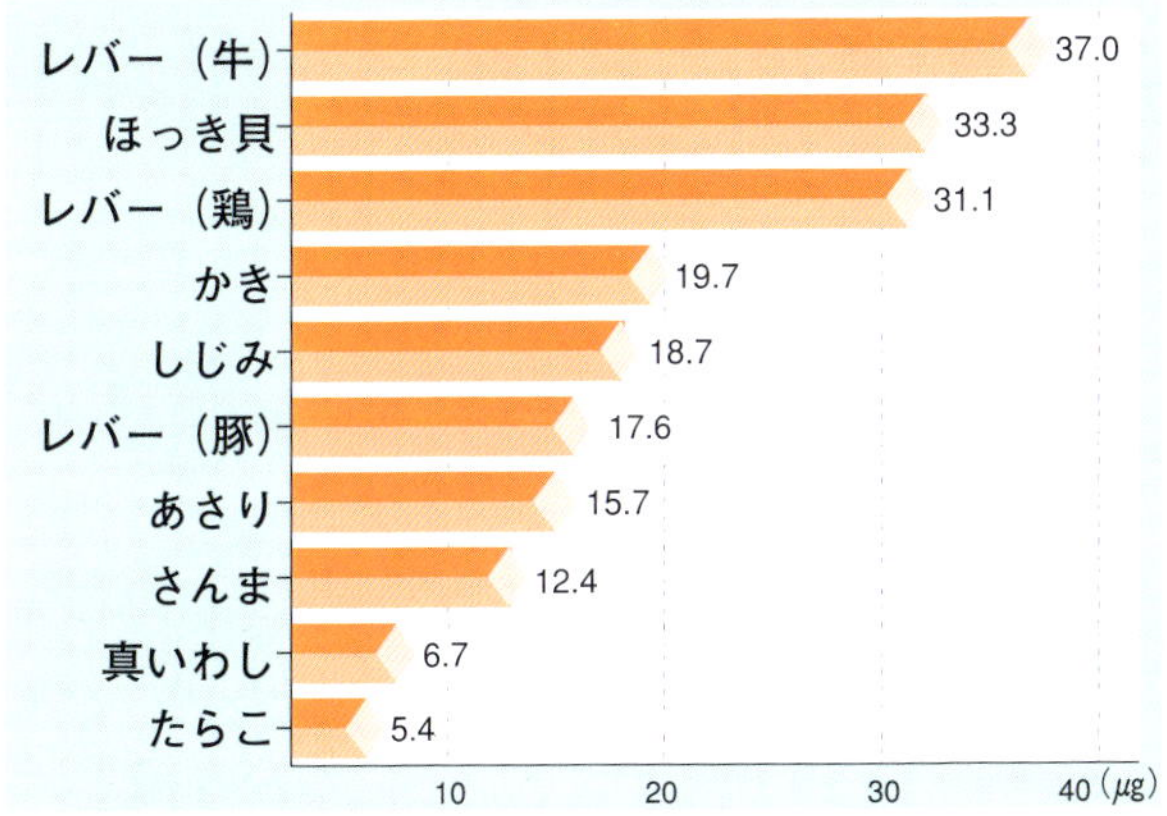

上手に摂取するためのワンポイントアドバイス

ビタミンB_{12}で時差ボケが改善される

海外旅行に行ったときに、旅行先や帰国後に時差ボケに悩まされた経験はありませんか。実は、生体のバイオリズムの調整にビタミンB_{12}が作用するのではないかと考えられています。

大量に摂取すると、バイオリズムが整い、時差ボケの解消に役立つことが研究で明らかにされたのです。不規則な生活習慣が原因の不眠などにも、効果があるのではないかとされています。

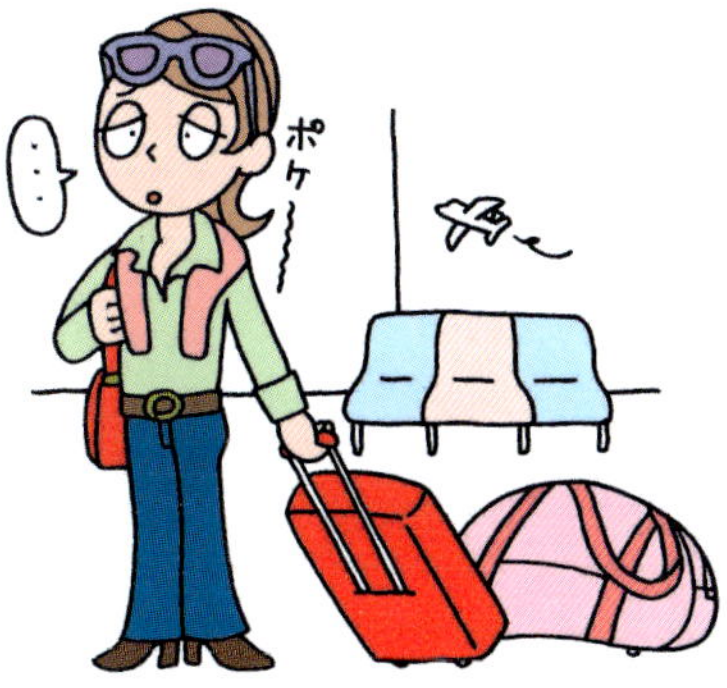

葉酸（ようさん）

健康な赤血球をつくるのに不可欠

成人の1日の摂取目安
＊30～49歳の場合
（推奨量）

男性	240μg
女性	240μg
上限量	1,000μg

不足すると…

▼口内炎ができる
▼免疫力《めんえきりょく》が低下する
▼胃粘膜《いねんまく》が弱くなる
▼貧血になる

こんな人におすすめ

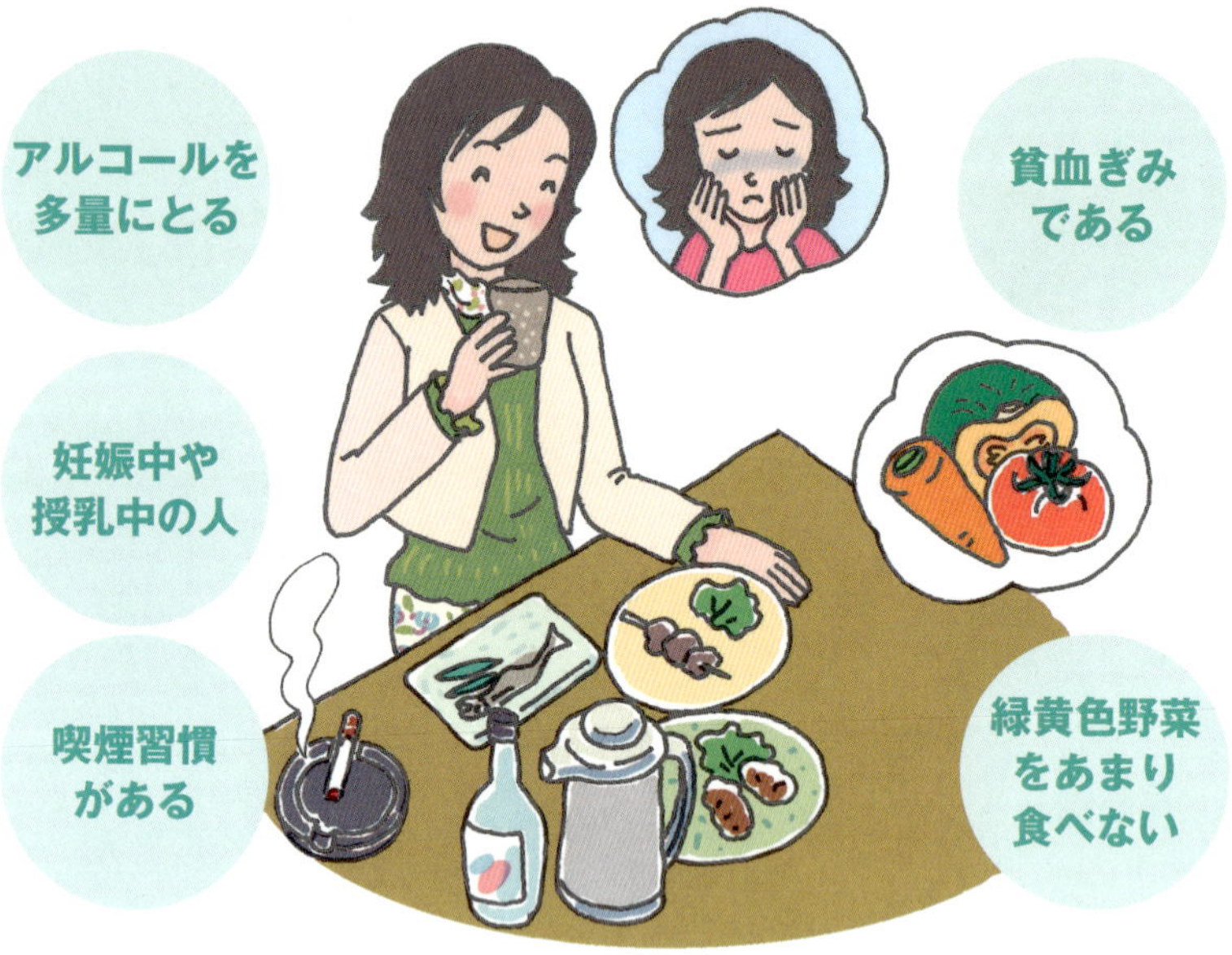
アルコールを多量にとる
妊娠中や授乳中の人
喫煙習慣がある
貧血ぎみである
緑黄色野菜をあまり食べない

葉酸の作用

ビタミンB12（120ページ参照）といっしょに、赤血球をつくるために欠かせないビタミンです。赤血球は、約4か月周期で新しいものがつくられています。このときに葉酸が不足すると、**「巨赤芽《きょせきが》球《きゅう》」**という異常に大きな赤血球ができて**「悪性貧血《あくせいひんけつ》」**になってしまいます。

ほかに、葉酸はたんぱく質の合成にもかかわっています。不足すると粘膜の新陳代謝がうまくできなくなり、口内炎ができやすく、潰瘍《かいよう》といった粘膜の異常が起こりやすくなります。

妊娠中や授乳中は、とくに摂取がすすめられます。これは、胎児《たいじ》や乳幼児の成長に、葉酸が使われるためです。葉酸が不足すると、胎児や乳児では脳神経細胞の成長や代謝《たいしゃ》に異常が現れて発育不全を起こすので注意が必要です。葉酸不足で起こる貧血が、大人よりも子どもに多いのは、成長のために必要なたんぱく質の合成に、葉酸が欠かせないからです。

葉酸の特徴

葉酸は、細胞の核の中に存在していて、遺伝情報を保存したり、その情報どおりに細胞をつくる指令を出しているDNAやRNAなどの**「核酸《かくさん》」**の合成に必要となっています。核酸の中にある遺伝情報をもとに、からだはつくられていくので、これが正常につくられないと成長が阻害されてしまいます。また、葉酸が不足すると核酸内の情報が正確にコピーできなくなり、異常な細胞をつくり出してしまう危険もあります。

葉酸を多く含む主な食材

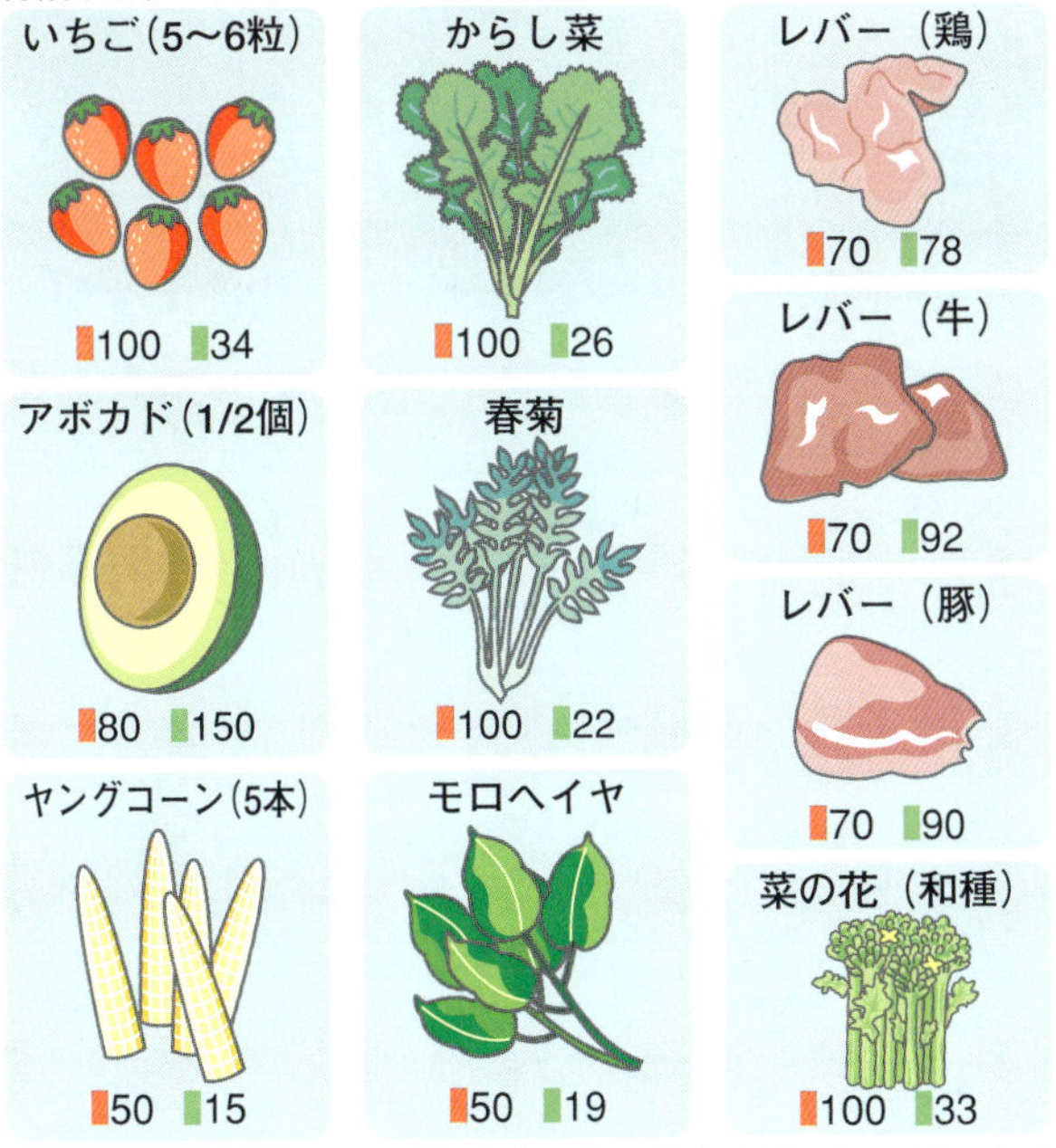

1食分の目安量における葉酸の含有量

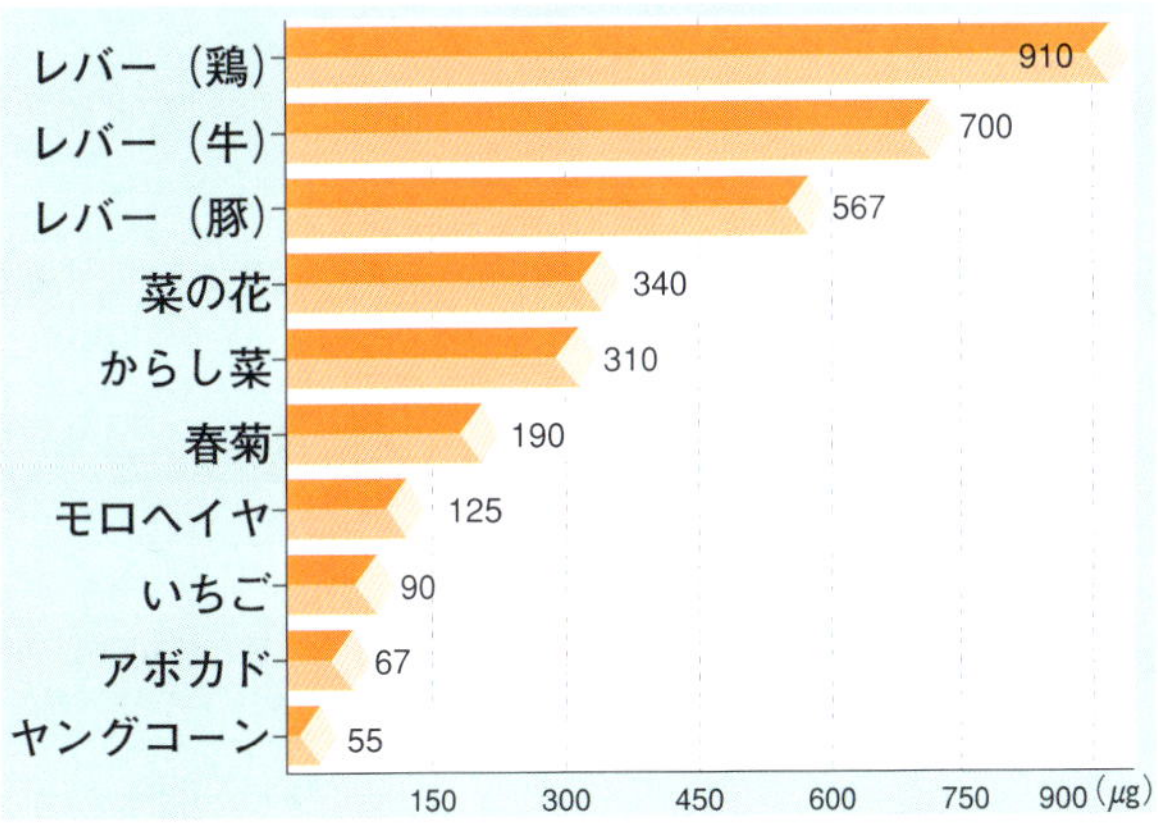

最近では、葉酸が不足すると、血液中に含まれるアミノ酸のひとつである**「ホモシステイン」**が増えることがわかってきました。これが、動脈硬化や認《にん》知《ち》症《しょう》（痴《ち》呆《ほう》）とかかわりがあるのではないかと注目されています。

！摂取するときの注意点

健康的な食生活を送っていれば、不足する心配はほとんどありません。しかし、アルコールを多量に摂取する人や、喫煙習慣のある人、抗生物質などを服用している人、妊娠中の人や高齢者は、不足しがちなので注意しましょう。

また、葉酸は光に弱いので、野菜などの保存方法には注意しましょう。購入したらできるだけ早く食べるか、すぐに冷蔵庫などの冷暗所で保存するようにしてください。

腸内細菌によっても合成されるので、便秘を防いでおなかの調子をよくするよう心がけましょう。

上手に摂取するためのワンポイントアドバイス

妊娠中や授乳中に必要な葉酸の量

胎児や乳幼児の成長に欠かせない葉酸は、妊娠中や授乳中は通常の2倍程度必要になります。推奨量《すいしょうりょう》では妊娠中は+200μg、授乳中は+100μgという数値が設定されています。さらに、妊娠を計画している場合や、妊娠の可能性がある場合には、1日に400μgの摂取が望ましいとされています。

ビタミンCを大量にとると葉酸の排出が促進されてしまいます。サプリメントを利用している人は、1日2,000mgを超えないよう気をつけたほうがよいとされています。

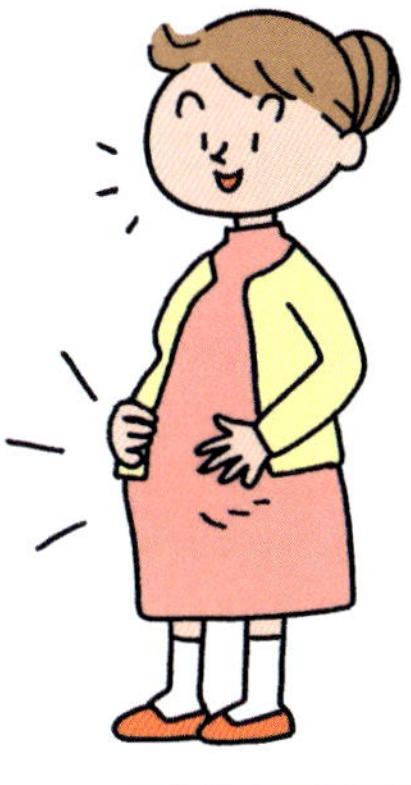

葉酸

ビタミン

パントテン酸

ストレスに対する抵抗力をつける

成人の1日の摂取目安
＊30〜49歳の場合
（目安量）

男性 **6** mg
女性 **5** mg
上限量 **なし**

不足すると…

- ▼疲れやすい
- ▼食欲が減退する
- ▼かぜをひきやすい
- ▼手足がしびれる

こんな人におすすめ

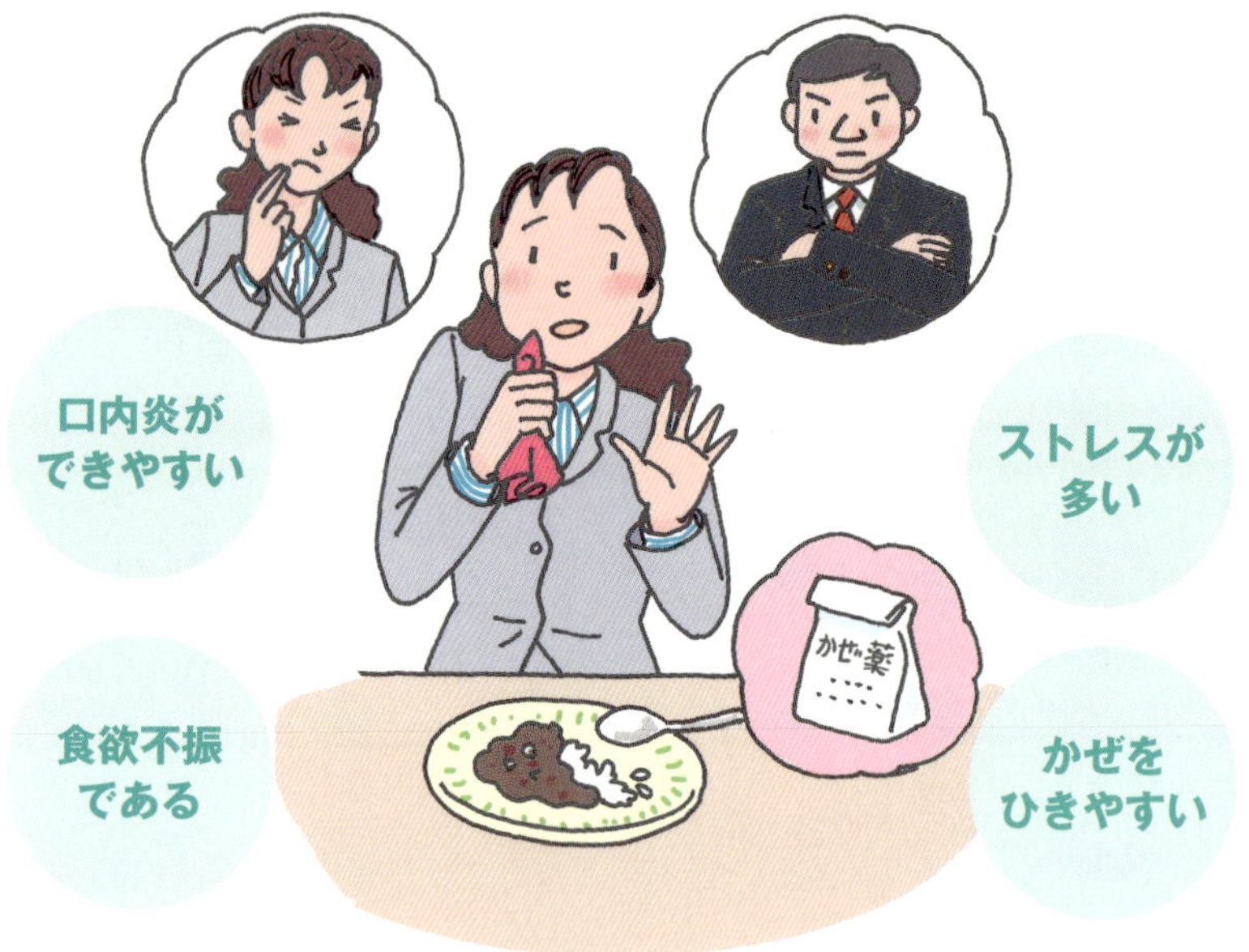

口内炎が
できやすい
ストレスが
多い
かぜ薬
食欲不振
である
かぜを
ひきやすい

パントテン酸の作用

かつては「**ビタミンB5**」とも呼ばれていました。

糖質や脂質の代謝《たいしゃ》を中心に、エネルギーをつくり出すときに働く、さまざまな酵素《こうそ》の作用をサポートするビタミンです。また、免疫機能《めんえききのう》やストレスへの抵抗力に大きな役割を担《にな》っています。

人はストレスを感じると「**副腎皮質《ふくじんひしつ》ホルモン**」という、抗ストレスホルモンを分泌してストレスに対抗します。このとき、副腎皮質ホルモンの産生を助けるのがパントテン酸です。

また、ビタミンB6や葉酸《ようさん》など、ほかのビタミンB群とともに、「**抗体**」という免疫機能に働く物質をつくり出します。これらが不足すると、かぜをひきやすくなったり、感染症にかかりやすくなります。ほかに、皮膚《ひふ》や毛髪などがパサついたりします。

パントテン酸の特徴

パントテン酸には「**HDL（善玉）コレステロール**」を増やす作用もあります。HDLコレステロールには、血液中の余分なコレステロールを回収して肝臓に運び、体外への排出を促すという動脈硬化を抑制する働きがあります。このため、パントテン酸を十分にとることは、動脈硬化の予防につながります。

このほかにも「**アセチルコリン**」という神経伝達物質をつくるのに必要だったり、有害物質の解毒《げどく》に働いたりと、生命活動の維持に重要な役割を担う必須のビタミンです。

酸や熱、アルカリといったものに対して不安定なので、缶詰や冷凍、加工食品では含有量が少なくなります。できるだけシンプルな調理法で、食品からとるようにしましょう。

摂取するときの注意点

水溶性ビタミンなので、とりすぎても過剰症の心配はありません。

パントテン酸の語源は、ギリシャ語の「いたるところにある」という言葉からきています。その意味どおり、微量ではありますが、ほとんどの食品に含まれています。体内では腸内細菌が合成し、不足する心配はほとんどありません。

ただし、**アルコール**や**カフェイン**をとるとパントテン酸は消耗《しょうもう》される量が増えます。これらを毎日多量に飲んでいる人は、なるべく多めにとるよう心がけてください。パントテン酸が不足すると、ストレスに弱くなり、自律神経がうまく働かなくなります。

パントテン酸を多く含む主な食材

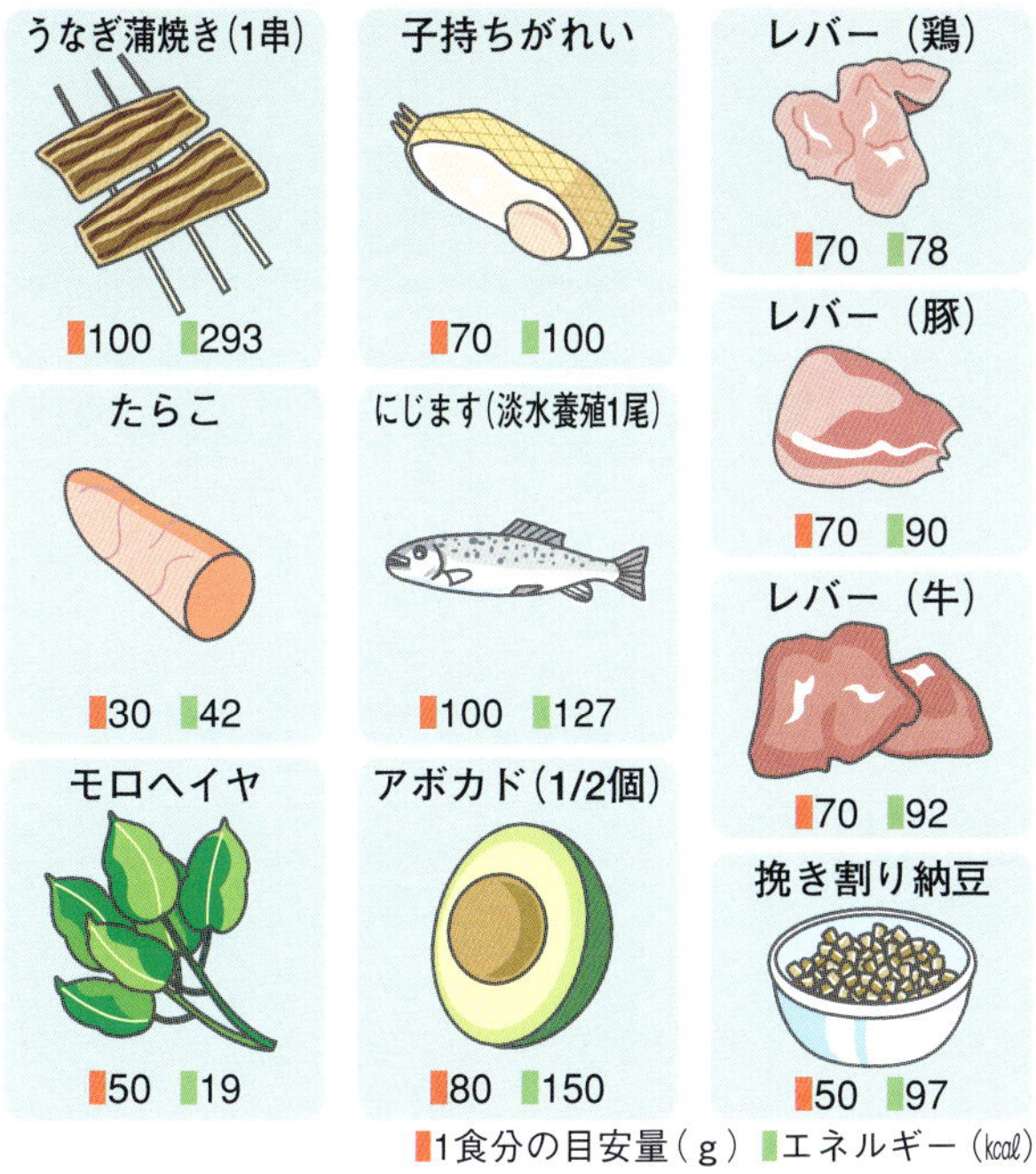

1食分の目安量におけるパントテン酸の含有量

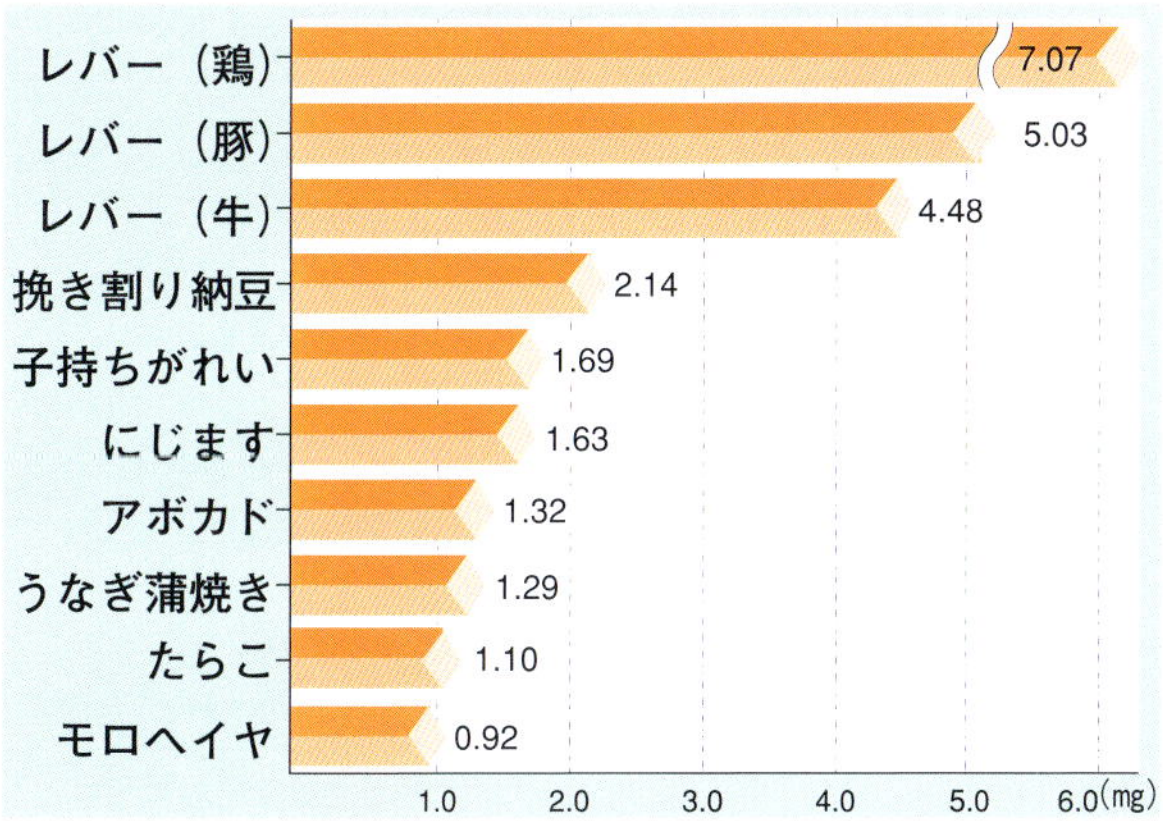

上手に摂取するためのワンポイントアドバイス

ビタミンCといっしょにとると効率的

ストレスが多い人はビタミンが消耗される量も増えます。とくに、ビタミンCとパントテン酸をはじめとするビタミンB群、ビタミンEがストレスに対抗するビタミンとして知られています。

パントテン酸は抗ストレスホルモン（副腎皮質《ふくじんひしつ》ホルモン）をつくり、ビタミンCは副腎の働きを強化して、ホルモンの分泌を促進します。ビタミンEは自律神経の中枢に作用して、副腎皮質ホルモンの分泌をコントロールします。

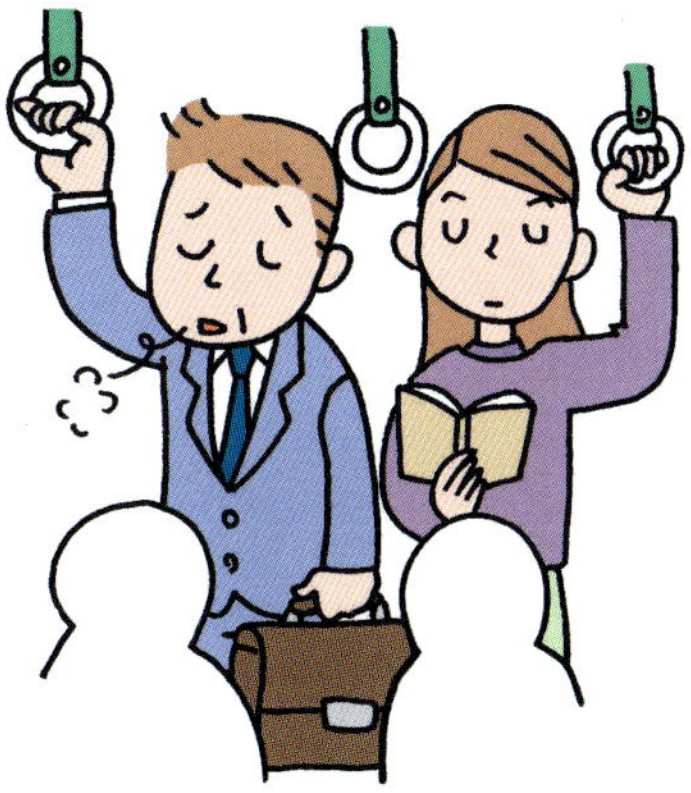

ビオチン

髪の毛が抜けたり、白髪を予防する

成人の1日の摂取目安
＊30〜49歳の場合
（目安量）

男性	45μg
女性	45μg
上限量	なし

不足すると…

- 髪の毛が抜けやすくなる
- 白髪になりやすい
- 肌荒れや皮膚炎《ひふえん》が起こりやすい
- 食欲不振に陥る

こんな人におすすめ

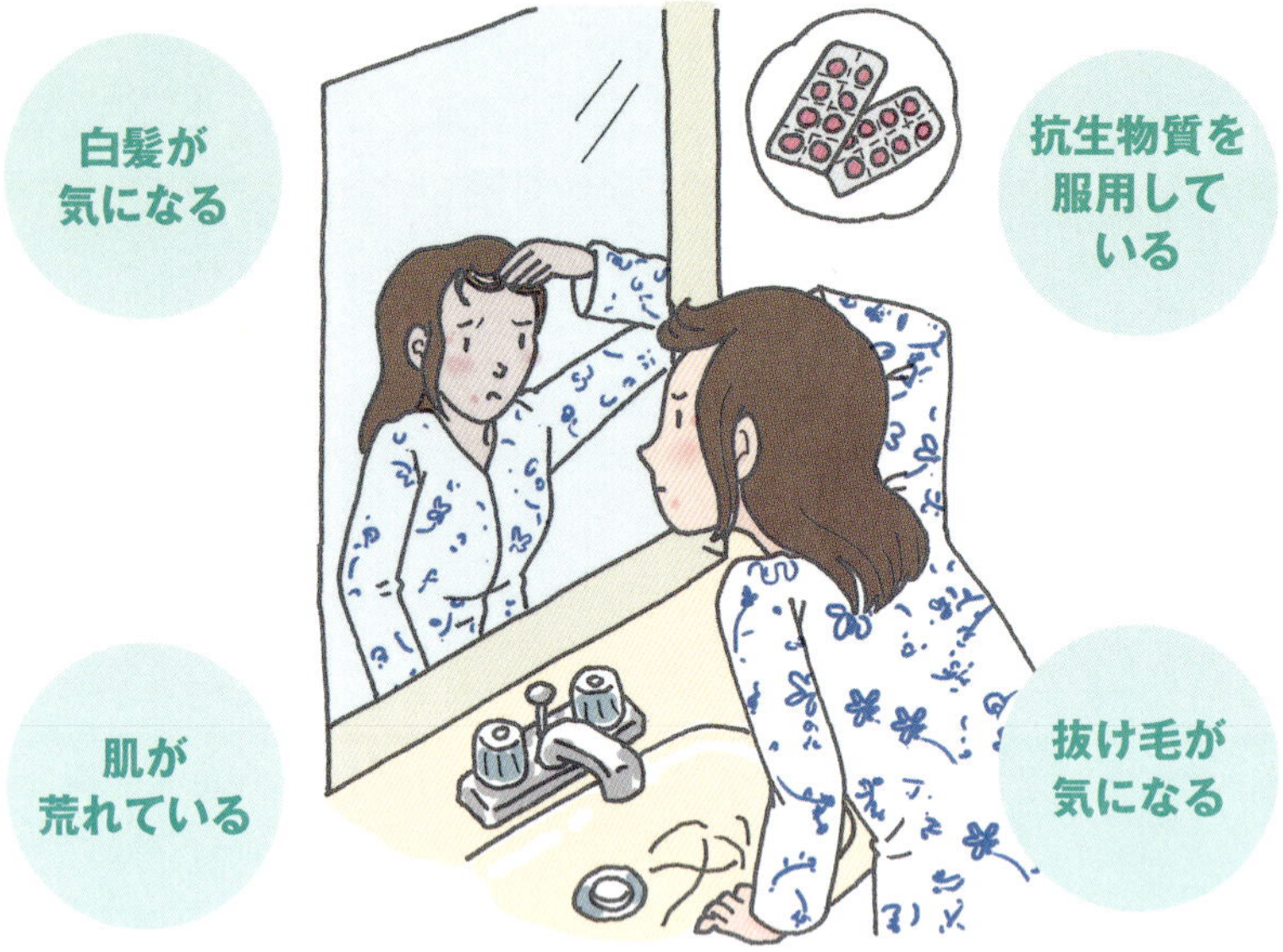
白髪が気になる
抗生物質を服用している
肌が荒れている
抜け毛が気になる

ビオチンの作用

ビオチンはラットの実験で、卵白を大量に与えると皮膚病を起こすことから発見された栄養素です。

糖質、脂質、たんぱく質の代謝にかかわります。このほかには、皮膚や髪の毛を健康に保つためにも、重要な働きを担《にな》っています。

不足すると、髪の毛が抜けたり、白髪になりやすくなったり、肌に湿疹《しっしん》ができやすくなったり、疲労感や憂うつ感を覚えるようになります。

髪の毛や皮膚を、健康に保つために不可欠な栄養素です。ビタミンA、ビタミンB_2、ビタミンB_6、ナイアシンなどといっしょにとるとより効果的です。

また、腸内細菌によっても合成されています。そのため、抗生物質などを長期に服用していると、腸内の善玉菌《ぜんだまきん》が減少して合成量が減ってしまいます。こうした人は、食品やサプリメントから積極的にとるよう心がけましょう。

ビオチンの特徴

最近の研究では、ビオチンが不足すると、「**脂漏性湿疹**《しろうせいしっしん》（乳児にできやすい皮脂分泌部分にできる湿疹のこと）」を起こしやすかったり、糖尿病を引き起こすと言われたり、アトピー性皮膚炎の改善に役立つのではないかと考えられています。また、妊娠を維持させたり、胎児《たいじ》や乳児の成長にもかかわっていることがわかっています。

ビオチンはビタミンB群の一種で、イオウを含んでいます。

食品のなかでは、たんぱく質と結合して存在しています。加熱などによる損失が少ないのも特徴のひとつです。

摂取するときの注意点

ビオチンは「日本食品標準成分表」に含有量の表示がありませんが、レバー類に多く含まれています。もっとも多いのは鶏レバー、次に牛レバー、豚レバーの順になっています。このほか、卵黄にも多く含まれますし、豆類や種実類にも含まれています。野菜のなかでは、トマト、にんじん、カリフラワーなどに比較的多く含まれています。

ちなみに、鶏レバーであれば、20g（1～2切れ）も食べれば、1日の目安量がとれてしまいます。

食品中のたんぱく質としっかり結びついていて、ほとんどすべての食品に含まれていますし、腸内でも合成されているので、健康的な食生活を送っていれば不足する心配はほとんどありません。

実際に、**日本人の1日あたりの標準的な摂取量は、90～110μg程度**ではないかという報告があり、食事摂取基準の2倍程度の量がとれているのではないかと言われています。

ビオチンを多く含む主な食材

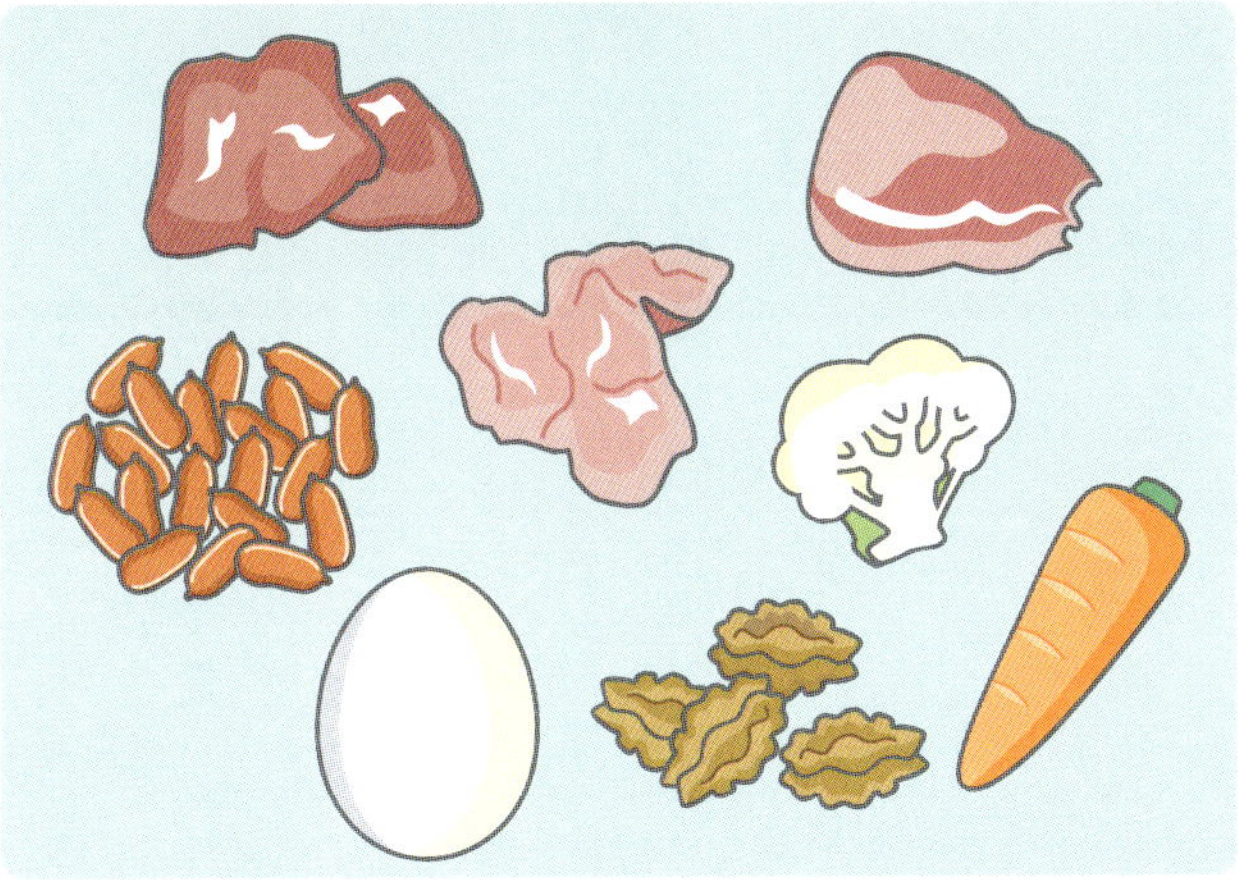

レバー（鶏）、レバー（牛）、レバー（豚）、卵黄、豆類、種実類、トマト、にんじん、カリフラワーなど

上手に摂取するためのワンポイントアドバイス

ビオチンの吸収を阻害する生卵

生卵の白身に含まれる、水溶性たんぱく質の「アビジン」という物質には、腸管でのビオチンの吸収を阻害する働きがあります。このため、生卵を毎日たくさん食べていると、欠乏症を起こすことがあります。

しかし、毎日のように生卵をたくさん食べる生活を続けないかぎりは大丈夫です。また、加熱するとアビジンは変性してビオチンと結びつけなくなったり、すでに結びついているビオチンを切り離すので、加熱調理した場合は問題ありません。

しかも、卵黄にはビオチンが多く含まれているので1日1～2個はとりたい食品です。

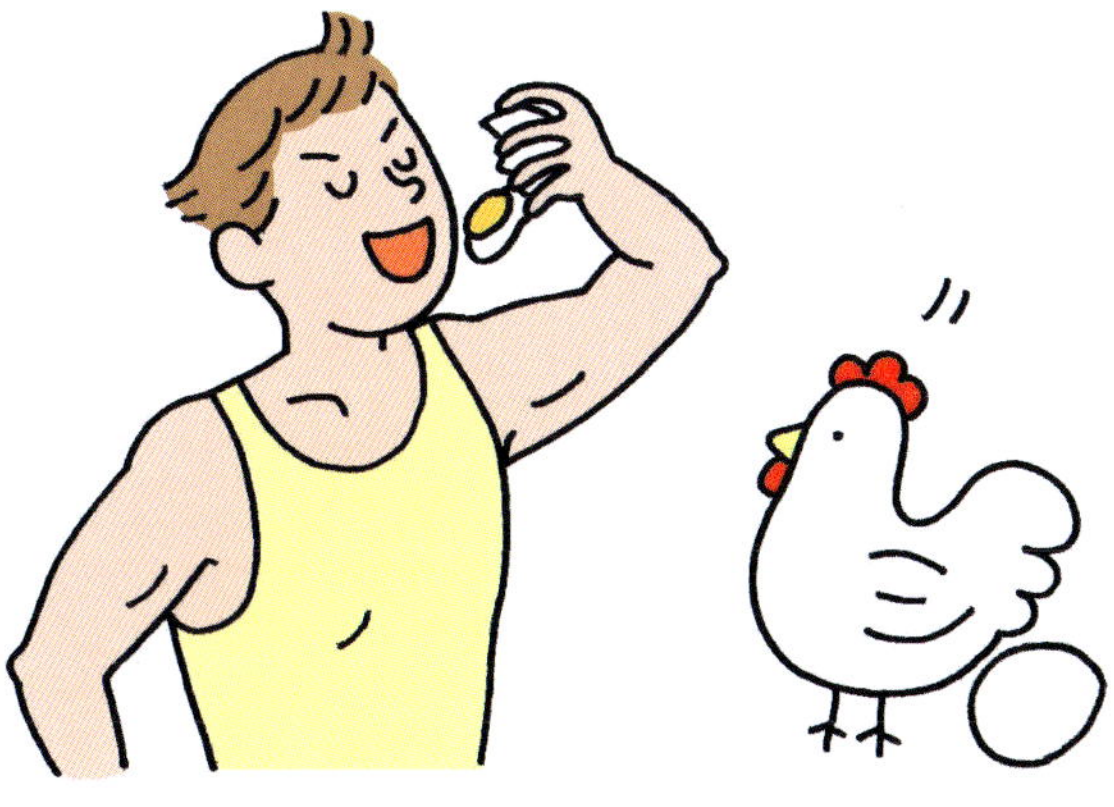

ビタミンC

コラーゲンの合成を助け、免疫力を高める

成人の1日の摂取目安
＊30～49歳の場合
（推奨量）

男性	100 mg
女性	100 mg
上限量	なし

不足すると…

- ▼免疫力《めんえきりょく》が低下する
- ▼疲労感が強くなる
- ▼シミやそばかすができやすい
- ▼動脈硬化のリスクが高くなる

こんな人におすすめ

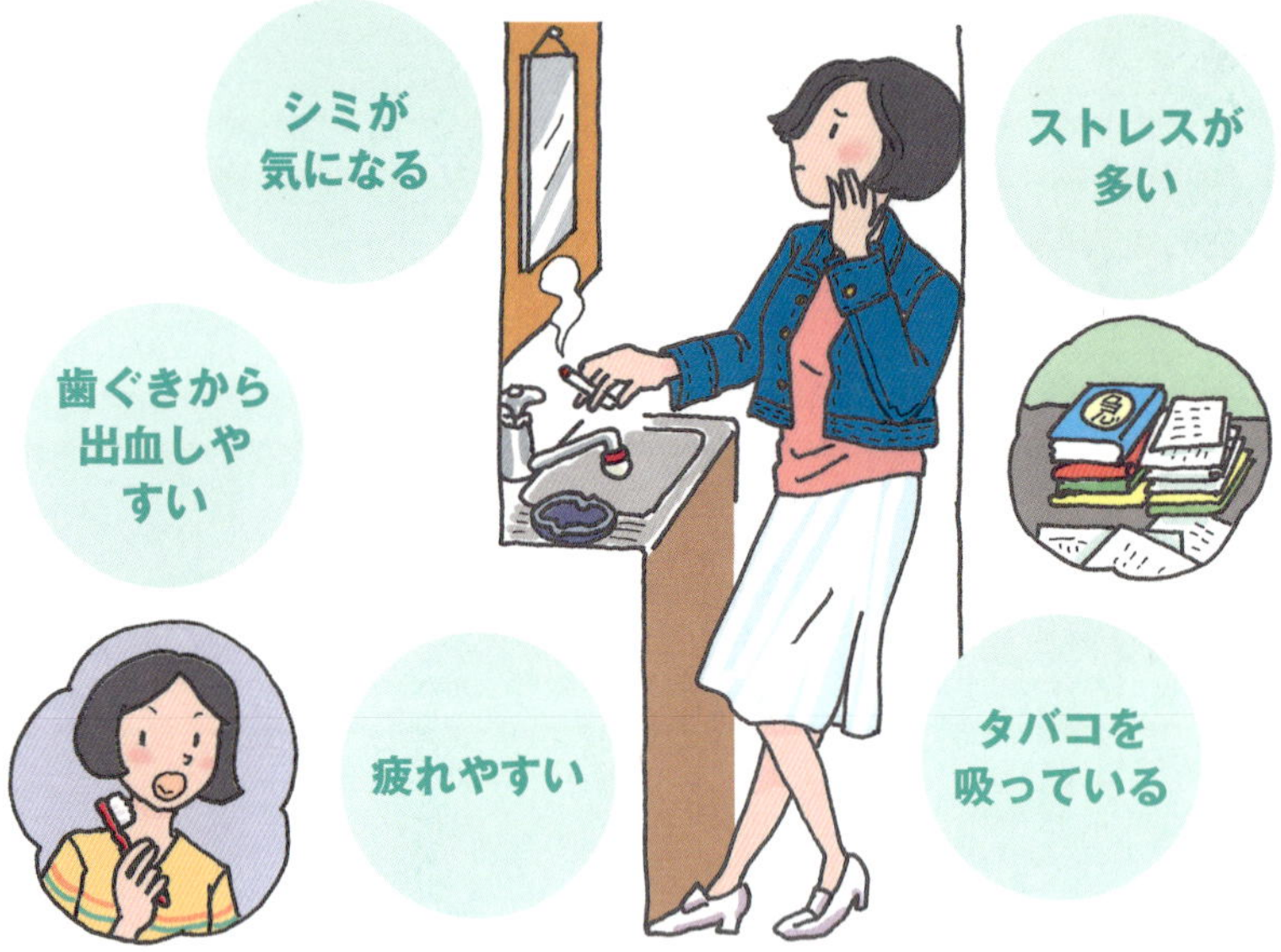

シミが気になる
ストレスが多い
歯ぐきから出血しやすい
疲れやすい
タバコを吸っている

ビタミンCの作用

ビタミンCは、私たちのからだを構成する重要なたんぱく質である**「コラーゲン」**の合成をはじめ、免疫力の強化、抗酸化作用、抗がん作用、解毒作用《げどくさよう》、血液中のコレステロールの低下、シミのもととなる**「メラニン色素」**合成を抑制して皮膚《ひふ》に沈着するのを防ぐ、ヘモグロビンの合成を助けるなど、たくさんの重要な役割を担《にな》っています。

コラーゲンは人体のたんぱく質の約30%を占め、皮膚や骨、腱《けん》などの結合組織の主要な成分となっているたんぱく質です。コラーゲンには**「ヒドロキシプロリン」**というアミノ酸が多く含まれていますが、ビタミンCが不足するとコラーゲン合成がうまくいかなくなってしまいます。そのため、毛細血管が弱くなって歯ぐきなどから出血しやすくなります。

また、ビタミンCには強い抗酸化作用があり、動脈硬化を予防したり、ストレスに対抗するホルモンの合成を促したり、発がん性物質の合成を抑制したり、腸管での鉄の吸収率を高める作用があります。

ビタミンCの特徴

過度なストレスを感じると、ビタミンCは消耗されやすいので、多めに摂取する必要があります。また、喫煙もビタミンCを消費することが知られています。喫煙習慣のある人は、ビタミンCを積極的にとるよう心がけましょう。

喫煙習慣のない人も、周囲に喫煙者がいる場合は**「副流煙《ふくりゅうえん》」**にさらされている

ので注意が必要です。

　また、ビタミンCにはタバコ以外の有害物質が体内に入ったときにも、これを解毒する働きがあります。

摂取するときの注意点

　ビタミンCは体外に排出されるまでの時間がとても短く、摂取してから数時間で体外に排出されます。一度にたくさんとるのではなく、食事ごとにビタミンCが多く含まれている野菜や果物をとるようにしましょう。

　ビタミンCには「還元型《かんげんがた》ビタミンC」とこれが酸化してできる「酸化型《さんかがた》ビタミンC」があります。野菜や果物に含まれるビタミンCは、ほとんどが還元型ビタミンCですが、ミキサーやジューサーにかけると、酸化型ビタミンCが増えてしまいますが、ビタミンCの効果はかわりません。ただし、空気によってもビタミンCは酸化されるので、つくったら早めに飲むようにしましょう。

ビタミンCを多く含む主な食材

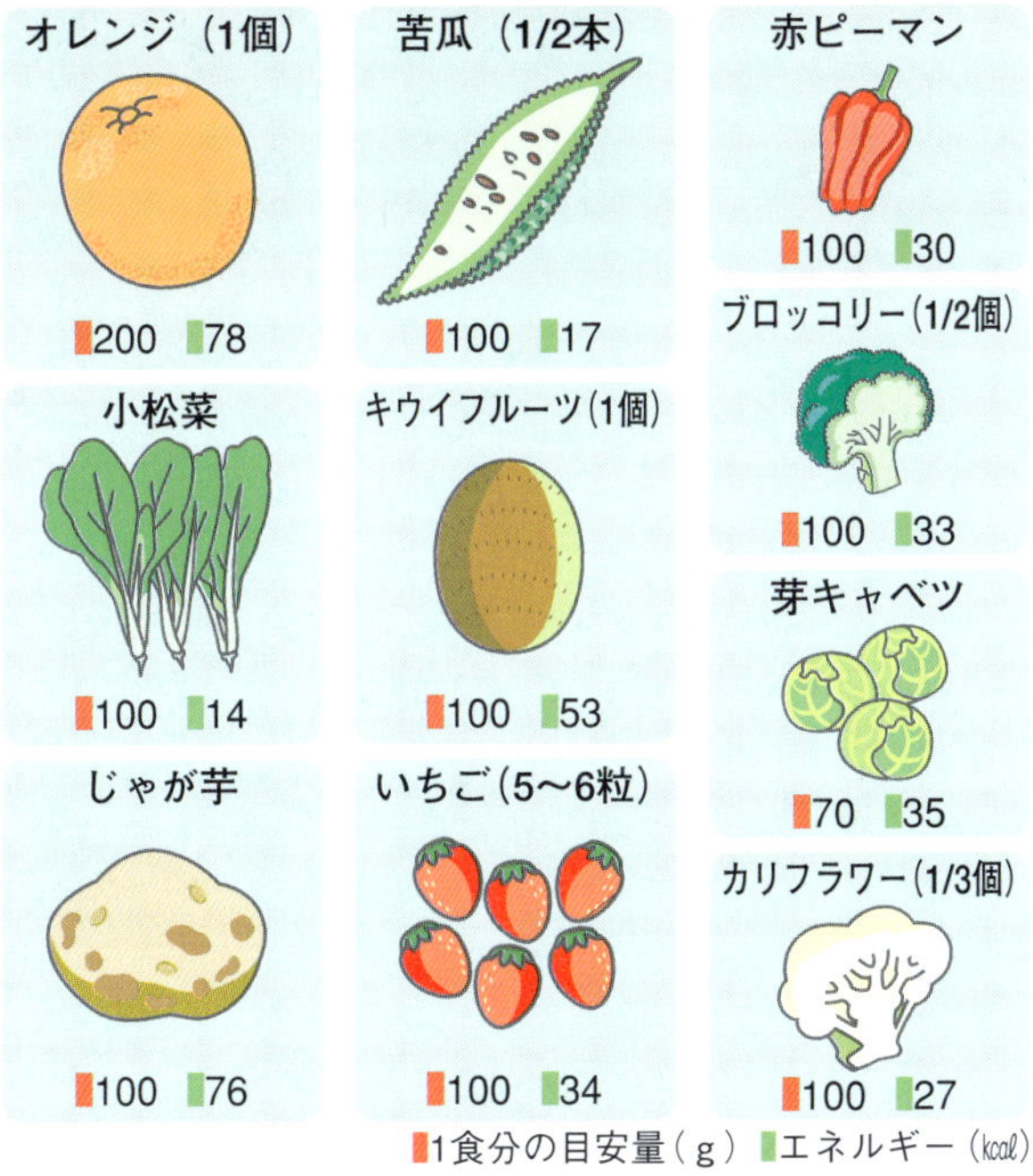

1食分の目安量におけるビタミンCの含有量

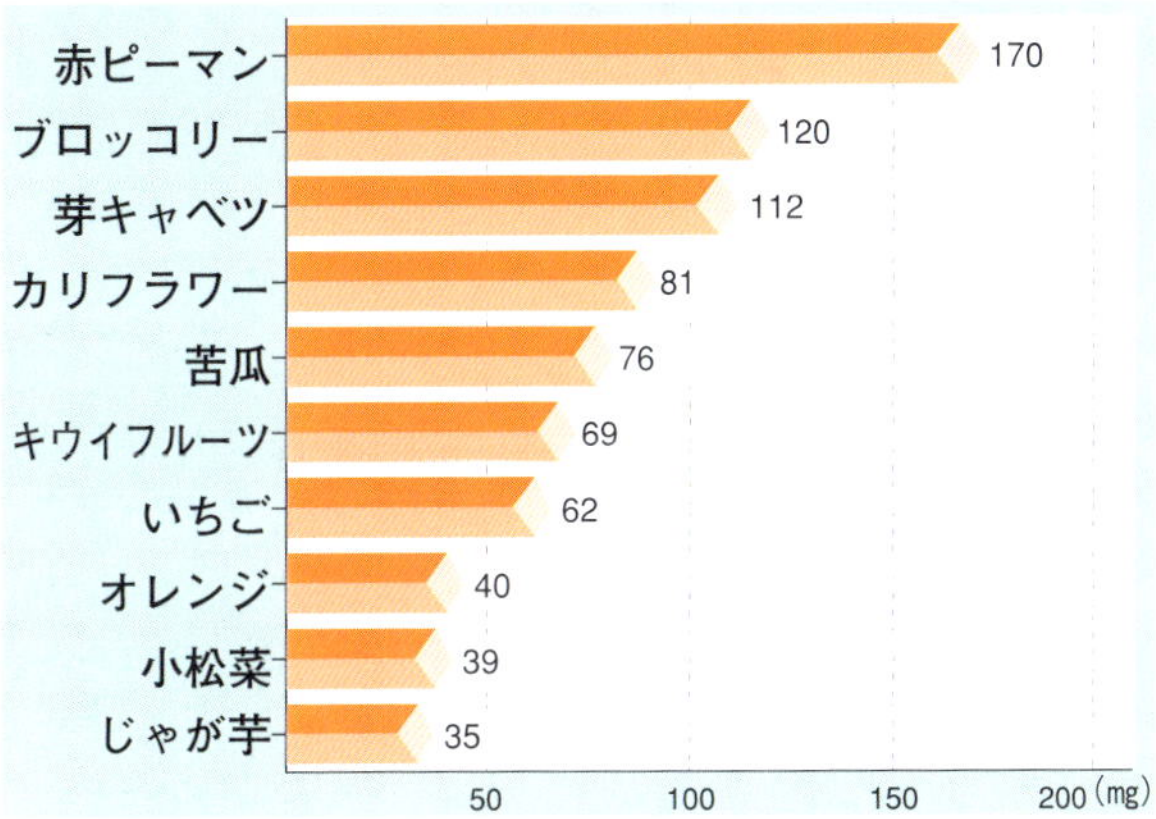

上手に摂取するためのワンポイントアドバイス

調理で失われやすいビタミンC

　ビタミンCは水に溶けやすく、空気中の酸素で酸化されやすく、酸やアルカリにも不安定な性質を持っています。

　ビタミンCを上手にとるには、新鮮な果物などを生のままとるとよいでしょう。芋類に含まれるビタミンCは、でんぷんと結びついて、加熱によっても失われにくいのが特徴です。

　また、生のきゅうりやにんじんには、ビタミンCを酸化させる酵素《こうそ》が含まれているので、紅葉おろし（すりおろした大根ににんじんを混ぜたもの）などは、ビタミンCが10%ほど酸化されてしまいます。

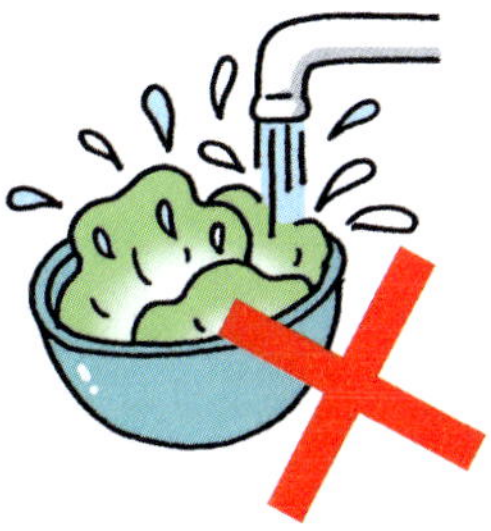

人間の体内でつくることができない16種類の「必須ミネラル」は生命活動を維持するために不可欠な栄養素です

生命活動に欠かせないミネラルとは？

体内に存在する無機質の総称

ミネラルは、エネルギー源にはなりませんが、からだの構成成分になったり、健康を維持するためには欠かせない栄養素です。

ミネラルは無機質あるいは金属とも呼ばれ、ヒトにとって必要なものもあれば、有害なものもあります。

ヒトに必要なミネラルは**「必須ミネラル」**と呼ばれ、現在は16種類が代表的なものとして挙げられています（次ページ参照）。

必須ミネラルのなかでも、体内に比較的多く存在する「カルシウム」「リン」「カリウム」「ナトリウム」「マグネシウム」「イオウ」「塩素」は**「多量元素（大量金属）」**、残りは**「微量元素（微量金属）」**と呼ばれています。

●不足しても過剰でも弊害がある

ミネラルの過不足は、さまざまな症状となって現れます。

食べ物の味がわかりにくくなる「味覚障害」は亜鉛《あえん》不足が原因ではないかと考えられていますし（１４５ページ参照）、カルシウムやマグネシウムの不足は「骨粗しょう症」を招きます。

逆に、とりすぎによる弊害もあります。ナトリウム（食塩）をとりすぎが続くと高血圧を招きますし（１３２ページ参照）、リンとカルシウムとの比率が一定量を超えると問題を起こします（１４０ページ参照）。

ここでは、「日本人の食事摂取基準」に設定されている13種類について、詳しく説明します。

アルカリ性食品と酸性食品の違い

からだが酸性に傾くという表現を聞くことがありますが、食べ物にも酸性とアルカリ性があります。

これは、食品のミネラルバランスによって決められています。リンやイオウ、塩素などを多く含む食品を**「酸性食品」**、カリウムやマグネシウム、カルシウムなどのミネラルを多く含むものを**「アルカリ性食品」**と呼んでいます。

アルカリとは「植物の灰」を表す言葉です。食品の酸度、アルカリ度を調べるためには食品を灰になるまで燃焼させ、その灰を蒸留水に溶かしてミネラルを測定する必要があります。

●酸とアルカリの中和システム

血液や体液は、弱アルカリ性に保たれているため、「アルカリ性の食品を食べるとからだによい」と言われますが、実際には、酸性食品を食べすぎたから体内が酸性になるということはありません。

これは、体内では常に中和するシステムが働いているためです。

早わかり必須ミネラル一覧表

	名称	主な作用	参照ページ
多量元素（大量金属）	ナトリウム (Na)	筋肉や神経の興奮を弱める。細胞内の浸透圧《しんとうあつ》を一定に保つ	132ページ
	カリウム (K)	ナトリウムとともに細胞内の浸透圧を一定に保つ。高血圧の予防に役立つ	134ページ
	カルシウム (Ca)	歯や骨をつくるもととなる。神経の興奮を鎮める。血液の凝固《ぎょうこ》を早める	136ページ
	マグネシウム (Mg)	筋肉の収縮を助ける。神経の興奮を鎮める	138ページ
	リン (P)	歯や骨をつくるもととなる。糖質がエネルギーになるのを助ける	140ページ
	イオウ (S)	含硫《がんりゅう》アミノ酸としてたんぱく質の中に含まれ、毛髪や皮膚《ひふ》、爪などをつくる	—
	塩素 (Cℓ)	胃液（塩酸）の成分となり、消化を助ける	—
微量元素（微量金属）	鉄 (Fe)	赤血球中のヘモグロビンや筋肉のミオグロビンなどの成分となる	142ページ
	亜鉛《あえん》 (Zn)	核酸《かくさん》やたんぱく質の合成に欠かせない。インスリンの構成成分	144ページ
	銅 (Cu)	赤血球中のヘモグロビンがつくられるときに鉄の働きを助ける	146ページ
	マンガン (Mn)	骨の形成を促進する	147ページ
	クロム (Cr)	糖質や脂質の代謝《たいしゃ》に欠かせない	148ページ
	モリブデン (Mo)	糖質や脂質の代謝をスムーズにする。鉄の利用を高める	149ページ
	セレン (Se)	ビタミンEとともに抗酸化に働く	150ページ
	ヨウ素 (I)	甲状腺ホルモンの成分となり、成長期の発育を促進する。体内の新陳代謝を活発にする	151ページ
	コバルト (Co)	ビタミンB_{12}の構成成分で造血活動に不可欠	—

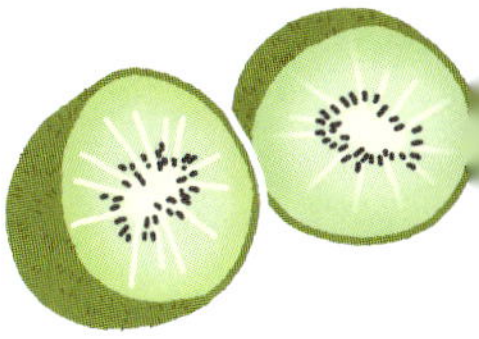

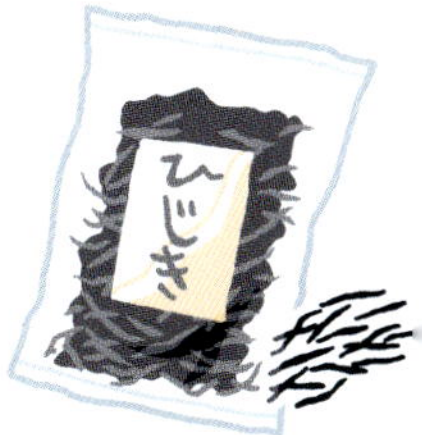

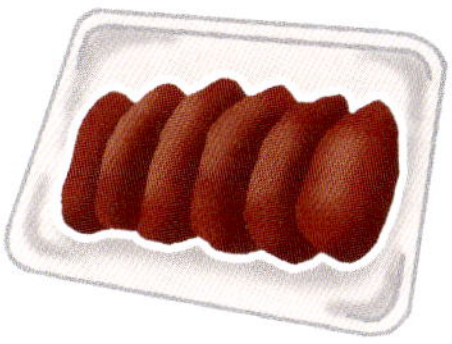

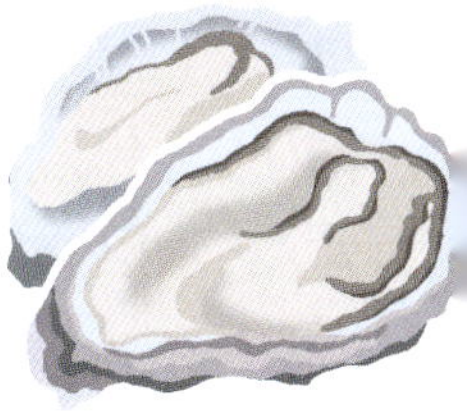

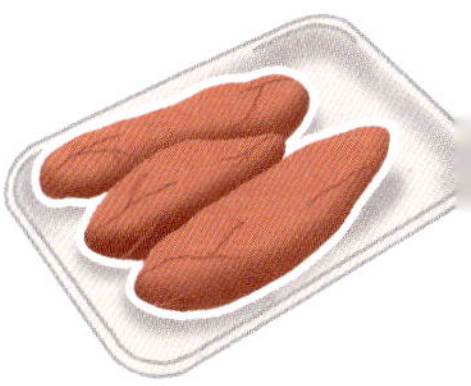

ナトリウム

とりすぎると高血圧を招く

成人の1日の摂取目安
＊30～49歳の場合
（推定平均必要量）

男性	600 mg
女性	600 mg

食塩相当量
＊30～49歳の場合
（目標量）

男性	10 g未満
女性	8 g未満

不足すると…

▼食欲が低下する

こんな人は気をつけて

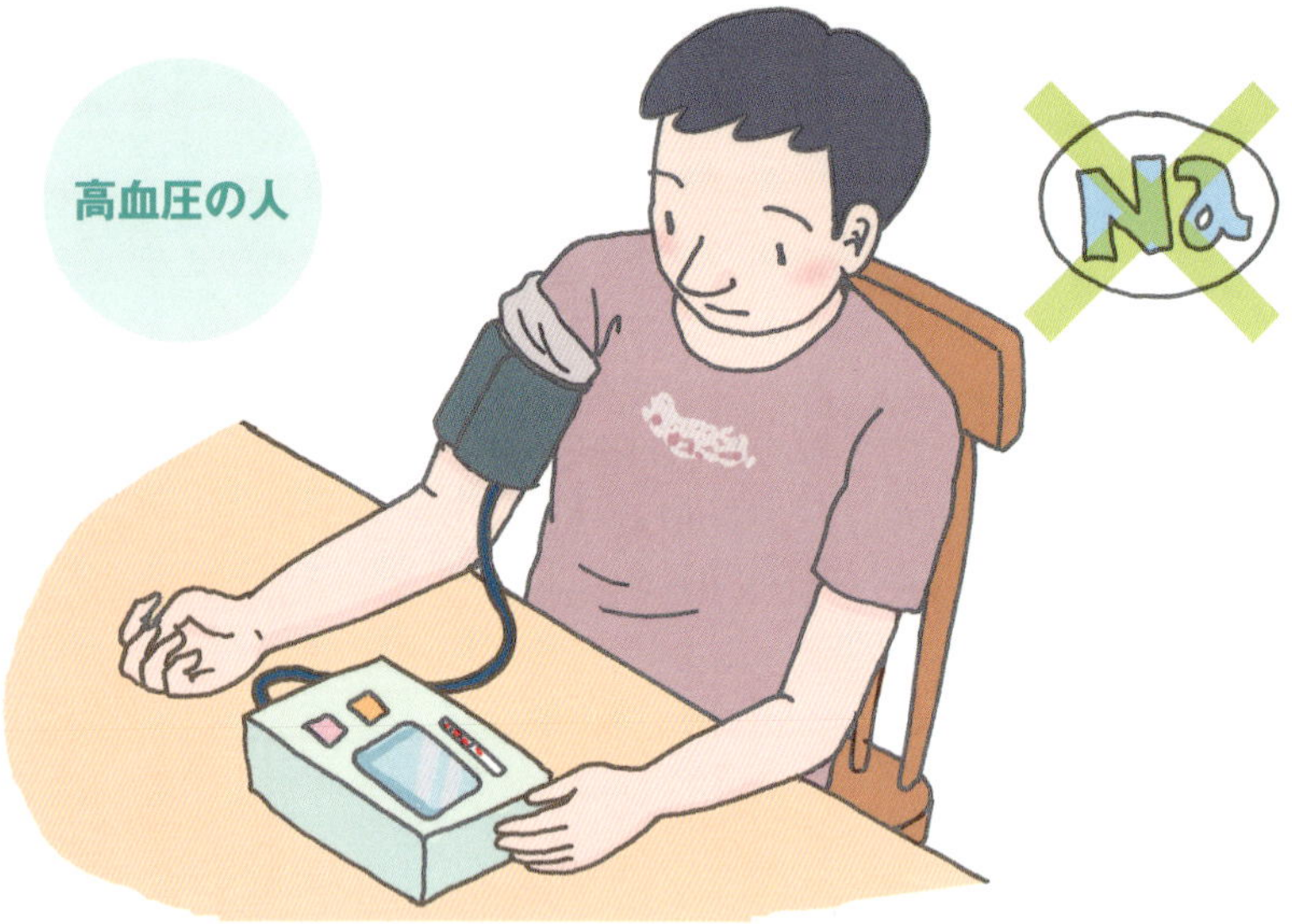

ナトリウムの作用

カリウムとともに、**細胞の浸透圧**《しんとうあつ》（細胞内外の水分や成分の濃度を調整する機能）を維持します。ナトリウムは、主に細胞外（血液中）に多く存在しています。

食塩をとりすぎて血液中にナトリウムが増えると、濃度が高くなるため、これを薄めようと水分が流れ込みます。この結果、血液の量が増えて血圧が上昇してしまいます。

ナトリウムは**食塩の主成分**なので、一般的には、摂取目安は食塩の分量で表記されることがほとんどです。食塩のとりすぎが高血圧を招くことは、よく知られています。とりすぎが心配されるナトリウムですが、**カリウム**と反対に作用して筋肉を弛緩《しかん》させたり、体液を弱アルカリ性に保つ働きがあります。

ナトリウムの特徴

ナトリウムの1日の推定平均必要量は、食塩に換算すると**1・5g**となります。この数値は、通常の食生活では不足することがないので、これとは別に目標量が定められています。

目標量は**男性で10g未満**、**女性で8g未満**となっていますが、「平成15年国民健康・栄養調査」によると、すべての年齢層で過剰摂取となっています。**日本人全体の平均が11・2g**で、まだまだ適切とは言えない状態です。とりすぎたときには、高血圧だけでなく、むくみや胃がんなどを招くとも言われています。

とりすぎが心配されますが、不足する心配もあります。夏場に運動したときなどは、大量の汗とともに失われるので、スポーツドリンクや梅干しなどで補給するようにします。

摂取するときの注意点

自然の食品に含まれる量は少なく、主に**加工食品**や、**調味料**などからとっています。加工食品のなかには、保存性を高めるために食塩が多く含まれているものがあります。

食塩、しょうゆ、みそといった、和食に欠かせない調味料には、塩分が多く含まれています。血圧が高めの人は、酢をきかせたり、レモンやかぼすなど柑橘類《かんきつるい》や青じそやみょうがなどの香味野菜《こうみやさい》、バジルやミントといったハーブ、わさびや唐辛子などの香辛料を利用して、塩分控えめの食事を心がけましょう（72ページ参照）。

また、新鮮な食材を使って、だしを効かせた味つけにするなどの工夫で、薄味でも十分おいしく味わえます。

ナトリウムを多く含む主な食材

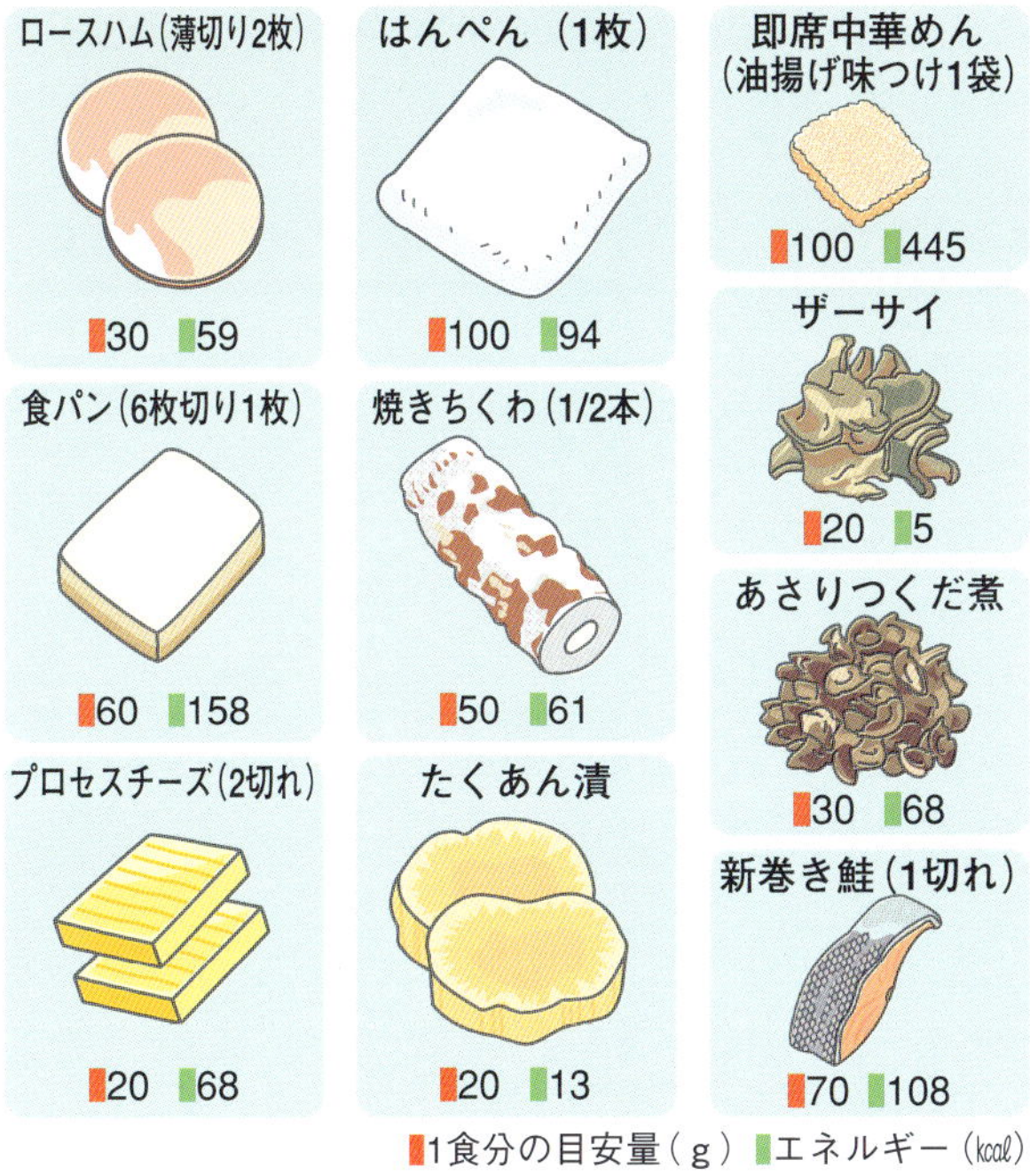

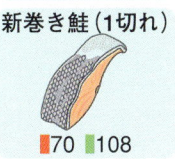

1食分の目安量におけるナトリウムの含有量

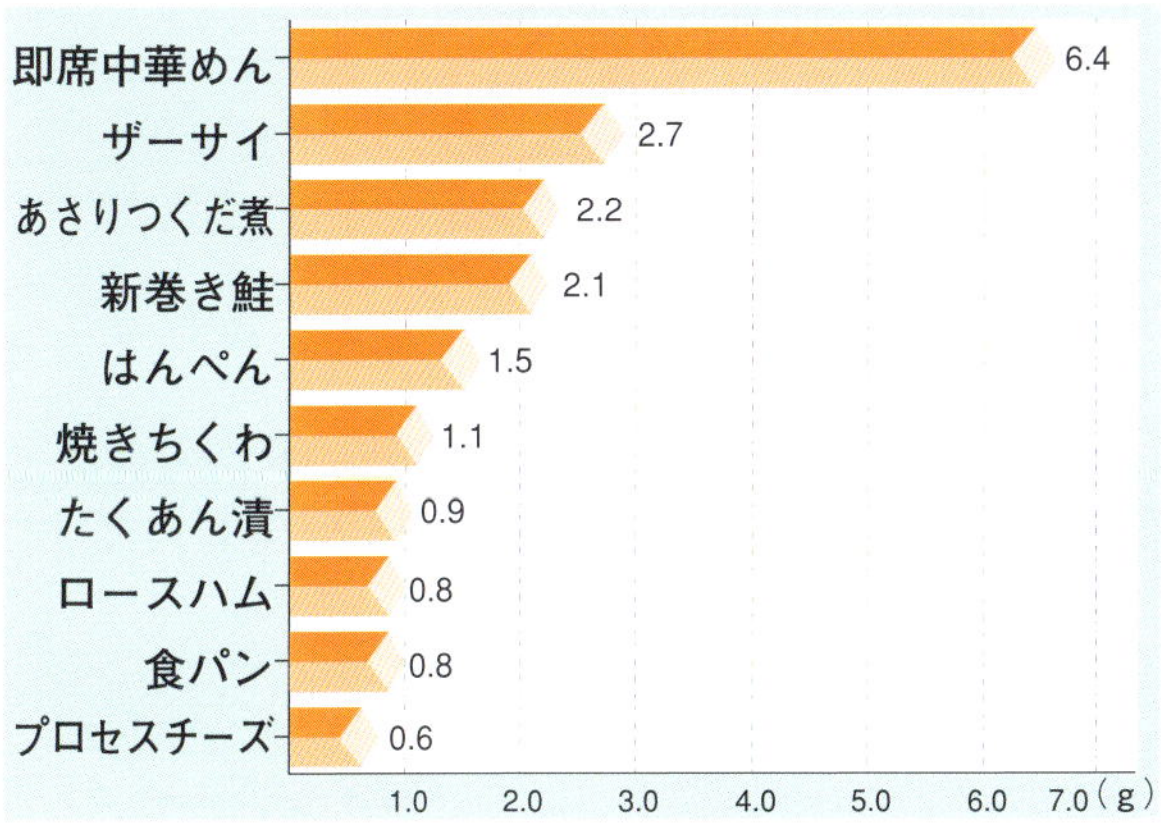

上手に摂取するためのワンポイントアドバイス

遺伝も大きくかかわる高血圧

最近、高血圧や糖尿病は、体質が大きく関係していることがわかってきました。両親や親族に糖尿病や高血圧のいる人は、そうでない人に比べて同じような食事をしていても、それぞれの病気を発症しやすいのです。

だからといって、すべての人に発症するわけではありません。身内にこれらの病気の人がいる場合は、通常よりもなりやすい体質であることを自覚して、エネルギーの過剰摂取を控えたり、塩分を控えるなど、食生活に配慮しましょう。

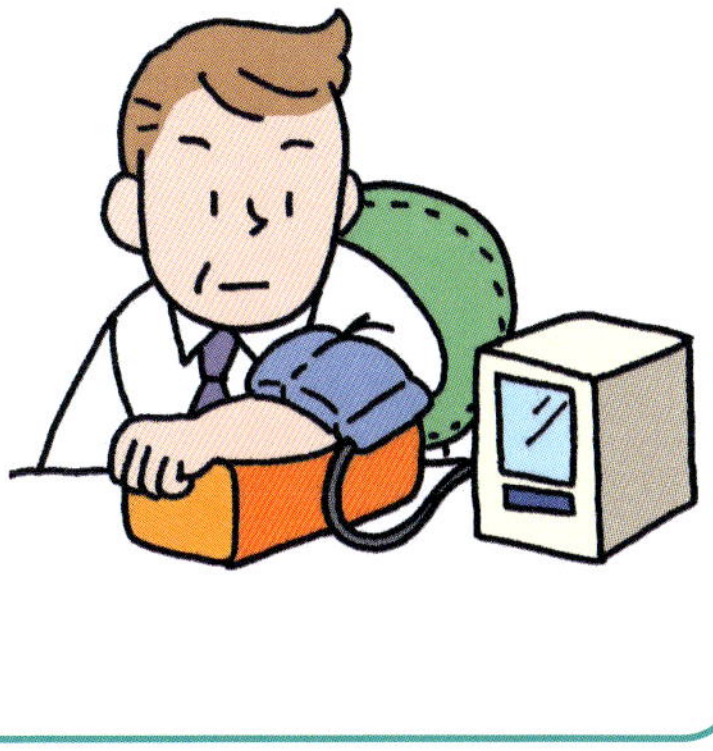

カリウム

高血圧を防ぐ重要なミネラル

成人の1日の摂取目安
＊30〜49歳の場合
（目安量）

男性	2,000mg
女性	1,600mg
上限量	なし

不足すると…

- 血圧が高くなりやすい
- 不整脈を起こしやすい
- 食欲不振になりやすい
- 手足にしびれやけいれんが起こる

こんな人におすすめ

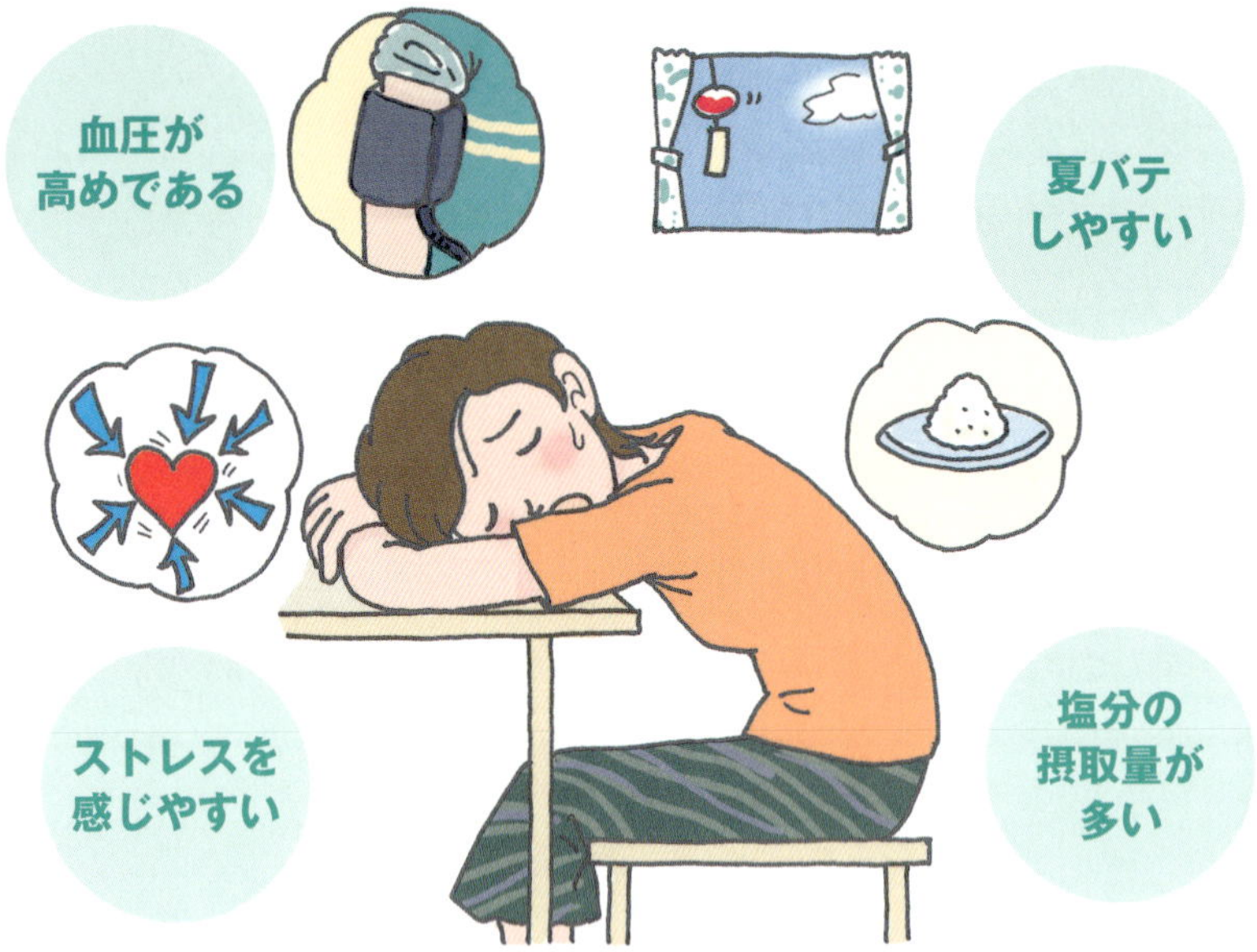
血圧が
高めである
夏バテ
しやすい
ストレスを
感じやすい
塩分の
摂取量が
多い

カリウムの作用

カリウムは主に細胞内に含まれていて、ナトリウムとともに、細胞内の浸透《しんとう》圧《あつ》を維持する働きを担《にな》っています。

通常、液体には濃度の高いほうから低いほうに流れる性質があります。細胞内は浸透圧が高いので、ふつうなら細胞外へと水分が流れ出てしまいます。

細胞膜《さいぼうまく》はカリウムを細胞内にとどめ、ナトリウムを細胞外に出して浸透圧を維持しています。また、カリウムはナトリウムが腎臓《じんぞう》で再吸収されるのを防いで排《はい》泄《せつ》を促し、血圧を安定させる作用があります。このため、高血圧予防のためには、積極的な摂取がすすめられています。

ほかに、カリウムは筋肉でエネルギーがつくられるのを助けているので、不足すると筋肉の収縮がスムーズにできなくなります。夏場、大量の汗とともにカリウムが失われると、夏バテに陥りやすいとも言われています。

カリウムの特徴

野菜や芋類、海藻類、果物、肉類、魚介類など、ほとんどすべての食品に含まれています。このため、不足することは少ないのですが、ナトリウムとともに排泄されやすく、積極的な摂取が必要なミネラルとなっています。

2005年に厚生労働省から発表された「日本人の食事摂取基準」では、高血圧の予防を目的とするカリウムの望ましい摂取量（18歳以上）は、**1日3500mg**となっています。

日本人のカリウム摂取量の全体平均

カリウムを多く含む主な食材

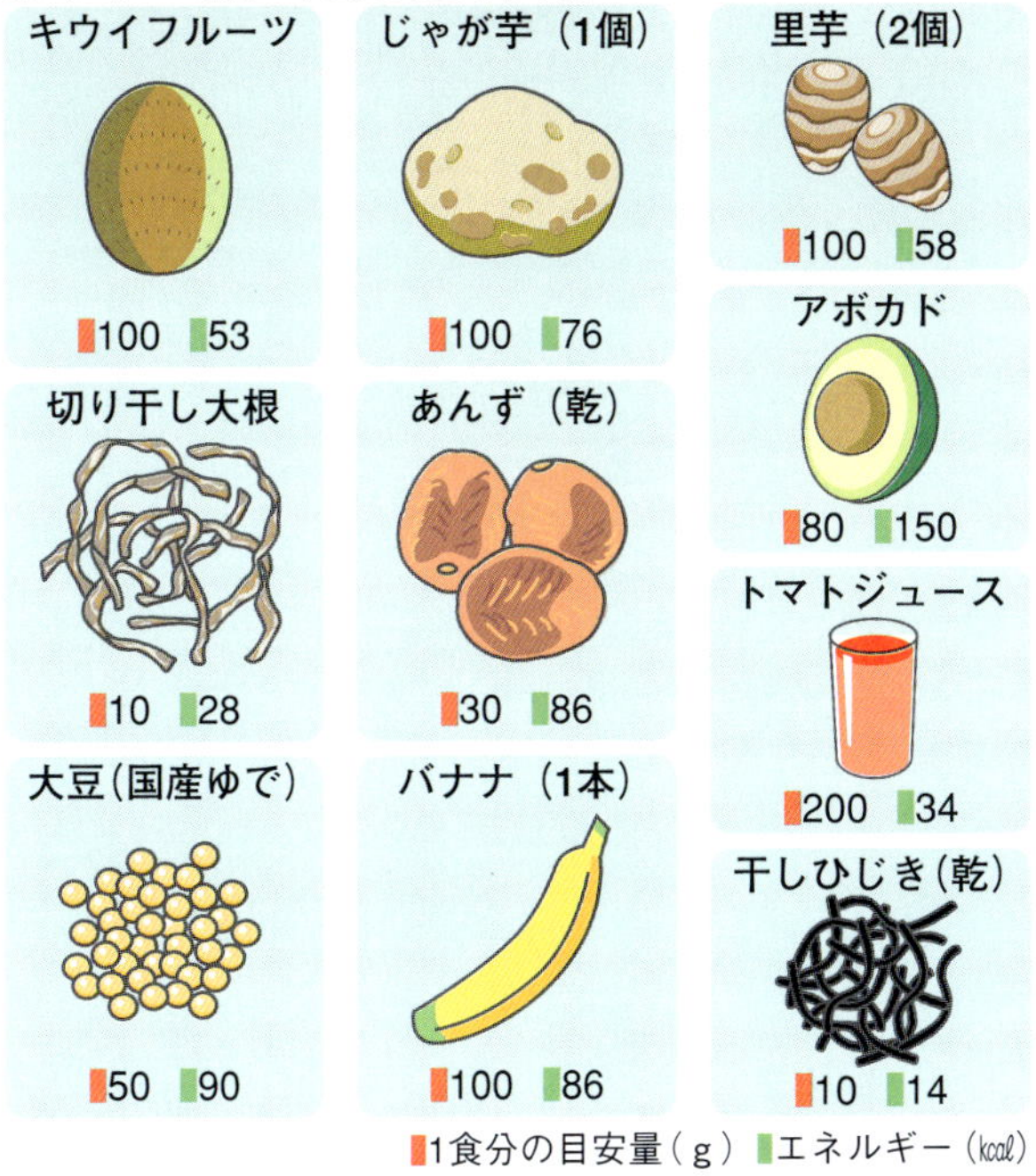

1食分の目安量におけるカリウムの含有量

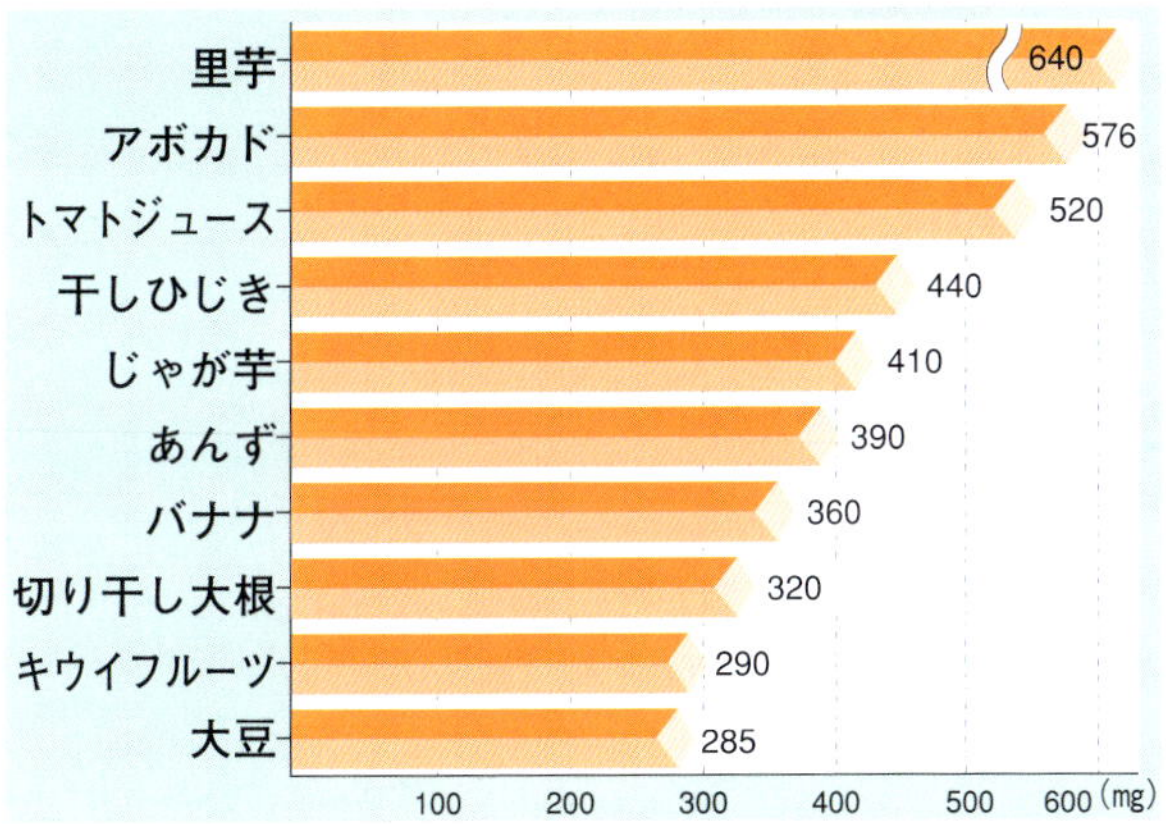

は、「平成15年国民健康・栄養調査」では**男性で2454mg**、女性で2285mgです。目安量はとれていますが、生活習慣病の予防という観点から見ると不足しています。

摂取するときの注意点

カリウムは、ナトリウムとの比率を、1対2以下にするのが望ましいとされています。ナトリウム（食塩）を多く含むものを摂取したら、カリウムを多く含む芋類や野菜、果物をしっかりとるようにしましょう。

また、調理時の損失も多くなっています。煮た場合には約30％が失われてしまうので、カリウムを効率的にとりたいときには、煮汁もいっしょにとるとよいでしょう。ただし、濃い味つけにしていると塩分を過剰摂取してしまうので、薄味を心がけてください。

過剰症の心配はないのですが、腎機能に障害があるときには、摂取量を制限されます。また、下痢や嘔《おう》吐《と》が続くときには、カリウム不足になりやすいので注意しましょう。

上手に摂取するためのワンポイントアドバイス

自然の食品にはカリウムが多い

野菜や果物、芋類など植物性の食品は、ほとんどが高カリウム、低ナトリウムとなっています。しかし、調理のときの調味料（食塩、しょうゆ、みそなど）を多く使い、濃い味つけになると、ナトリウムが過剰になり、ミネラルバランスが悪くなります。

カリウムの供給源としては、そのまま食べられる果物や、ドライフルーツがおすすめです。

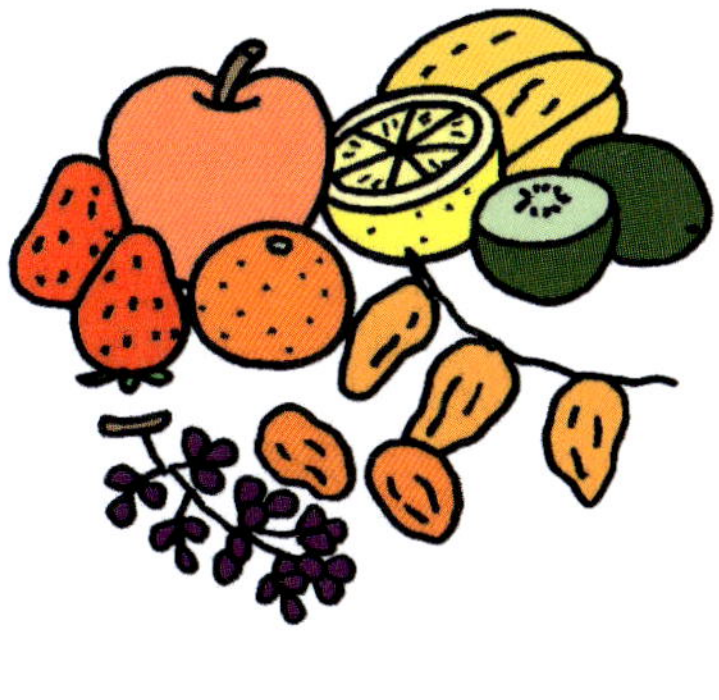

ミネラル

カルシウム

歯や骨の成分となる

成人の1日の摂取目安
＊30～49歳の場合
（目安量）

男性	650mg
女性	600mg
上限量	2,300mg

不足すると…

- ▼骨粗しょう症になりやすい
- ▼動脈硬化が進行しやすい
- ▼神経が過敏になりやすい

こんな人におすすめ

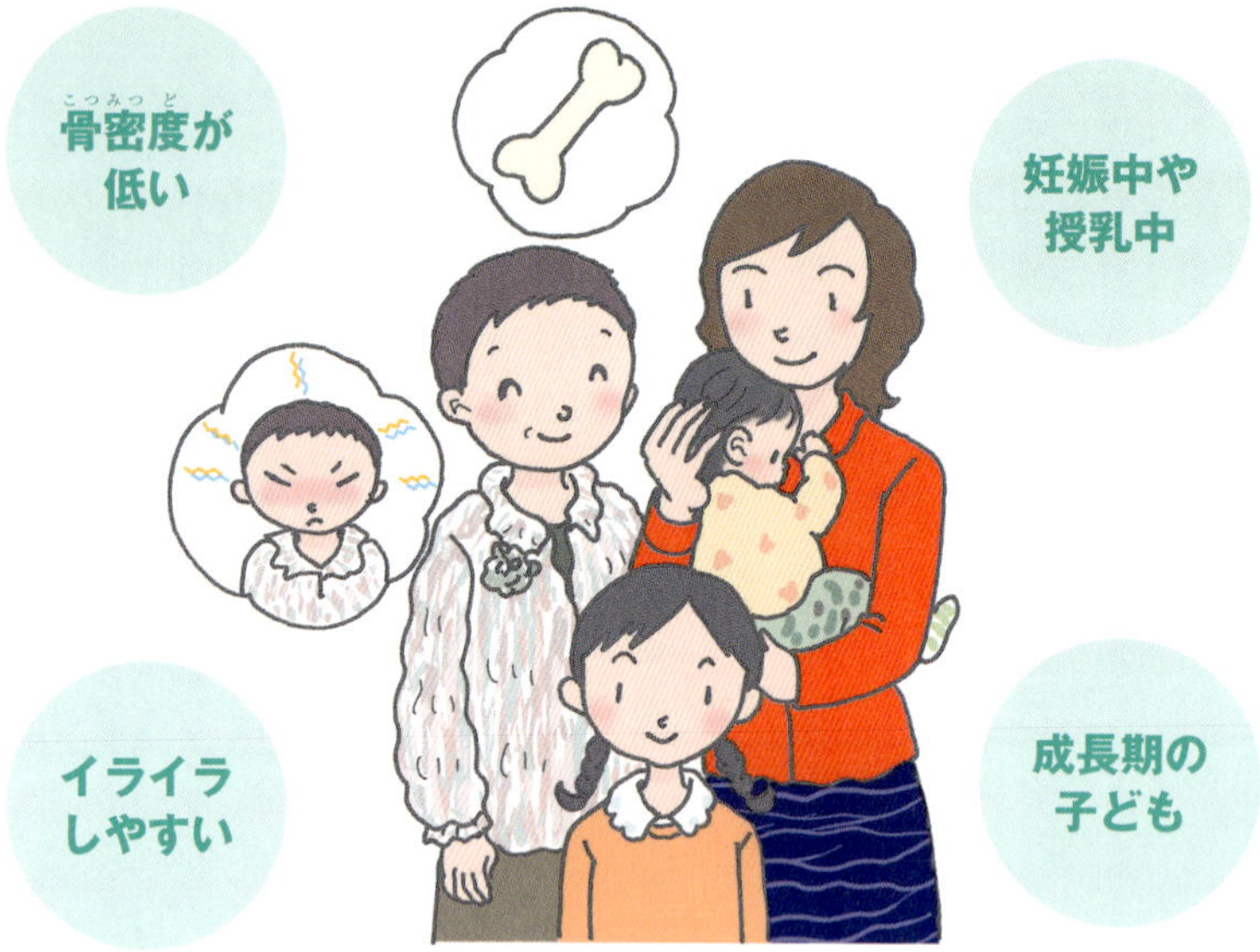
骨密度《こつみつど》が低い
妊娠中や授乳中
イライラしやすい
成長期の子ども

カルシウムの作用

骨や歯の形成に欠かせない、重要なミネラルです。日本人には不足しがちで、積極的な摂取がすすめられています。人間の体内にもっとも多く存在するミネラルで、約99%は骨や歯などのかたい組織の成分になっていて、残りは血液中や筋肉、神経にも含まれています。

体内の骨は常につくりかえられているので、カルシウムをとっていないと、丈夫な骨が形成されず、**「骨粗しょう症」**を招いてしまいます。

このほかにも、カルシウムには神経伝達物質をコントロールしたり、筋肉を収縮させたり、血液の凝固《ぎょうこ》を促したり、ホルモンやだ液、胃液などの分泌にもかかわっています。

カルシウムの特徴

骨はカルシウムの貯金箱の役割を果たしています。血液中のカルシウムが不足したときには、骨からカルシウムが溶け出し、逆に多いときには、骨に貯蔵されます。このようにして、血液中のカルシウム濃度は一定に保たれています。

カルシウムと深い関係にあるのが**マグネシウム**です。カルシウムは筋肉細胞に出入りして、筋肉を収縮させたり弛緩《しかん》させたりしています。このとき、マグネシウムが不足すると、カルシウムが筋肉細胞に入りすぎてけいれんやふるえを起こしてしまいます。また、イライラして怒りっぽくなるとも言われます。

カルシウムは過剰にとりすぎても、腎《じん》臓《ぞう》でろ過されて尿とともに排泄《はいせつ》されるの

カルシウムを多く含む主な食材

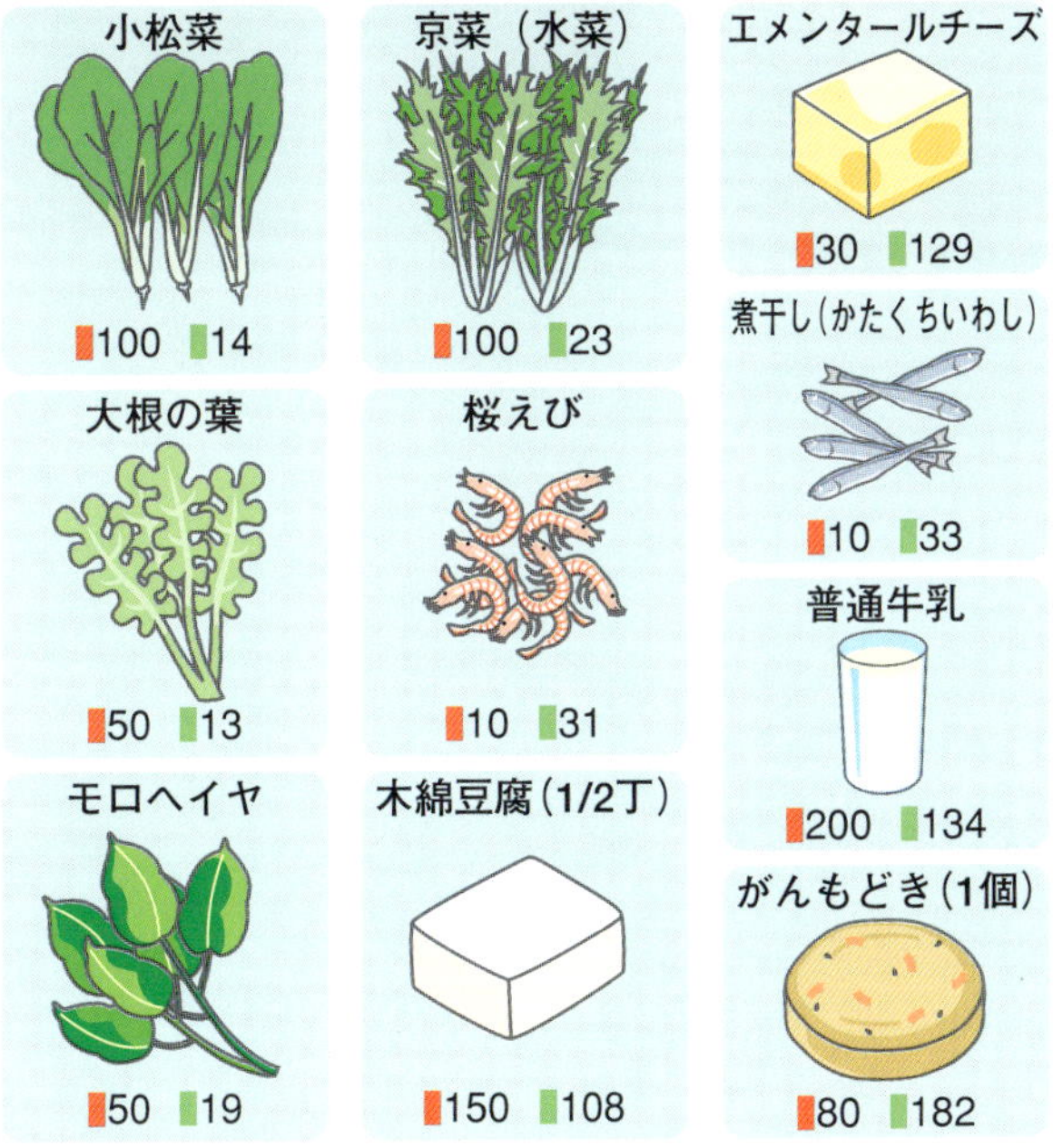

■1食分の目安量（g）■エネルギー（kcal）

1食分の目安量におけるカルシウムの含有量

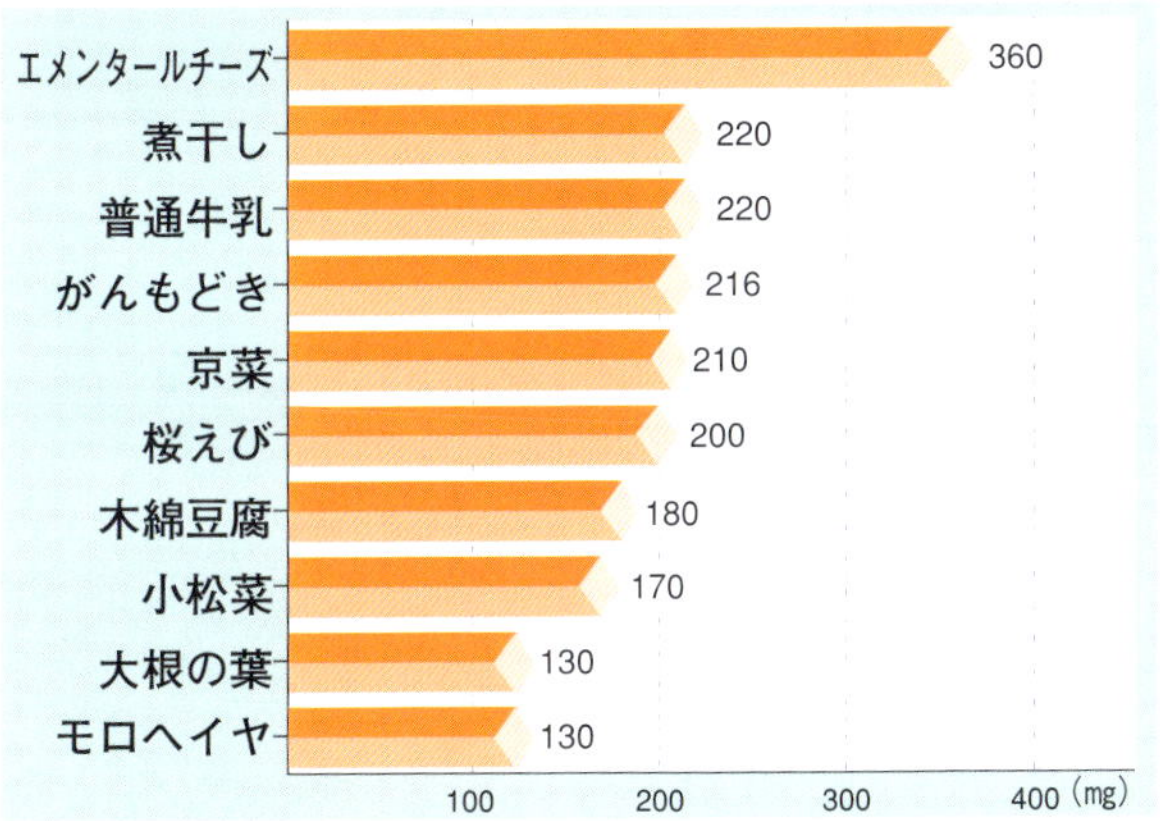

で、それほど心配する必要はありません。

しかし、カルシウムをとればとるほど、マグネシウムも消費されるので、バランスを考えてとる必要があります。

理想的な、カルシウムとマグネシウムのバランスは2対1くらいです。

摂取するときの注意点

カルシウムが腸管で吸収される率は低く、牛乳や乳製品で約50%、小魚などは約30%、野菜は20%弱となっています。

吸収率の高い牛乳や乳製品でとるのがよいと言われますが、牛乳を飲むとおなかがゴロゴロするという乳糖《にゅうとう》不《ふ》耐症《たいしょう》の人は、ヨーグルトやチーズなどでとるようにします。小魚や桜えび、ちりめんじゃこ、ひじき、小松菜、モロヘイヤ、大豆などにも多く含まれるので、これらを利用して効率よくとるようにしましょう。

また、ビタミンDには、カルシウムの腸管での吸収を促す作用があるので、いっしょにとりましょう。

上手に摂取するためのワンポイントアドバイス

カルシウムの吸収を抑制するもの

飽和《ほうわ》脂肪酸《しぼうさん》やシュウ酸、食物繊維などは、とりすぎるとカルシウムの吸収が悪くなります。また、加工食品や肉、魚などに含まれているリンも、とりすぎたときにはカルシウムの吸収を抑制してしまいます。カルシウムとリンの比率は1対1から1対2までと言われているので、摂取量に注意しましょう。

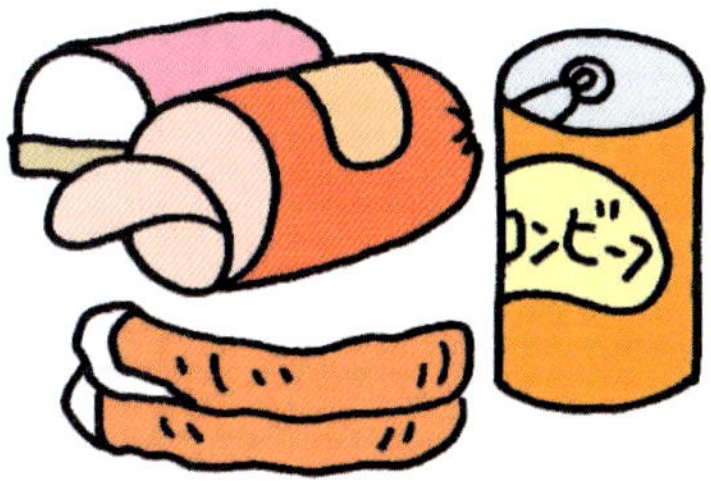

逆にカルシウムの腸管での吸収を促すものには、ビタミンDやクエン酸、アルギニンやリジンなどのアミノ酸などがあります。

ミネラル

マグネシウム

カルシウムとのバランスが大切

成人の1日の摂取目安
＊30～49歳の場合
（推奨量）

男性 **370** mg
女性 **280** mg
上限量 **なし**

不足すると…

- 骨粗しょう症になりやすい
- 手足にふるえなどが起こりやすい
- 神経が過敏になりやすい
- 動脈硬化が進みやすい

こんな人におすすめ

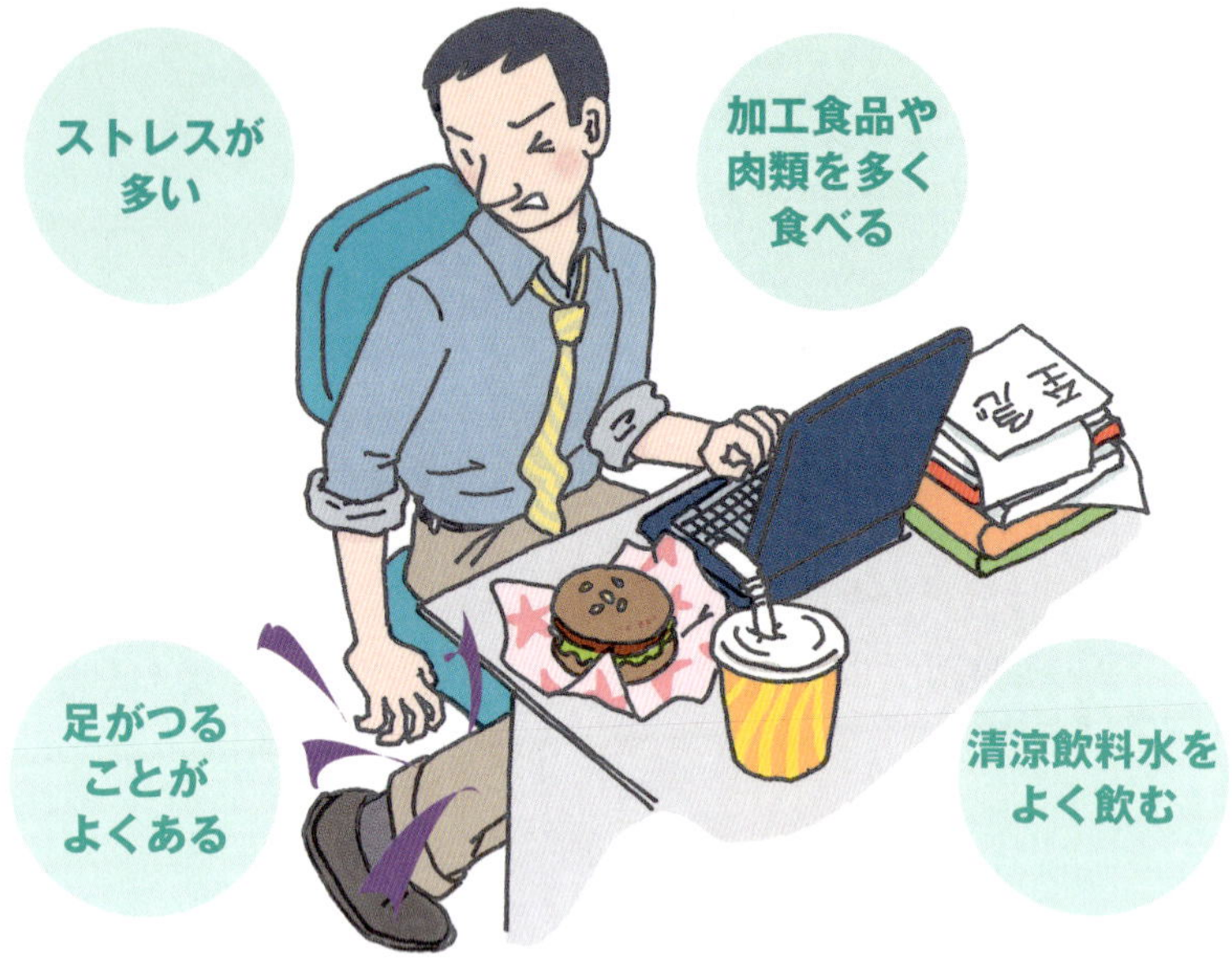

ストレスが多い
加工食品や肉類を多く食べる
足がつることがよくある
清涼飲料水をよく飲む

マグネシウムの作用

マグネシウムの60％は骨に含まれ、体内のミネラルバランスを調整する役割を担《にな》っています。マグネシウムが不足すると、カルシウムが筋肉細胞に入りすぎて筋肉の収縮がスムーズにできなくなり、けいれんやふるえを起こします。

ほかにも、神経の興奮を鎮める、エネルギーの代謝《たいしゃ》にかかわる、体温や血圧を調節するといった、重要な役割を担《にな》っています。海外の研究では、マグネシウム不足が**月経前症候群**《げっけいまえしょうこうぐん》（ＰＭＳ）に伴う、イライラなどの情緒不安定に関係しているのではないかと言われています。

食品の加工によって失われやすいため、加工食品や大量調理した総菜などに頼る食生活を送る人は不足しがちです。

マグネシウムの特徴

マグネシウムはカルシウムが血管壁に沈着するのを防いで、動脈硬化を予防する作用があります。

人間の体内には**酵素**《こうそ》という、代謝をスムーズに行わせるために必要な物質が数百種類あります。マグネシウムはそのうち約３００種類の酵素反応にかかわり、体内で行われているほとんどすべての代謝や合成反応に必要となっています。

慢性的に不足したときには、高血圧を招いたり、血管壁でけいれんが起こり、不整脈を引き起こすリスクが高くなり、狭心症や心筋梗塞《しんきんこうそく》の心配も出てきます。

摂取するときの注意点

ほとんどの食品にまんべんなく含まれ

ているので、不足する心配はそれほどありません。ただし、精製過程で失われやすいので、食品を加工すると含有量は少なくなってしまいます。

カルシウムの摂取量が多くなると、体外へ排泄《はいせつ》されるマグネシウムの量も増すので、両者のバランスをとるようにしましょう。カルシウム2に対して、マグネシウム1くらいが理想的な摂取バランスと言われています。

日本人がよく食べるもので、マグネシウムの摂取源となっているのが穀類です。精米すると減ってしまうので、胚芽《はいが》米《まい》や玄米、全粒粉《ぜんりゅうふん》のパンなどを毎日食べていれば、不足することはまずないでしょう。アーモンドや落花生のような種実類も、マグネシウムのよい供給源です。おやつにとるとよいでしょう。

とりすぎた場合にも、腎臓《じんぞう》でろ過されて体外に排泄されるので、それほど心配はありません。

マグネシウムを多く含む主な食材

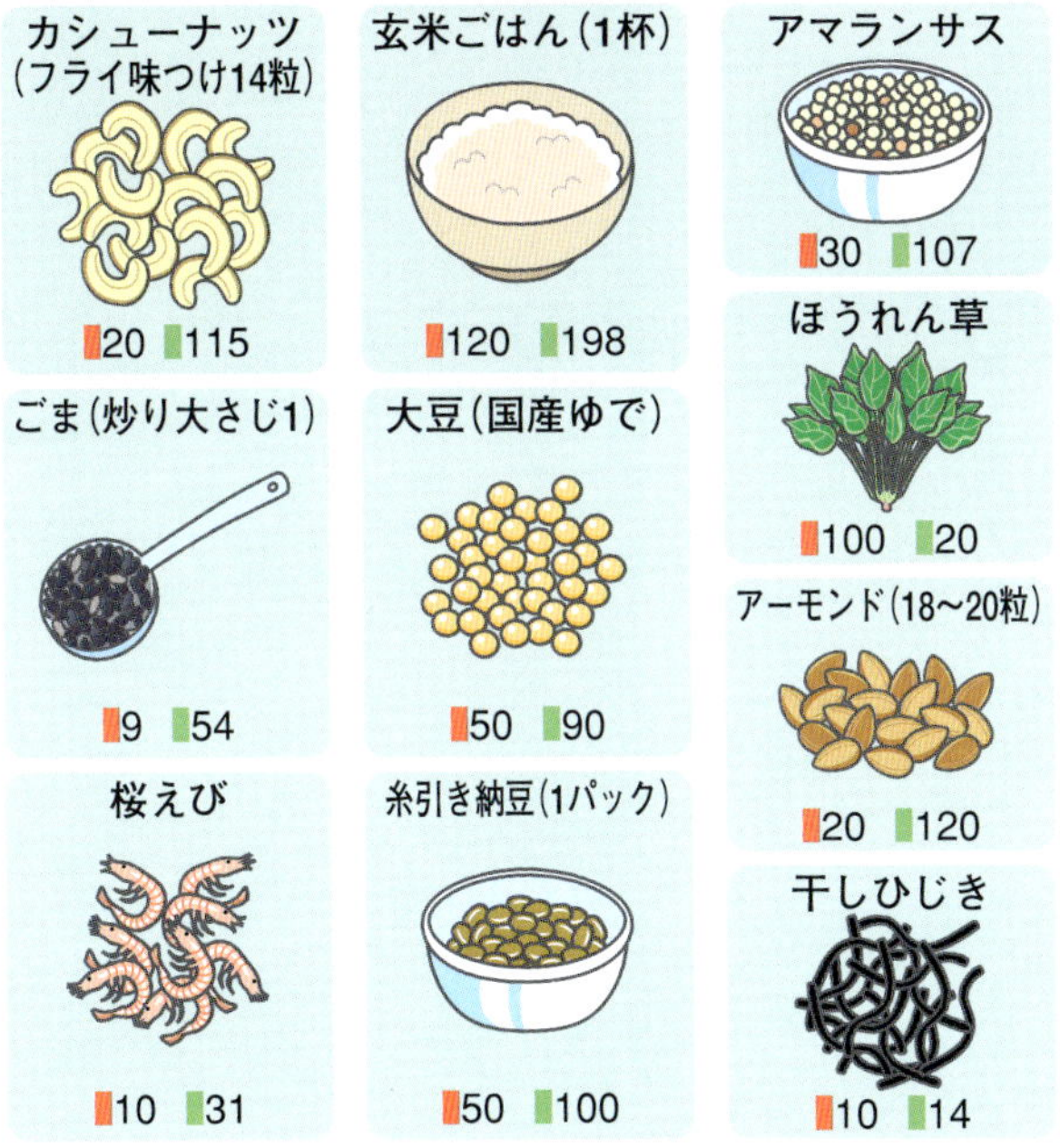

1食分の目安量（g）　エネルギー（kcal）

1食分の目安量におけるマグネシウムの含有量

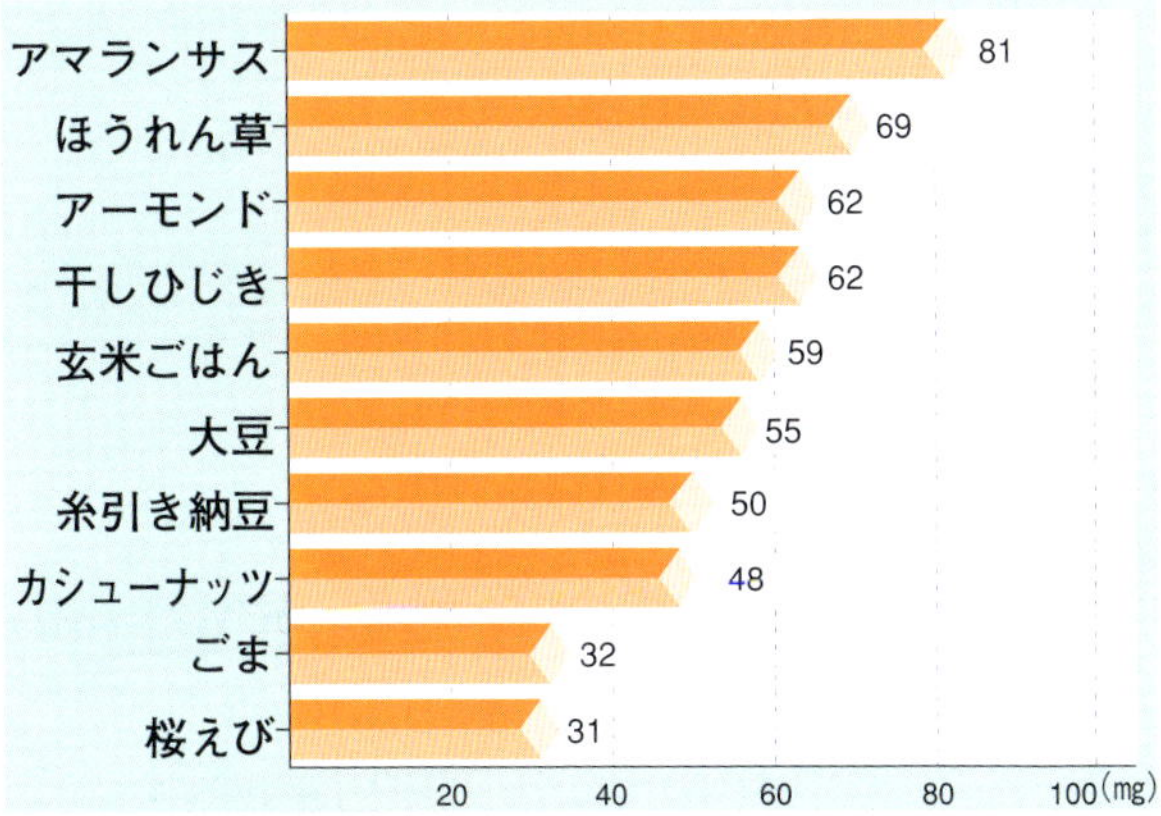

上手に摂取するためのワンポイントアドバイス

ひじきは理想的なバランス

干しひじきに含まれるマグネシウムは、カルシウムの約半分となっています。干しひじき10g（煮物1人分程度）で計算すると、カルシウム140mg、マグネシウム62mgで、ほぼ理想的なバランスと言えます。

カルシウムとマグネシウムをバランスよく含み、鉄や食物繊維も豊富で低エネルギーの干しひじきは、健康によい食品の代表格と言えるでしょう。

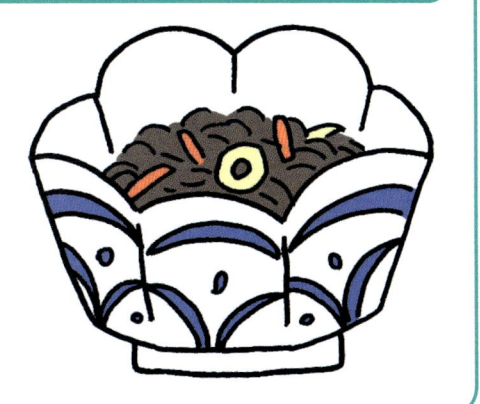

リン

カルシウムとともに骨や歯をつくる

成人の1日の摂取目安
＊30～49歳の場合
（目安量）

男性	1,050mg
女性	900mg
上限量	3,500mg

不足すると…

- 骨や歯が弱くなる
- 疲れやすくなる
- 筋力が低下する
- 集中力が低下する

こんな人は気をつけて

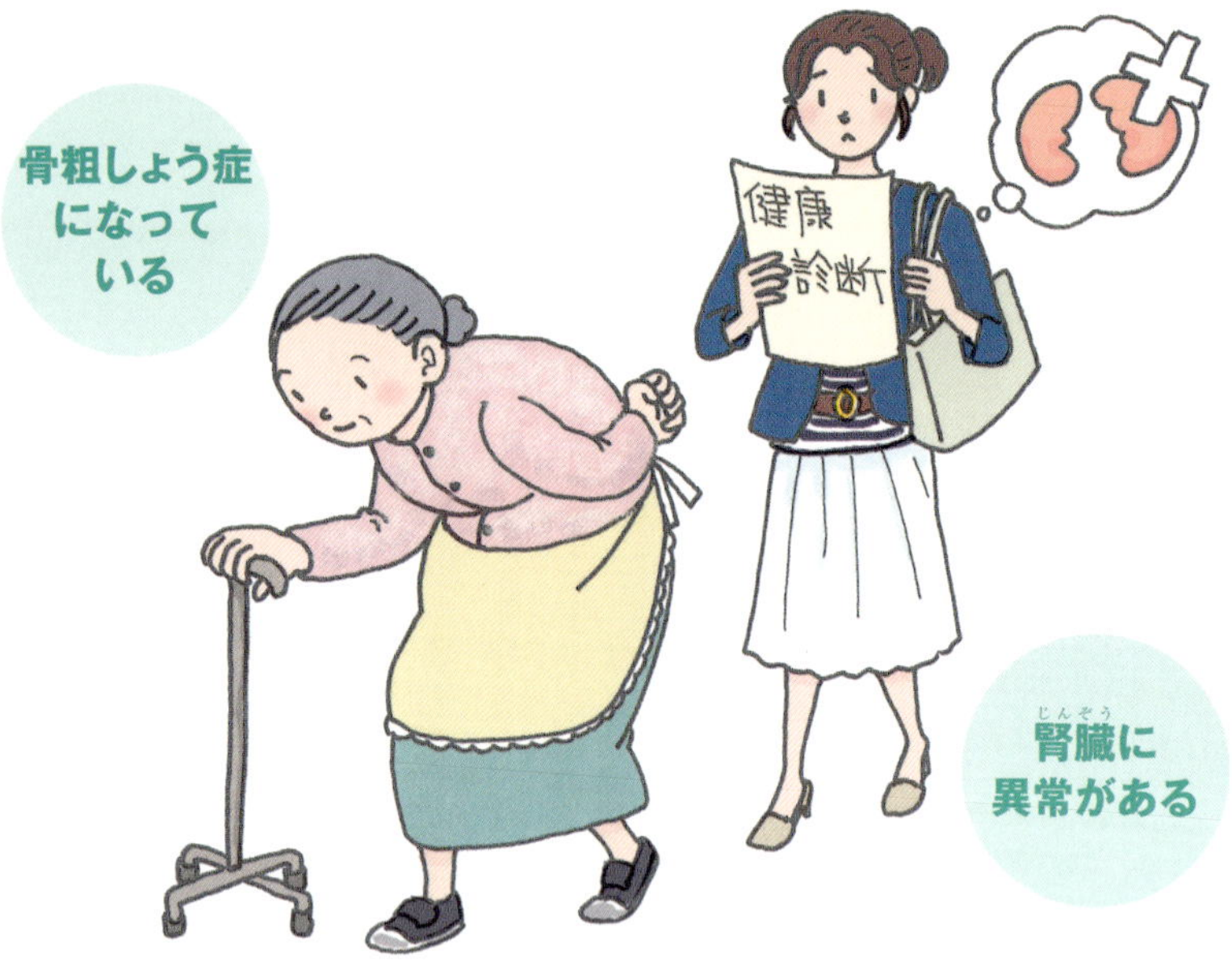
骨粗しょう症になっている
健康診断
腎臓《じんぞう》に異常がある

リンの作用

リンは体重70kgの人で約780gと、カルシウムやマグネシウムの次に、体内に多く存在するミネラルです。カルシウム（136ページ参照）と結びついて、丈夫な骨や歯をつくります。

リンの約80％はカルシウムと結合して**「リン酸カルシウム」**となります。これは**骨の主成分**となります。

このほかにも、神経や筋肉を正常に機能させたり、糖質や脂質、たんぱく質の代謝《たいしゃ》をスムーズにしたり、ナイアシンの吸収を助けたり、エネルギーを貯蔵したり、体液の浸透圧《しんとうあつ》を調整したりと、さまざまな役割を担《にな》っています。

不足したときには、骨や歯がもろくなり、新陳代謝が低下してしまいます。

さまざまな食品に含まれているので、不足することはありません。

リンの特徴

リンは主食の米やパンをはじめ、あらゆる食品に含まれるうえ、加工食品や清涼飲料水などにも食品添加物として含まれています。このため、過剰摂取が心配されています。

リンをとりすぎたときには、副甲状腺《ふくこうじょうせん》ホルモンが働き、カルシウムの腸管での吸収を低下させて血中の濃度を一定に保つように調整されます。一般に、リンとカルシウムの摂取比率は1対1が理想とされています。現実には、不足しがちなカルシウムに対し、リンはとりすぎの傾向にあり、バランスの悪さが指摘されています。

リンの過剰摂取が長期間続いたときには、骨粗しょう症や副甲状腺機能の亢進が心配されます。腎機能《じんきのう》が低下している人は、摂取量が制限されます。

摂取するときの注意点

リンは日常的にとる食品に多く含まれています。魚介類や乳製品にはカルシウムも含まれるので、バランスはそれほど問題ないのですが、肉類にはカルシウムはほとんど含まれません。このため、肉中心の食事になっている人は、リンの過剰摂取に注意が必要になります。カルシウムを多く含む小松菜やモロヘイヤ、干しひじき、切り干し大根などを、肉料理のつけ合わせや副菜に添えるようにしましょう。

主食の場合は、精白米に比べて、玄米や半つき米、七分つき米はリンが多いので、健康のためにこれらを主食にしている人ほど、カルシウムの多い食品をとることが大切です。

リンを多く含む主な食材

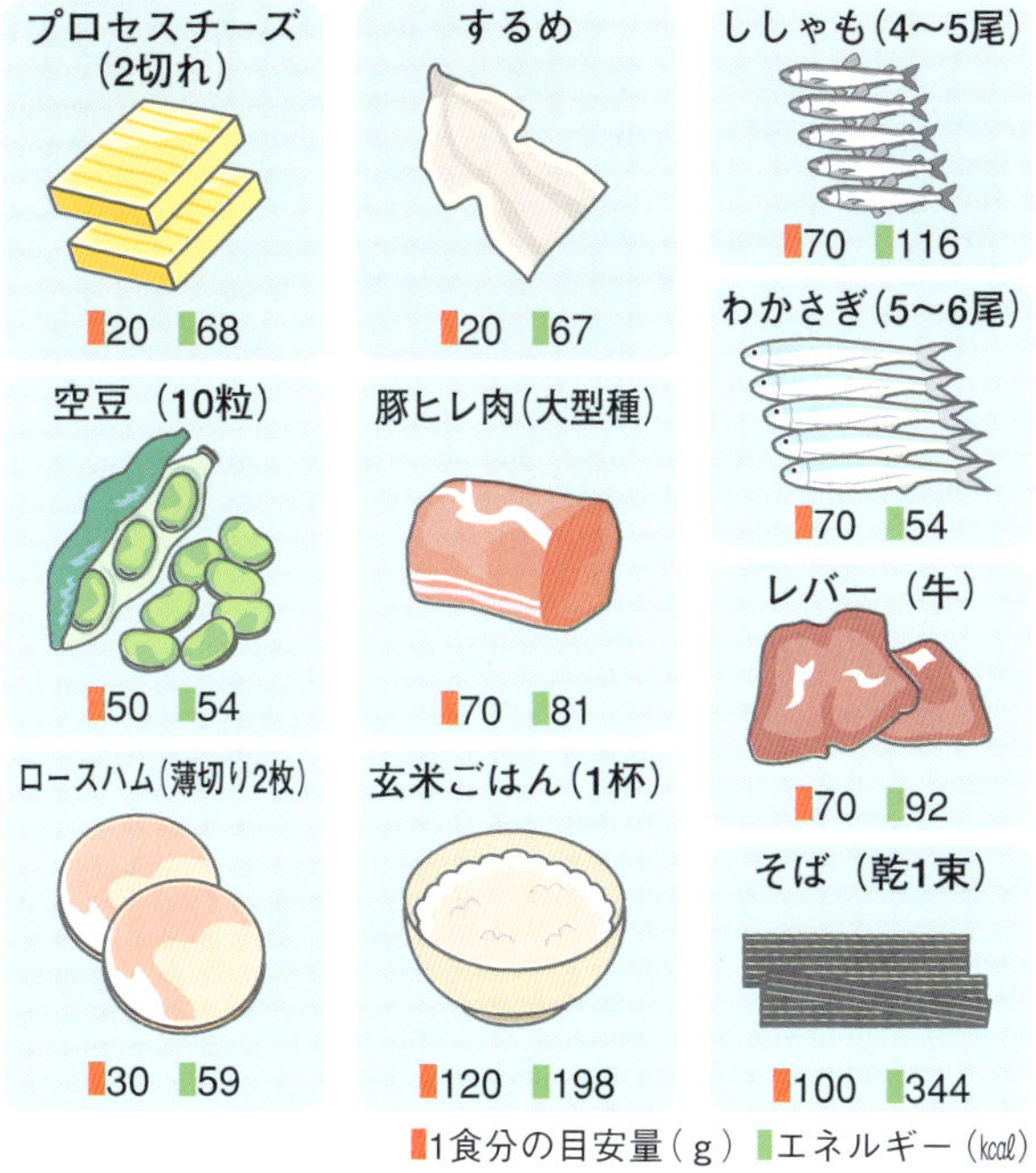

1食分の目安量におけるリンの含有量

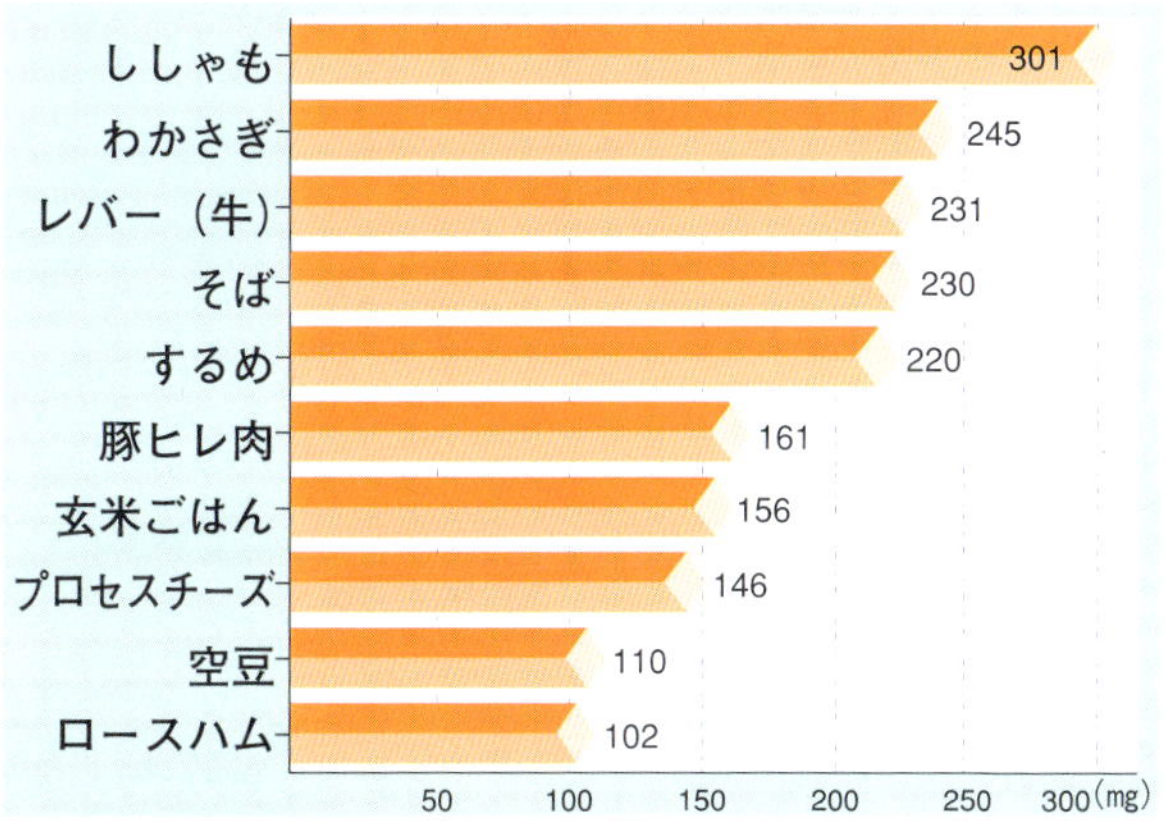

上手に摂取するためのワンポイントアドバイス

加工食品に含まれるリン

加工食品には、「ピロリン酸鉄」「リン酸塩」「ピロリン酸ナトリウム」といったリン酸塩が使われています。

厚生労働省が行っている「平成15年国民健康・栄養調査」によると、日本人の平均摂取量は男性が1,100mg、女性が952mgとなっています。ただし、この数字には、食品添加物に含まれるリン酸塩は入っていないので、加工食品を多く食べる人は、この数値よりも多く摂取していると予想されます。

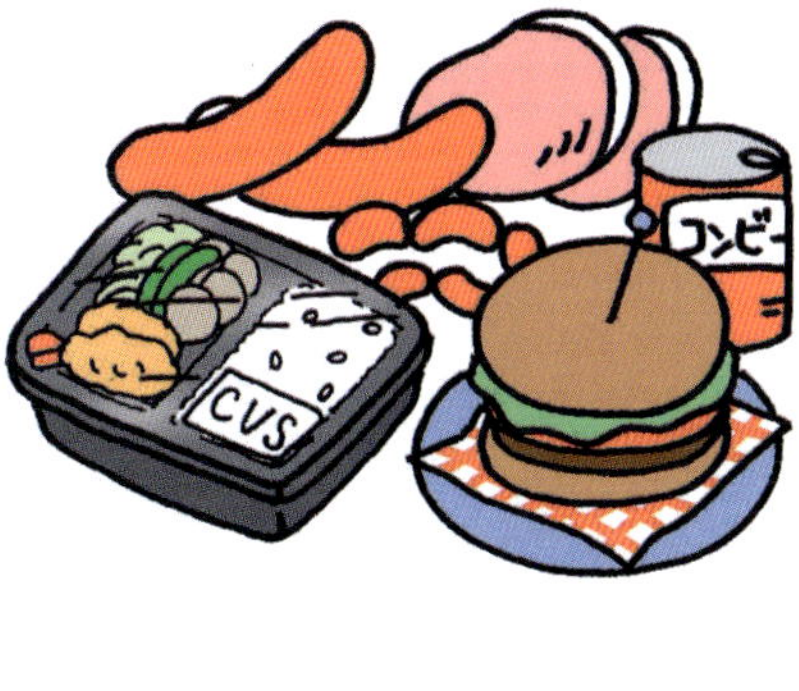

鉄

赤血球の構成成分となる

成人の1日の摂取目安
＊30～49歳の場合
（推奨量）

男性 **7.5** mg
女性 **6.5** mg
（月経がある場合10.5mg）

上限量

男性 **55.0** mg
女性 **40.0** mg

不足すると…

▼貧血になる
▼疲れやすい
▼冷え性になる
▼肩がこる

こんな人におすすめ

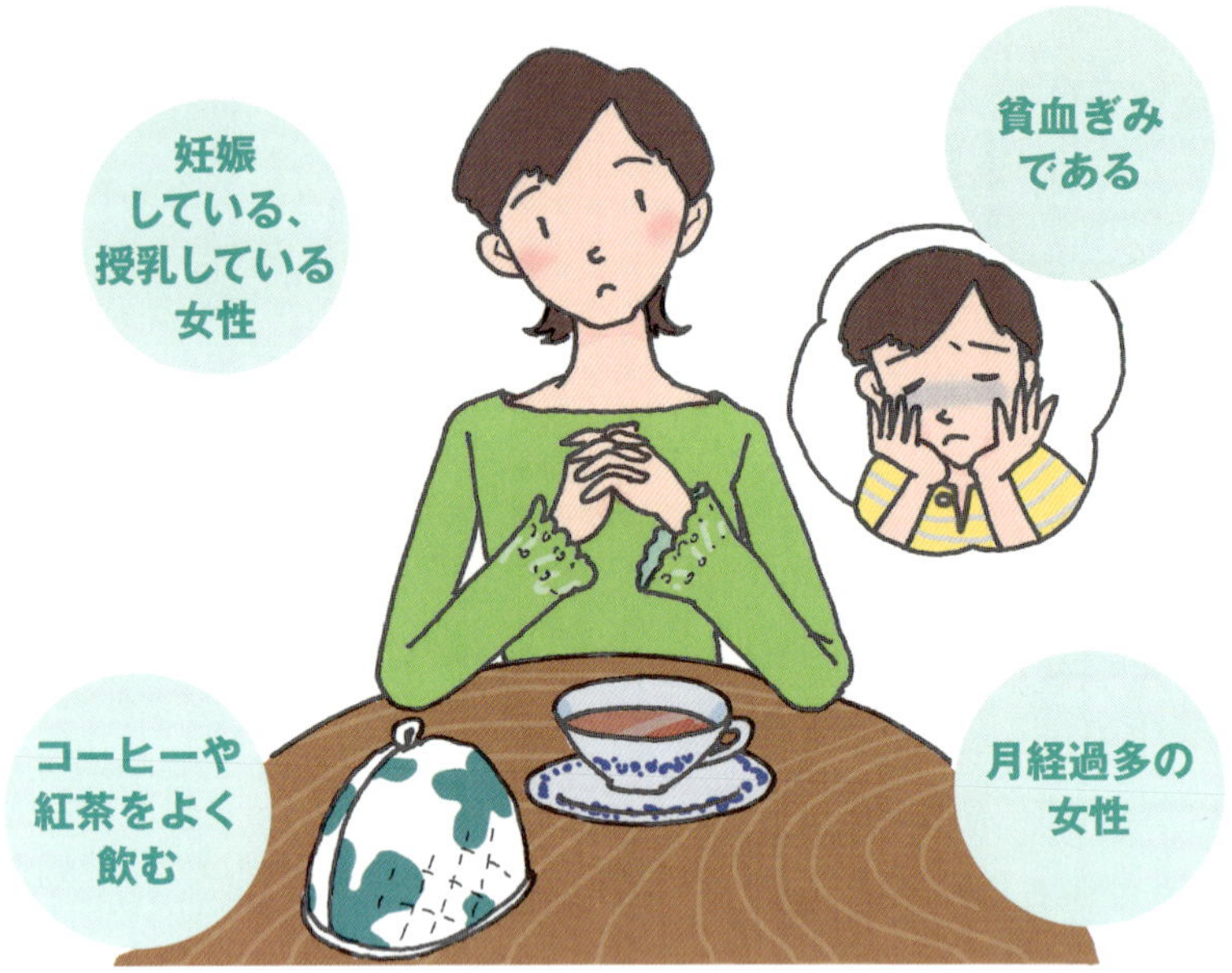
貧血ぎみである
妊娠している、授乳している女性
月経過多の女性
コーヒーや紅茶をよく飲む

鉄の作用

鉄は赤血球の血色素の**「ヘモグロビン」**や、筋肉の**「ミオグロビン」**などの構成成分となり、体内で酸素を運搬する役割を担《にな》っています。

赤血球の寿命は約120日で、毎日約4万～5万個が脾臓《ひぞう》でつくりかえられています。このとき、ヘモグロビン中の鉄は再利用されますが、なかには排泄《はいせつ》されてしまうものもあります。これを毎日の食事で補う必要があります。

鉄が不足すると、ヘモグロビンやミオグロビンの合成がスムーズにできなくなり、体内の酸素の運搬や、筋肉への酸素の供給がとどこおります。このため、疲れやすくなったり、免疫機能《めんえききのう》が低下して感染症にかかりやすくなります。

鉄の特徴

体内の鉄は、ヘモグロビンやミオグロビンのように、酸素の運搬役としての役割を果たしている**「機能鉄《きのうてつ》」**のほかに、肝臓や脾臓、骨髄《こつずい》などに貯蔵されている**「貯蔵鉄《ちょぞうてつ》」**があります。機能鉄が不足すると、それを補うために貯蔵鉄が利用されます。これが少なくなると、鉄欠乏による**貧血**を起こします。血液検査で貧血と診断されなくても、この貯蔵鉄が減少している状態の人も多いようです。

男性や閉経後《へいけいご》の女性には、貧血はほとんど見られないのですが、月経のある年代の女性や妊娠中の人は、欠乏しやすいので注意が必要です。鉄の吸収率は約8％と低く、吸収を促すほかのビタミンやミネラルの助けが必要となります。

鉄を多く含む主な食材

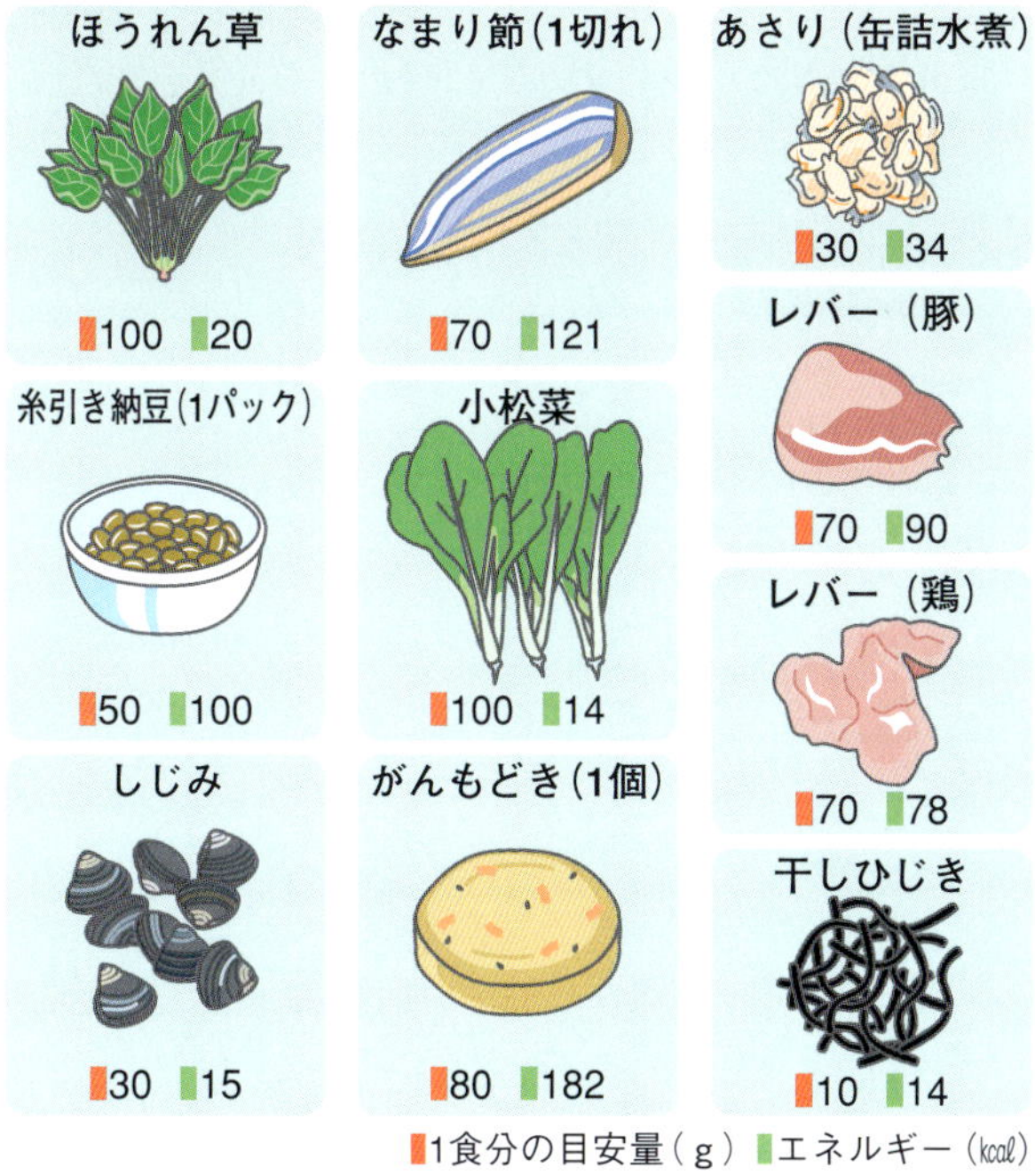
ほうれん草
100　20
なまり節(1切れ)
70　121
あさり（缶詰水煮）
30　34
レバー（豚）
70　90
糸引き納豆(1パック)
50　100
小松菜
100　14
レバー（鶏）
70　78
しじみ
30　15
がんもどき(1個)
80　182
干しひじき
10　14
1食分の目安量（g）　エネルギー（kcal）

1食分の目安量における鉄の含有量

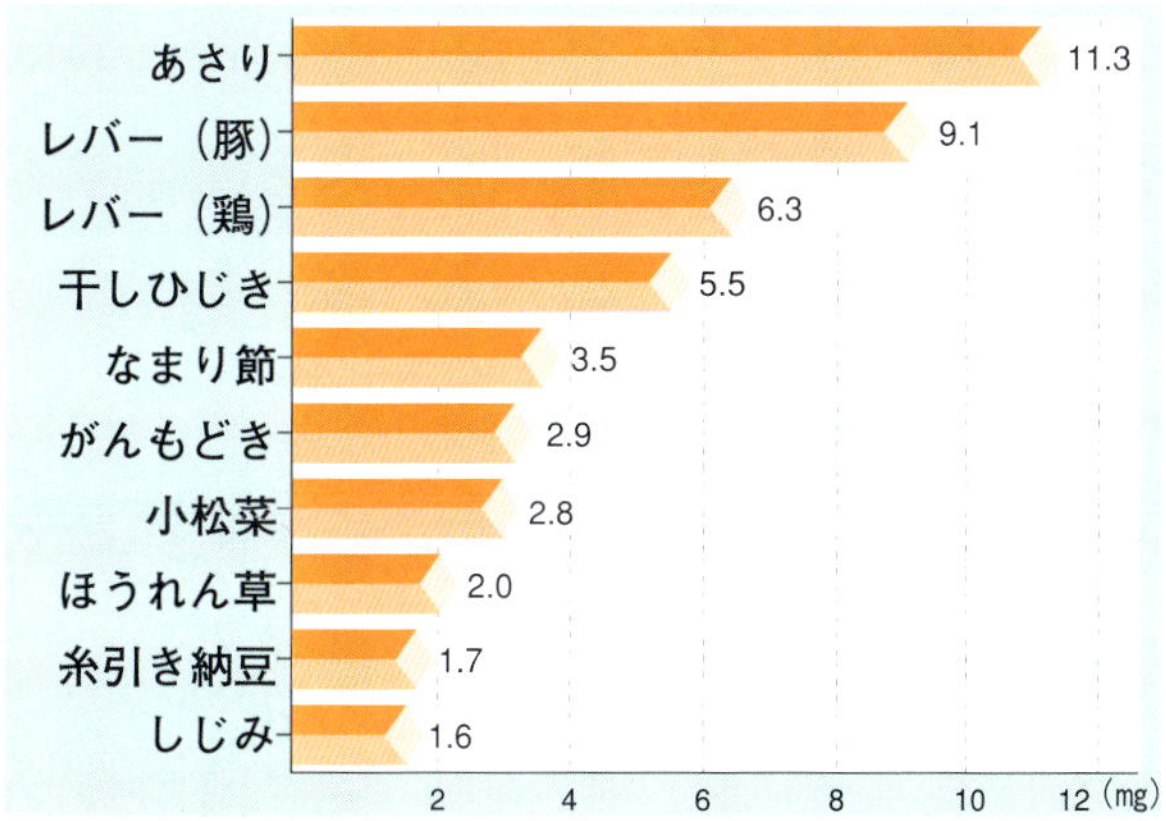

摂取するときの注意点

鉄には**「ヘム鉄」**と**「非ヘム鉄」**があります。野菜や大豆など主に植物性食品に含まれる、非ヘム鉄の吸収率は5%と低いのですが、動物性食品の肉や魚に多く含まれるヘム鉄の吸収率は数倍も高くなっています。そのため、鉄の効率的な摂取には、赤身の肉や魚が適しています。

吸収率の低いヘム鉄もビタミンCをいっしょにとると、吸収率が高くなります。食事にオレンジジュースやグレープフルーツジュースなどを追加すると、鉄の吸収率を高めることができます。

サプリメントなどでとりすぎると、鉄過剰症を起こすことがありますが、通常の食生活では起こることはほとんどありません。

ただし、**C型肝炎ウイルス**に感染している人は、鉄の摂取が肝臓病を悪化させるので、摂取量を1日6㎎以内に抑えることが望ましいとされています。

上手に摂取するためのワンポイントアドバイス

鉄製の調理器具を利用する

鉄鍋、鉄のフライパン、鉄の包丁、鉄製の茶釜など鉄製の調理器具を使うと、鉄の摂取量を増やすことにつながります。

鉄のフライパンを使う場合、炒《いた》めたりするよりも、トマトや酢、梅干しなど酸性の食品といっしょに煮込むと、料理に含まれる鉄の分量も増えるようになります。

ただし、C型肝炎ウイルスに感染している人は、鉄の摂取量を制限したほうがよいので、これら鉄の調理器具の使用は避けるようにしましょう。

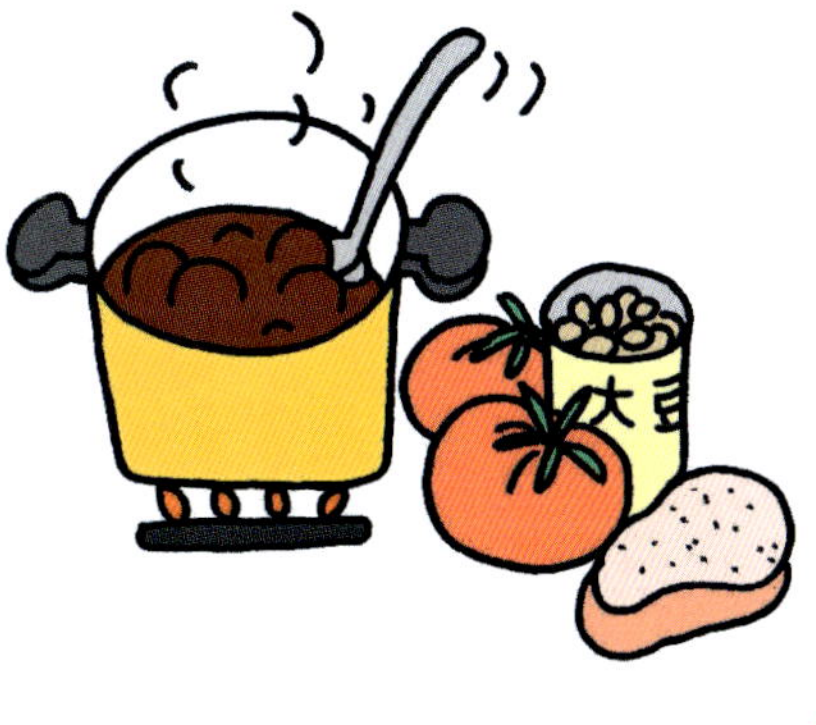

亜鉛（あえん）

不足すると味覚に異常を感じる

成人の1日の摂取目安
＊30～49歳の場合
（推奨量）

男性	9 mg
女性	7 mg
上限量	30 mg

不足すると…

- 味覚障害に陥りやすい
- 肌がカサつきやすい
- かぜをひきやすい
- 貧血になりやすい

こんな人におすすめ

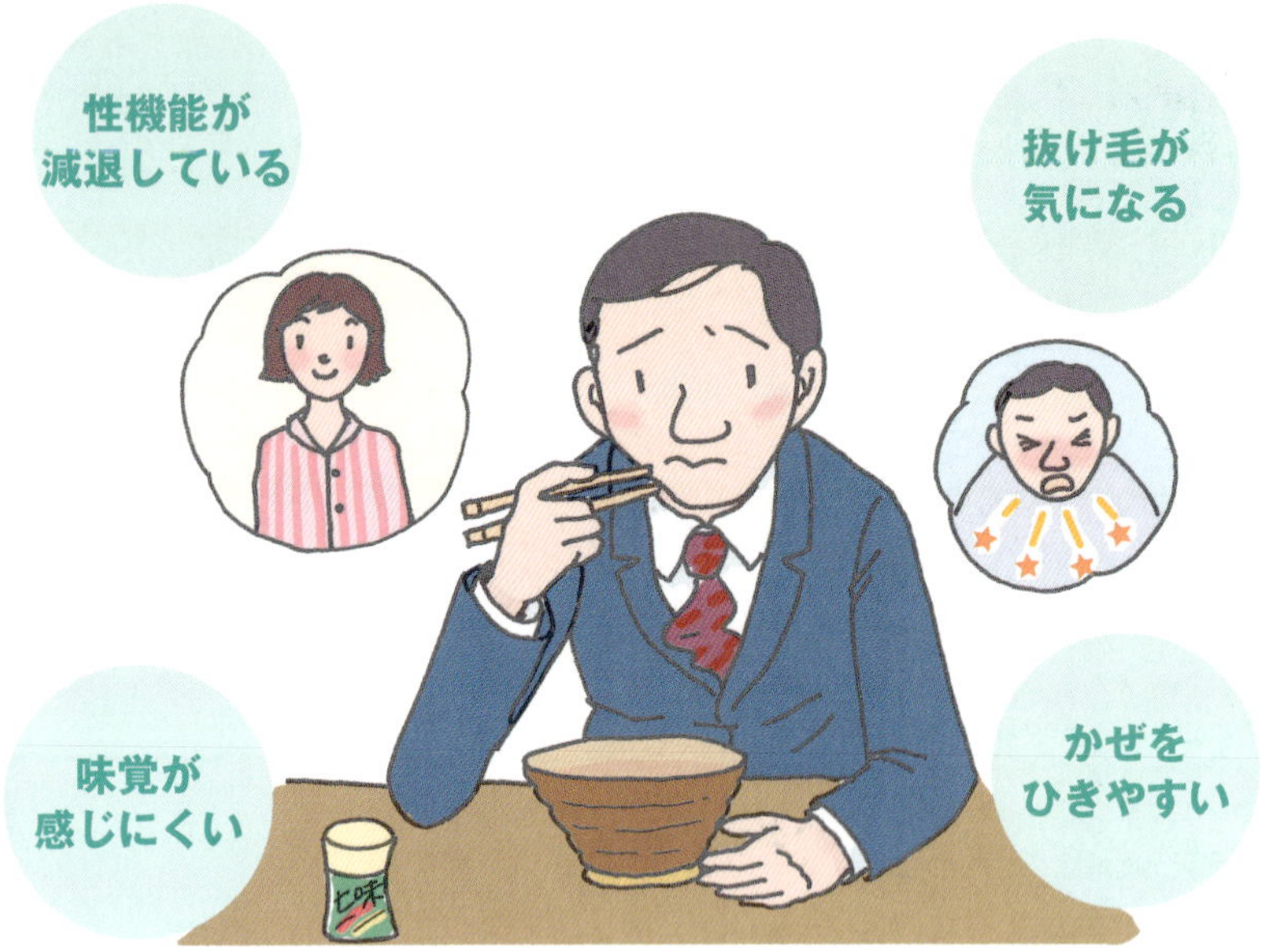
性機能が減退している
抜け毛が気になる
味覚が感じにくい
かぜをひきやすい
七味

亜鉛の作用

亜鉛はたんぱく質の合成や細胞の新陳代謝にかかわる、200種類以上の酵素《こうそ》の必須成分となっています。酵素はさまざまな代謝《たいしゃ》をスムーズに行うために欠かせない物質です。このため、亜鉛が不足すると新陳代謝が上手に行われなくなり、子どもの場合では性機能の発育不全などが起こります。

成人は髪の毛や皮膚《ひふ》、消化管の粘膜《ねんまく》といった、新陳代謝が盛んな器官が影響を受けやすくなります。ほかに、味覚を正常に保ったり、男性の生殖能力《せいしょくのうりょく》を維持したり、女性ホルモンの働きを高めたり、鉛や水銀といった有害ミネラルの毒性を弱めてからだを守るといった、重要な役割を担《にな》っています。亜鉛が不足すると免疫機能が低下してかぜをひきやすくなったり、皮膚炎を起こしたり、傷の治りが遅くなったりします。

亜鉛の特徴

亜鉛は、体内のさまざまな臓器に存在しています。筋肉や骨、肝臓、男性の場合は前立腺にも多く存在します。

亜鉛は精液中にも多く含まれ、不足すると生殖能力《せいしょくのうりょく》が低下してしまいます。このため、**「セックス・ミネラル」**とも呼ばれていました。アルコールの分解に必要な酵素の成分になったり、インスリンの働きを助けたりと、働き盛りの男性にとっては重要なミネラルです。

さらにその後の研究で、不足すると、妊娠中の女性では胎児《たいじ》の成長が遅れたり、寝たきりの高齢者の場合は床ずれができやすいことがわかりました。

通常の食事をとっていれば、不足する心配はないのですが、穀類や豆類などに多く含まれるフィチン酸や、加工食品に使われる食品添加物のなかには、亜鉛の吸収を阻害するものもあります。

摂取するときの注意点

亜鉛は、かきをはじめとする魚介類、肉類、チーズ、大豆製品など、幅広い食品に含まれていますが、比較的、動物性食品に多く含まれるので、菜食主義の人は不足しがちです。

ふつうの食事をしていれば、不足することはほとんどないのですが、加工食品を多くとる人やアルコールをよく飲む人、極端なダイエットなどを行っている人などは、不足することがあるので注意しましょう。降圧薬など、薬剤の使用によって亜鉛の吸収が阻害され、欠乏症を起こすこともあります。

亜鉛を多く含む主な食材

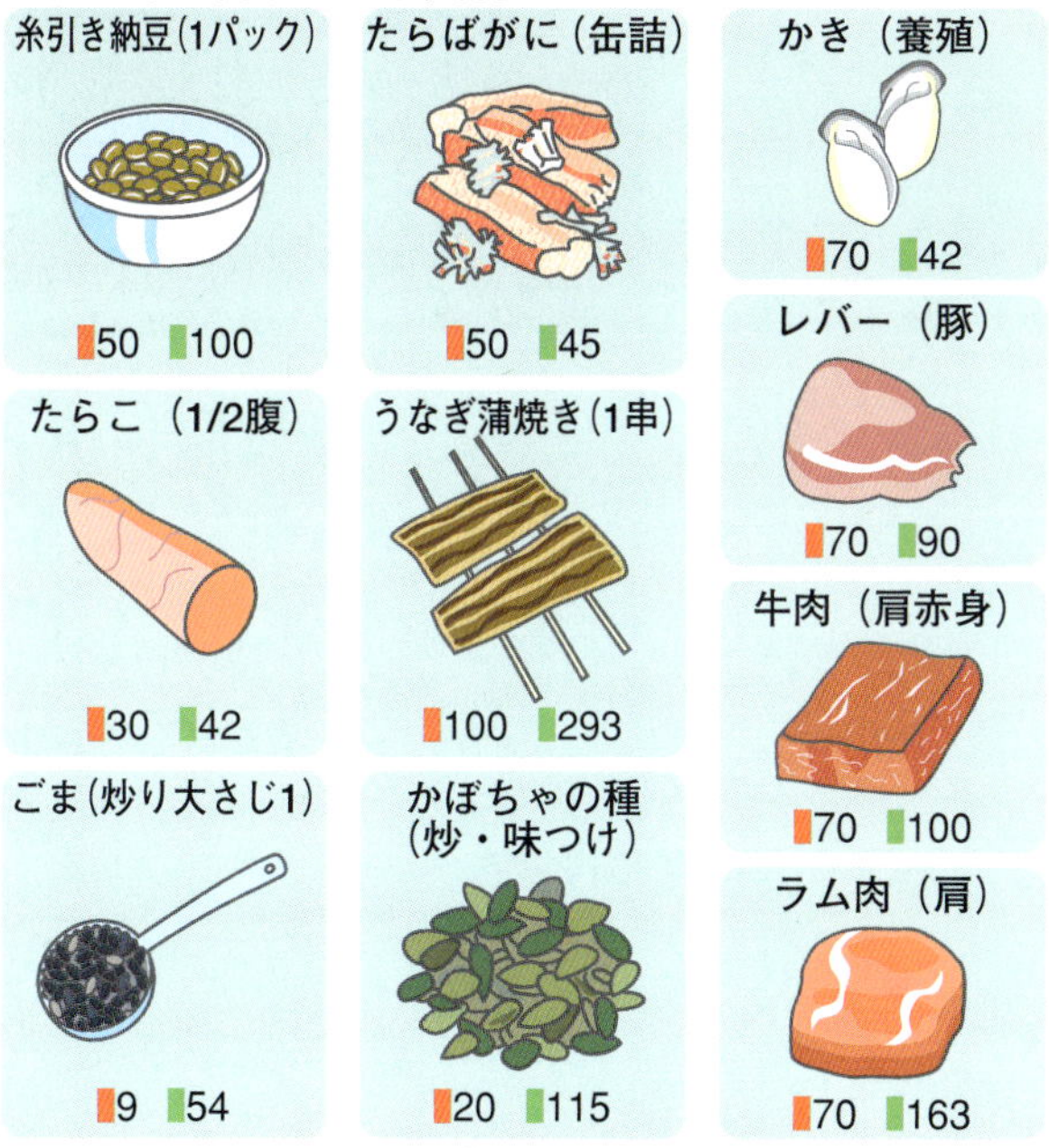

1食分の目安量（g） エネルギー（kcal）

1食分の目安量における亜鉛の含有量

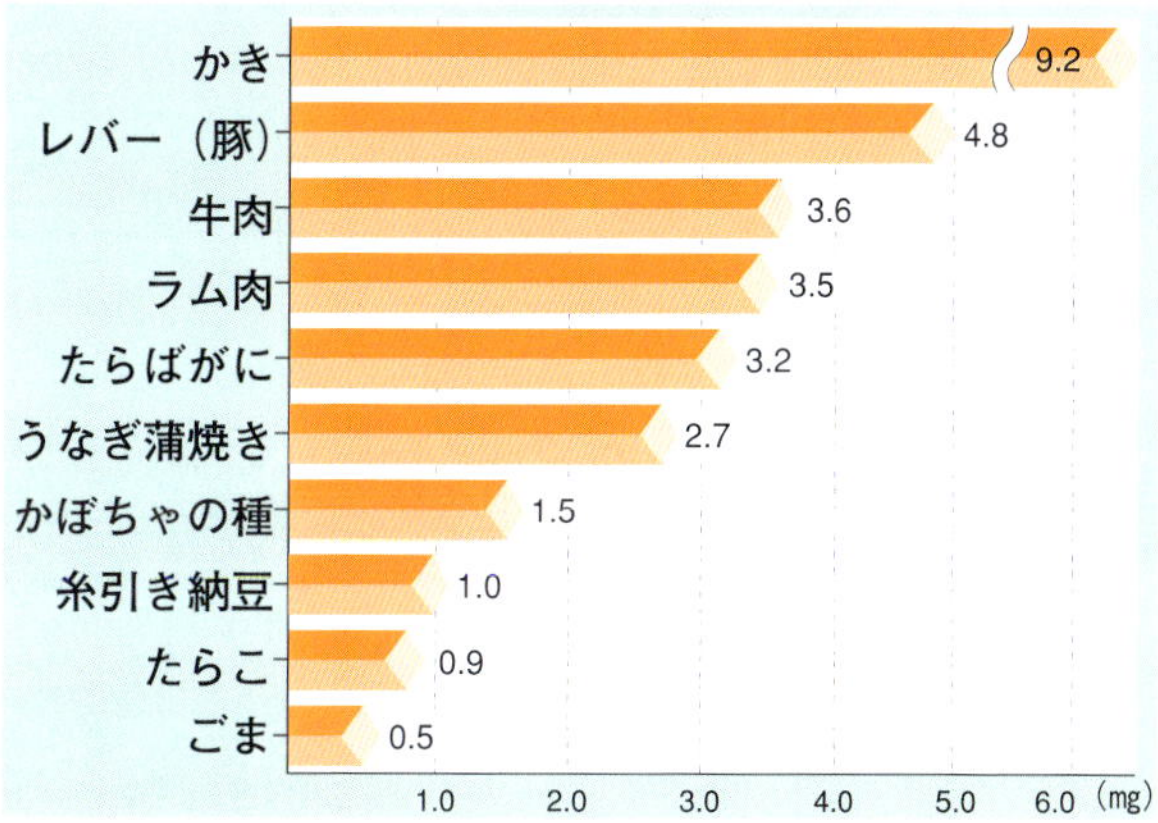

上手に摂取するためのワンポイントアドバイス

亜鉛で改善される味覚障害

味覚障害とは、はっきりとした原因はわかっていませんが、食べものの味が感じにくくなる状態を言います。加齢が原因で起こることが多いのですが、最近では若い人にも見られるようになりました。

味覚障害のなかでも、亜鉛が不足して起こるものは「亜鉛性《あえんせい》味《み》覚障害《かくしょうがい》」と呼ばれ、亜鉛剤を内服すると改善されます。原因不明のものは亜鉛不足が原因のことが多いようです。

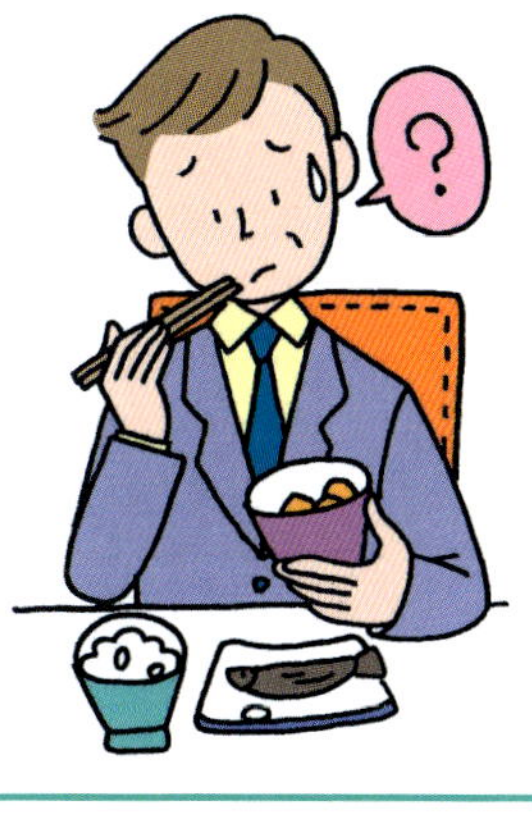

銅

貧血の予防や骨の形成にかかわる

成人の1日の摂取目安
＊30～49歳の場合
（推奨量）

男性	0.8mg
女性	0.7mg
上限量	10.0mg

不足すると…

- 貧血になりやすい
- 血管が弱くなる
- 骨粗しょう症を起こしやすい

こんな人におすすめ

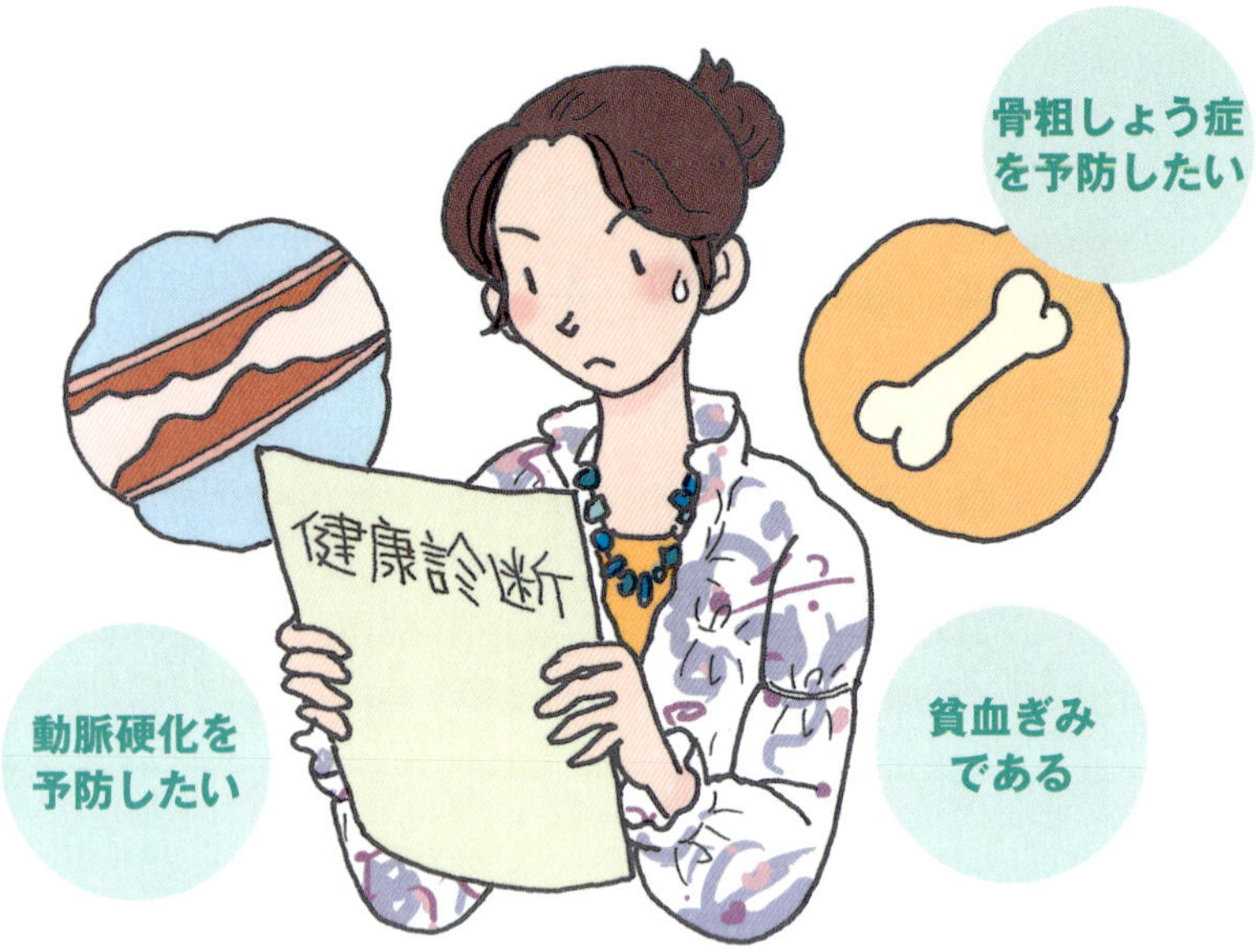
骨粗しょう症を予防したい
健康診断
動脈硬化を予防したい
貧血ぎみである

銅の作用

ヘモグロビンは鉄から合成されますが、銅も重要な役割を果たしています。腸管から吸収された鉄は、銅と結合した**「セルロプラスミン」**というたんぱく質によって、ヘモグロビンに合成できるようにつくりかえられます。

このため、銅が不足すると鉄がヘモグロビンにスムーズに合成されなくなり、鉄欠乏性貧血を起こしてしまいます。ほかにも、メラニン色素の合成や、コラーゲン（血管壁や骨を強くする）の合成にもかかわっています。

銅が不足したときには、メラニン色素の合成がうまくいかなくなり、髪の毛が白くなったり骨がもろくなる骨粗しょう症になりやすくなったり、血管壁が弱くなって動脈硬化が進行するといったリスクがあります。

銅の特徴

成人では、体内に75～150mgの銅が存在しています。通常は、骨、筋肉、肝臓などに貯蔵されていて、ふつうの食生活を送っていれば、不足する心配はほとんどありません。

逆に、**過剰症**には注意が必要です。銅製の調理器具を使って、酸性の食品の煮込み料理をつくると、銅が料理に溶け込んでしまいます。銅製の調理器具で酸性の食品を調理するときは、長時間置かないように注意しましょう。

銅を多く含む食品には、かき、ごま、大豆、空豆、あずき、いんげん、煮干し、鶏卵《けいらん》、そば粉などがあります。

ミネラル

マンガン

骨の形成に欠かせない栄養素

成人の1日の摂取目安
＊30〜49歳の場合
（目安量）

男性	4.0 mg
女性	3.5 mg
上限量	11.0 mg

不足すると…

▼骨がもろくなる

こんな人におすすめ

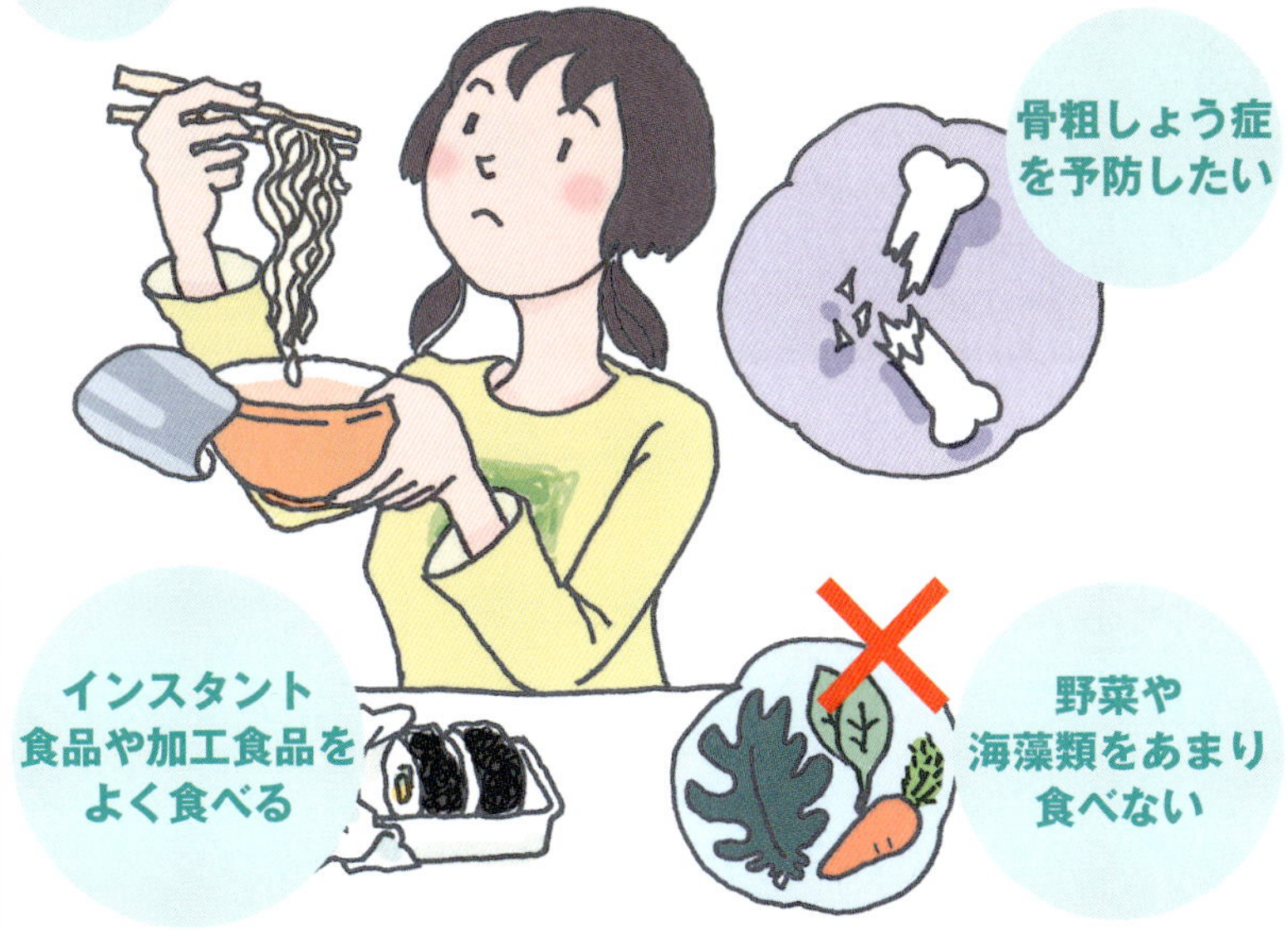
骨粗しょう症を予防したい
インスタント食品や加工食品をよく食べる
野菜や海藻類をあまり食べない

マンガンの作用

骨をつくるときには、カルシウムやリン、ビタミンDが必要ですが、これ以外にもマンガンや銅、モリブデンといったミネラルが欠かせません。さまざまなビタミンやミネラルが作用して、骨は形成されているのです。

このほかにも、骨や関節をつなぐ結合組織の合成や、三大栄養素の代謝、血液《けつえき》凝固因子《ぎょうこいんし》の合成、記憶力を高めるといった働きを担《にな》っています。

マンガンは乾電池に利用されている有害物質として知られますが、微量とはいえ生命の維持に欠かせないミネラルのひとつでもあります。

ほとんどの植物性食品に含まれるので、不足する心配はありません。

マンガンの特徴

食品中のマンガンは、そのほとんどが土に含まれているものが作物に吸収されたものです。

このため、植物性食品には多くなっています。なかでも、パセリやごま、柿、あずき、玄米、大豆、湯葉《ゆば》、れんこんなどに多く含まれています。

食品のなかでも、多くマンガンが含まれているもののひとつが**緑茶葉**です。ほとんどの食品は多くても１００g中に２〜３mg程度ですが、煎茶《せんちゃ》は**55mg**となっています。ただし、これは茶葉そのものに含まれる分量なので、浸出液に含まれるのは微量です。

また、食品でとるかぎりは、過剰症の心配はありません。

クロム

糖質と脂質の代謝をスムーズにする

成人の1日の摂取目安
＊30～49歳の場合
（推奨量）

男性	40㎍
女性	30㎍
上限量	なし

不足すると…

▼糖尿病になりやすい
▼動脈硬化が進行しやすい

こんな人におすすめ

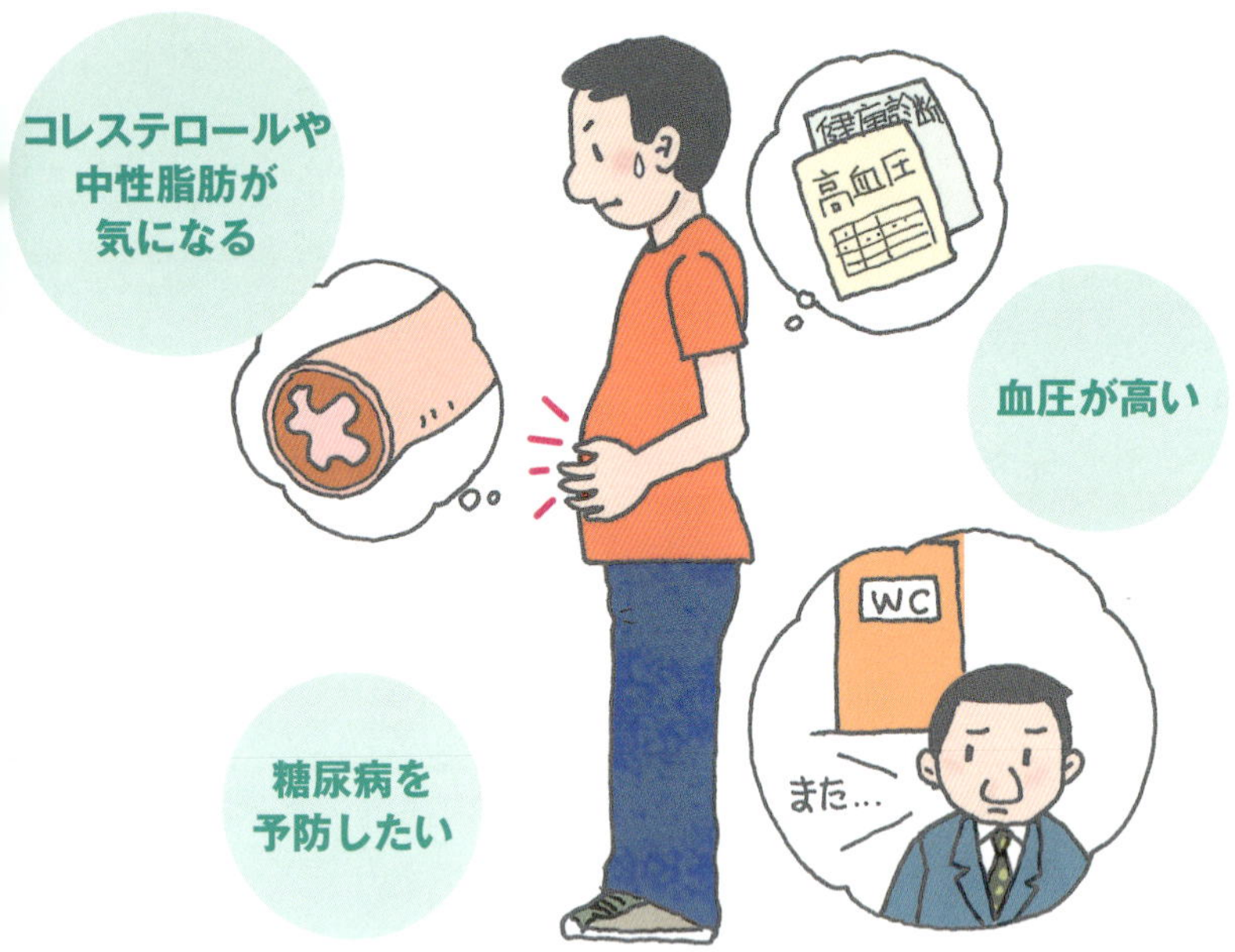
コレステロールや中性脂肪が気になる
健康診断
高血圧
血圧が高い
WC
また…
糖尿病を予防したい

クロムの作用

体内に存在する量は、成人の場合で約2gとわずかですが、重要な役割を果たしているミネラルです。

体内で有用な働きをしている**クロム（三価クロム）**には、脂質と糖質の代謝《たいしゃ》をスムーズにする作用があります。

糖質をエネルギーにかえるときには、インスリンという膵臓《すいぞう》から分泌されるホルモンが欠かせません。

三価クロムは腸内細菌の働きで、**「クロム化合物」**という物質に合成され、インスリンの作用を助けています。

このため、三価クロムは、糖尿病の予防に役立ったり、脂質の代謝に働いてコレステロールを正常に保つのに役立つのではないかとも言われます。

クロムの特徴

環境汚染物質のひとつに**六価クロム**があります。これがクロム中毒（鼻中隔穿《びちゅうかくせん》孔《こう》）や皮膚炎《ひふえん》、肺がんなどを起こすと心配されています。

食品に含まれているのは三価クロムで、野菜や穀類、肉類、海藻類、魚介類など、さまざまな食品に含まれているうえ、必要な量は非常に微量なので、不足することはほとんどありません。

また、食品でとっているかぎり、過剰症の心配はほとんどありません。ただし、職場などでクロムを長期間扱う人は、呼吸器の障害が見られることもあるので注意が必要です。クロムを多く含む食品には、ひじきやのりなどの海藻類、和牛、米、ぬか、小麦胚芽《はいが》などがあります。

ミネラル

モリブデン

尿酸の代謝にかかわる

成人の1日の摂取目安
＊30～49歳の場合
（推奨量）

男性	25 μg
女性	20 μg
上限量	
男性	320 μg
女性	250 μg

不足すると…

- ▼貧血になりやすい
- ▼食道がんの発生率が高くなる

こんな人におすすめ

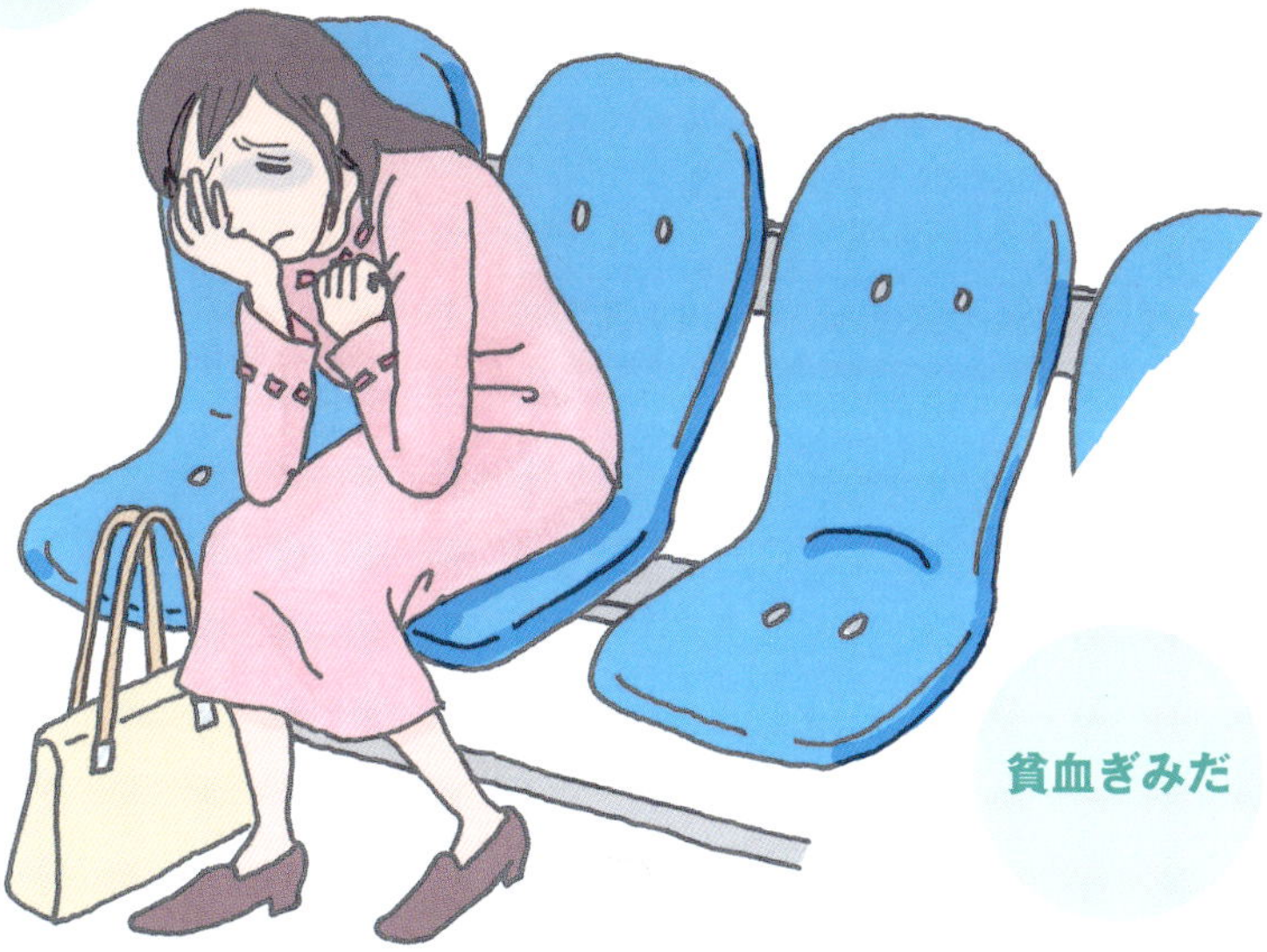

貧血ぎみだ

モリブデンの作用

高尿酸血症《こうにょうさんけっしょう》や痛風《つうふう》の原因として知られる**「尿酸」**がつくられる過程では、モリブデンが欠かせません。このため、とりすぎたときには、尿酸値が高くなるリスクがあります。

ほかに、糖質や脂質の代謝《たいしゃ》にかかわったり、鉄の利用を助けたり、銅の排泄《はいせつ》を促す作用があります。

不足すると鉄の利用がスムーズにできなくなり、とりすぎるとヘモグロビンの合成に欠かせない銅が排泄され、貧血になりやすくなっています。

栄養素以外にも、鉱物として利用されています。最近では、モリブデンの包丁がさびにくくてよく切れるため、人気を呼んでいます。

モリブデンの特徴

はっきりした因果関係はまだわかっていませんが、モリブデンが不足した土地にできた作物や飲料水をとっている地域では、**食道がん**の発生率が高いことがわかっています。

このため、モリブデンに抗がん作用があるのではないかと推察されています。

自然の食品をとっている場合には、不足したり、とりすぎる心配はほとんどありません。ただし、サプリメントなどでとる場合は、とりすぎないように注意しましょう。

モリブデンは納豆をはじめとした大豆製品、レバー、落花生、ごまなどに含まれています。

セレン

抗酸化作用のあるミネラル

成人の1日の摂取目安
＊30～49歳の場合
（推奨量）

男性	35㎍
女性	25㎍
上限量	
男性	450㎍
女性	350㎍

不足すると…

- ▼老化が進む
- ▼抜け毛が多くなる
- ▼動脈硬化が進行しやすい

こんな人におすすめ

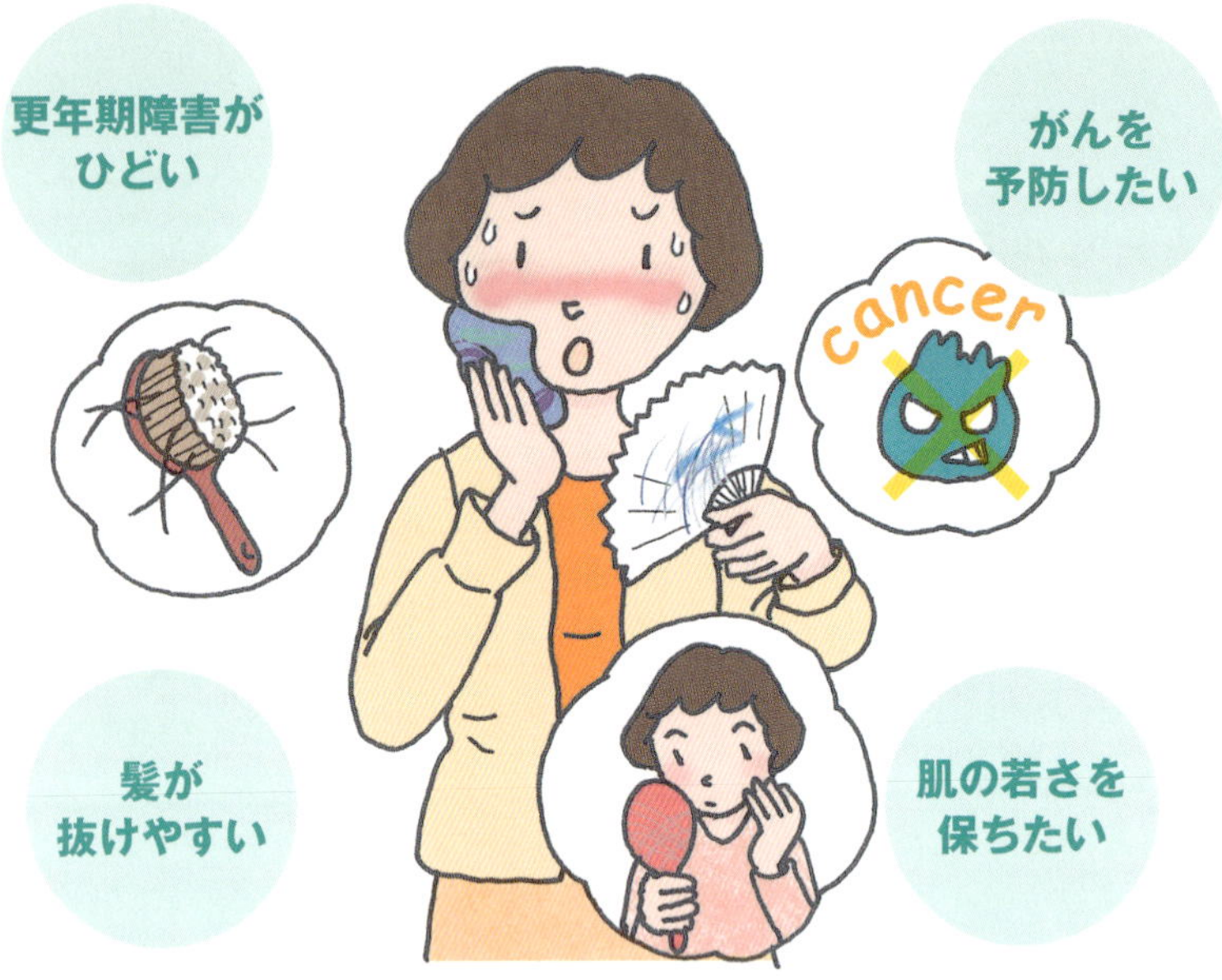

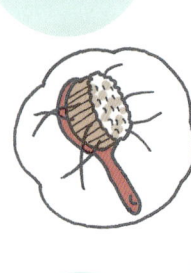

セレンの作用

抗酸化酵素《こうそ》のひとつ「**グルタチオンパーオキシダーゼ**」の成分として欠かせないミネラルがセレンです。

この酵素は、細胞膜《さいぼうまく》が酸化されてできる過酸化脂質《かさんかししつ》を分解して動脈硬化を防ぎ、加齢による老化を緩やかにすると考えられています。

ビタミンEといっしょにとると、抗酸化作用が強くなります。

このほかにも、汚染された大気から呼吸器を守ったり、更年期障害の症状を改善したり、精子の合成にかかわったり、免疫機能《めんえききのう》を高めたり、水銀やカドミウムといった有害ミネラルからからだを守ったりするなど、さまざまな役割を担《にな》っています。

セレンの特徴

体内には10㎎程度しか存在しないので、必要量はごくわずかです。しかし、老化予防や抗がん作用が期待される重要なミネラルなので、不足しないようにしましょう。

わかさぎやいわし、かれい、ほたて貝などの魚介類や、肉類、乳製品、卵などの食品に、比較的多く含まれています。植物性食品の場合は、土壌に含まれるセレンの濃度で含有量に差があります。

摂取量が極端に少ないと欠乏症を起こしますし、過剰摂取によって中毒を起こす場合があることで知られています。

とりすぎた場合には、爪が変形したり、嘔吐《おうと》、下痢、頭痛、しびれといった症状が現れます。

ミネラル

ヨウ素

成長や代謝を促すホルモンの成分となる

成人の1日の摂取目安
＊30〜49歳の場合
（推奨量）

男性	150 ㎍
女性	150 ㎍
上限量	3,000 ㎍

不足すると…

- ▼甲状腺《こうじょうせん》の病気になりやすい
- ▼低血圧になる
- ▼子どもは発育が遅れる
- ▼太りやすくなる

こんな人におすすめ

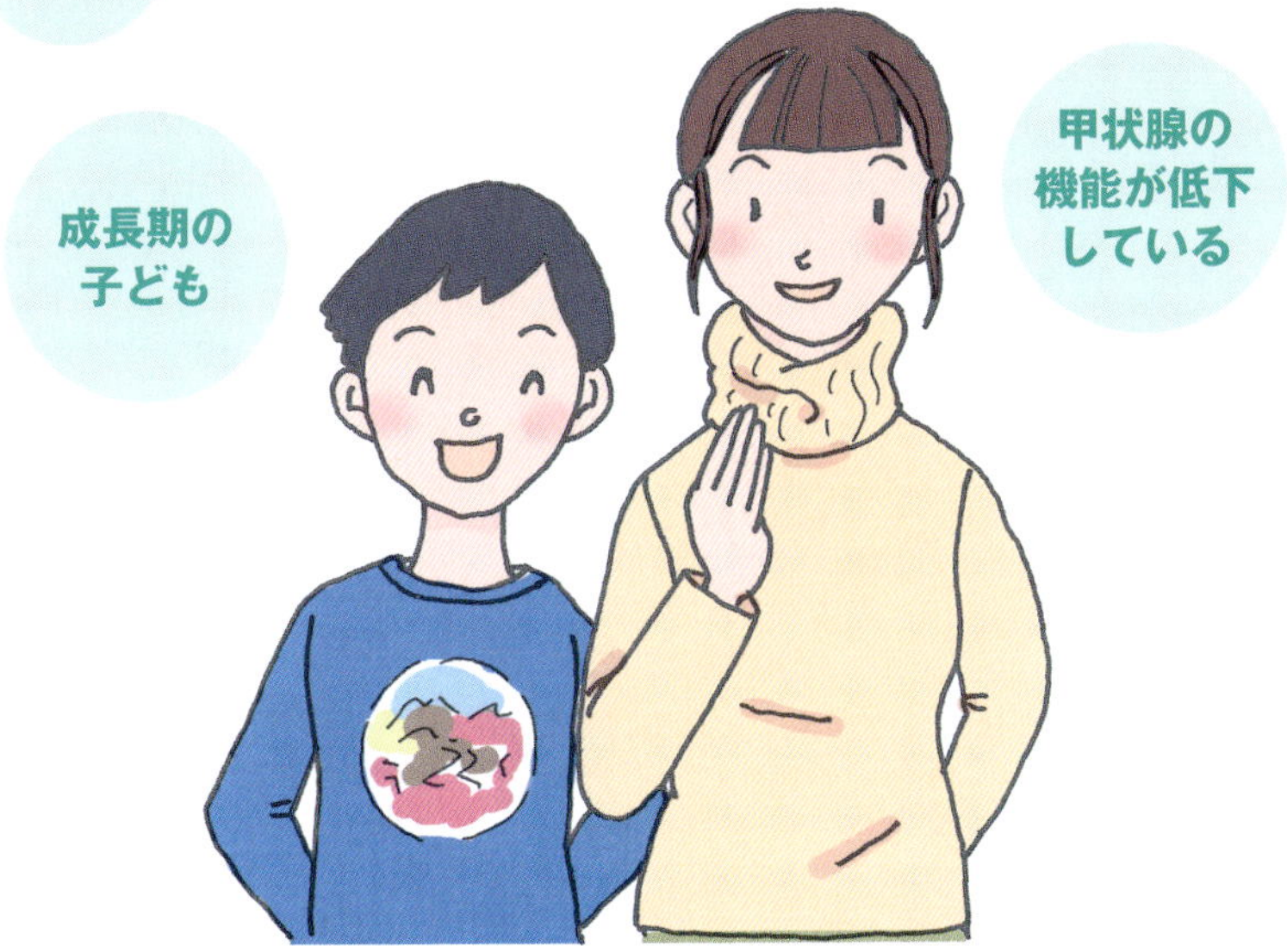
成長期の子ども
甲状腺の機能が低下している

ヨウ素の作用

体内の代謝《たいしゃ》を高めて成長を促す、甲状腺ホルモンの成分として欠かせないミネラルです。

成人の場合、体内には約10㎎のヨウ素が存在していますが、その大半は甲状腺に存在しています。

ヨウ素は甲状腺ホルモンの「**チロキシン**」をつくるもととなっていて、交感神経を刺激して基礎代謝を高める作用があります。

また、三大栄養素の代謝を促し、エネルギーをつくりやすくしています。

このため、ヨードが不足するとだるくなったり、元気がなくなったりし、むくみや体重増加が起こります。

ヨウ素の特徴

魚介類や海藻類といった、海産物に多く含まれているため、日本では欠乏症はほとんどありません。海から遠い内陸部では不足しがちなので、食塩に添加して摂取している国もあります。

ヨウ素は不足しても、とりすぎても甲状腺に異常が現れます。不足したときには、甲状腺が肥大して、気力がわかず動作が緩慢《かんまん》になったりします。

逆にとりすぎた場合にも、同じように甲状腺腫《こうじょうせんしゅ》が発症します。海産物をよく食べる日本人は、過剰症を起こす心配があります。

ヨウ素は、昆布やわかめ、焼きのり、いわし、さば、かつお、ぶり、寒天などの海産物に多く含まれています。

食物繊維

生活習慣病予防の強い味方

成人の1日の摂取目安
＊30～49歳の場合
（目標量）

男性	20g
女性	17g
上限量	なし

不足すると…

▼便秘になりやすい
▼肥満を招く
▼動脈硬化になりやすい
▼高血圧、糖尿病、高脂血症《こうしけっしょう》になりやすい

こんな人におすすめ

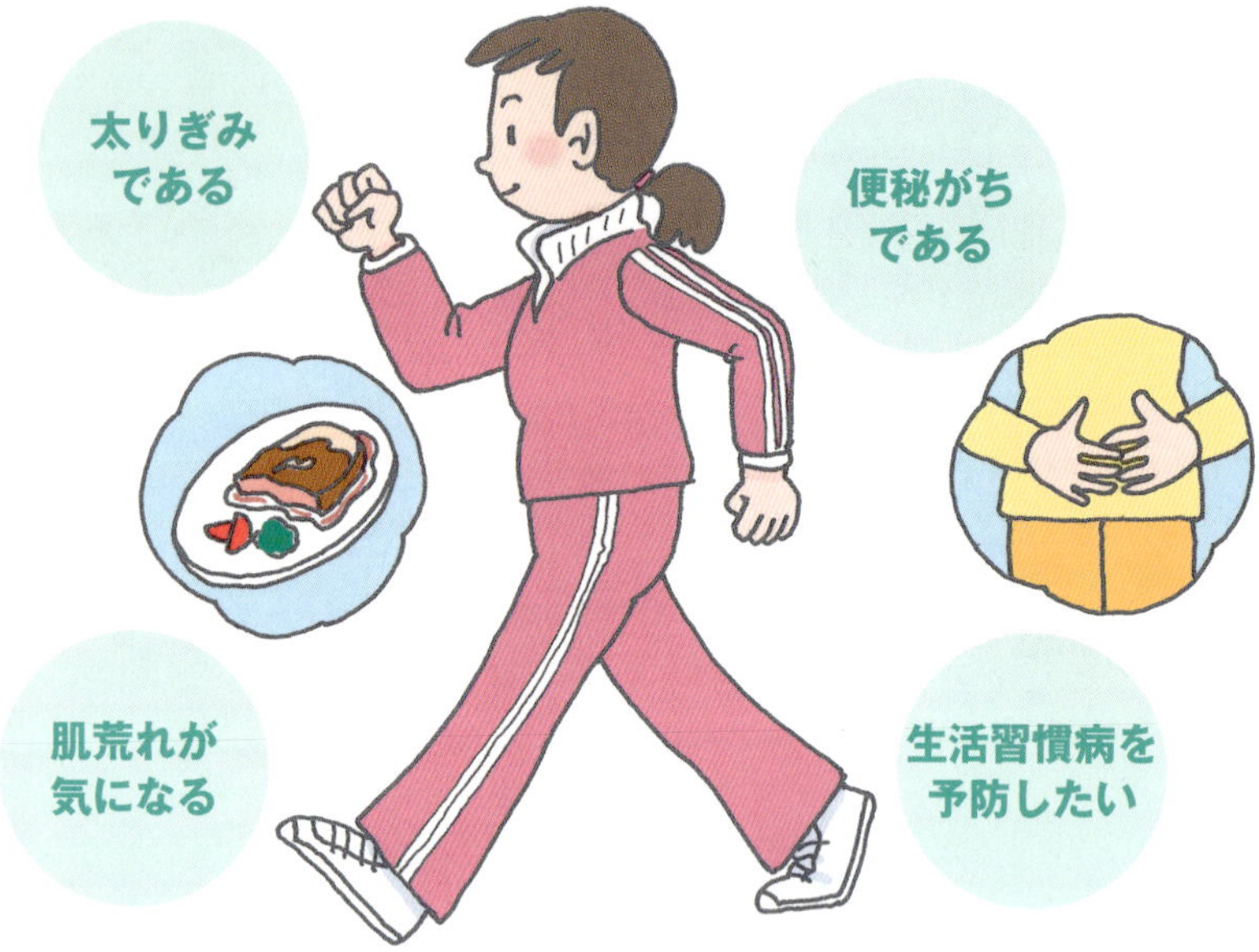
太りぎみである
便秘がちである
肌荒れが気になる
生活習慣病を予防したい

食物繊維の作用

食物繊維は栄養素の分類から見ると糖質の一種です。かつては、「食物の残りカス」と考えられ、重要視されていませんでした。最近は、生活習慣病の予防に役立つことがわかり、その重要さから、**「第6の栄養素」**と呼ばれるようになりました。

食物繊維とは、「ヒトの消化酵素《しょうかこうそ》で消化されない難消化成分」の総称です。糖質の吸収を緩やかにして血糖値の上昇を抑えたり、不要な物質や有害な物質を吸着して体外に排出したり、腸の蠕動運動《ぜんどううんどう》を促進してスムーズな排便を促す、満腹感を得やすくして食べすぎを防ぐ、腸内の善玉菌《ぜんだまきん》を増やして腸内環境をよくするといった、さまざま働きを担《にな》っています。

食生活が欧米化し、和食が少なくなるに従って、摂取量が減ってきています。

食物繊維の特徴

食物繊維には、水に溶けやすい**「水溶性食物繊維」**（154ページ参照）と、水に溶けにくい**「不溶性食物繊維」**（156ページ参照）、**「動物性食物繊維」**（158ページ参照）の3種類があり、それぞれに特性があります。

飽食《ほうしょく》の時代を迎えた現代では、エネルギーの過剰摂取や、食物繊維の不足、ビタミンやミネラルの不足といった、かつてとは異なる栄養障害が増えてきています。なかでも、食物繊維の不足は生活習慣病の増加につながる深刻な問題で、積極的な摂取が推奨《すいしょう》されています。

食物繊維の総量摂取量（平均値）

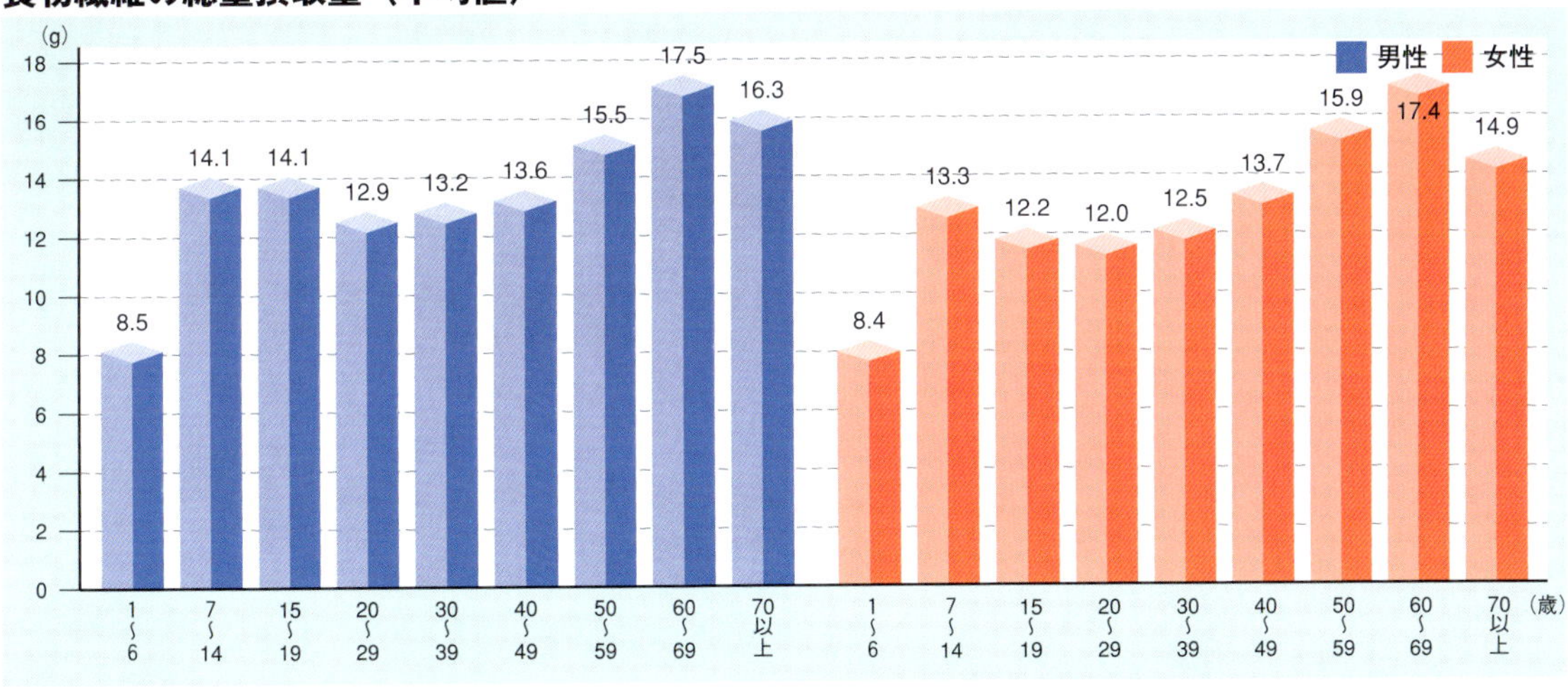

水溶性食物繊維の総量摂取量（平均値）

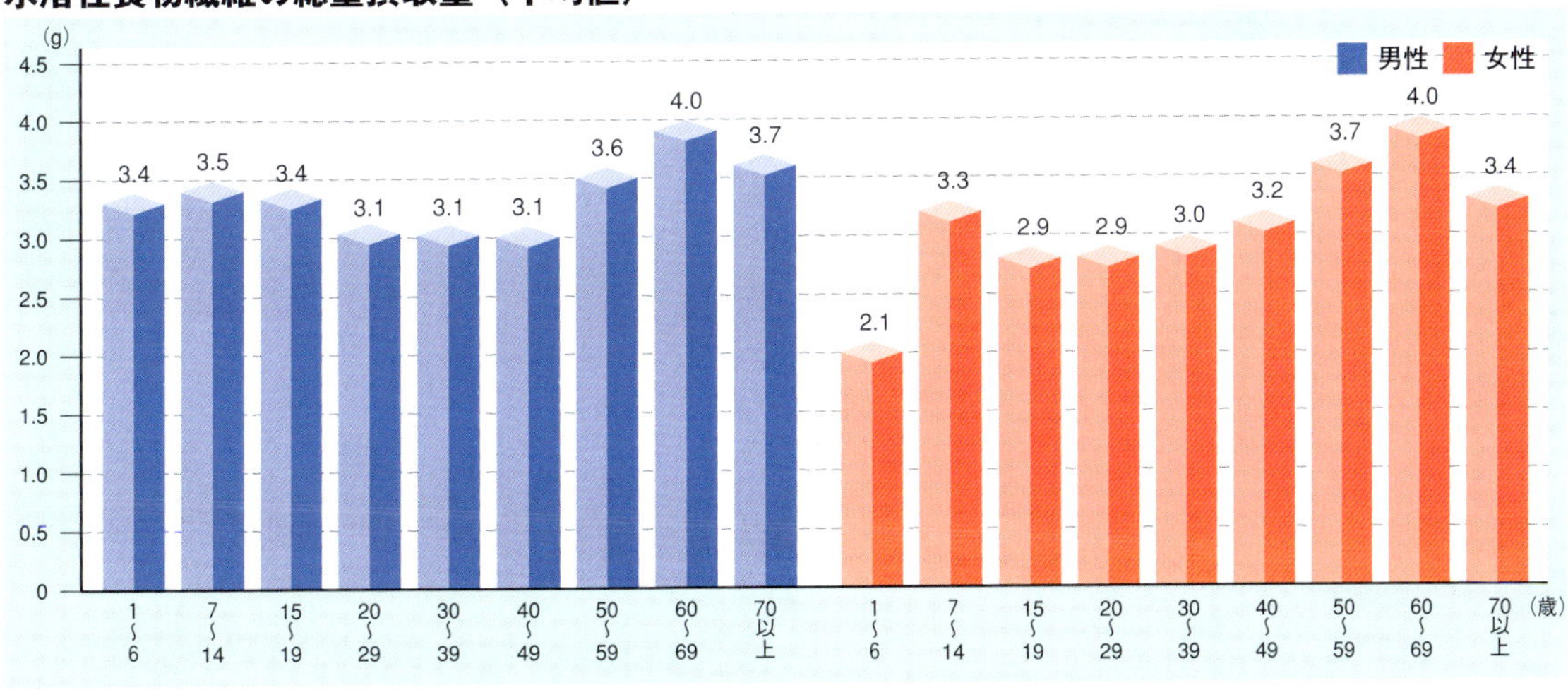

不溶性食物繊維の総量摂取量（平均値）

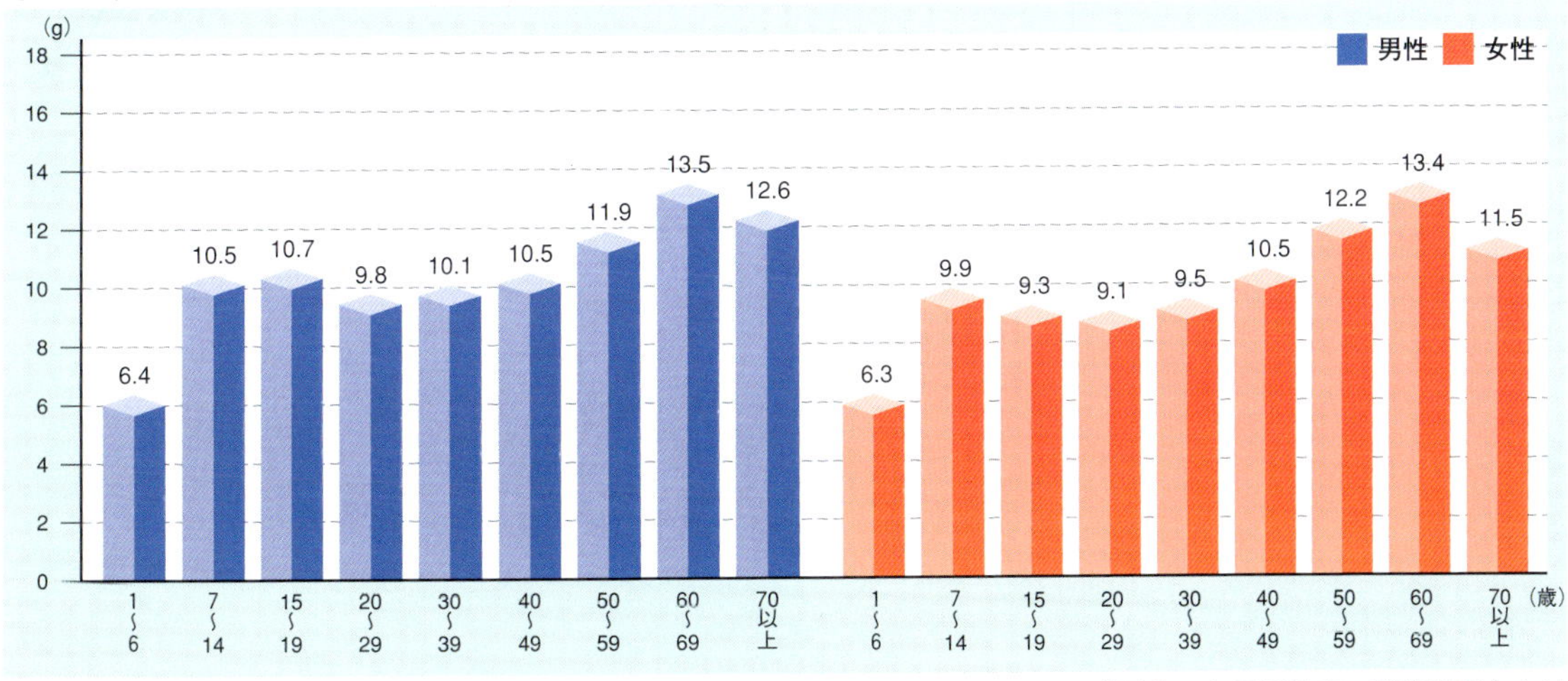

「平成15年国民健康・栄養調査」より

水溶性食物繊維

生活習慣病予防の強い味方

こんな人におすすめ

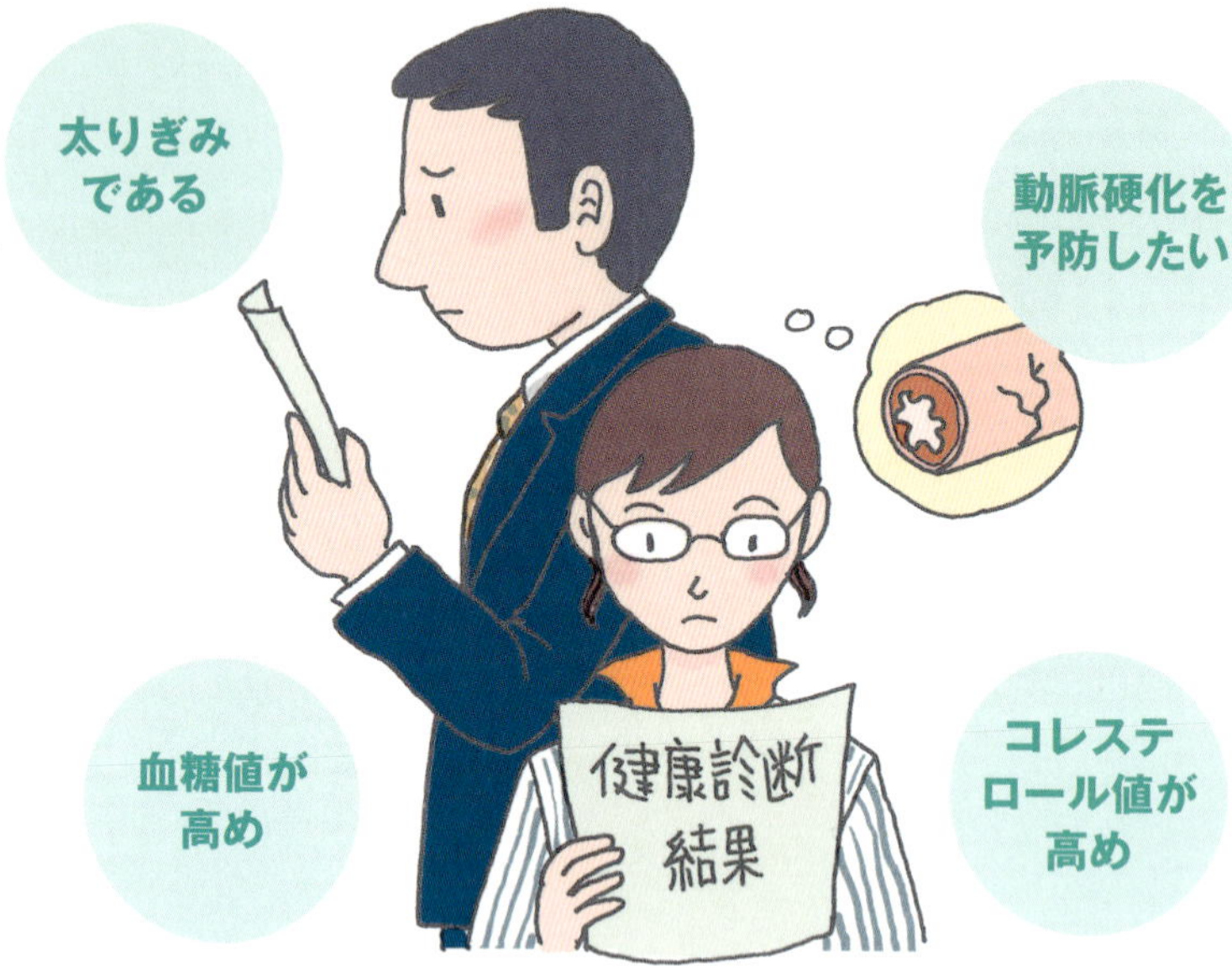
太りぎみである
動脈硬化を予防したい
血糖値が高め
コレステロール値が高め
健康診断結果

水溶性食物繊維の作用

スポンジのように水分を吸収してゲル状になり、腸管での余分な栄養素や有害な物質を排泄《はいせつ》する作用があります。「ブドウ糖の吸収を緩やかにする」「コレステロールの吸収を抑制する」「胆汁酸《たんじゅうさん》を吸着して体外に排泄する（胆汁酸はコレステロールからつくられるので、コレステロールの排泄につながる）」といった働きが期待されます。

ブドウ糖の吸収が緩やかになると、血糖値の急激な上昇が避けられ、糖尿病の予防につながります。

また、食塩のナトリウムと結びついて便といっしょに排泄されるため、血圧を下げる効果もあります。塩分が気になるみそ汁に、水溶性食物繊維を多く含むわかめを入れるのは理にかなっています。

このほかにも、便の水分量を増やしてやわらかさを保ち、腸を刺激することによって排便をスムーズにする、満腹感を得やすくして食べすぎを防ぐといった効果もあります。

不足すると…

- ▼生活習慣病になりやすい
- ▼便秘になりやすい

水溶性食物繊維の特徴

水溶性食物繊維には、いくつかの種類があります。りんごやバナナ、キウイフルーツなどに多く含まれるものが**「ペクチン」**でジャムやマーマレードがゼリー状に固まるのは、このペクチンの作用によるものです。樹皮や果皮の分泌物である「グアーガム」や「キサンタンガム」は、粘性が高くゼリーなどに利用されます。こんにゃく芋に含まれる**「コンニャクマンナン」**は、「グルコマンナン」と

水溶性食物繊維を多く含む主な食材

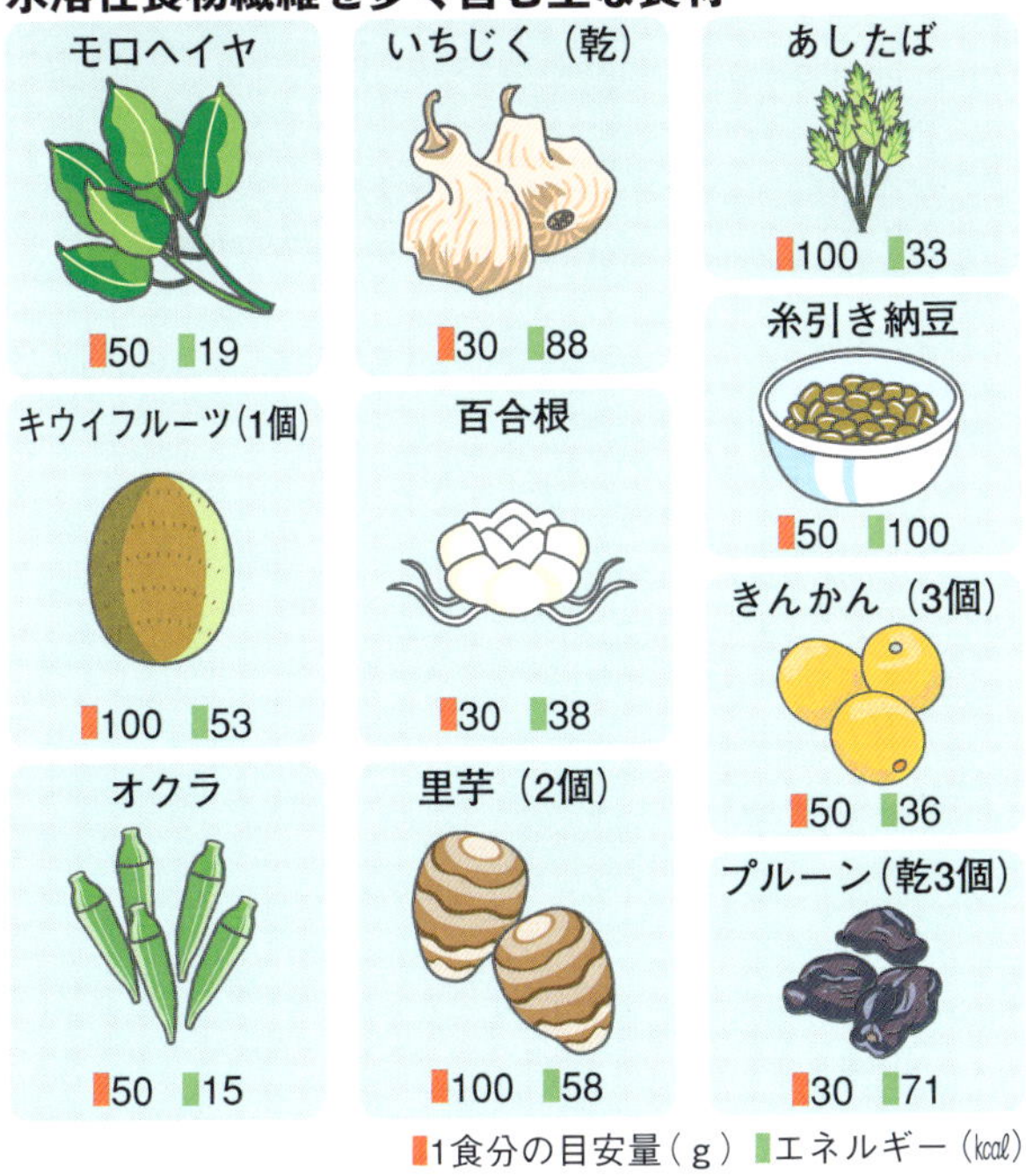

1食分の目安量における水溶性食物繊維の含有量

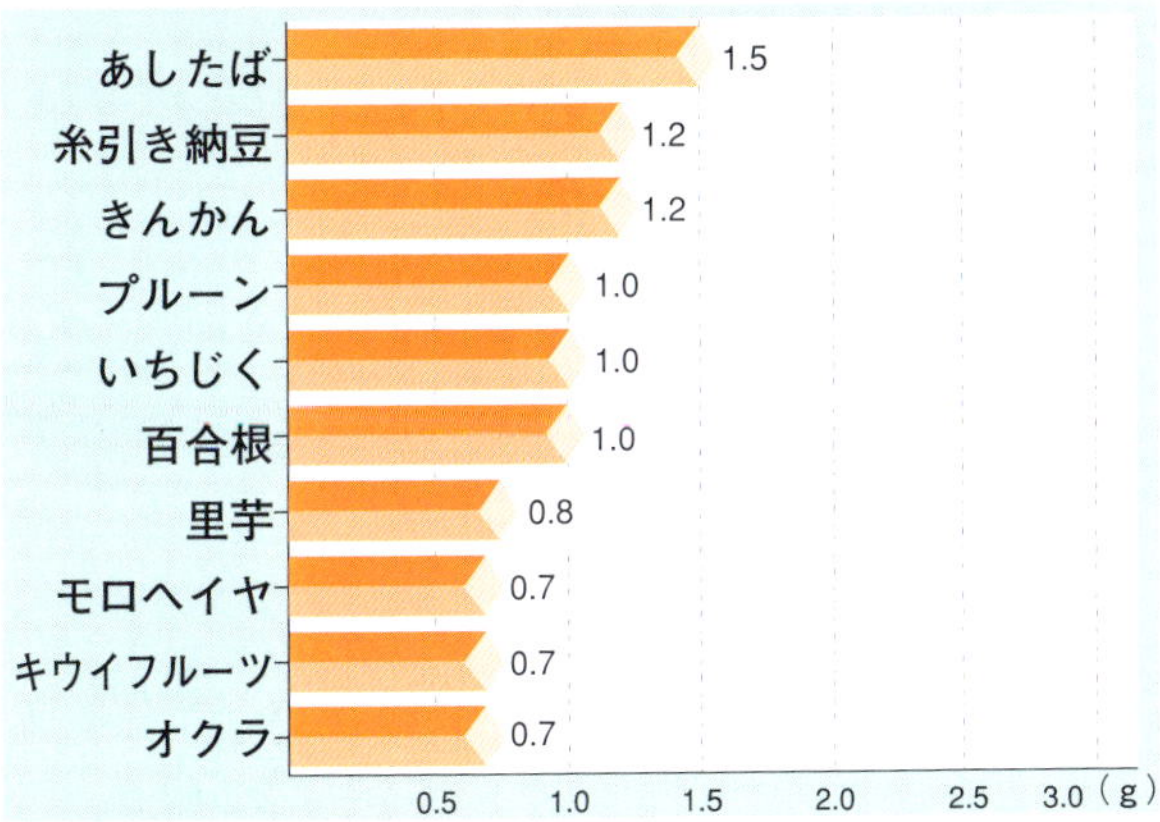

いう多糖類《たとうるい》（96ページ参照）でダイエット食品などに利用されています。

ほかにはわかめに含まれる**「アルギン酸」**、寒天に含まれる「アガロース」や「アガロペクチン」、もずくに多く含まれる**「フコイダン」**「カラギーナン」などがあります。海藻類のヌルヌルした物質はこれらの水溶性食物繊維で、これらが、大腸の腸内細菌の働きでオリゴ糖などに代謝《たいしゃ》されて、人体に有益な働きをしていることが明らかにされつつあります。

フコイダンは、免疫力《めんえきりょく》を高めたり、肝機能の向上や血圧上昇の抑制するため注目されています。

摂取するときの注意点

生活習慣病の予防には欠かせない、重要な働きを持つ栄養素ですが、人によってはとりすぎたときに下痢症状を起こすこともあります。下痢が続くと、水分とともにビタミンやミネラルなどが排出されてしまうので注意しましょう。

上手に摂取するためのワンポイントアドバイス

海藻類に含まれる食物繊維

海藻類のヌルヌルした成分は、水溶性食物繊維です。海藻類にも食物繊維は多く含まれていますが、「五訂食品成分表」では、海藻の項目には水溶性食物繊維と不溶性食物繊維の分類がなく、総量での表記となっています。

このため、上の一覧表には入っていませんが、海藻類は総じて優秀な食物繊維の補給源ととらえてよいでしょう。低エネルギーで食物繊維が豊富な海藻類は、ダイエットの強い味方でもあります。

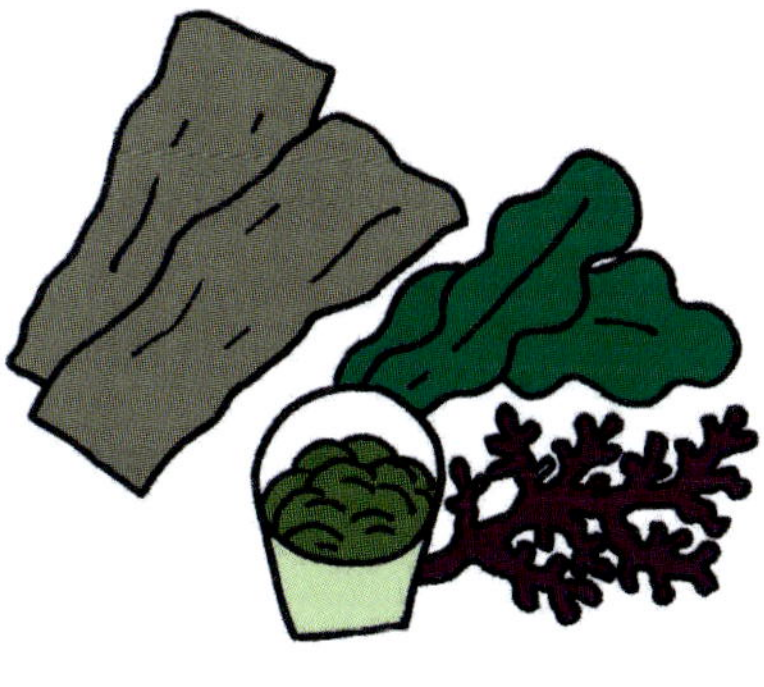

不溶性食物繊維

満腹感を得やすくして食べすぎを防ぐ

不足すると…

▼便秘になりやすい
▼腸内環境が悪化する

こんな人におすすめ

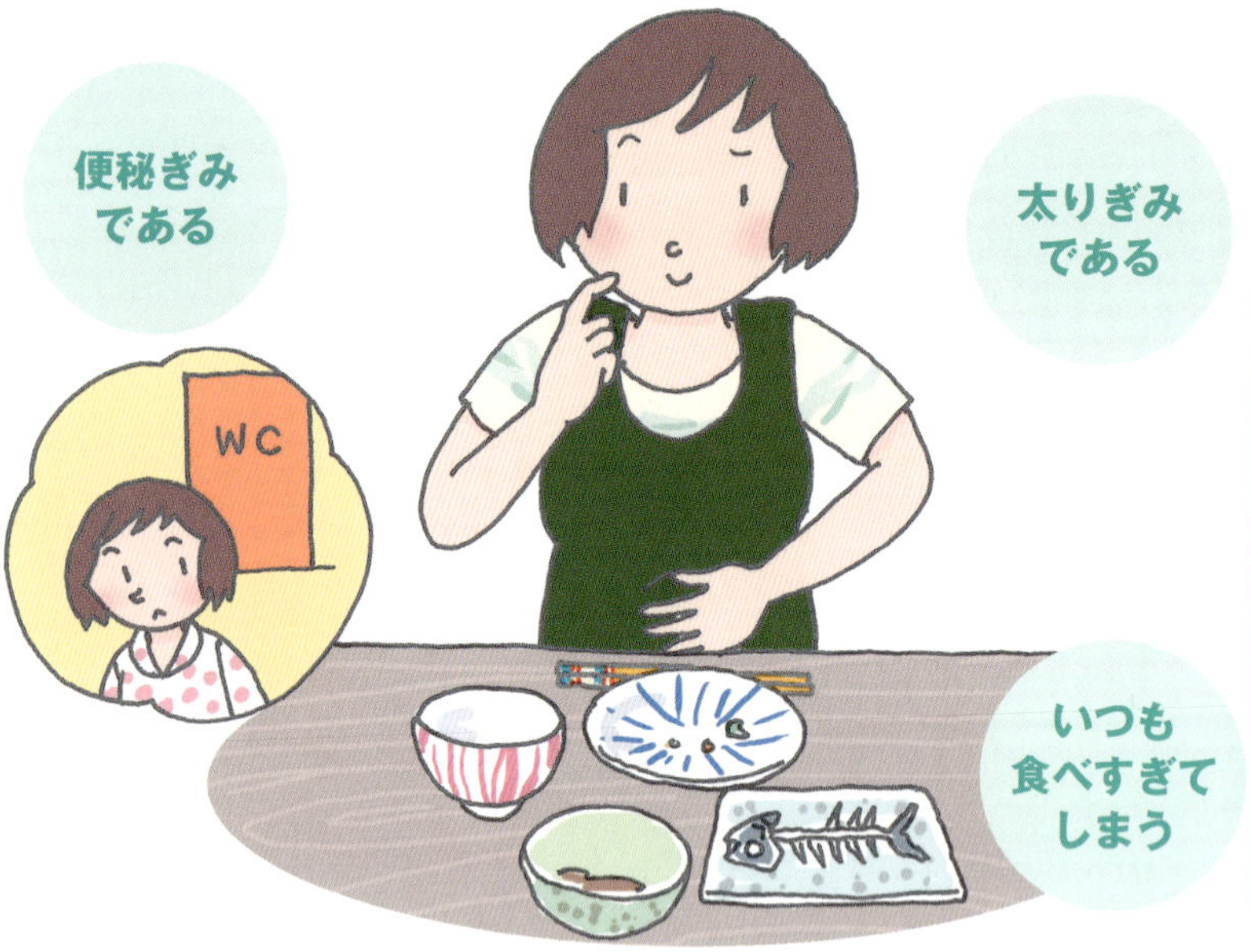
太りぎみである
便秘ぎみである
WC
いつも食べすぎてしまう

不溶性食物繊維の作用

不溶性食物繊維のほとんどは、植物の細胞壁を構成している物質です。水に溶けないのですが、水分を吸収してかさを増やす性質があります。腸の内容物（便）のかさが増えると、大腸の蠕動運動《ぜんどううんどう》が活発になります。不溶性食物繊維の主要な働きは、便の移動をスムーズにして排便を促すことです。

また、不溶性食物繊維を多く含む食品には、かたくてよくかまないとならないものが多く、満腹感を得やすくなっています。また、よくかんで食べると、だ液の分泌が促進され、歯ぐきやあごが強くなり、むし歯の予防に効果的です。

腸内環境を整え、腸内の有害物質を体外に排泄《はいせつ》する働きもあります。

不溶性食物繊維の特徴

不溶性食物繊維には、穀物の外皮《がいひ》に多く含まれている**「セルロース」**、未熟な果物に含まれる**「ペクチン質」**（完熟の場合は水溶性食物繊維に分類される）、米ぬかや小麦ふすまに含まれる**「ヘミセルロース」**、ココアや豆類に含まれる「リグニン」、ごぼうに含まれる「イヌリン」、きのこ類に多い**「グルカン」**などがあります。

β《ベータ》グルカンには、免疫力《めんえきりょく》を高めて腫瘍《しゅよう》を抑制する作用があると考えられ、抗がん作用が期待されています。

このほかにも、とうもろこしの外皮に含まれる「コーンダイエタリーファイバー」や、てんさいから抽出される「ビートファイバー」、小麦の外皮に含まれる

「小麦ふすま」などが知られています。

摂取するときの注意点

不溶性食物繊維は腸内で水分を吸収すると、数倍から数十倍にもかさを増します。かさを増した腸の内容物が、腸壁を刺激すると蠕動運動が活発になり、排便を促します。

排便回数が増えると、腸内の有害物質が早めに体外に排泄され、腸内環境が整えられます。

このように、スムーズな排便には欠かせない不溶性食物繊維ですが、胃腸が弱く、下痢をしやすい人は、多くとると下痢を起こしてしまいます。

また、水分が不足すると便がスムーズに移動できなくなり、逆に便秘を招いてしまうこともあります。

また、不溶性食物繊維を多く含む食品は、よくかんで食べることも大切です。これは、かむことによって繊維がほぐれて、水分を吸着しやすくなるためです。

不溶性食物繊維を多く含む主な食材

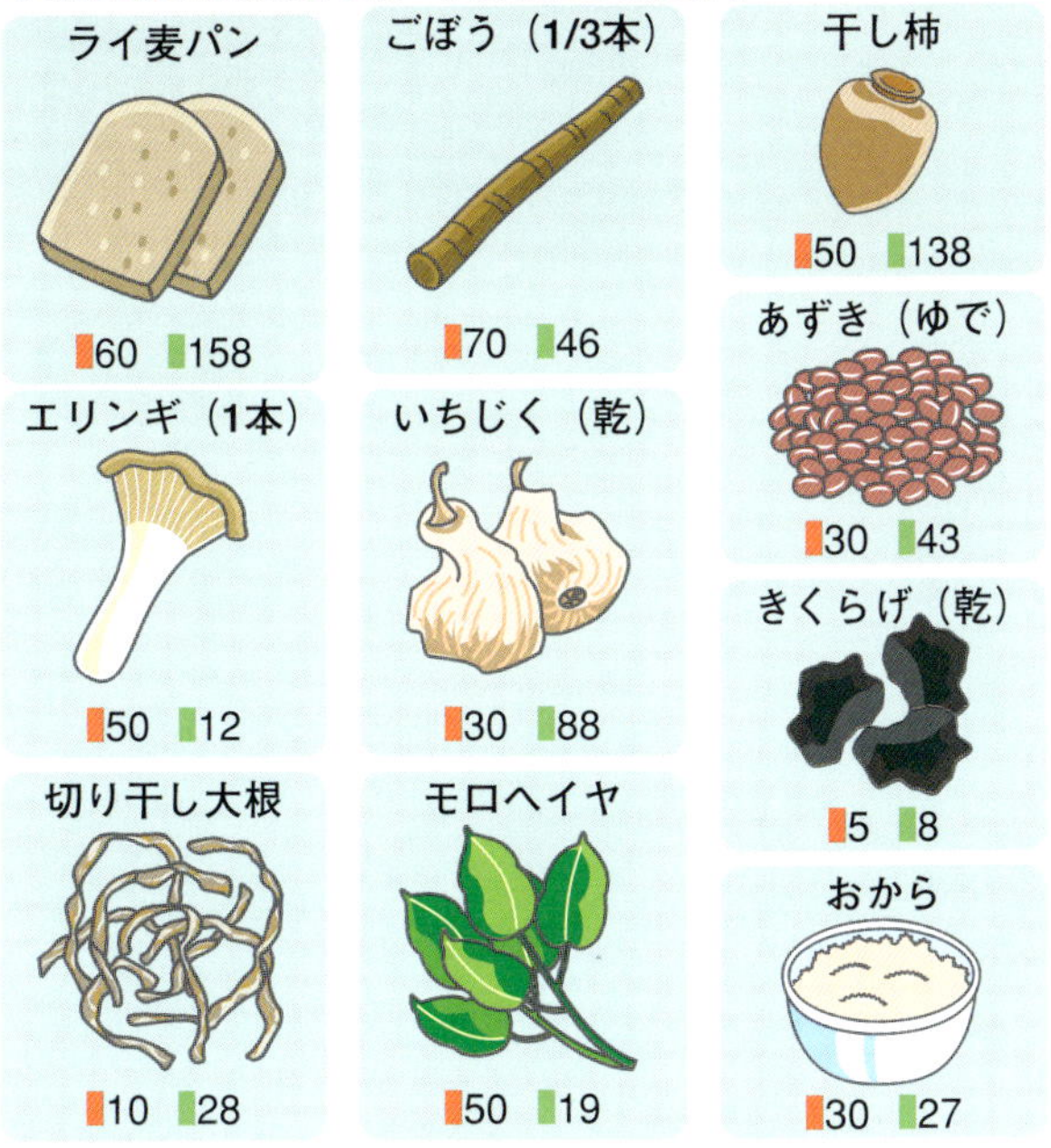

1食分の目安量における不溶性食物繊維の含有量

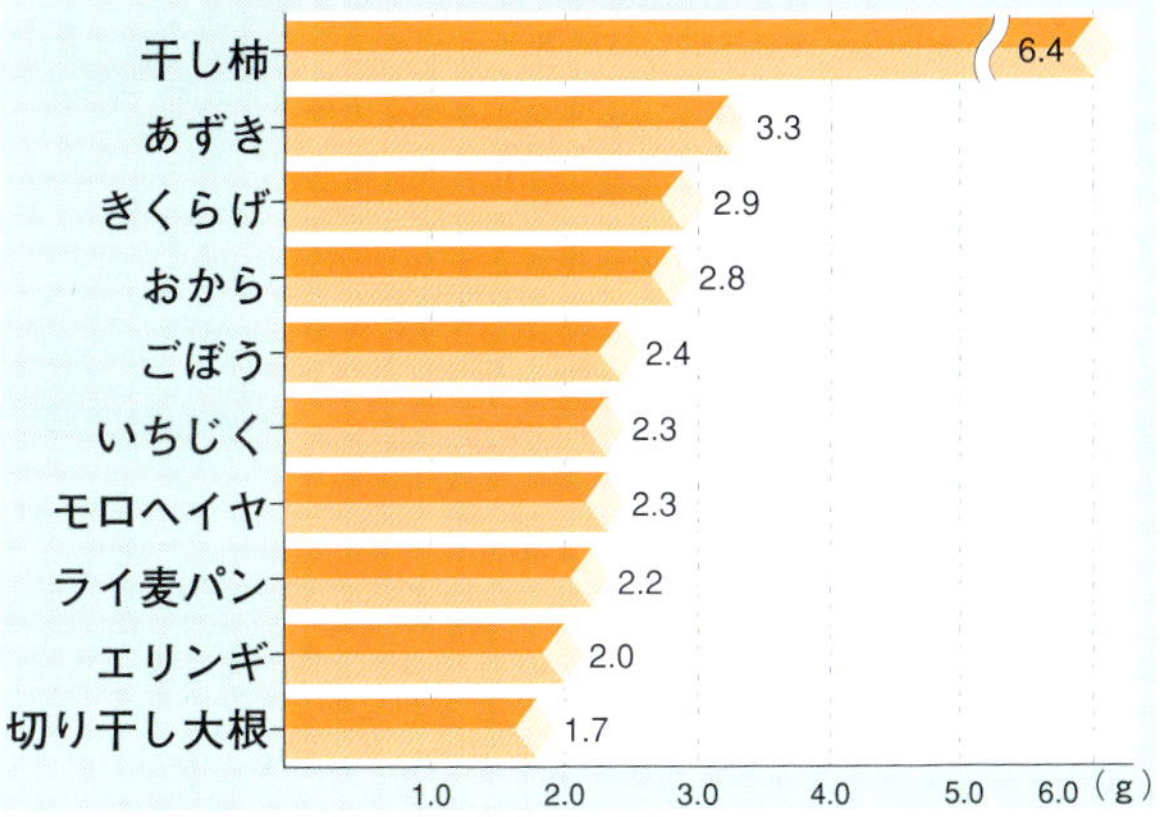

上手に摂取するためのワンポイントアドバイス

不溶性食物繊維と生活習慣病の関係

水溶性食物繊維は余分な栄養素を体外に排泄したり、血糖値の上昇を緩やかにするため、生活習慣病予防に欠かせない栄養素です。一方、不溶性食物繊維は、かたいものが多くよくかんで食べなければならないため、満腹感が得られやすく、食べすぎを防ぐことができます。また、排便を促進するため、肥満予防に適しています。

肥満は生活習慣病の誘因のひとつなので、不溶性食物繊維も生活習慣病の予防に大きくかかわっていると言えます。

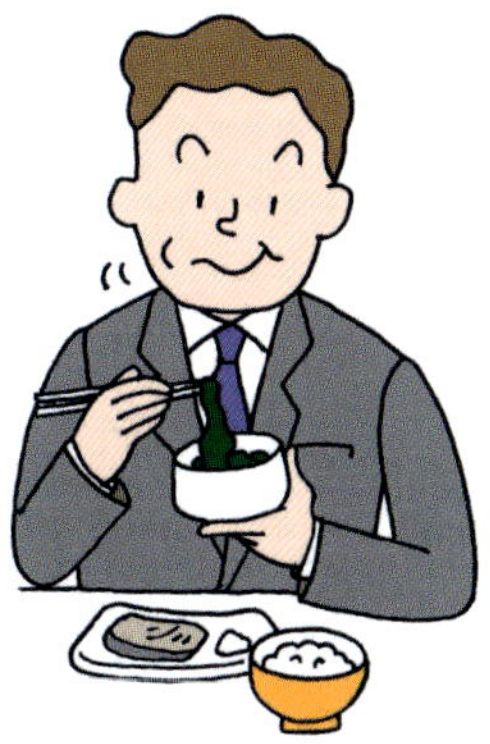

動物性食物繊維

意外と知られていない栄養素

食物繊維には動物性のものもあります。一般によく知られているのは、かにやえび由来の「キチン・キトサン」、フカヒレの「コラーゲン」、動物の軟骨《なんこつ》に含まれる「コンドロイチン硫酸《りゅうさん》」などです。

こんな人におすすめ

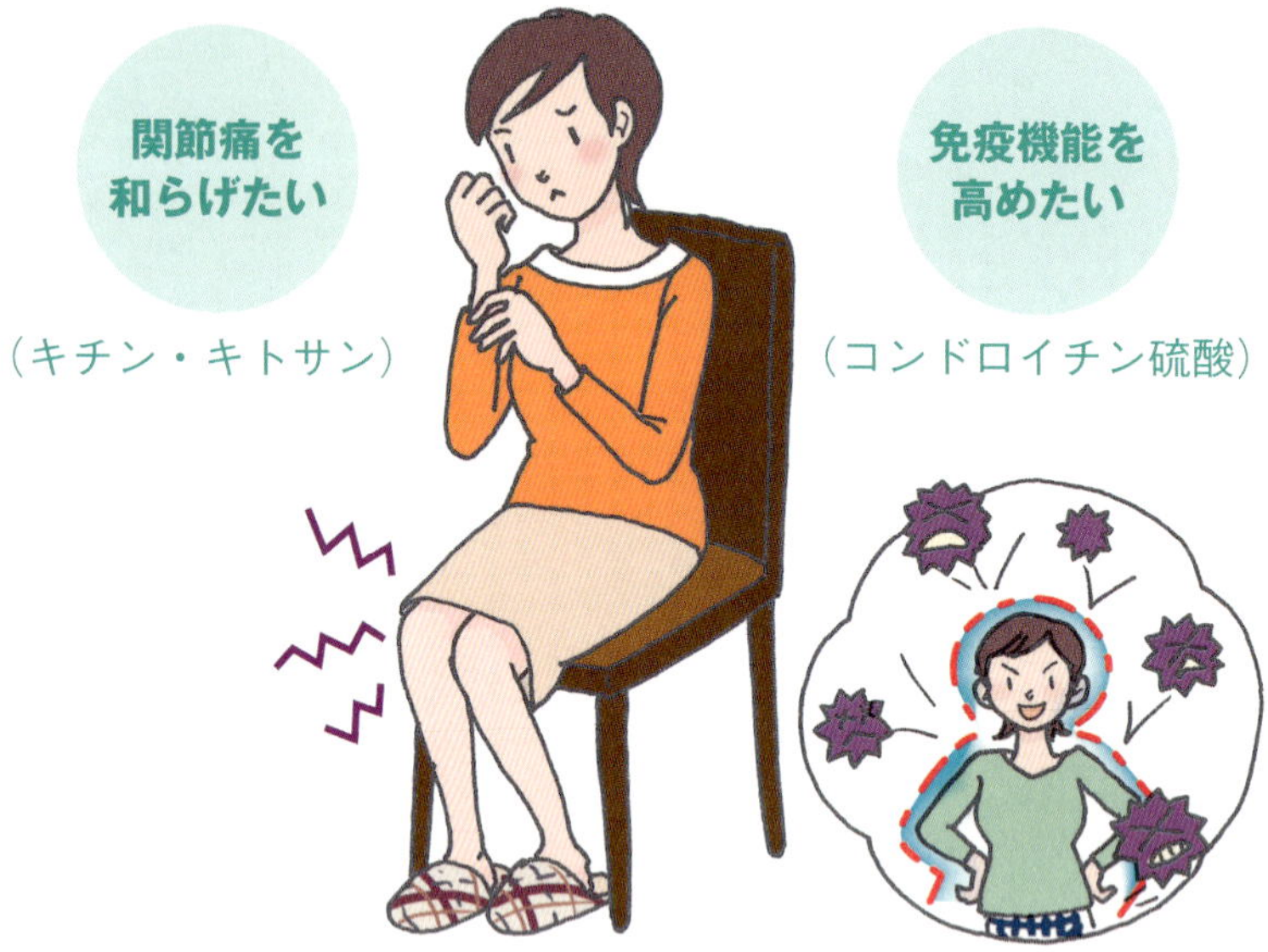
関節痛を和らげたい
（キチン・キトサン）
免疫機能を高めたい
（コンドロイチン硫酸）

キチン・キトサンの作用

キチン・キトサンは、かにやえびといった甲殻類《こうかくるい》の殻を中心としてつくられる食物繊維です。免疫機能《めんえききのう》を高めたり、老化予防、体内リズムの調節といったさまざまな作用があるため、健康補助食品として市販されています。

食品からとることは難しいので、サプリメントや健康食品からとることがほとんどです。原料から、たんぱく質や炭酸カルシウムなどを除いたものがキチンで、キチンを加工（脱アセチル化）したものをキトサンと呼びます。

アレルギー性症状を改善したり、生活習慣病を予防するなど、免疫機能を強化して自然治癒力《しぜんちゆりょく》を高める作用があるとされています。

コンドロイチン硫酸の作用

コンドロイチン硫酸は、加熱するとゲル化する性質を持ち、動物の関節に含まれています。カルシウムの代謝《たいしゃ》にかかわり、骨粗しょう症を予防すると言われます。また、関節の痛みを改善するとして、最近、注目を集めています。

このほかにも、皮膚《ひふ》を健康に保ったり、動脈硬化や高血圧を予防する作用があるとも言われます。

食品中に含まれているのは微量なので、サメや牛の軟骨を原料にして、さまざまな健康食品やサプリメントが市販されています。

また、腎炎《じんえん》やネフローゼ、関節リウマチ、神経痛、腰痛などに医薬品として利用されています。

注目されている微量栄養素

テレビや雑誌、インターネットなどでは、健康によいと言われるさまざまな栄養素が紹介されています。なかには、ひとつの効果だけを強調して紹介している場合もあるので、きちんとした基礎知識を身につけ、情報を取捨選択することが望ましいでしょう。ここでは、最近注目されているものをいくつかとりあげ、その作用や多く含まれる食品などを紹介します。

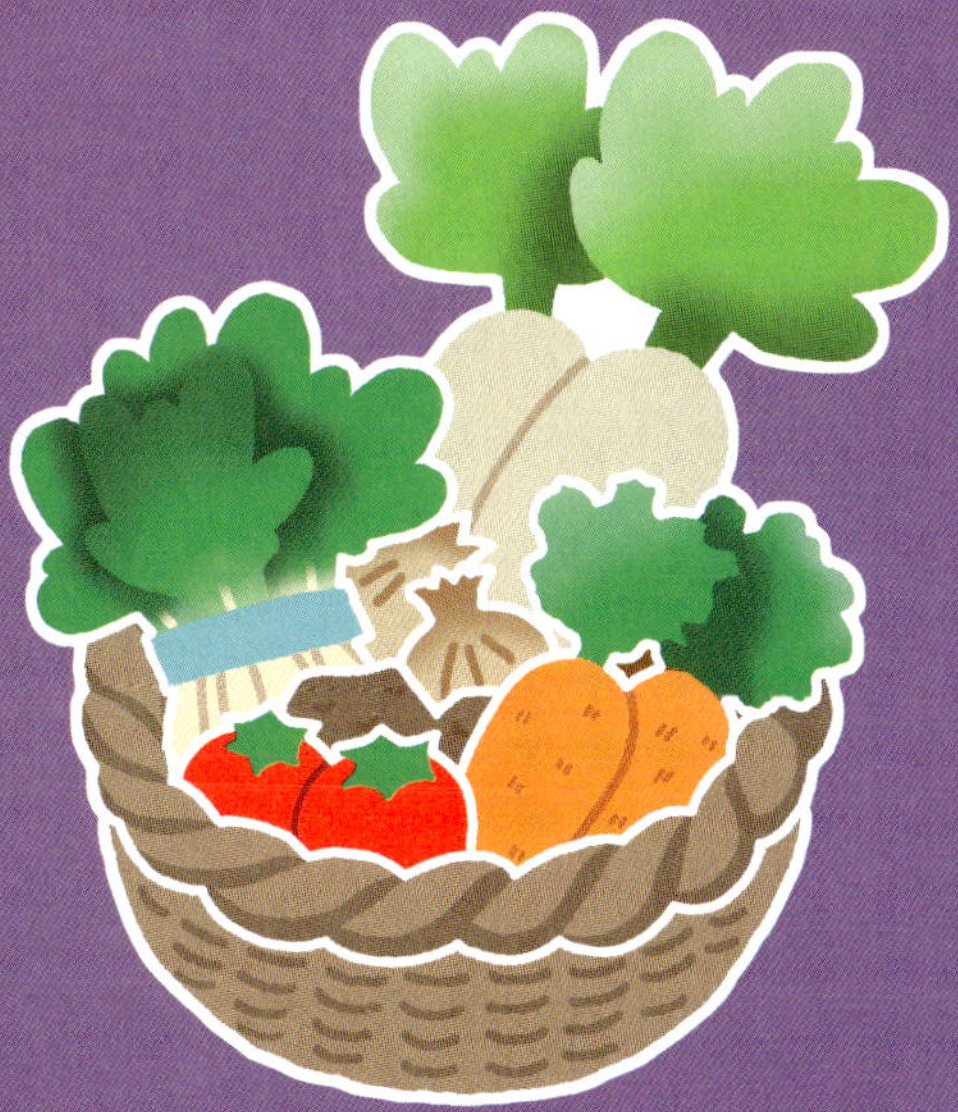

からだによい作用をもたらすものがあり新しいものが発見されています

ビタミンとよく似た働きのビタミン様物質とは？

ビタミンではないけれど似たような作用を持つ物質

現在、ビタミンとして認められているのは、「ビタミンA」「ビタミンD」「ビタミンE」「ビタミンK」「ビタミンB_1」「ビタミンB_2」「ビタミンB_6」「ビタミンB_{12}」「ナイアシン」「パントテン酸」「葉《よう》酸《さん》」「ビオチン」「ビタミンC」の**13種類**があります。

このほかにも、ビタミンと似た働きや、ビタミンを助ける作用を持つ物質があります。これらは、欠乏症がなかったり、体内でも合成できることからビタミンの分類ではなく、**「ビタミン様物質」**と呼ばれています。

ビタミンは、体内で行われる栄養素の代謝に欠かせない物質で、食事で摂取する量が不足すると欠乏症が現れるものを指します。

このため、体内で合成されたり、不足したときに欠乏症が現れるかどうか、はっきりわからないものはビタミン様物質として区別しているのです。

ビタミン様物質のなかには、病気の予防、美容や健康の維持に有効な作用を持つものがあります。

最近では、医薬品として利用されたり、サプリメントや健康食品として市販されているものも少なくありません。

現在、認められているビタミン様物質

新しく発見されるものもあり、限定することは難しいのですが、現在までにある程度の有効性が認められているものを一覧表にしてみました。

比較的、耳にすることが多い「コエンザイムQ10」「カルニチン」「ルチン」「イノシトール」「コリン」「ビタミンU」については、162〜165ページで詳しく説明しています。

ここでは、それ以外のビタミン様物質について簡単に説明します。

●**オロット酸（ビタミンB_{13}）**

根菜類や小麦胚芽《はいが》、ビール酵母などに含まれ、葉酸《ようさん》やビタミンB_{12}の代謝《たいしゃ》にかかわり、臨床的には脂肪肝の予防に役立つのではないかと考えられています。

●**チオクト酸（ビタミンB_{14}）**

体内で十分に合成されるため、不足する心配はないと考えられています。

●**パンガミン酸（ビタミンB_{15}）**

かぼちゃの種やごま、ビール酵母に含まれ、肝機能や心疾患《しんしっかん》に有効ではないかと考えられています。

●**アミグダリン（ビタミンB_{17}）**

アメリカではがんの抑制に効果があるのではないかと考えられ、話題になったことがあります。あんずやさくらんぼ、

プラム、桃などの種、びわの葉に含まれています。

●リポ酸

ビール酵母やレバーなどに含まれ、肝機能を高めたり、解毒作用《げどくさよう》を促進したり、糖質やたんぱく質の代謝にかかわると考えられています。

●パラアミノ安息香酸（PABA）

レバーや卵、ビール酵母、牛乳などに含まれ、皮膚《ひふ》や髪の毛を健康に保つ作用があると考えられています。

●ビタミンF（γ《ガンマ》リノレン酸・アラキドン酸）

免疫機能《めんえききのう》を高める作用があります（92ページ参照）。

●バイオフラボノイド（ビタミンP）

柑橘類《かんきつるい》やあんず、さくらんぼ、ぶどう、ブルーベリーなどに含まれるヘスペリジンは、毛細血管を強化したり、強い抗酸化作用があります。

そばに含まれるルチンもこの一種です。

ビタミン様物質の一覧表

化学名（栄養素名）	主な作用	参照ページ
オロット酸（ビタミンB_{13}）	葉酸やビタミンB_{12}の代謝。脂肪肝を予防する	—
チオクト酸（ビタミン B_{14}）	体内で合成され、不足する心配はない	—
パンガミン酸（ビタミンB_{15}）	肝機能の改善や心疾患の予防に役立つ	—
アミグダリン（ビタミンB_{17}）	がんの抑制作用が期待される	—
リポ酸	肝機能を高める。 解毒作用を促進する。 糖質やたんぱく質の代謝にかかわる	—
イノシトール（It）	脂肪肝や動脈硬化を予防する 脱毛を予防する	164ページ
コリン（Cn）	脂肪肝の予防に役立つ。 コレステロールを正常に保つ。 脳の老化予防に役立つ	165ページ
パラアミノ安息香酸（PABA）	皮膚や髪の毛を健康に保つ	—
γリノレン酸・アラキドン酸（ビタミンF）	免疫機能を高める	92ページ
バイオフラボノイド（ビタミンP）	毛細血管を強化する 抗酸化作用がある	163ページ
ユビキノン（コエンザイムQ10）	酸素とエネルギーを供給する 抗酸化作用がある 免疫機能を高める	162ページ
カルニチン（ビタミンT）	脂肪酸の代謝を助ける	163ページ
キャベジン（ビタミンU）	胃《い》・十二指腸潰瘍《じゅうにしちょうかいよう》を予防する	165ページ

コエンザイムQ10

強い抗酸化作用がある物質

こんな食品に含まれる

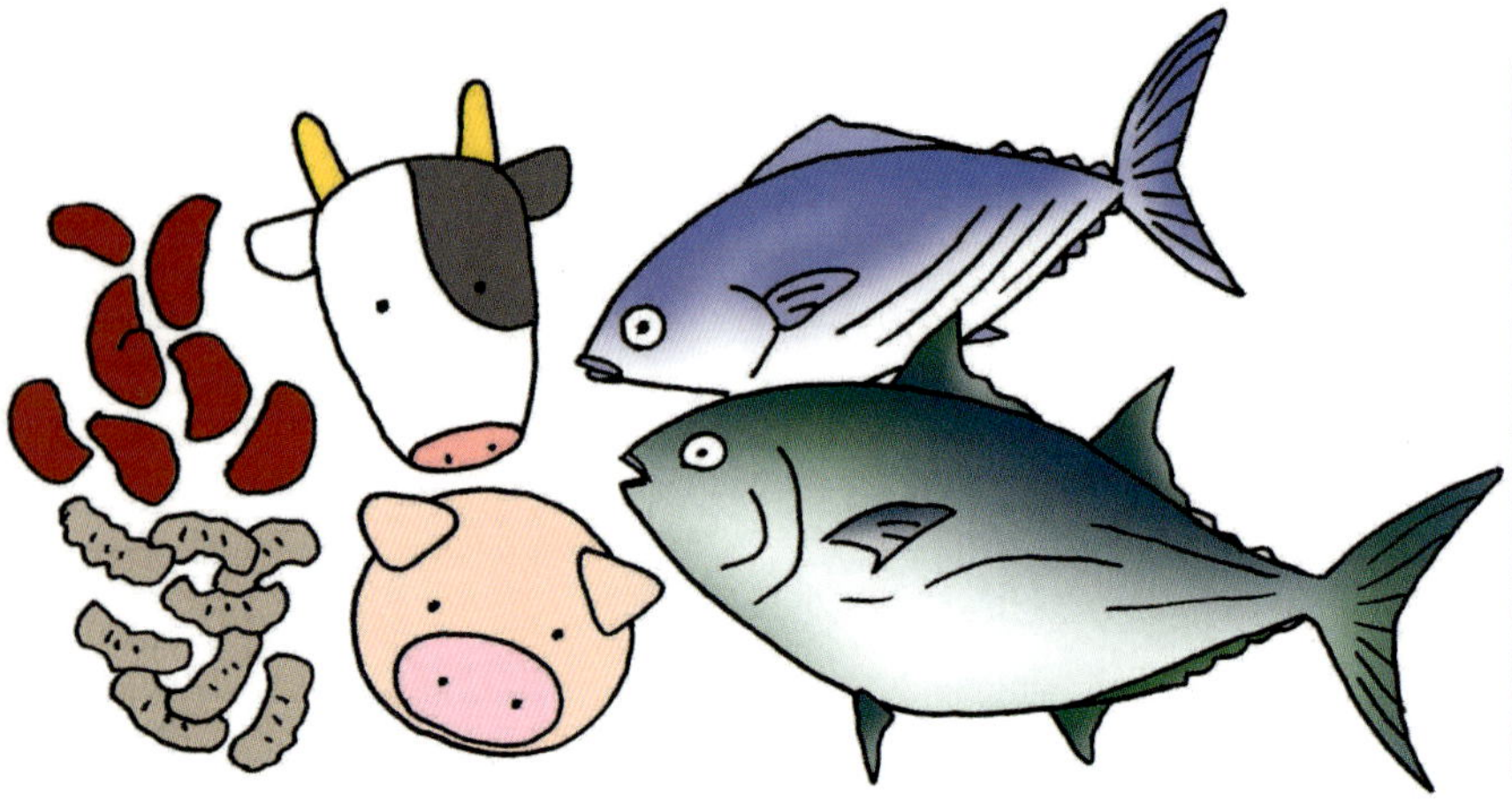

レバー、もつ、牛肉、豚肉、かつお、まぐろなど

コエンザイムQ10とは

脂溶性のビタミン様物質で、**「ビタミンQ」**や**「ユビキノン」**といった別名もあります。動物に含まれているものを、**「コエンザイムQ10」**と呼びます。

近年、サプリメントや化粧品として販売が認められたことから、よく聞くようになりました。食品にも含まれますが、体内でも合成されています。

1970年代から、医薬品として虚血性心疾患《きょけつせいしんしっかん》や脳出血の治療に利用されていましたが、2001年に食品への利用、2004年には化粧品への利用が認められました。最近はサプリメントや健康食品、化粧品が人気となっています。

コエンザイムQ10の作用

強い抗酸化作用があることで知られています。とくに、細胞膜《さいぼうまく》が酸化するのを防ぎ、ビタミンC・Eを再生させる働きがあります。

このため、サプリメントや健康食品、化粧品に利用され抗老化（アンチエイジング）として、人気が急上昇しています。

このほかにも、精子の活動を活発にしたり、免疫細《めんえきさい》胞《ほう》や白血球の働きを促進する、糖質の代謝《たいしゃ》にかかわるといった、さまざまな作用があると言われています。

知っておきたい基礎知識

医薬品として利用されていて、虚血性心疾患や脳出血の治療に用いられています。また、歯周病（歯槽膿《しそうのう》漏《ろう》）が気になる人にも適しています。糖代謝を促すことから、糖尿病の治療にも利用されています。

肉類や魚類、種実類に多く含まれています。とくに、レバーやもつ、牛肉、豚肉、かつお、まぐろ、真いわしなどが代表的です。サプリメントなどを利用するのも、ひとつの方法でしょう。ビタミンCやEとともにとることがすすめられています。

ビタミン様物質

カルニチン

脂質代謝にかかわる物質

カルニチンとは

肉エキスから発見されたアミノ酸の化合物です。

脂質代謝《ししつたいしゃ》にかかわる作用をもつためビタミン様物質として知られています。

羊肉、牛肉、豚肉、鶏肉、魚類といった動物性食品に多く含まれ、植物性食品に含まれるのは微量です。体内で合成できるので、不足することはほとんどありません。

ただし、激しい運動をする人は消費されやすいとされ、欧米では多めの摂取がすすめられています。また、ベジタリアンの人も不足しがちとされています。

カルニチンの作用

脂質が体内で分解されると**「脂肪酸」**となり、その一部はクエン酸回路（62ページ参照）でエネルギーとして利用されます。

脂肪酸が細胞内のミトコンドリアでエネルギーをつくり出すときには、カルニチンが欠かせません。脂肪酸はカルニチンと結合することで、細胞内を移動しやすくなるのです。

強い運動などで、血液中のブドウ糖が不足しているときに、脂肪酸がエネルギー化するのを助ける働きがあるので、スポーツ選手などに人気のある成分です。

ビタミン様物質

ルチン

そばに含まれる成分

ルチンとは

ビタミンPの一種で、コラーゲンをつくるビタミンCの働きを助けて、毛細血管を丈夫にします。

食品ではそばに多く含まれています。ただし、ルチンは水溶性なので、そばをゆでた汁にも溶け出してしまいます。そばを食べたときには、そば湯を飲む習慣をつけると効率的にとれてよいでしょう。ただし、そばつゆを入れて飲むと、食塩のとりすぎになるので注意しましょう。

そばがきならそのまま食べられますし、水に溶ける成分なので、そば茶などを飲むことでも自然にルチンがとれます。

また、食後にビタミンCが多い果物といっしょに食べると、より効果的です。

ルチンの作用

毛細血管を強くするので、不足すると歯ぐきから出血したり、傷が治りにくくなったりします。

血圧を下げる働きがあるため、高血圧予防作用があることも知られています。

毛細血管を強くするため、動脈硬化の予防も期待されています。ビタミンCとともにコラーゲンの合成にかかわるため、健康な皮膚《ひふ》を保つ働きもあります。

ビタミン様物質

イノシトール

脂肪肝や動脈硬化の予防に役立つ

こんな食品に含まれる

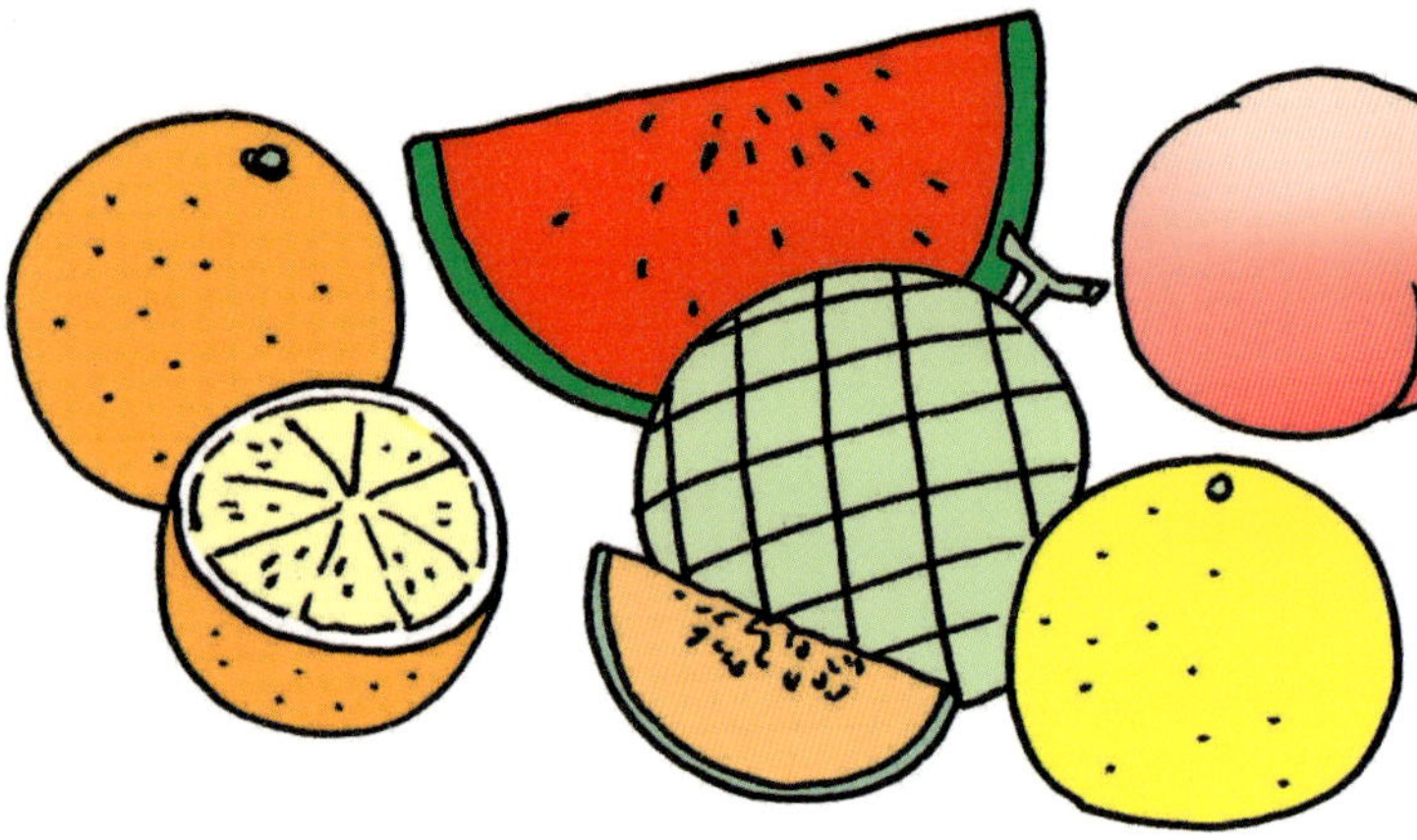

オレンジやすいか、メロン、グレープフルーツ、桃など

イノシトールとは

水溶性のビタミンB群の仲間で、細胞膜《さいぼうまく》を構成する成分である**「リン脂質」**の材料となります。

体内でも合成されますが、食事でもとったほうがよいとされています。

水溶性なので過剰にとっても心配ありません。

植物には、**イノシトール**もしくは**フィチン酸**として存在しています。

食品添加物としても利用されています。

イノシトールの作用

脂質の体内での移動をスムーズにして、肝臓に脂質をためにくくするため、脂《し》肪肝《ぼうかん》を予防する物質として知られています。

また、**コレステロール**の代謝もよくするので、動脈硬化の予防が期待されています。このほかに、脳神経細胞に栄養を運んだり、神経を正常に保つために、不可欠な物質でもあります。

不足すると、脱毛症や発育不全が起こると言われています。

まだはっきりとはわかっていませんが、パニック症候群や強迫性障害《きょうはくせいしょうがい》、うつの治療などに、効果があるのではないかと期待されています。

知っておきたい基礎知識

オレンジやすいか、メロン、グレープフルーツなどの果物のほか、レバーや落花生にも含まれています。

しかし、食品に含まれるものよりも、抽出《ちゅうしゅつ》した物質を食品添加物の「強化剤」として利用されることが多いです。このほか、車えびなどの養殖用の飼料にも添加物として利用されたり、乳児用の粉ミルクやドリンク剤などに用いられることもあります。

最近では、脂質の代謝《たいしゃ》を促すことから、ダイエット向けの商品にも利用されています。

ビタミン様物質

コリン

高血圧や動脈硬化を予防する

コリンとは

血管を拡張させて血圧を下げる物質に**「アセチルコリン」**があります。コリンはその原料となります。このため、高血圧を予防すると言われます。

また、細胞膜《さいぼうまく》を構成する**「レシチン」**という物質の材料にもなります。

レシチンには、コレステロールが血管壁に沈着するのを防ぐ働きがあるので、動脈硬化の予防も期待されています。

ほかに、肝臓に**中性脂肪**がたまらないようにする作用もあるので、脂肪肝《しぼうかん》の予防にもよいとされます。

コリンの作用

コリンはアセチルコリンやレシチンをつくるため、高血圧や動脈硬化、脂肪肝を予防すると言われます。アルツハイマー病など記憶力の低下は、コリン不足が関係しているとも言われます。コリンには、脳神経細胞の記憶形成を助ける働きがあるとされています。

体内でも合成されますが、食品での摂取も必要です。豚や牛のレバー、卵黄、大豆製品、えんどう豆、牛肉、豚肉などに含まれます。

水溶性のビタミン様物質なので、とりすぎる心配はありません。

ビタミン様物質

ビタミンU

胃・十二指腸潰瘍を予防する

ビタミンUとは

キャベツから発見されたために**「キャベジン」**と呼ばれ、胃薬の名前に使われていることはよく知られています。

ビタミンUという名称は、潰瘍《かいよう》の英語である「ulcer」の頭文字をとってつけられました。

一般には、胃潰瘍や十二指腸潰瘍を防ぐビタミン様物質としてよく知られています。ビタミンUを摂取してから、粘膜《ねんまく》を保護する作用が現れるまでの時間はとても早く、2～3時間で効果が出るという実験結果もあります。

ビタミンUの作用

ビタミンUは粘膜の新陳代謝を促し、健康に保ちます。さらに、胃酸の分泌を抑制する作用も持っているため、胃・十二指腸潰瘍の予防に役立ちます。できてしまった潰瘍組織を修復するのにも役立ちます。

このほか、活性酸素の働きを抑制する抗酸化作用もあると言われます。

ビタミンUは体内でもつくられますが、キャベツやレタス、パセリ、アスパラガスなど、青汁の材料となる野菜や青のりに多く含まれています。牛乳、卵などにも含まれます。

強い抗酸化作用を持つファイトケミカルとは？

植物が身を守るためにつくり出した物質です
抗酸化作用が強いため、注目を集めています

植物に含まれる抗酸化作用の強い物質

「ファイト」または「フィト」は**「植物」**、「ケミカル」は**「化学物質」**という意味があります。ファイトケミカルとは、植物が紫外線などの有害なものから、身を守るためにつくり出した化学物質を指します。主に植物の色素や香り、苦味、渋味などのもととなっています。

ファイトケミカルが発見されたのは1980年代のことです。食品に含まれる生理機能を持つ成分を上手に取り入れて、健康の維持や増進に役立てようという研究から、ファイトケミカルが注目され始めました。

ファイトケミカルとは、食品の生体調整機能に目を向けたもので**「フィトケミカル」**とも呼ばれます。多くのファイトケミカルに、抗酸化作用があります。

呼吸によって体内に取り込まれた酸素からつくられる活性酸素は、非常に不安定な物質で、いろいろな物質の電子反応を引き起こし、体内の組織や細胞に障害を与えます。この害から身を守る働きをしているのが、ファイトケミカルです。

野菜や果物、豆類に多く含まれ、その種類は1万種類にものぼると言われていますが、現在わかっているのは約900種類です。ワインに含まれている**ポリフェノール**や**フラボノイド**、**カロテノイド**（104ページ参照）も、ファイトケミカルの一種です。

窓などに使用されているゴムが、長期間にわたり紫外線にさらされて劣化し、ボロボロの状態になるのが、わかりやすい活性酸素の害です。人間の皮膚《ひふ》も、加齢とともにシミやシワができ、張りがなくなってしまいます。これも紫外線による活性酸素の影響で起こります。活性酸素による悪影響は皮膚だけでなく、血管や体内の細胞の新陳代謝におよびます。

もっとも問題になるのは血管の老化

人体には、活性酸素による悪影響を抑制するシステムが備わっていますが、加齢とともにその機能は低下していきます。この結果、さまざまな老化現象が起こるのですが、ファイトケミカルの抗酸化作用を積極的に摂取することで、老化を抑制することができるのではないかと期待されています。

このほか、動脈硬化の予防も期待されています。若い頃は弾力のあるしなやかな血管であっても、加齢とともに血管も老化してしまいます。徐々に弾力性がなくなり、もろくなった血管は高血圧を招き、動脈硬化を起こしやすくなります。ファイトケミカルの抗酸化作用は、血管の酸化を防ぎ、しなやかな血管づくりにつながると言われます。

また、ファイトケミカルが免疫《めんえき》機能《きのう》を高める作用があることから、抗がん作用も期待されています。

ファイトケミカルは一種類だけをとるより、複数を組み合わせてとったほうが効果的です。いろいろな食材を組み合わせてバランスのよい食生活を送ることが大切です。

■有害なものから身を守る植物のファイトケミカル

色素や香り、苦味、渋み成分などのもととなる物質が多い。紫外線や虫などの害を防ぐために、植物がつくり出した成分

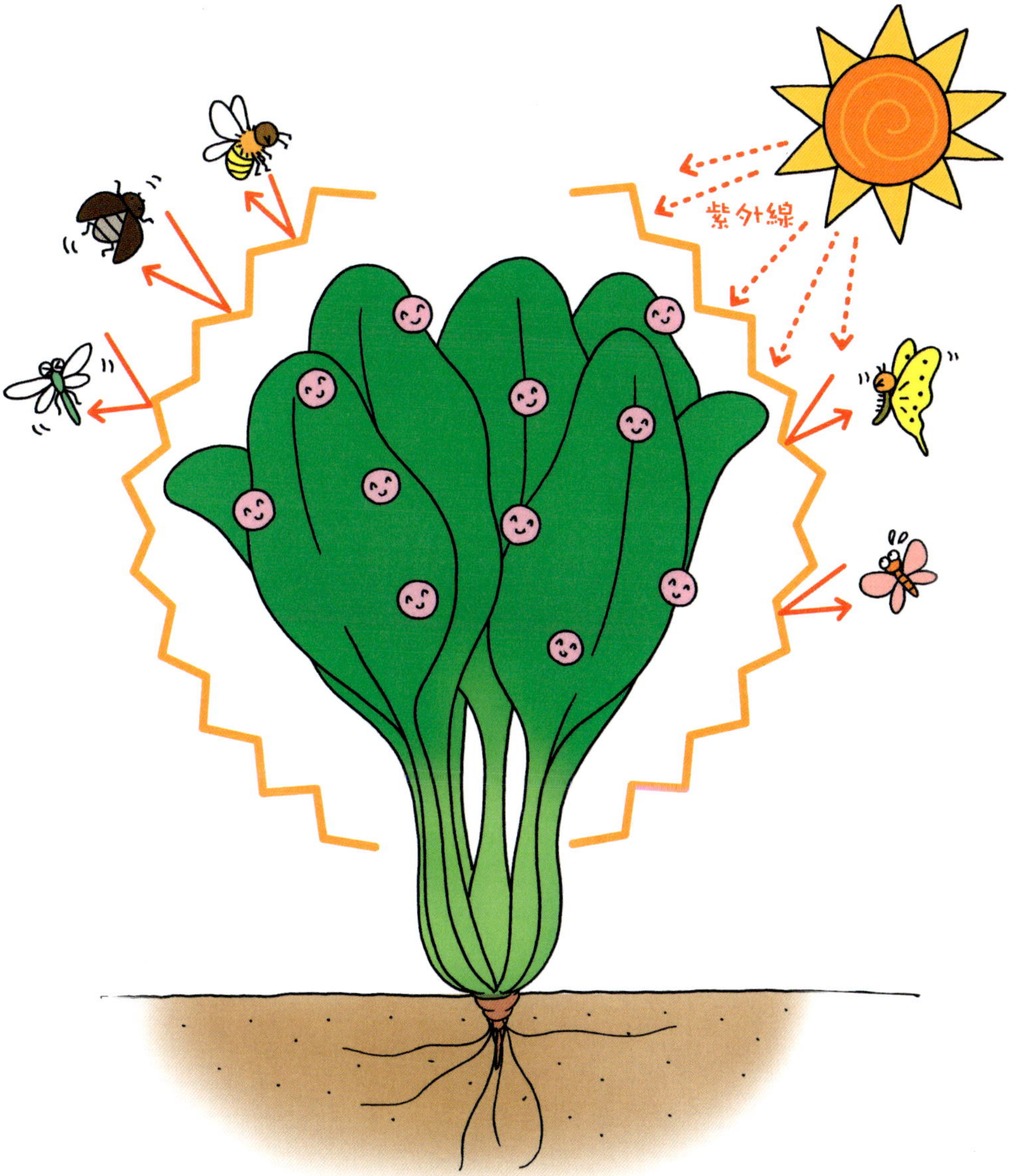

ファイトケミカル

大豆イソフラボン

女性ホルモンに似た作用で更年期障害を改善

こんな食品に含まれる

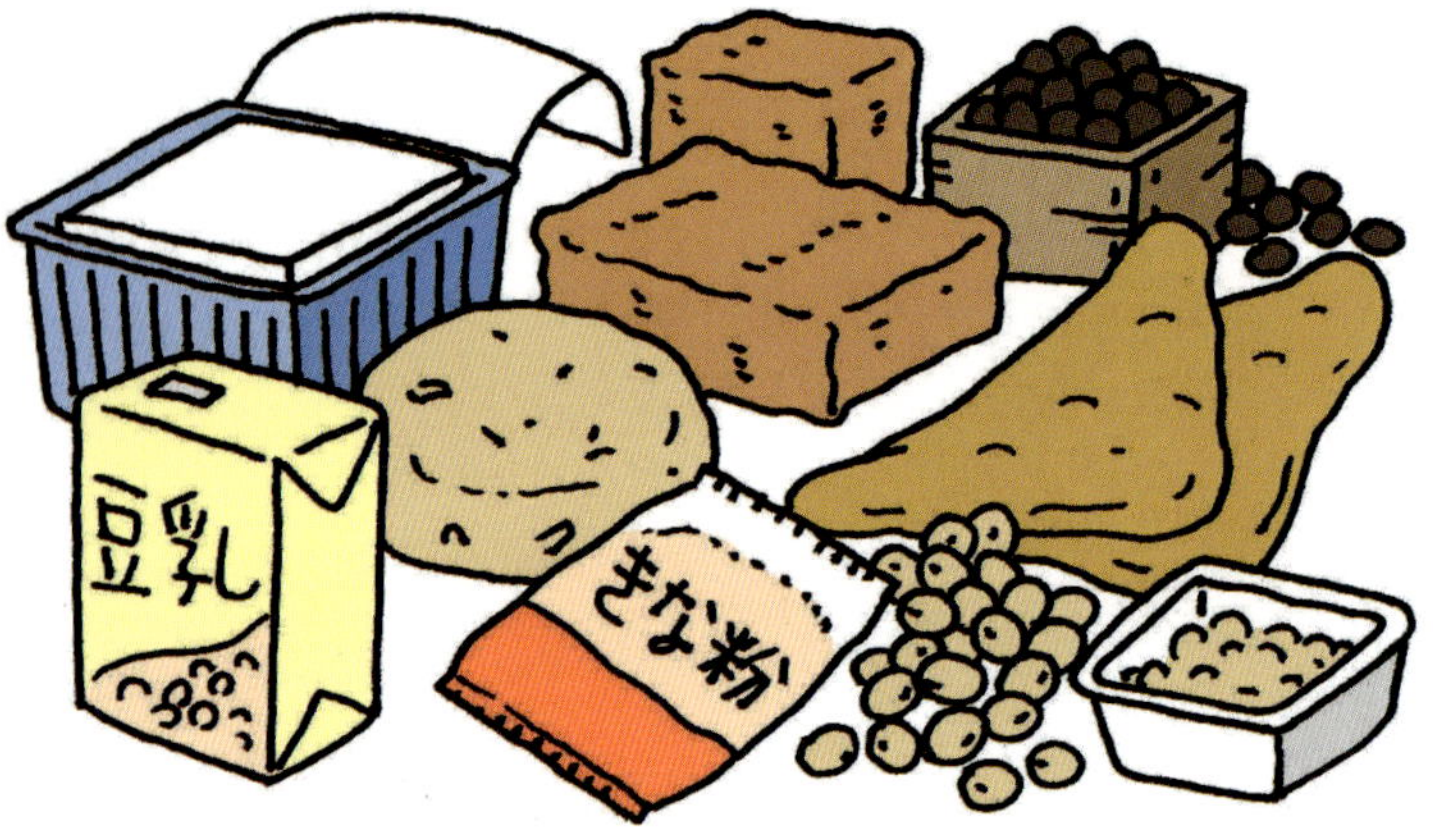

豆乳、豆腐、厚揚げ、がんもどき、納豆、大豆、黒豆、油揚げ、きな粉など

大豆イソフラボンとは

大豆の胚芽《はいが》に含まれるポリフェノールの一種です。糖質が結合したタイプ（**配糖体**）と、結合していないタイプ（**アグリコン**）の2種類があります。このうちアグリコンは、**女性ホルモン（エストロゲン）**と似た作用があることがわかり、最近注目を集めています。

　更年期を迎えた女性は、エストロゲンが減少して、冷えやのぼせ、肩こり、イライラなどさまざまな不調が現れます。こうした不定《ふてい》愁訴《しゅうそ》を総称して「更年期障害」と呼ぶのですが、大豆イソフラボンにはこれらの症状を改善する作用があると言われています。

大豆イソフラボンの作用

　エストロゲンは、排卵を促して、月経や妊娠、出産にかかわるホルモンです。閉経後《へいけいご》は分泌量が急激に減少します。

　エストロゲンには、ほかに、骨からカルシウムが溶け出すのを抑制したり、血管を丈夫にして血液中のコレステロールを減少させる作用があります。閉経後はエストロゲンが減少して、骨粗《こつそ》しょう症や高脂血症《こうしけっしょう》を起こしやすくなります。

　大豆イソフラボンは体内でエストロゲンと似たような働きをし、これらの生活習慣病を予防したり、更年期障害を改善する作用があると言われています。

知っておきたい基礎知識

　アグリコンは、納豆1パック（50g）に37㎎、豆腐1丁（300g）に61㎎含まれています。これらの食品から、1日に平均して70㎎くらいの量をとっていると言われています。

　とりすぎるとホルモンバランスを崩す心配があることから、「特定保健用食品（トクホ）」などでとるときには、1日30㎎が上限とされています。

ファイトケミカル

大豆サポニン

過酸化脂質の増加を抑制する

大豆サポニンとは

大豆のえぐみや渋み、苦味の成分です。大豆を煮るときにはゆでこぼしてアクを取りますが、このアクにも大豆サポニンは含まれています。

納豆や高野豆腐、油揚げ、みそ、湯葉、豆腐など、**大豆の加工食品**に多く含まれています。

高脂血症《こうしけっしょう》、高血圧、肝機能が低下している人、肥満ぎみの人によいとされているファイトケミカルのひとつです。

大豆サポニンの作用

抗酸化作用があるため、体内で過酸化脂質《かさんかししつ》がつくられるのを抑制します。過酸化脂質が体内に増えると、血液中に血栓《けっせん》（血のかたまり）ができやすくなり、動脈硬化を進行させてしまいます。

大豆サポニンは動脈硬化を抑制するので、高血圧、高脂血症の予防につながります。

また、大豆には良質のたんぱく質やレシチンなどが含まれるので、肝機能の改善にもよいと言われます。

ほかに、抗がん作用や、エイズウイルスの増殖を抑制する作用があるのではないかとも言われ、今後の研究が期待されています。

ファイトケミカル

アントシアニン

視力を向上させる色素

アントシアニンとは

ブルーベリーやぶどう、なす、黒米、黒豆などに含まれる青紫の色素です。目の機能を向上させることでよく知られています。

赤ワインを飲むと動脈硬化が予防できると言われますが、これはアントシアニンの抗酸化作用も大きくかかわっています。

アントシアニンは水溶性の色素なので、とりすぎる心配はありません。アントシアニンの主成分である「シアニジングルコシド」は、赤紫色のいんげん豆や紫キャベツ、プルーンなどにも含まれています。

アントシアニンの作用

目の網膜には**「ロドプシン」**という、光の刺激を脳神経細胞に伝える物質があります。アントシアニンにはロドプシンの再合成を促す作用があるので、目の機能を向上させると言われています。

このほかにも、肝機能を改善する、血圧の上昇を抑制する、血液の凝固《ぎょうこ》作用を抑制して血栓《けっせん》ができにくくするなどの作用があるとも言われています。

抗酸化作用が強いため、細胞の老化を防いだり、がんの予防に役立つのではないかと考えられています。

ファイトケミカル

セサミン・セサミノール

細胞の老化やがん化を抑制する

セサミン・セサミノールとは

　ごまは古くから、滋養強《じょうきょう》壮《そう》、疲労回復や便秘の改善に効果があると言われています。ごまに含まれている抗酸化物質を総称して「**ゴマリグナン物質**」と呼びます。ゴマリグナンにはセサミン、セサモリン、セサミノール、セサモールなどがあります。

　セサミンやセサモリンはごまそのものに含まれ、ゴマリグナンのなかではもっとも多く含まれています。

　セサミノールは、ごまそのものに含まれる量は少ないのですが、ごまサラダ油の精製過程でつくられます。一方、焙煎《ばいせん》ごま油には、セサモリンからつくられたセサモールが多く含まれています。

セサミン・セサミノールの作用

　セサミンは、動脈硬化を引き起こす血液中のコレステロール値を下げることでよく知られます。

　また、アルコールの分解途中でつくられる、有毒のアセトアルデヒドがつくられるのを抑え、悪酔いや二日酔いの予防によいと言われています。もっとも抗酸化作用が強いとされるセサミノールでは、過酸化脂質《かさんかししつ》がつくられるのを抑制する働きがあります。

ファイトケミカル

クルクミン

肝機能を高める色素成分

クルクミンとは

　カレー粉のスパイスである「**ターメリック**」に含まれる黄色い色素です。

　肝機能を高めることでよく知られる「**ウコン**」（沖縄が主産地であるショウガ科の植物の根を乾燥させた粉末）は、ターメリックのことです。

　ウコンの主成分はクルクミンで、大腸がんや皮膚《ひふ》がんを予防する効果があるのではないかと言われ、インドやマレーシアではクルクミンをからだに塗る習慣があります。

　ターメリックは料理の色づけ用スパイスとして利用され、ウコンはお茶やサプリメントなどがあります。

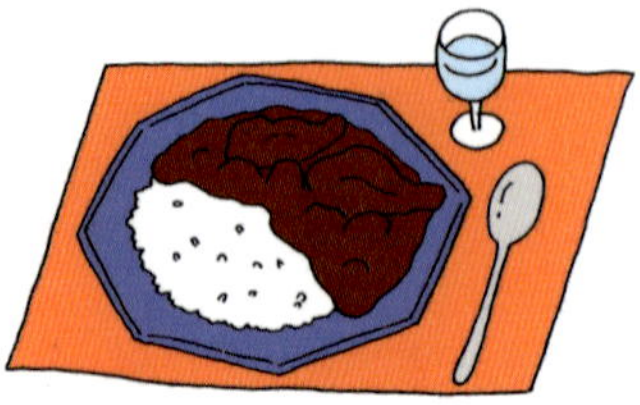

クルクミンの作用

　クルクミンには、肝臓の解毒《げどく》作用を強化したり、胆《たん》汁《じゅう》の分泌を促して、肝機能を高める作用があります。

　このほかにも、高い抗酸化作用で糖尿病の合併症予防や抗がん作用なども期待され、現在、研究が進められています。

ファイトケミカル

カカオマスポリフェノール

動脈硬化を予防する

カカオマスポリフェノールとは

チョコレートの原材料である、**「カカオ豆」**に含まれる苦味成分を「カカオマスポリフェノール」と言います。「カカオマス」は、カカオ豆を炒《い》ってつぶしたものをペースト状にしたもののことです。

カカオ豆は、もともとは薄いピンク色ですが、発酵《はっこう》中にポリフェノールが集合して濃い色になります。このため、チョコレートやカカオのような茶色い色や苦味成分となります。

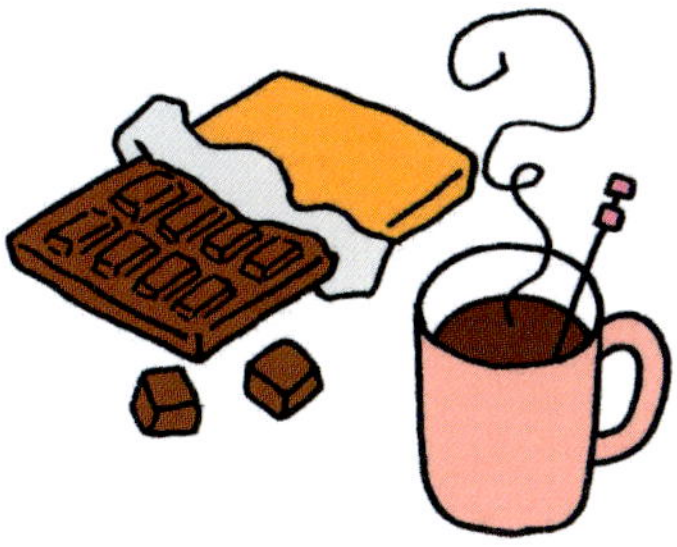

カカオマスポリフェノールの作用

強い抗酸化作用があり、血液中のコレステロールの酸化を抑制して、動脈硬化を抑制します。また、血液そのものをサラサラにする作用も注目されています。

活性酸素の害を無力化するため、抗がん作用も期待されています。ほかに、免《めん》疫機能《えききのう》を高めたり、アレルギー反応を改善する働きもあると言われます。カカオ豆にはミネラルや食物繊維も多く含まれています。

ファイトケミカル

カテキン

口臭予防や殺菌作用がある

カテキンとは

緑茶の渋み成分を「カテキン」と言います。日本茶には、煎茶《せんちゃ》、番茶、ほうじ茶などさまざまな種類がありますが、その原料はすべて**緑茶葉**です。

緑茶葉に含まれるカテキンは、水溶性なので1煎めにもっとも多く抽出されます。2煎めになると1煎めの約半分となり、3煎めは極端に減ります。

紅茶には、もともとは緑茶と同じカテキンが含まれていますが、茶葉を発酵《はっこう》させて紅茶を製造すると、その過程でカテキンは「テアフラビン」や「ケルセチン」に変化します。これらのポリフェノールにも、抗酸化作用があります。

カテキンの作用

さまざまな作用がありますが、もっとも強いのは脂質の酸化を抑制する抗酸化作用です。細胞膜《さいぼうまく》の酸化を防ぐため、発がん作用の抑制が期待されています。

ほかに、血液の凝固作用《ぎょうこさよう》を抑制する、胆汁酸《たんじゅうさん》の排泄《はいせつ》を促して血液中のコレステロールを減らす、食後の血糖値の急激な上昇を抑制する、強い殺菌作用で口臭やむし歯を予防するといった作用があります。

ファイトケミカル

リコピン

βカロテン以上の抗酸化作用

リコピンとは

トマトやすいかに含まれる赤い色素が「リコピン」です。最近の研究で、リコピンにβ《ベータ》カロテンの2倍以上、ビタミンE（α《アルファ》トコフェロール）の10倍以上の抗酸化作用があると言われ、注目されるようになってきました。

カロテノイドの一種ですが、βカロテンのように体内でビタミンAにかわることはありません。

トマトをはじめ、トマト水煮（缶詰）、トマトソースといったトマト製品に多く含まれていて、加工されることでリコピンの吸収率はさらによくなります。

リコピンの作用

活性酸素を消去する働きがあるため、抗がん作用が期待されています。とくに、肝臓がん、大腸がん、前立腺がんなどの予防効果について、現在、研究されています。

また、紫外線によって発生するメラニン（シミのもととなる物質）の生成を抑えたり、中性脂肪が肥満細胞に蓄積されるのを抑制したり、血糖値を正常に保つ作用や、血液中の悪玉コレステロールの酸化を防ぎ心《しん》筋梗塞《きんこうそく》のリスクを下げるなどの作用が期待されます。

ファイトケミカル

アスタキサンチン

えびやかにに含まれる赤い色素

アスタキサンチンとは

えびやかにの甲羅《こうら》や鮭、ますの身、いくらなどに含まれる赤い色素は、「アスタキサンチン」という生理作用を持つ物質です。

抗酸化作用が強く、ビタミンEの約1000倍もあるとされています。

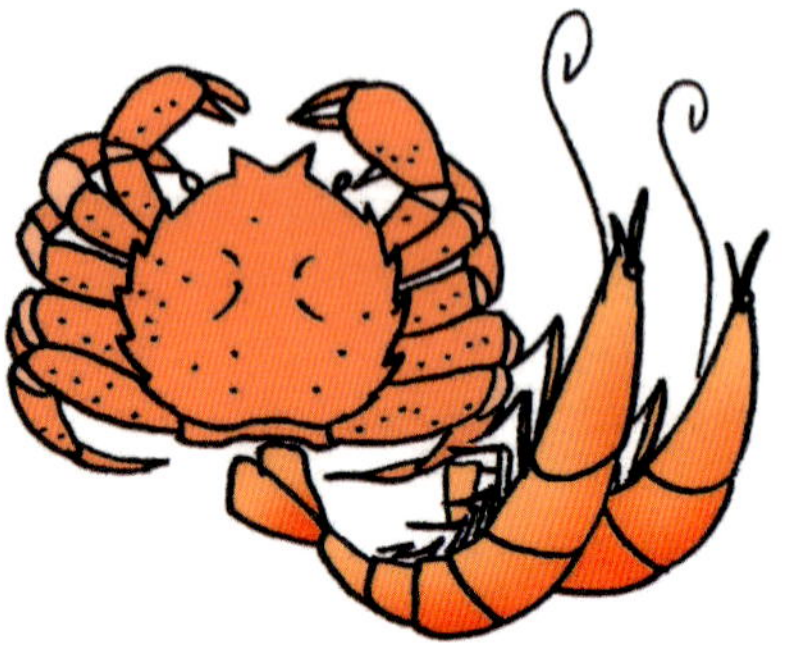

アスタキサンチンの作用

血液中のコレステロールが酸化されるのを防ぎ、血液をサラサラにして、動脈硬化を予防することで知られています。

ほかに、美白や美肌作用、白内障《はくないしょう》の予防、心臓病の予防なども期待されます。

動物実験では、免疫機能《めんえききのう》の低下を抑制したり、抗がん作用があることが確認されています。

また、睡眠をコントロールする「メラトニン」の酸化を抑制して不眠症の改善につながる作用なども研究が進められています。

ファイトケミカル

ショウガオール

血行を促進する作用がある

ショウガオールとは

しょうがは香り成分とともに**「ジンゲロン」**や**「ショウガオール」**などの辛味成分が含まれています。

しょうがは、中国の漢方では生薬《しょうやく》として用いられるほど薬効の高い食品です。

日本でも古くから、その効能が知られていました。

ショウガオールの作用

しょうがの辛味成分は、腸管から吸収されると血行を促進し、からだを温めて冷え性を改善します。かぜのひき始めにしょうが湯を飲むのは、からだを温めて発汗作用を促すためです。

ほかに、二日酔いを改善したり、吐き気を抑えるとも言われます。

強い殺菌作用があるので、刺身や寿司などの生ものに添えられます。薬味にしょうがを用いると、食中毒の予防だけでなく、生臭さを消すことができます。

生のしょうがはたんぱく質分解酵素《こうそ》を含むので、肉をやわらかくします。

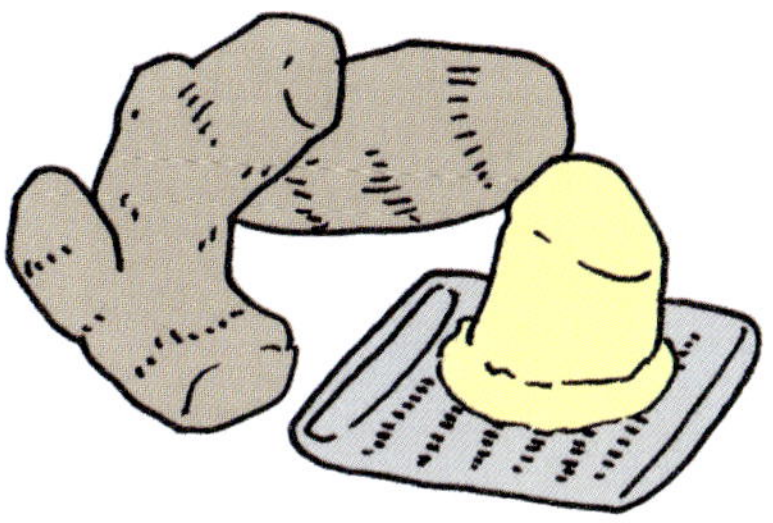

ファイトケミカル

硫化アリル

にんにくや玉ねぎに含まれる物質

硫化《りゅうか》アリルとは

にんにくや玉ねぎなどの刺激臭や辛み成分を**「硫化アリル」**と言います。

硫化アリルは、イオウ化合物の総称です。にんにく特有のアミノ酸**「アリイン」**は、切ったり、すりおろしたりすると酵素《こうそ》が働き、独特の臭いのもととなる**「アリシン」**に変化します。アリシンは空気に触れると、イオウ化合物である「Sアリルシステイン（水溶性）」や「アリルスルフィド酸（脂溶性）」「アホエン」などに変化します。にんにくや玉ねぎは、酢や油に漬けて保存するのがおすすめ。

硫化アリルの作用

アリシンはビタミンB_1と結びついてアリチアミンになり、疲労回復に効果を発揮します。アリシンが変化したイオウ化合物は、コレステロールを低下させたり、血栓《けっせん》を溶かしたり、血行をよくしたりと動脈硬化予防に役立ちます。

ただし、生のにんにくに含まれるアリシンを多量にとると、赤血球を壊し貧血を招くので、食べすぎには注意が必要です。

にんにくは生なら1片、加熱したり酢漬けにしたものなら2～3片くらいを目安にとるようにします。

ファイトケミカル

フラバンジェノール

血液サラサラ効果が期待される

フラバンジェノールとは

フランス南西部の海岸に生えている、松の樹皮から抽出《ちゅうしゅつ》した、ポリフェノールを多く含む食品を**「フラバンジェノール」**と呼んでいます。もともとは60年ほど前に、落花生の赤い薄皮に含まれる、油の酸化を防ぐ成分の研究から始まりました。

フラバンジェノールに含まれる「オリゴメリック・プロアントシアニジン（OPC）」という成分は、ポリフェノールの一種であるカテキンがたくさん結合したもので、抗酸化作用が強いと言われています。

そのため、動脈硬化の予防や美白などで最近、注目を集めています。

フラバンジェノールの作用

強い抗酸化作用があるため、活性酸素による肌のシミやクスミを防ぐ作用が期待されています。

また、血液をサラサラにして血栓《けっせん》をできにくくするうえに、血液中のコレステロールを減少させるので、動脈硬化の予防につながります。ほかに、血液の流れをよくする作用があることも知られています。

運動後の疲労回復や、肝機能障害の改善といった作用も期待されています。

ファイトケミカル

スルフォラファン

抗がん作用が期待される

スルフォラファンとは

ブロッコリーやキャベツ、かいわれ大根、カリフラワーなどアブラナ科の植物に含まれる、ピリッとした辛み成分です。1992年に、ブロッコリーに含まれるがんの予防作用が高い物質として発見されました。

発芽したばかりの**新芽（スプラウト）**には、ふつうのブロッコリーの20〜50倍含まれることが、1997年にわかってから注目が集まり、日本でも人気が出てきました。

アブラナ科の植物には、このほか**「イソチオシアナート」**や**「イソドール化合物」**などの臭い成分も含まれていて、これらにも抗酸化作用があります。

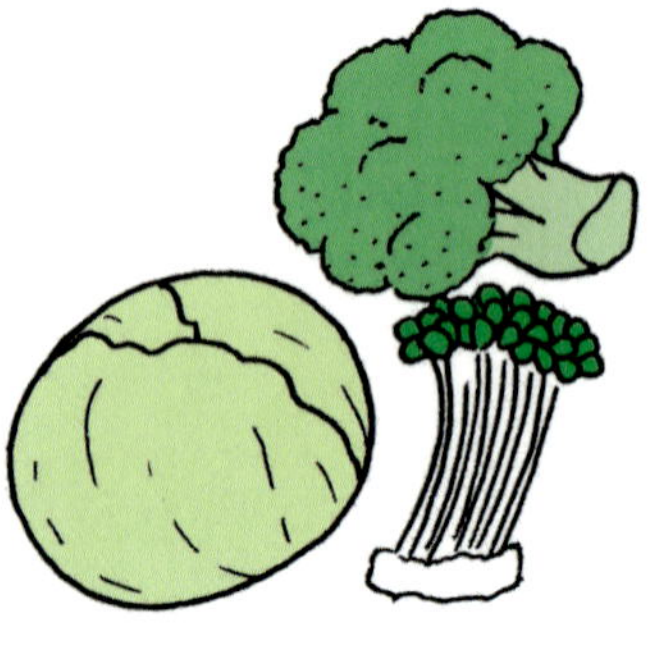

スルフォラファンの作用

1994年にはアメリカの研修者によって、抗がん作用がある実験結果が発表されました。

このほかにも、体内の解《げ》毒酵素《どくこうそ》を活性化させるといった作用があるとされています。

ファイトケミカル

ケルセチン

毛細血管を丈夫にする

ケルセチンとは

柑橘類《かんきつるい》やりんご、緑茶葉、紅茶、玉ねぎなどに含まれる、茶色い色素成分のひとつで、**フラボノイド化合物（ポリフェノール）**です。玉ねぎの皮の茶色い部分に多く含まれていて、昔から玉ねぎの皮を煎じた汁が染色に使われたり、ハム、ソーセージの色づけに使われたりしていました。

「ケルセチン」はビタミンCといっしょにとると、抗酸化作用が強くなります。ビタミンCが酸化されたケルセチンを少なくし、ケルセチンがビタミンCの酸化を防ぐためです。

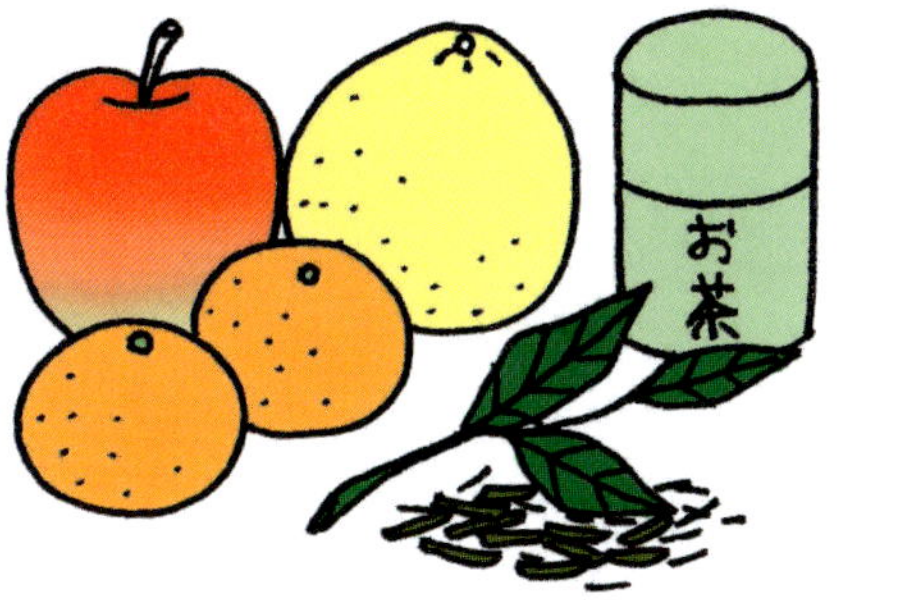

ケルセチンの作用

抗酸化作用に加えて、毛細血管を丈夫にしたり、糖尿病性白内障《はくないしょう》を予防したり、血栓《けっせん》ができるのを防いだりします。

また、腺がんの増殖を抑制する作用があるのではないかと考えられています。

ファイトケミカル

クロロゲン酸

ダイエットに効果的と注目される

クロロゲン酸とは

コーヒーや赤ワインに含まれる**ポリフェノール**の一種で、苦み成分のことです。量が少ないときには、酸味や甘味やコクにもなるとされ、複雑な物質です。

ごぼうやさつま芋の切り口が茶色くなるのは、**「クロロゲン酸」**によるもので、切り口が酸化するのを防ごうとするためです。また、ふきのとうの苦み成分や、ふきのアクの成分にもなっています。

クロロゲン酸の作用

コーヒーを毎日飲む人は、ほとんど飲まない人に比べて肝がんにかかるリスクが約半分に抑えられたり、1日に3杯以上飲む人は直腸がんの発生率が約半分に抑えられるという研究結果が発表されました。

ほかに、血糖値の上昇を抑制するなど、生活習慣病の予防に効果があるのではないかと、今後の研究が期待されています。

クロロゲン酸はコーヒー豆に含まれているのですが、焙煎《ばいせん》によって含有量がかわり、深煎りすると、少なくなってしまいます。コーヒーを抽出するときには、時間をかけるとクロロゲン酸の量が増えると言われています。

デザイナーズフード・ピラミッドとは？

アメリカではがんや生活習慣病を予防するために植物の機能性成分の研究が進められています

アメリカで行われているがんの予防計画

日本における、死亡原因の第1位を占めているのは**「がん」**です。１９５０年以降増え続け、その数は急激に上昇しています。1年間にがんと診断される患者数は、約60万人にのぼると推定されていて、毎年、このうちの約半数が命を失っています。1年間に亡くなる国民の、３人に1人ががんという現状です。

これに対して、アメリカではがんによる死亡率は、１９９０年を境に徐々に減りつつあります。とくに、大腸がん、乳がん、前立腺がんなど、日本では増加傾向にあるがんが減少傾向にあるのです。

これは、アメリカが国家をあげて、がんに対する政策に取り組んだ成果と言えるでしょう。

日本では食生活の欧米化が進み、高脂質、高たんぱくの食事が中心となっています。一方、アメリカでは生活習慣病やがんの予防の観点から、米国国立がん研究所（ＮＣＩ）による**「デザイナーズフーズ計画」**が進められ、植物性食品によるがん予防効果が注目されています。

この計画が誕生したのは１９９０年のことです。疫学調査を背景にした、がん予防に効果的な植物性食品がとりあげられ、ピラミッド型に3つに分類し、重要性の高いものが上位に並べられ、わかりやすく構成されています。

こうした研究を受け、米国国立科学アカデミーや米農務省では、**「5 A DAYプログラム」**を設定しました。ビタミンが多い野菜や果物を、毎日5品目以上食べなさい」というメッセージで、この結果、アメリカでの野菜や果物の消費量は、かなり上昇しました。

アメリカでは、豆腐や納豆も「健康食品」として注目され、「和食」がブームになっています。アメリカでは、野菜、豆、魚を中心とした、かつての日本食がもてはやされているのです。

がんに効果的な食品にはどんなものがあるのか

この**「デザイナーズフーズ計画」**以降も、野菜や果物、香辛料などの植物性食品が持つ「機能性成分」についての研究が進められています。

機能性成分とは、食品に含まれる炭水化物、脂質、たんぱく質と、ビタミン、ミネラル、食物繊維などいわゆる栄養素と呼ばれるものを除いた成分のことです。

具体的には、野菜の色素成分や臭いの成分、辛みや苦味、渋みなどの成分で、これらは**「フードファクター」**と呼ばれています。最近ではこうしたフードファクターが、さまざまな生活習慣病の予防に役立つのではないかと考えられるようになってきました。

デザイナーズフード・ピラミッド

ピラミッドの上部にある野菜ほど、がん予防に効果的なんだって。にんにくがいちばんってことなんだ。

じゃが芋や玉ねぎ、ブロッコリーなんて、日頃からよく食べるものが多いなあ。明日からはこの表にあるものを、もっとたくさん食べるようにしよう！

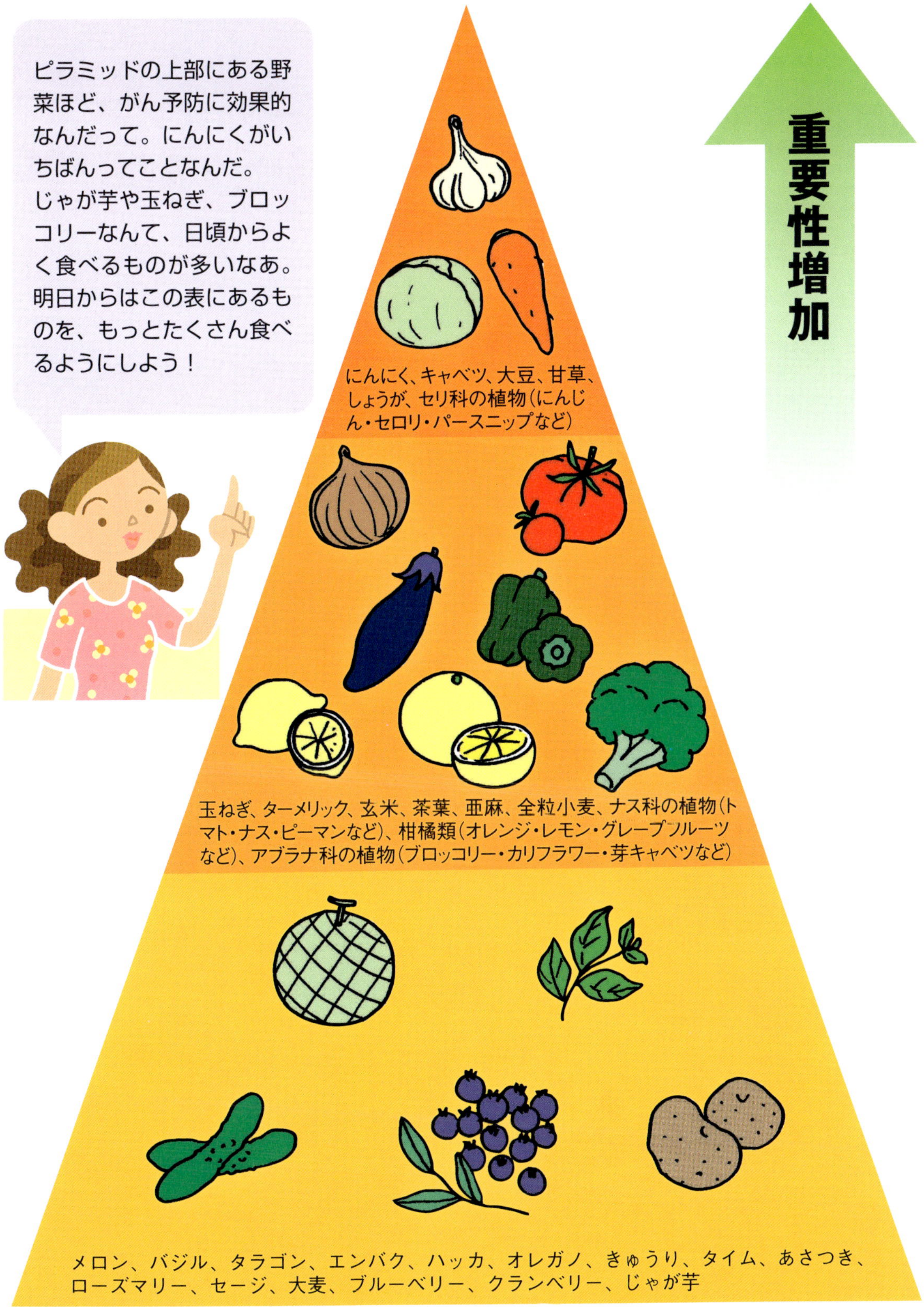

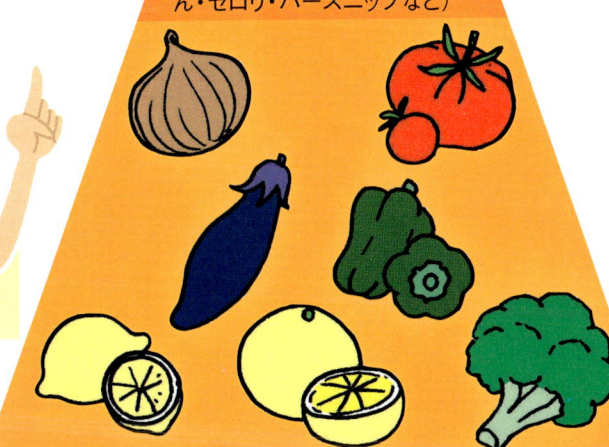

＊上位にあるほど重要と考えられているが、枠の中に書かれた順番は重要度と関連しない

クエン酸

疲労回復に役立ち、ミネラルの吸収を助ける

こんな食品に含まれる

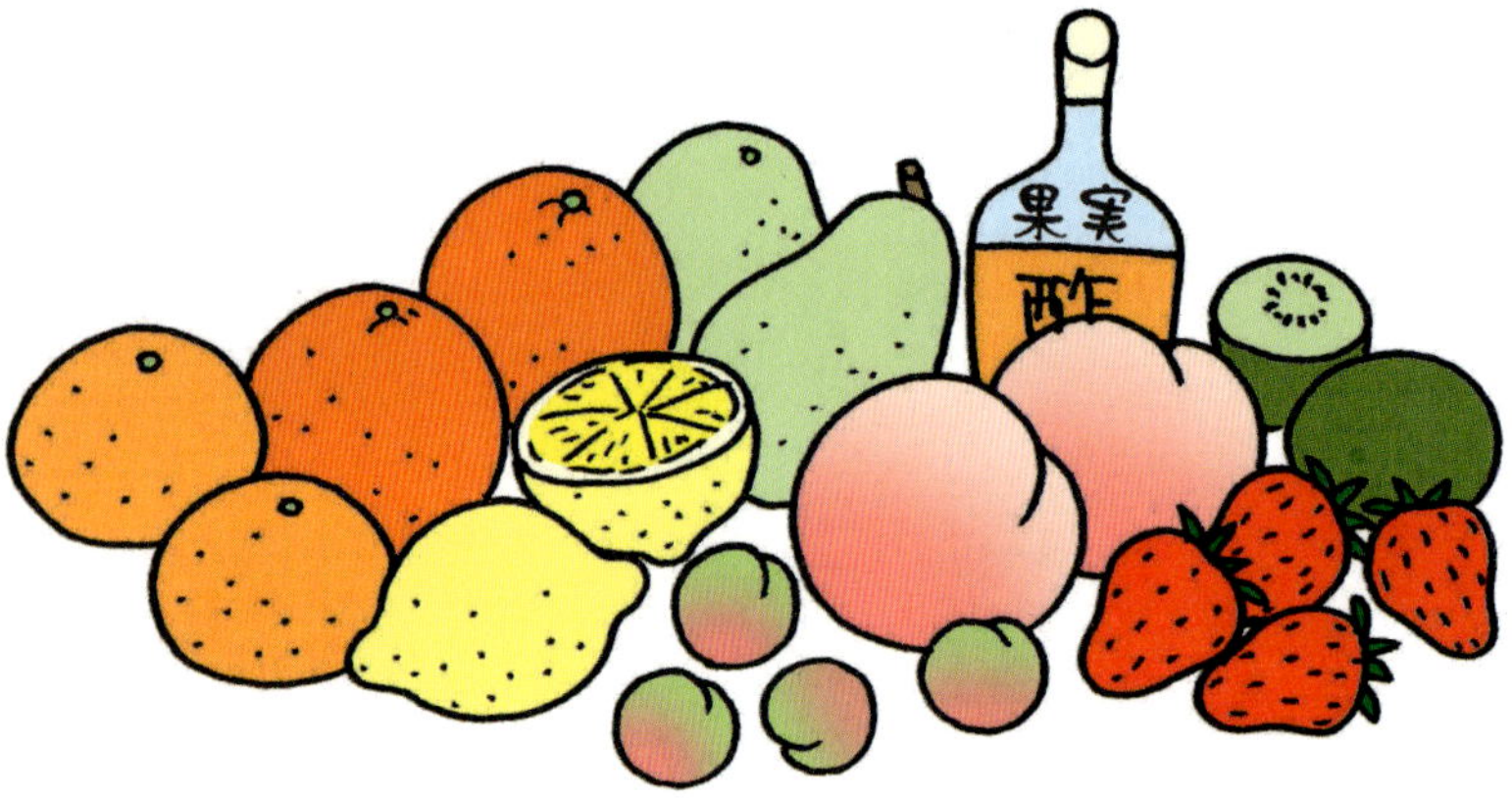

温州みかん、夏みかん、レモン、グレープフルーツ、梅、西洋なし、もも、いちご、キウイフルーツなど

クエン酸とは

柑橘類《かんきつるい》などに含まれる酸味の成分です。体内では、常にエネルギーがつくり出されています。糖質や脂質、たんぱく質をエネルギーにかえる過程を**「TCA回路」**と呼びますが、**「クエン酸回路」**とも呼ばれています(62ページ参照)。

この回路では、これらの三大栄養素が、酵素《こうそ》の働きで**「アセチルCoA」**という物質になります。さらに酵素の力を借りて**「クエン酸」**になり、やがて燃焼されてエネルギーとなります。クエン酸回路が回れば回るほど、エネルギーがつくり出されます。

クエン酸の作用

このほか、クエン酸にはカルシウムなど、体内で吸収されにくいミネラルを包み込んで、水に溶けやすくする作用があり、これを**「キレート作用」**と言います。

そのため、牛乳にレモン汁を加えてドリンクにしたり、ちりめんじゃこにレモン汁をかけたりするとカルシウムの吸収がよくなります。また、クエン酸には血流を改善する働きもあります。DHAを多く含むいわしやさんまなどの料理に、レモン汁を使うと減塩にもなり一石二鳥です。

知っておきたい基礎知識

三大栄養素は肝臓などで、TCA回路によってエネルギーと水と二酸化炭素(呼気)に分解されます。

強い運動をすると疲労にかかわる**「乳酸《にゅうさん》」**という物質が筋肉に増え、筋肉や肝臓に蓄えられているグリコーゲンが低下しますが、このとき、クエン酸と糖をいっしょにとると減ったグリコーゲンが早く回復することがわかっています。酢の酢酸にも同様の働きがあり、運動のあとに柑橘類《かんきつるい》のジュースを飲んだり、はちみつ入りのお酢ドリンクを飲むのは理にかなっています。

その他

乳酸菌（にゅうさんきん）

整腸作用があり、悪玉菌の増殖を抑える

こんな食品に含まれる

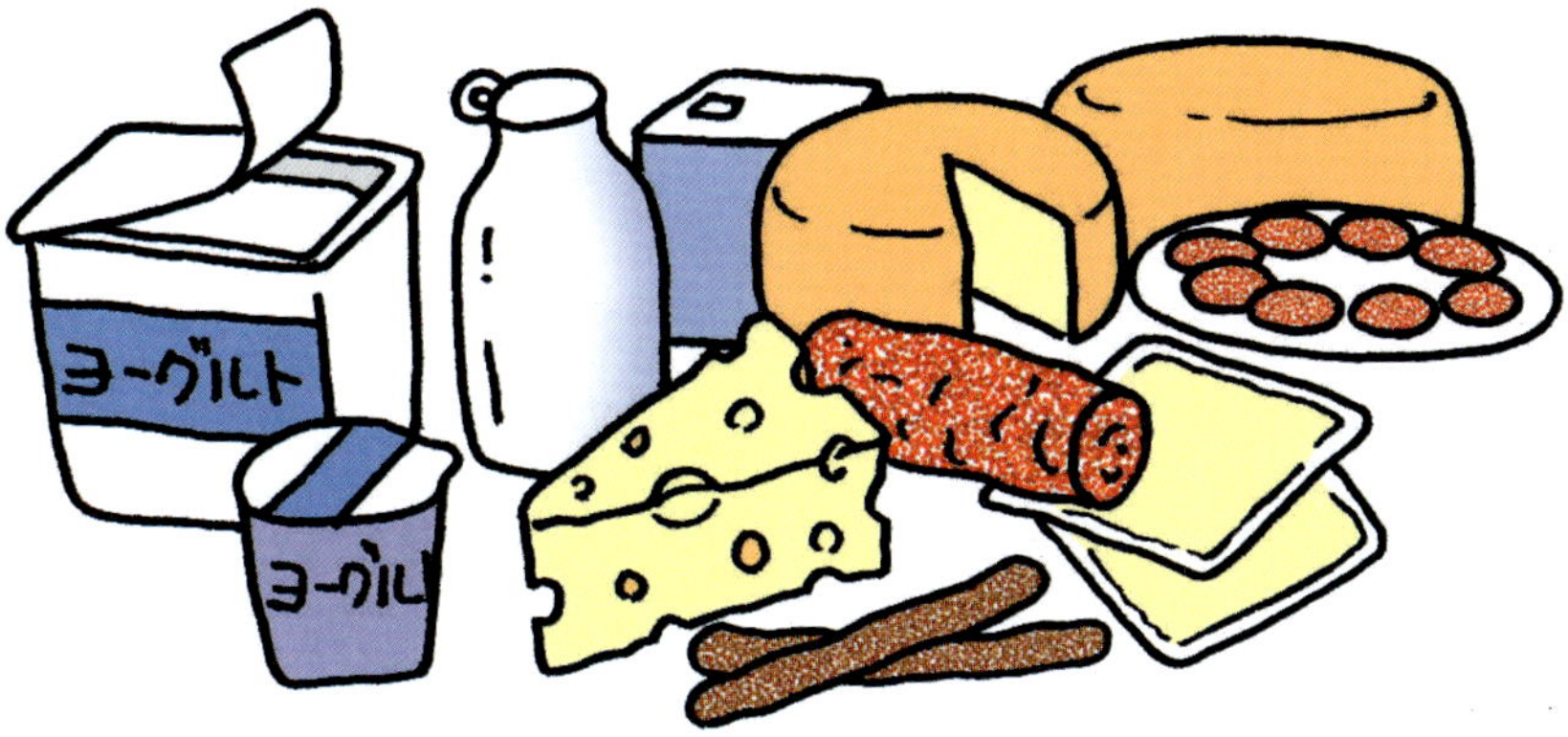

ヨーグルト、乳酸菌飲料、チーズ、サラミソーセージなど

乳酸菌とは

人間の消化管には、100兆個以上、重さにして約1kgもの細菌が存在しています。「乳酸菌」とは、糖を発酵《はっこう》させて「乳酸」をつくる細菌の総称です。ビフィズス菌（180ページ参照）も乳酸菌の仲間です。

腸内細菌には、有害な腐敗物質をつくる**「悪玉菌《あくだまきん》」**と、悪玉菌の繁殖を抑えて腸内環境を整える**「善玉菌《ぜんだまきん》」**があります。

通常は、善玉菌が悪玉菌を抑えているので、腸内環境はバランスを保っています。しかし、便秘が続いて有害物質が長時間腸にとどまっていたり、抗生物質によって善玉菌が攻撃されてしまうとバランスが崩れ、下痢などを起こすことがあります。

また、加齢とともに腸内の善玉菌が減少し、有害物質をつくり出す悪玉菌が増えてきます。

乳酸菌の作用

腸内で有害物質がつくられるのを抑えたり、免疫力《めんえきりょく》を高めてがんを予防する作用が期待されます。このほか、便秘を予防したり、コレステロールを低下させてたり、肝機能をよくしたり、アレルギーを改善させるといった働きもあります。

知っておきたい基礎知識

乳酸菌には、丸い形をしている**「球菌」**と、細長い形をしている**「桿菌《かんきん》」**とがあります。ヨーグルトなどで知られる「ブルガリア菌」「カゼイ菌」「ビフィズス菌」は、桿菌です。

最近では、健康づくりのためにこうした乳酸菌を取り入れる研究が進んでいます。乳酸菌のなかには胃酸によって死滅するものもあるので、生きたまま腸に届く**「プロバイオテックス」**という有益な微生物が注目されています。こうした微生物には、動物性のものと植物性のものがあります。

その他

ビフィズス菌

免疫機能を高める

ビフィズス菌とは

乳酸菌《にゅうさんきん》（179ページ参照）の仲間で、腸内でビタミンB_2・B_6やナイアシンなどの合成を助けています。

感染症にかかりやすい人や、抗生物質を長期間服用している人、便秘がちな人は、腸内環境を整えるために、ビフィズス菌が好む**「オリゴ糖」**や**「乳糖《にゅうとう》」**などをとるよう心がけましょう。

乳糖は牛乳やヨーグルトに含まれ、「オリゴ糖」は乳糖からつくられる「ミルクオリゴ糖（ラクチュロース）」、大豆由来の「大豆オリゴ糖」、しょ糖由来の「フラクトオリゴ糖」などがありますが、ごぼうや玉ねぎ、にんじんなどの根菜にも含まれます。シロップやパウダー状のオリゴ糖も市販されています。

ビフィズス菌の作用

一般的に乳酸菌は乳酸をつくり出しますが、ビフィズス菌は乳酸に加えて酢酸《さくさん》をつくり出します。そのため、O157のような病原性大腸菌に対しても増殖を抑える効果があります。

便秘を防いで有害物質がつくられるのを抑制し、下痢を防いだり、腸の働きを活発にして消化・吸収を助ける働きがあるほか、免疫《めんえき》力《りょく》を高める作用もあります。

その他

ナットウキナーゼ

血栓ができるのを防ぐ

ナットウキナーゼとは

加熱した大豆に**「納豆菌《なっとうきん》」**を加えて発酵《はっこう》させたものが納豆です。最近、納豆は健康食として世界的に注目され始めました。

これは、納豆に含まれる**「ナットウキナーゼ」**という酵素《こうそ》の、強力な「血栓溶《けっせんよう》解作用《かいさよう》（血のかたまりを溶かす働き）」が注目されたためです。

ナットウキナーゼの作用

血栓を溶かす働きがあるため、心筋梗塞《しんきんこうそく》や脳梗塞の予防に適しています。

感染症の予防や、がんの抑制作用なども期待されています。

ナットウキナーゼは熱に弱いので、加熱調理は避け、そのままよくかき混ぜて食べるようにしましょう。

また、抗凝固薬《こうぎょうこやく》を服用している人は、納豆に含まれるビタミンKが薬の効果を阻害するので、納豆は避けるようにします。

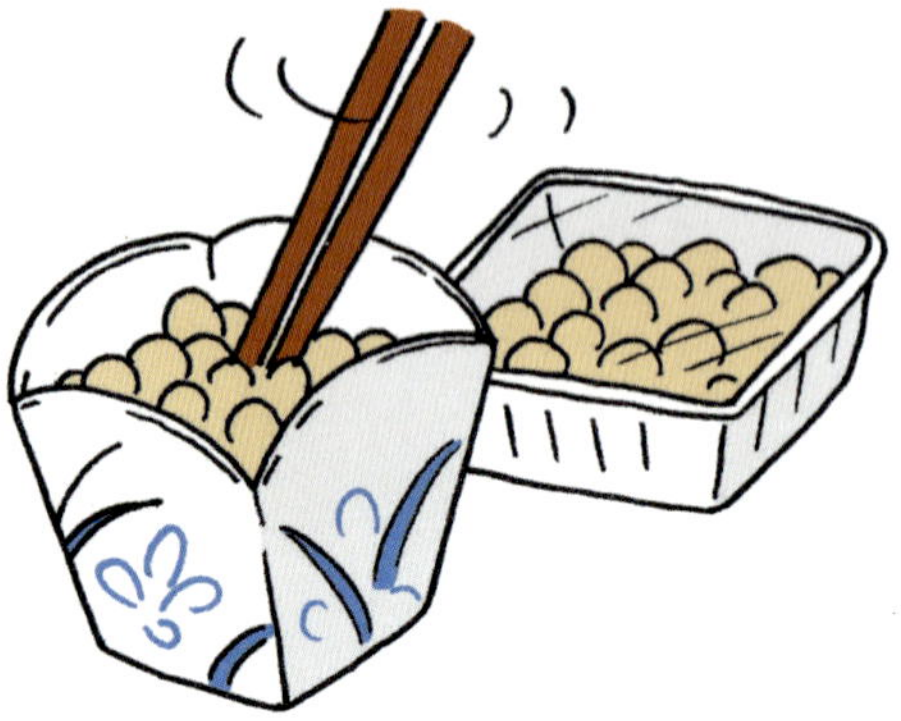

その他

キシリトール

むし歯になりにくい甘味料

キシリトールとは

とうもろこしの芯や白樺の樹皮を加工してつくられる、新しい甘味料です。

甘さの程度は、常温ではしょ糖やグルコースと同じで、むし歯になりにくく、冷涼感があります。

キシリトールの作用

口中の細菌類のエサになりにくいため、むし歯を起こしにくいと言われ、ガムなどの甘味料として使われています。

キシリトールと同じような、むし歯になりにくい甘味料として**「エリスリトール」**や「パラチニット」**「マルチトール」**などがあります（99ページ参照）。

キシリトールはしょ糖（1gあたり4kcal）に比べて、1gあたり3kcalとやや低エネルギーで、血糖値やインスリン分泌に影響を与えないことが特徴です。

ただし、一度に大量にとると、おなかが緩くなる緩《かん》下《げ》作用があるので注意しましょう。

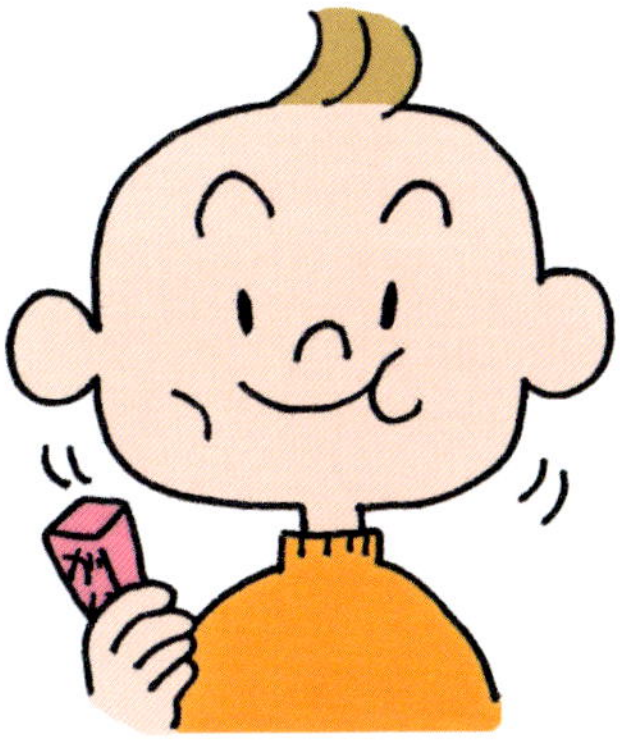

その他

ラクトフェリン

ビフィズス菌を増やす

ラクトフェリンとは

母乳や牛乳など、ほ乳類のミルクに存在するたんぱく質の一種です。１９３９年に発見されたたんぱく質で、サーモンピンク色をしているので、**「赤いたんぱく質」**と呼ばれました。

初乳（出産後3日間に出る母乳）を飲ませた乳児が、感染症などにかかりにくいのは、初乳に**「ラクトフェリン」**が多く含まれているためとされています。

ラクトフェリンは、人間の体内では鉄と結合しています。鉄には酸化を促して細胞を傷つける性質があるため、酸化を引き起こさないようにラクトフェリンと結びついて、鉄の吸収を調節しているのです。

ラクトフェリンの作用

免疫機能《めんえききのう》を高める作用があることで知られています。

免疫細胞のひとつである、白血球の好中球の中にはラクトフェリンが存在していて、感染や炎症からからだを守っています。また、ほかの免疫細胞を刺激して、免疫力をさらに高めます。

母乳や牛乳のほかに、涙やだ液、血液にも含まれています。最近では、このラクトフェリンを強化した牛乳やヨーグルトなどが、市販されています。

その他

カプサイシン

体脂肪の分解を促進する

カプサイシンとは

唐辛子の辛み成分のひとつです。このほか、唐辛子の辛み成分には「ジヒドロカプサイシン」「ノルジヒドロカプサイシン」などがあります。

唐辛子にはいろいろな種類がありますが、一味や七味唐辛子に使われる「鷹の爪」や、メキシコのサルサソースに使われる「ハラペーニョ」「ハバネロ」などは、辛みが強いことで知られています。

カプサイシンの作用

唐辛子には、殺菌作用や食欲増進作用、疲労回復などさまざまな作用があることで知られています。

カプサイシンは胃と小腸で吸収され、副腎皮質《ふくじんひしつ》から**アドレナリン**が分泌されるのを促します。

アドレナリンが分泌されると、肝臓や脂肪細胞でグリコーゲンや脂肪の分解が促進され、エネルギーの代《たい》謝《しゃ》が活発になり、体温が上昇します。これが、**肥満の解消**にカプサイシンが役立つと言われる理由です。

ほかに、コレステロールを低下させたり、胃酸の分泌を促して食欲増進に役立ったり、腸の蠕動《ぜんどう》運動を高めたり、抗酸化作用があることでも知られています。

その他

カフェイン

覚醒作用が高く疲労の軽減に役立つ

カフェインとは

コーヒーに含まれ、眠気が強いときに効果的な成分としてよく知られています。茶葉やコーラ豆などにも含まれ、苦味があります。

コーヒーや紅茶、緑茶などがカフェインを含む飲料として知られますが、ガムや栄養ドリンクなどにも利用されています。

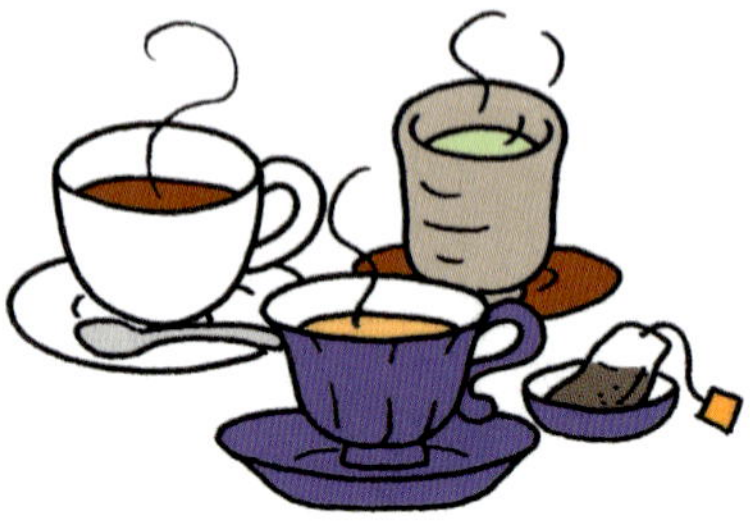

カフェインの作用

交感神経を刺激して、脳を活性化させます。仕事や勉強などで疲れたとき、コーヒーを飲むとスッキリするのは、**「カフェイン」**によるものです。

ほかに、腸の働きをよくして便秘の解消に役立ったり、体内の余分なエネルギーを熱に変えて、からだを温める作用のある褐色《かっしょく》脂肪《しぼう》細胞《さいぼう》を活性化して、肥満を解消する働きなどがあります。ウォーキングなど体脂肪を燃やす運動をするときには、カフェインを含むコーヒーを飲んでから行うと効果的です。

その他

グルコサミン

軟骨を強くして関節痛を和らげる

こんな食品に含まれる

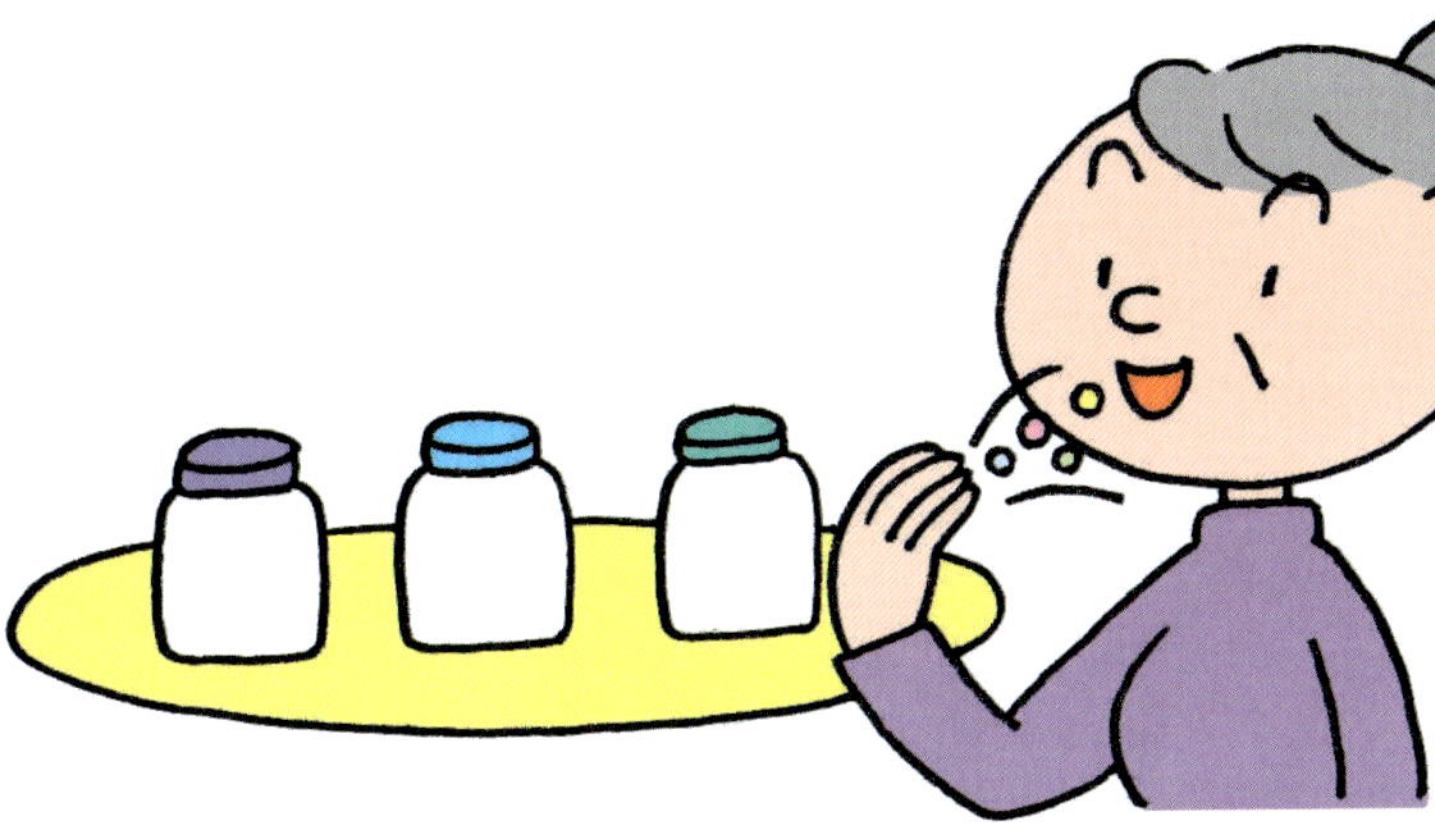

ほとんどはサプリメントで摂取する

グルコサミンとは

体内の関節の軟骨細胞《なんこつさいぼう》をつくるもとになるアミノ酸の一種が「グルコサミン」です。

体内でもつくられるのですが、加齢とともに生成される量が減っていきます。

軟骨細胞は、関節の骨と骨が結びついている部分にあります。軟骨細胞は、加齢とともに少しずつ減っていくため保護膜がすり切れ、骨と骨が直接当たるようになると、違和感や痛みを覚えます。

中高年や太っている人がひざの痛みを感じるのは、ひざの軟骨がすり減っているためです。このようなときには、グルコサミンをとると軟骨の修復に役立つと言われています。

グルコサミンの作用

グルコサミンは、軟骨の成分として重要なだけでなく、軟骨を分解する酵素《こうそ》の働きを抑制して軟骨がすり減るのを防ぐ働きがあります。また、炎症を抑える作用や抗酸化作用もあります。

体内でもつくられるため、若くて健康な人は不足する心配はありませんが、関節痛に悩まされている人や激しいスポーツなどで関節を酷使《こくし》している人は、サプリメントなどで摂取しましょう。

知っておきたい基礎知識

コンドロイチン硫酸《りゅうさん》（158ページ参照）といっしょに摂取すると、関節痛の改善により効果的です。

コンドロイチン硫酸は軟骨細胞から発見された物質で、グルコサミンからつくられ、軟骨に保水性や弾力性を与える働きがあります。

グルコサミンもコンドロイチン硫酸も、サプリメントの原料はえびやかになど甲殻類《こうかくるい》に含まれる**「キチン」**（158ページ参照）です。どちらも体内での利用率が高く、吸収、利用されやすいと言われています。

その他

ローヤルゼリー

自律神経の働きを調整する

ローヤルゼリーとは

ミツバチのなかでも、若い働きバチの咽頭《いんとう》から分泌される白色の物質です。粘りけがあり、甘酸っぱい味がします。

ハチミツとは異なり、糖質は10%程度しか含まれていません。良質のたんぱく質やビタミン、ミネラルが豊富に含まれています。

強い生命力と繁殖力をほこる女王バチのエサとなっているため、**滋養強壮《じようきょうそう》作用《さよう》**があるとされています。さまざまなビタミン、ミネラルをはじめ、60種類以上の成分が含まれていると言われます。

ローヤルゼリーの作用

疲労を回復させたり、新陳代謝を活発にしたり、自律神経の働きを調整したり、免疫力《めんえきりょく》を高めたり、更年期障害の症状を改善するなど、さまざまな効果が期待されています。

抗アセチルコリン成分を含むため、アルツハイマー型《がた》痴呆《ちほう》に効くのではと言われています。

ローヤルゼリーをそのまま飲んだり、食べ物や飲み物に混ぜたりします。

ローヤルゼリー入りの健康食品やドリンクなども、多数市販されています。

その他

プロポリス

アレルギー症状を改善する

プロポリスとは

ミツバチが集めた樹液にだ液の酵素《こうそ》を混ぜ、花粉や蜜《みつ》ろうを加えてつくられるものです。

粘着性があり、強い殺菌作用があるため、ミツバチは巣を守るために使っているのです。

日本で注目され始めたのは１９８０年代からですが、ヨーロッパなどでは以前から注目されていました。１９９１年の日本癌学会では、国立予防研究所がプロポリスに抗がん物質が含まれているという研究結果が発表されました。

ブラジル、オーストラリア、中国など産地はさまざまで、プロポリスの成分の5割を占める樹液の種類が異なるため、作用もそれぞれ違っているそうです。

プロポリスの作用

強い抗菌・殺菌作用のほか、炎症を抑えたり、痛みを抑えたり、免疫機能《めんえききのう》を高めたり、組織の再生を促すなど、いろいろな効用が謳《うた》われています。花粉症やぜんそく、アトピー性皮膚炎《せいひふえん》の改善、口内炎ややけどの治療、抗がん作用なども期待されています。

液状のほかに、カプセル、錠剤、ドリンク剤などが市販されています。

ハーブ

なかには薬効の高いものがある

ハーブの種類

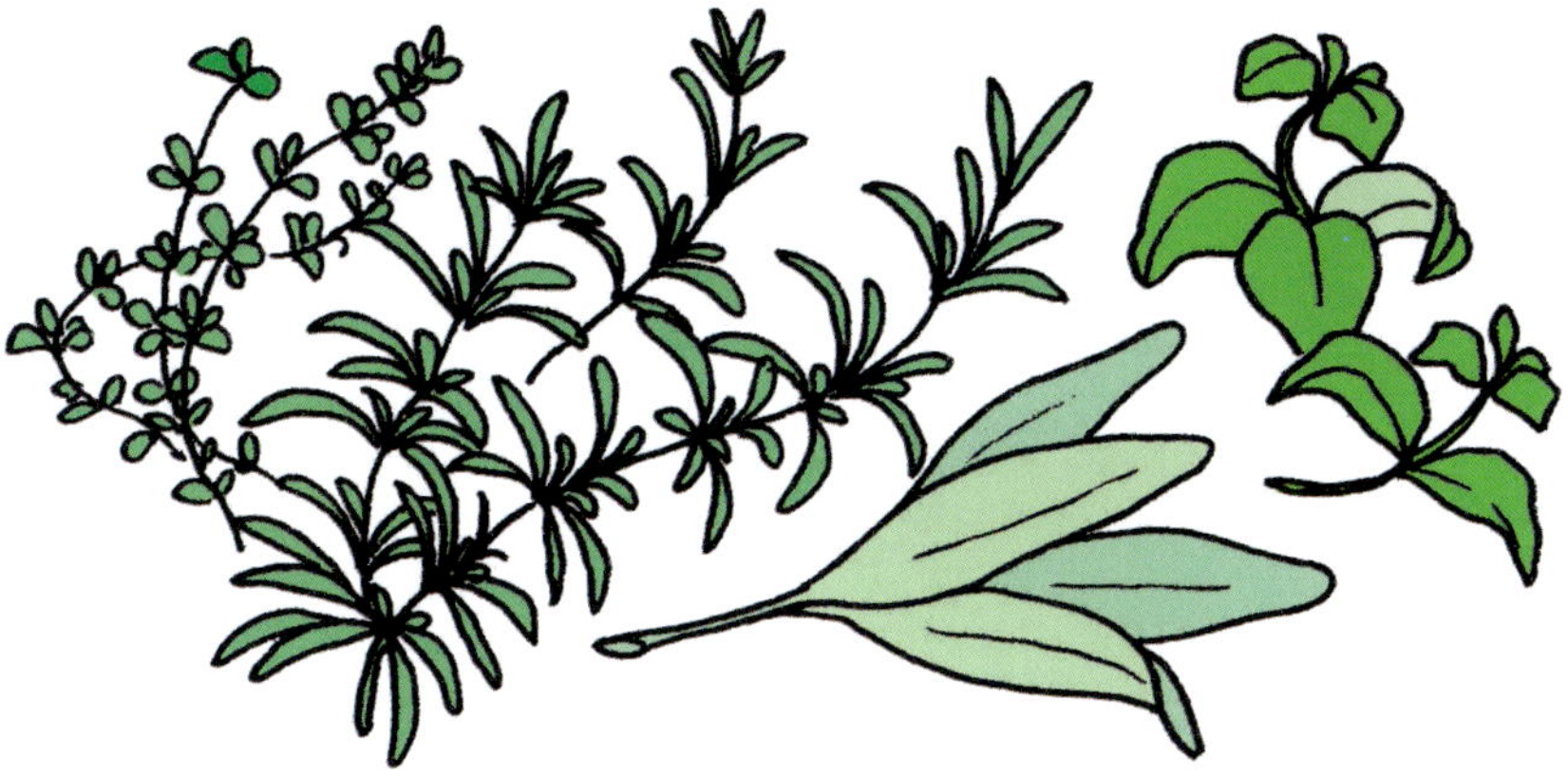

ローズマリー、セージ、ペパーミント、タイム、マジョラム、セージなど

ハーブとは

薬効のある植物や、料理で香辛料として使う植物の総称です。一般的には、ハーブティや料理用に用いられる香辛料を指します。どれも独特な香りがあり、肉料理や魚料理の臭み消しや風味づけに利用されます。

ハーブには新鮮な葉をそのまま使う「フレッシュ」と、葉や種子を乾燥させた「ドライ」があります。

ハーブの芳香成分に、抗酸化作用を持つものが多く注目されています。

ハーブの作用

肉料理や魚料理に使うハーブのほとんどに、殺菌や抗菌作用があります。ローズマリーやタイム、セージなどはその代表格です。

ハーブのなかでも、とくに薬効の高いものを「メディカルハーブ」と呼びます。ここでは、サプリメントなどで人気があるものを紹介します。

「エキナセア」は免疫機《めんえきき》能《のう》を高めて感染症を予防するとして、欧米などで利用されていてアメリカの先住民が古くから治療に用いていたと言われます。

「マリアアザミ」はヨーロッパでは、肝機能を高めるハーブとして利用されています。日本でサプリメントが販売されています。

「ノコギリヤシ」は尿道や膀胱《ぼうこう》、前立腺の炎症によいとされています。ほかにも、「セントジョーンズワート」「キャッツクロー」「いちょう葉」などが注目されています。

知っておきたい基礎知識

インドのアーユルヴェーダやイギリスのホメオパシーなど、薬草を使った伝統医療の歴史は古く、最近ではハーブを用いた代替療法《だいたいりょうほう》が注目されています。

サプリメントなどを利用するときには、注意事項をよく読んでから購入しましょう。

Column

主な調味料のエネルギーと食塩の分量

調理油やドレッシング、マヨネーズなどに含まれるエネルギー量や、しょうゆ、みそ、ソースなどに含まれる食塩の量にも注意しましょう。

調味料名	重量（小さじ1/g）	重量（大さじ1/g）	エネルギー（大さじ1/kcal）	食塩（大さじ1/g）
調理油（サラダ油・オリーブ油など）	4	12	111	0
有塩バター	4	12	89	0.2
マーガリン	4	12	91	0.1
生クリーム	5	15	65	微量
しょうゆ（薄口）	6	18	10	2.9
しょうゆ（濃口）	6	18	13	2.6
みそ（淡色辛みそ）	6	18	35	2.2
みそ（甘みそ）	6	18	39	1.1
清酒	5	15	16	0
ワイン	5	15	11	0
穀物酢	5	15	4	0
本みりん	6	18	43	0
めんつゆ(3倍濃厚)	6	18	18	1.8
上白糖	3	9	35	0
食塩	6	18	0	17.8
だしの素（顆粒）	2	6	13	2.4
フレンチドレッシング	5	15	61	0.5
ウスターソース	6	18	21	1.5
中濃ソース	6	18	24	1.0
トマトケチャップ	5	15	18	0.5
トマトピューレ	5	15	6	微量
オイスターソース	6	18	19	2.1
豆板醤	6	18	11	3.2
マヨネーズ	4	12	80	0.3

＊コンソメ（固形）は1個の重量が5ｇの場合でエネルギー12kcal、食塩は2.2ｇとなる

いますぐ活用できる 年代別の食生活情報

年代、性別によって必要とされる栄養素の分量は異なります。本章では、それぞれの年代、性別に必要とされる栄養素の分量を一覧表にしてひと目でわかるようにしました。それぞれの年代で注意すべき点についても、わかりやすく説明してあります。

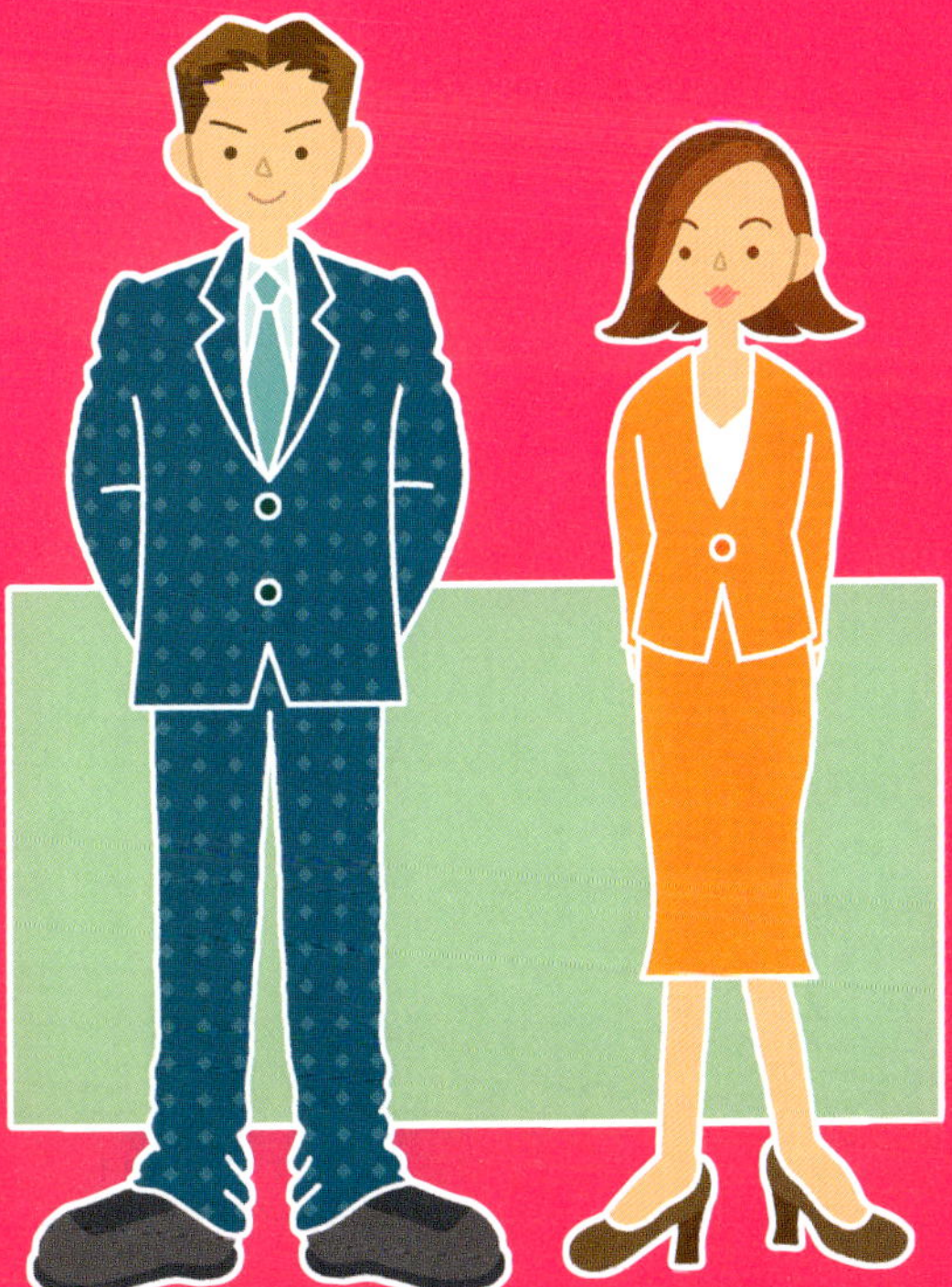

母乳は赤ちゃんにとって理想的な食事です
赤ちゃんの成長とともに食事もかわっていきます

年代別に見る1日に必要な栄養素
0〜11か月

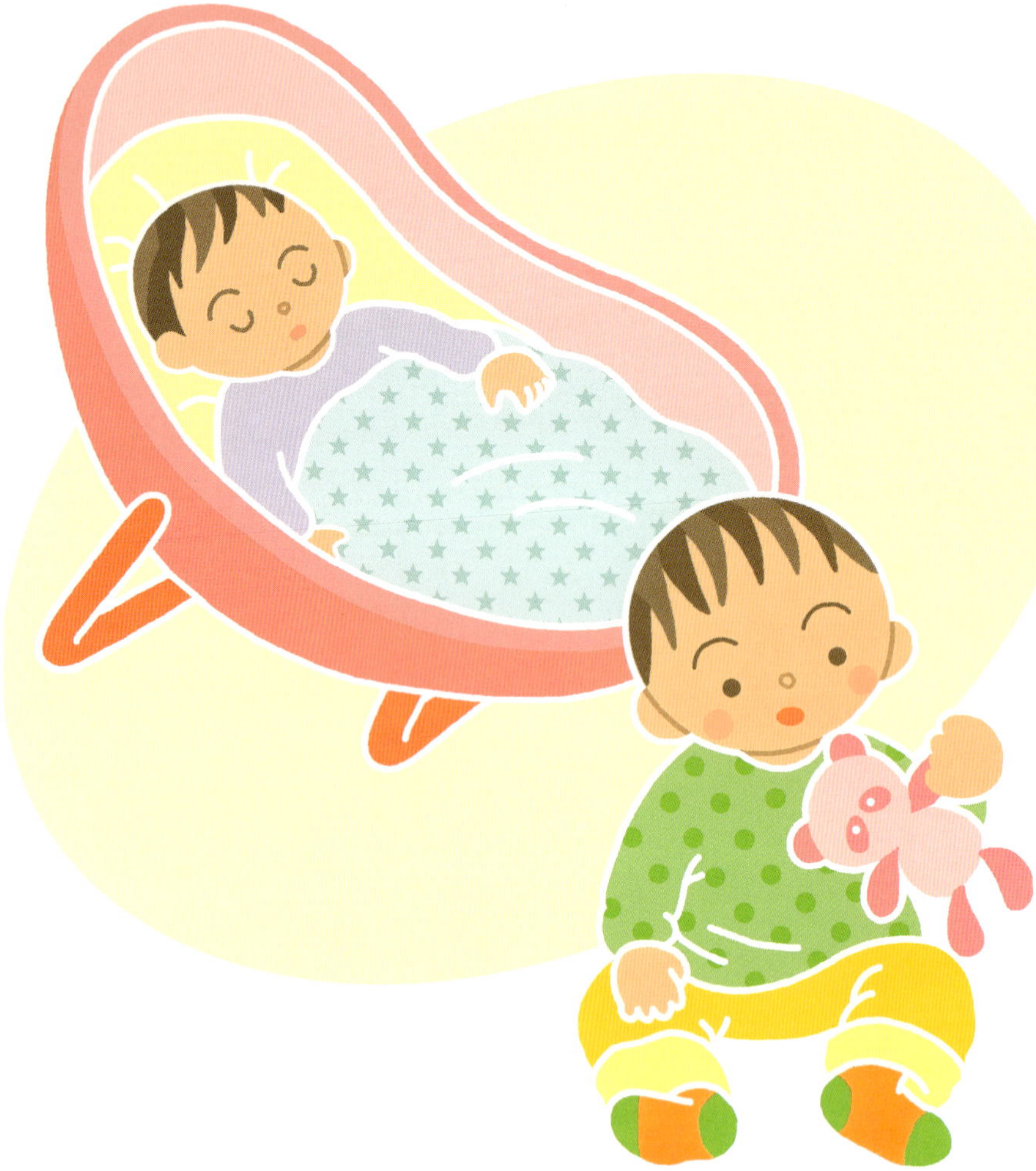

推定エネルギー必要量（ふつう）

0〜5か月

男性 **600** kcal（人工栄養児は650kcal）

女性 **550** kcal（人工栄養児は600kcal）

6〜11か月

男性 **700** kcal

女性 **650** kcal

必要な栄養素は母乳か育児用ミルクでとる

一般に、**生後4〜5か月頃**までは、赤ちゃんは母乳もしくは育児用ミルクで必要な栄養素をとります。**母乳**は、赤ちゃんに必要な栄養素を含み、免疫機能《めんえききのう》を高めてくれる理想的な食事です。この時期には、できるだけ母乳を飲ませるようにしましょう。母乳が不足する場合には、**育児用ミルク**を利用しましょう。

生後5か月をすぎると、離乳期に入ります。離乳期とは、母乳（育児用ミルク）以外の食物で、必要な栄養素をとるように進めていく時期です。1歳すぎまでに離乳を完了するのが一般的です。

この頃はまだ歯が生えていないので、赤ちゃんは食物を歯ぐきですりつぶして食べます。最初はすりつぶしてドロドロ状態の離乳食をひとさじ与えることから始め、赤ちゃんの飲み込む能力に合わせて徐々に量と食品数を増やしていきます。

エネルギー量やたんぱく質、鉄などが不足すると、体重の増え方がにぶくなるので、こまめに体重を測定します。

●0～5か月　男女

栄養素		目安量	上限量
たんぱく質(g)	母乳栄養児	10	—
	人工乳栄養児	15	—
脂質(%)		50	—
炭水化物(%)		—	—
ビタミンA(μgRE)		250	600
ビタミンD(μg)		2.5(5)	25
ビタミンE(mg)		3	—
ビタミンK(μg)		4	—
ビタミンB1(mg)		0.1	—
ビタミンB2(mg)		0.3	—
ナイアシン(mgNE)		2	—
ビタミンB6(mg)		0.2	—
ビタミンB12(μg)		0.2	—
葉酸《ようさん》(μg)		40	—
パントテン酸(mg)		4	—
ビオチン(μg)		4	—
ビタミンC(mg)		40	—
ナトリウム(mg)		100(0.25g)	—
カリウム(mg)		400	—
カルシウム(mg)	母乳栄養児	200	—
	人工乳栄養児	300	—
マグネシウム(mg)		21	—
リン(mg)		130	—
鉄(mg)	母乳栄養児	0.4	—
	人工乳栄養児	7.7	
亜鉛《あえん》(mg)	母乳栄養児	2	—
	人工乳栄養児	3	
銅(mg)		0.3	—
マンガン(mg)		0.001	—
クロム(μg)		—	—
モリブデン(μg)		—	—
セレン(μg)		16	—
ヨウ素(μg)		130	—
食物繊維(g)		—	—

＊脂質の目安量は総エネルギーに占める総脂質の割合（脂肪エネルギー比率）
＊ビタミンDの（　）内は日照を受ける機会の少ない乳児の目安量
＊ナトリウムの（　）内は食塩相当量

●6～11か月　男女

栄養素		推奨量	目安量	上限量
たんぱく質(g)	母乳栄養児	—	15	—
	人工乳栄養児	—	20	—
脂質(%)		—	40	—
炭水化物(%)		—	—	—
ビタミンA(μgRE)		—	350	600
ビタミンD(μg)		—	4(5)	25
ビタミンE(mg)		—	3	—
ビタミンK(μg)		—	7	—
ビタミンB1(mg)		—	0.3	—
ビタミンB2(mg)		—	0.4	—
ナイアシン(mgNE)		—	3	—
ビタミンB6(mg)		—	0.3	—
ビタミンB12(μg)		—	0.5	—
葉酸《ようさん》(μg)		—	60	—
パントテン酸(mg)		—	5	—
ビオチン(μg)		—	10	—
ビタミンC(mg)		—	40	—
ナトリウム(mg)		—	600(1.5g)	—
カリウム(mg)		—	800	—
カルシウム(mg)	母乳栄養児	—	250	—
	人工乳栄養児	—	400	—
マグネシウム(mg)		—	32	—
リン(mg)		—	280	—
鉄(mg)		6.0(5.5)	—	—
亜鉛《あえん》(mg)		—	3	—
銅(mg)		—	0.3	—
マンガン(mg)		—	1.2	—
クロム(μg)		—	—	—
モリブデン(μg)		—	—	—
セレン(μg)		—	19	—
ヨウ素(μg)		—	170	—
食物繊維(g)		—	—	—

＊脂質の目安量は総エネルギーに占める総脂質の割合（脂肪エネルギー比率）
＊ビタミンDの（　）内は日照を受ける機会の少ない乳児の目安量
＊鉄の（　）内は女児の推奨量
＊ナトリウムの（　）内は食塩相当量

ワンポイントアドバイス　母乳は赤ちゃんに必要な栄養素を含む理想的な食事

乳歯が生えそろってくる頃なので
大人と同じような食事をとれるようになります

年代別に見る1日に必要な栄養素
1〜2歳

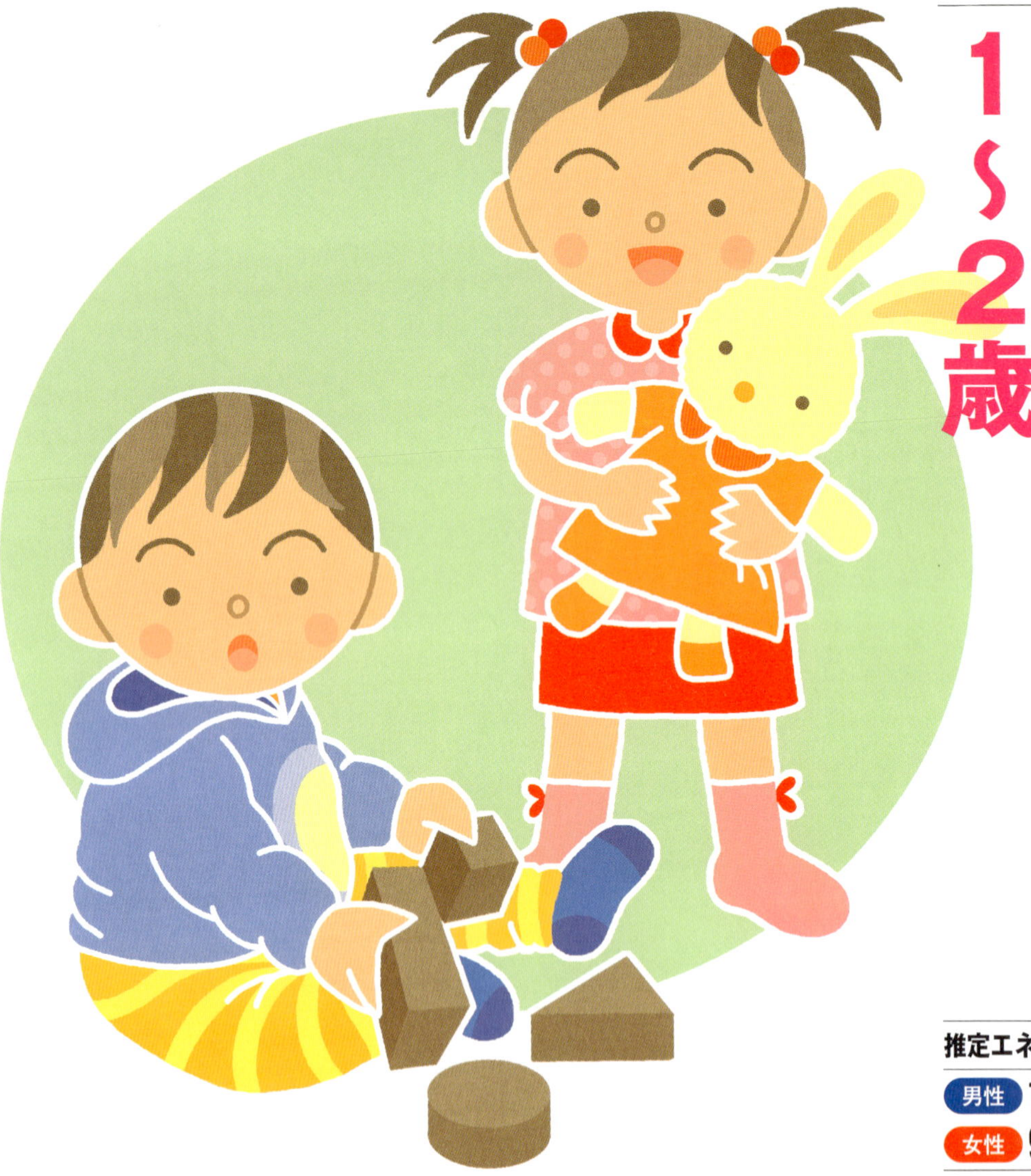

推定エネルギー必要量（ふつう）

男性	1,050 kcal
女性	950 kcal

離乳が完了して ふつうの食事で栄養素をとる

離乳がほぼ完了して、大人の食事に近いスタイルで栄養素がとれるようになっています。乳歯も生えそろってくる頃なので、よくかむように話しかけましょう。

この時期には、エネルギー、たんぱく質、脂質を十分にとることが大切です。ビタミンC、カルシウム、鉄、亜鉛《あえん》などが不足しないよう気をつけてください。

消化機能はまだ未熟なので、繊維の多いものやかたいものなど、消化しにくいものは避けましょう。辛いものやカフェインを含むものなどの刺激物も避けるようにします。また、そろそろ食事のときのマナーや、食事の楽しみ方などを教えてあげましょう。食に対する興味を持たせることが**「食育」**につながります。

1歳をすぎると、自分でコップを持って飲んだり、スプーンやフォークを使って自分で食べたがるようになります。**2歳後半**には1人で食事ができるようになります。食事を通じて自立心を養う、大切な時期でもあります。

●1～2歳 男性

栄養素	推奨量	目安量	目標量	上限量
たんぱく質(g)	20	—	—	—
脂質(%)	—	—	20以上30未満	—
炭水化物(%)	—	—	—	—
ビタミンA(μgRE)	250	—	—	600
ビタミンD(μg)	—	3	—	25
ビタミンE(mg)	—	5	—	150
ビタミンK(μg)	—	25	—	—
ビタミンB_1(mg)	0.5	—	—	—
ビタミンB_2(mg)	0.6	—	—	—
ナイアシン(mgNE)	6	—	—	—
ビタミンB_6(mg)	0.5	—	—	—
ビタミンB_{12}(μg)	0.9	—	—	—
葉酸《ようさん》(μg)	90	—	—	—
パントテン酸(mg)	—	4	—	—
ビオチン(μg)	—	20	—	—
ビタミンC(mg)	40	—	—	—
ナトリウム(g)	—	—	4未満(食塩相当量)	—
カリウム(mg)	—	800	—	—
カルシウム(mg)	—	450	450	—
マグネシウム(mg)	70	—	—	—
リン(mg)	—	650	—	—
鉄(mg)	5.5	—	—	25
亜鉛《あえん》(mg)	4	—	—	—
銅(mg)	0.3	—	—	—
マンガン(mg)	—	1.5	—	—
クロム(μg)	—	—	—	—
モリブデン(μg)	—	—	—	—
セレン(μg)	9	—	—	100
ヨウ素(μg)	60	—	—	—
食物繊維(g)	—	—	—	—

＊脂質の目標量は総エネルギーに占める総脂質の割合（脂肪エネルギー比率）

●1～2歳 女性

栄養素	推奨量	目安量	目標量	上限量
たんぱく質(g)	20	—	—	—
脂質(%)	—	—	20以上30未満	—
炭水化物(%)	—	—	—	—
ビタミンA(μgRE)	250	—	—	600
ビタミンD(μg)	—	3	—	25
ビタミンE(mg)	—	4	—	150
ビタミンK(μg)	—	25	—	—
ビタミンB_1(mg)	0.5	—	—	—
ビタミンB_2(mg)	0.5	—	—	—
ナイアシン(mgNE)	5	—	—	—
ビタミンB_6(mg)	0.5	—	—	—
ビタミンB_{12}(μg)	0.9	—	—	—
葉酸《ようさん》(μg)	90	—	—	—
パントテン酸(mg)	—	3	—	—
ビオチン(μg)	—	20	—	—
ビタミンC(mg)	40	—	—	—
ナトリウム(g)	—	—	3未満(食塩相当量)	—
カリウム(mg)	—	800	—	—
カルシウム(mg)	—	400	400	—
マグネシウム(mg)	70	—	—	—
リン(mg)	—	600	—	—
鉄(mg)	5.0	—	—	20
亜鉛《あえん》(mg)	4	—	—	—
銅(mg)	0.3	—	—	—
マンガン(mg)	—	1.5	—	—
クロム(μg)	—	—	—	—
モリブデン(μg)	—	—	—	—
セレン(μg)	8	—	—	50
ヨウ素(μg)	60	—	—	—
食物繊維(g)	—	—	—	—

＊脂質の目標量は総エネルギーに占める総脂質の割合（脂肪エネルギー比率）

ワンポイントアドバイス 消化機能が未熟なので消化しにくいものは控える

好き嫌いが出てくる頃です
食事の楽しさを体験させてあげましょう

年代別に見る1日に必要な栄養素
3～5歳

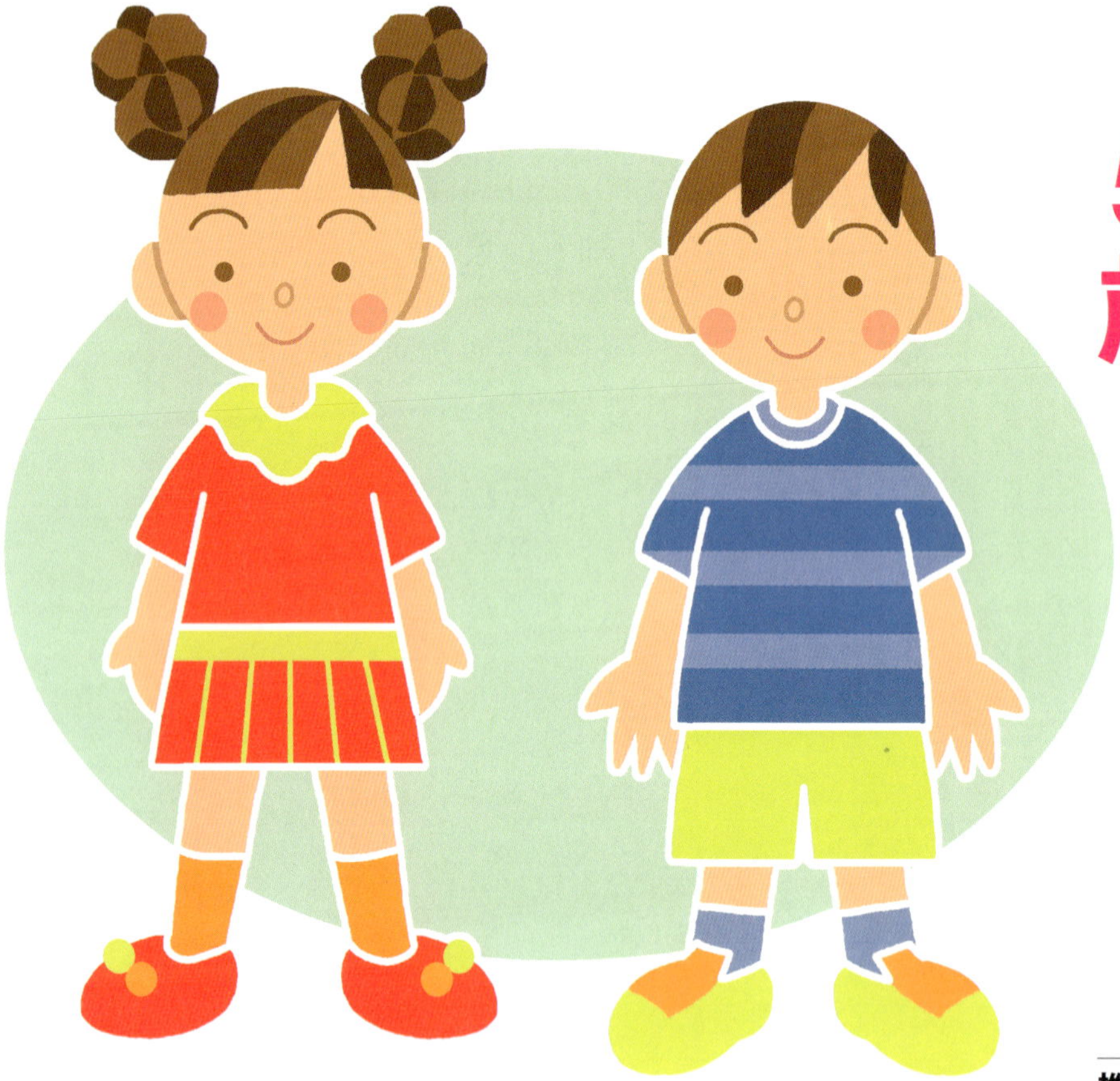

推定エネルギー必要量（ふつう）

男性 **1,400**kcal
女性 **1,250**kcal

自我が発達して好き嫌いが出てくる頃

最近、**食物アレルギー**の子どもが増えています。

同じ食品を一度にたくさん食べたり、毎日同じ食品を食べているとアレルギー症状を起こしやすいので、いろいろな食品からバランスよく栄養素をとるようにしましょう。

また、この頃には自我が芽生えてくるので、食欲にむらがあったり、好き嫌いが出てきます。子どもが食べたがらないときには、調理法や味つけをかえたり、食べやすいように見た目をかえて盛りつけるなどの工夫をしましょう。

食事の基本は**「おいしく」「楽しい」**ことです。無理じいするより、からだを動かして遊ばせ、おなかをすかせてから食事をすることが大事です。食事中はテレビを消して食べることに集中させるといった工夫も必要です。

食事やおやつの時間を決めて、それ以外の時間には、なるべく菓子類や甘い飲み物を与えないように心がけましょう。

●3～5歳　男性

栄養素	推奨量	目安量	目標量	上限量
たんぱく質(g)	25	―	―	―
脂質(%)	―	―	20以上30未満	―
炭水化物(%)	―	―	―	―
ビタミンA(μgRE)	300	―	―	750
ビタミンD(μg)	―	3	―	25
ビタミンE(mg)	―	6	―	200
ビタミンK(μg)	―	30	―	―
ビタミンB_1(mg)	0.7	―	―	―
ビタミンB_2(mg)	0.8	―	―	―
ナイアシン(mgNE)	8	―	―	―
ビタミンB_6(mg)	0.6	―	―	―
ビタミンB_{12}(μg)	1.1	―	―	―
葉酸《ようさん》(μg)	110	―	―	―
パントテン酸(mg)	―	5	―	―
ビオチン(μg)	―	25	―	―
ビタミンC(mg)	45	―	―	―
ナトリウム(g)	―	―	5未満(食塩相当量)	―
カリウム(mg)	―	800	―	―
カルシウム(mg)	―	600	550	―
マグネシウム(mg)	100	―	―	―
リン(mg)	―	800	―	―
鉄(mg)	5.0	―	―	25
亜鉛《あえん》(mg)	6	―	―	―
銅(mg)	0.4	―	―	―
マンガン(mg)	―	1.7	―	―
クロム(μg)	―	―	―	―
モリブデン(μg)	―	―	―	―
セレン(μg)	10	―	―	100
ヨウ素(μg)	70	―	―	―
食物繊維(g)	―	―	―	―

＊脂質の目標量は総エネルギーに占める総脂質の割合（脂肪エネルギー比率）

●3～5歳　女性

栄養素	推奨量	目安量	目標量	上限量
たんぱく質(g)	25	―	―	―
脂質(%)	―	―	20以上30未満	―
炭水化物(%)	―	―	―	―
ビタミンA(μgRE)	300	―	―	750
ビタミンD(μg)	―	3	―	25
ビタミンE(mg)	―	6	―	200
ビタミンK(μg)	―	30	―	―
ビタミンB_1(mg)	0.7	―	―	―
ビタミンB_2(mg)	0.8	―	―	―
ナイアシン(mgNE)	7	―	―	―
ビタミンB_6(mg)	0.6	―	―	―
ビタミンB_{12}(μg)	1.1	―	―	―
葉酸《ようさん》(μg)	110	―	―	―
パントテン酸(mg)	―	4	―	―
ビオチン(μg)	―	25	―	―
ビタミンC(mg)	45	―	―	―
ナトリウム(g)	―	―	5未満(食塩相当量)	―
カリウム(mg)	―	800	―	―
カルシウム(mg)	―	550	550	―
マグネシウム(mg)	100	―	―	―
リン(mg)	―	800	―	―
鉄(mg)	5.0	―	―	25
亜鉛《あえん》(mg)	6	―	―	―
銅(mg)	0.3	―	―	―
マンガン(mg)	―	1.7	―	―
クロム(μg)	―	―	―	―
モリブデン(μg)	―	―	―	―
セレン(μg)	10	―	―	100
ヨウ素(μg)	70	―	―	―
食物繊維(g)	―	―	―	―

＊脂質の目標量は総エネルギーに占める総脂質の割合（脂肪エネルギー比率）

ワンポイントアドバイス　食事は「おいしく」「楽しい」というイメージを大切に

朝食・昼食・夕食を規則正しくとって
栄養バランスのとれた食事を心がけましょう

年代別に見る1日に必要な栄養素

6～7歳

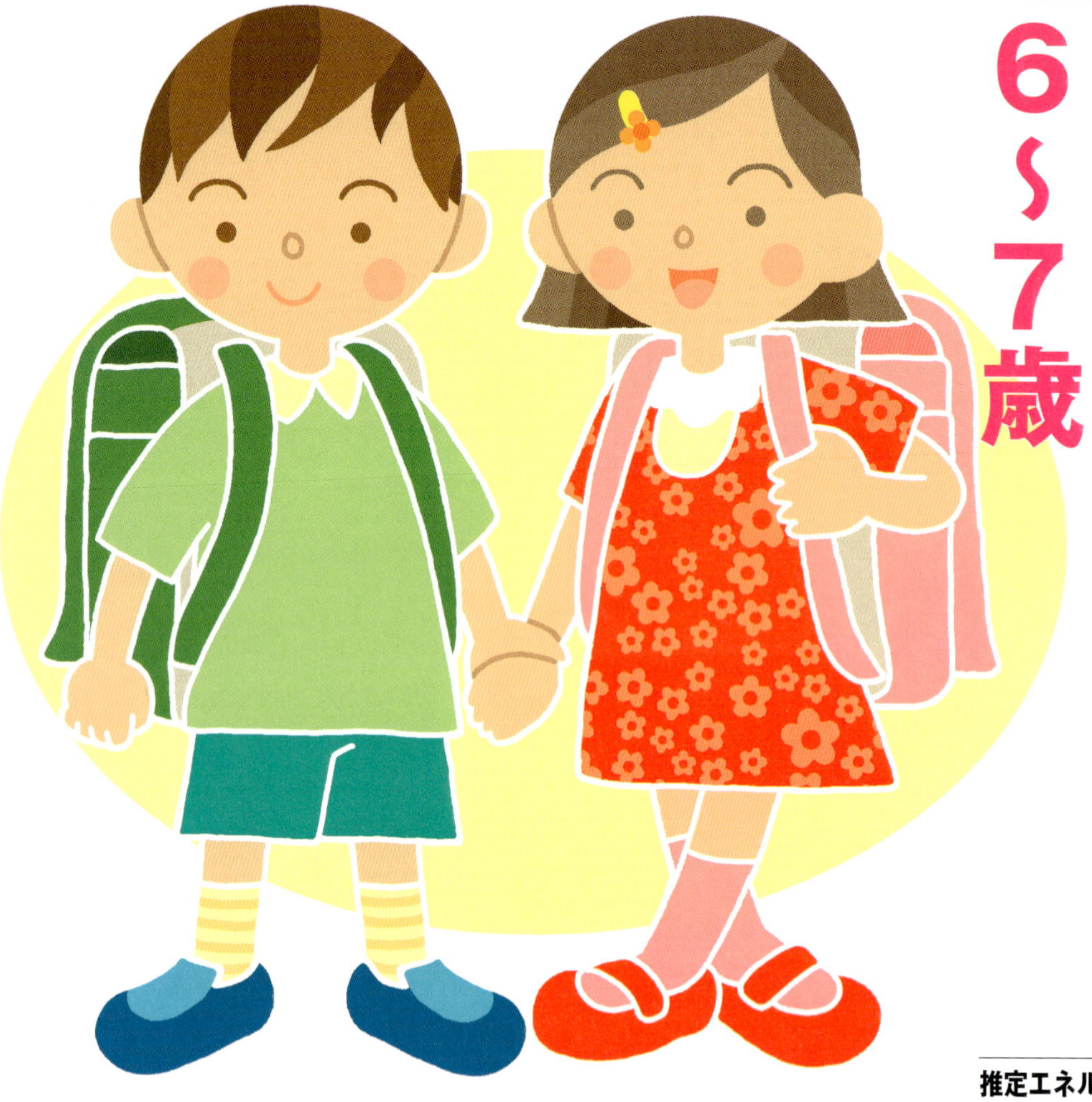

推定エネルギー必要量（ふつう）

男性 **1,650**kcal

女性 **1,450**kcal

骨格がぐんぐん成長し、歯も生えかわる

小学校低学年にあたるこの時期は、乳歯から永久歯に生えかわり、骨へのカルシウム沈着が活発に行われ始めます。

小学校に通う平日は、栄養バランスが配慮された給食があるので、必要な栄養素はとれています。

ただし、夏休みや冬休みなどの長期休暇の間には、家庭での食事内容によって差が出てきます。給食は1年のうち半分程度なので、家庭でも主食、主菜、副菜をそろえて栄養バランスのとれた食事を心がけてください。

最近は、小学校低学年の頃から生活リズムの乱れが問題になっています。前日に夜更かしをして、朝が起きられなかったり、朝食を抜いたり、菓子類やファストフードを夕食がわりに食べたりといった問題が増えつつあります。

からだをつくり始めるこの時期には、食事内容はもちろんのこと、1日3食を規則正しく食べるといった適切な食習慣を送るようにしましょう。

●6～7歳　男性

栄養素	推奨量	目安量	目標量	上限量
たんぱく質(g)	35	—	—	—
脂質(%)	—	—	20以上30未満	—
炭水化物(%)	—	—	—	—
ビタミンA(μgRE)	400	—	—	1,000
ビタミンD(μg)	—	3	—	30
ビタミンE(mg)	—	7	—	300
ビタミンK(μg)	—	40	—	—
ビタミンB_1(mg)	0.9	—	—	—
ビタミンB_2(mg)	1.0	—	—	—
ナイアシン(mgNE)	10	—	—	—
ビタミンB_6(mg)	0.8	—	—	—
ビタミンB_{12}(μg)	1.4	—	—	—
葉酸《ようさん》(μg)	140	—	—	—
パントテン酸(mg)	—	6	—	—
ビオチン(μg)	—	30	—	—
ビタミンC(mg)	60	—	—	—
ナトリウム(g)	—	—	6未満(食塩相当量)	—
カリウム(mg)	—	1,100	—	—
カルシウム(mg)	—	600	600	—
マグネシウム(mg)	140	—	—	—
リン(mg)	—	1,000	—	—
鉄(mg)	6.5	—	—	30
亜鉛《あえん》(mg)	6	—	—	—
銅(mg)	0.4	—	—	—
マンガン(mg)	—	2.0	—	—
クロム(μg)	—	—	—	—
モリブデン(μg)	—	—	—	—
セレン(μg)	15	—	—	150
ヨウ素(μg)	80	—	—	—
食物繊維(g)	—	—	—	—

＊脂質の目標量は総エネルギーに占める総脂質の割合（脂肪エネルギー比率）

●6～7歳　女性

栄養素	推奨量	目安量	目標量	上限量
たんぱく質(g)	30	—	—	—
脂質(%)	—	—	20以上30未満	—
炭水化物(%)	—	—	—	—
ビタミンA(μgRE)	350	—	—	1,000
ビタミンD(μg)	—	3	—	30
ビタミンE(mg)	—	6	—	300
ビタミンK(μg)	—	35	—	—
ビタミンB_1(mg)	0.8	—	—	—
ビタミンB_2(mg)	0.9	—	—	—
ナイアシン(mgNE)	9	—	—	—
ビタミンB_6(mg)	0.7	—	—	—
ビタミンB_{12}(μg)	1.4	—	—	—
葉酸《ようさん》(μg)	140	—	—	—
パントテン酸(mg)	—	5	—	—
ビオチン(μg)	—	30	—	—
ビタミンC(mg)	60	—	—	—
ナトリウム(g)	—	—	6未満(食塩相当量)	—
カリウム(mg)	—	1,000	—	—
カルシウム(mg)	—	650	600	—
マグネシウム(mg)	130	—	—	—
リン(mg)	—	900	—	—
鉄(mg)	6.0	—	—	30
亜鉛《あえん》(mg)	6	—	—	—
銅(mg)	0.4	—	—	—
マンガン(mg)	—	2.0	—	—
クロム(μg)	—	—	—	—
モリブデン(μg)	—	—	—	—
セレン(μg)	15	—	—	150
ヨウ素(μg)	80	—	—	—
食物繊維(g)	—	—	—	—

＊脂質の目標量は総エネルギーに占める総脂質の割合（脂肪エネルギー比率）

ワンポイントアドバイス　生活の乱れに注意して、1日3食を規則正しく食べる習慣をつける

けじめのない食習慣や肉類中心の食事、エネルギーの過剰摂取による肥満に注意しましょう

年代別に見る1日に必要な栄養素 8～11歳（男性）

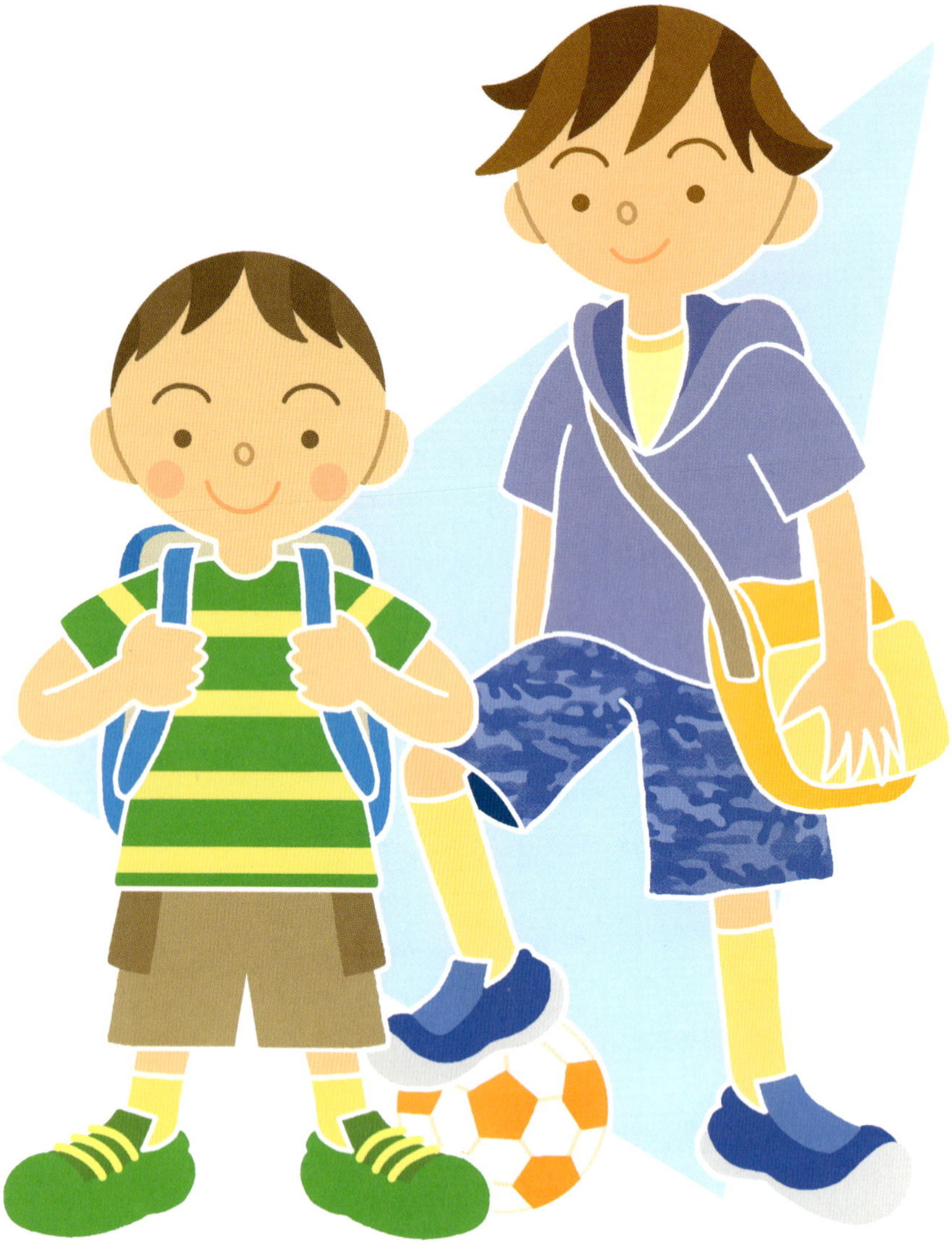

推定エネルギー必要量（ふつう）

8～9歳	**1,950** kcal
10～11歳	**2,300** kcal

小学校中高学年は身長・体重の成長が著しい

小学校中高学年になると、筋肉が発達してきて運動能力が高くなります。

この頃になると、必要となる栄養素は成人とほぼ同じか、上回る量が必要になります。

最近は**エネルギーの過剰摂取による肥満児が増加**しているので、おやつのだらだら食いなどのけじめのない食習慣、肉類中心の献立や揚げ物など脂質の多い食事を避け、エネルギーの過剰摂取に注意する必要があります。

学校の健診などでは、高脂血症《こうしけっしょう》など、**生活習慣病**のリスクを持つ児童が年々増える傾向にあり、問題視されています。

ほかにも、夜型生活の影響で、朝食を抜いている児童も増加傾向にあります。

子どもの食に対する関心を高めるためには、家庭での食事はもちろんですが、田んぼや畑、牧場などの生産現場での体験を通じて、ものをつくる喜びや感謝の気持ち、命を大切にする気持ちをはぐくむことが大切です。

●8～9歳

栄養素	推奨量	目安量	目標量	上限量
たんぱく質(g)	40	—	—	—
脂質(%)	—	—	20以上30未満	—
炭水化物(%)	—	—	—	—
ビタミンA(μgRE)	450	—	—	1,250
ビタミンD(μg)	—	4	—	30
ビタミンE(mg)	—	8	—	400
ビタミンK(μg)	—	45	—	—
ビタミンB_1(mg)	1.1	—	—	—
ビタミンB_2(mg)	1.2	—	—	—
ナイアシン(mgNE)	11	—	—	—
ビタミンB_6(mg)	0.9	—	—	—
ビタミンB_{12}(μg)	1.6	—	—	—
葉酸《ようさん》(μg)	160	—	—	—
パントテン酸(mg)	—	6	—	—
ビオチン(μg)	—	35	—	—
ビタミンC(mg)	70	—	—	—
ナトリウム(g)	—	—	7未満(食塩相当量)	—
カリウム(mg)	—	1,200	—	—
カルシウム(mg)	—	700	700	—
マグネシウム(mg)	170	—	—	—
リン(mg)	—	1,100	—	—
鉄(mg)	9.0	—	—	35
亜鉛《あえん》(mg)	7	—	—	—
銅(mg)	0.5	—	—	—
マンガン(mg)	—	2.5	—	—
クロム(μg)	—	—	—	—
モリブデン(μg)	—	—	—	—
セレン(μg)	15	—	—	200
ヨウ素(μg)	100	—	—	—
食物繊維(g)	—	—	—	—

＊脂質の目標量は総エネルギーに占める総脂質の割合（脂肪エネルギー比率）

●10～11歳

栄養素	推奨量	目安量	目標量	上限量
たんぱく質(g)	50	—	—	—
脂質(%)	—	—	20以上30未満	—
炭水化物(%)	—	—	—	—
ビタミンA(μgRE)	550	—	—	1,550
ビタミンD(μg)	—	4	—	40
ビタミンE(mg)	—	10	—	500
ビタミンK(μg)	—	55	—	—
ビタミンB_1(mg)	1.2	—	—	—
ビタミンB_2(mg)	1.4	—	—	—
ナイアシン(mgNE)	13	—	—	—
ビタミンB_6(mg)	1.2	—	—	—
ビタミンB_{12}(μg)	2.0	—	—	—
葉酸《ようさん》(μg)	200	—	—	—
パントテン酸(mg)	—	6	—	—
ビオチン(μg)	—	40	—	—
ビタミンC(mg)	80	—	—	—
ナトリウム(g)	—	—	9未満(食塩相当量)	—
カリウム(mg)	—	1,500	—	—
カルシウム(mg)	—	950	800	—
マグネシウム(mg)	210	—	—	—
リン(mg)	—	1,150	—	—
鉄(mg)	10.0	—	—	35
亜鉛《あえん》(mg)	8	—	—	—
銅(mg)	0.6	—	—	—
マンガン(mg)	—	3.0	—	—
クロム(μg)	—	—	—	—
モリブデン(μg)	—	—	—	—
セレン(μg)	20	—	—	250
ヨウ素(μg)	120	—	—	—
食物繊維(g)	—	—	—	—

＊脂質の目標量は総エネルギーに占める総脂質の割合（脂肪エネルギー比率）

ワンポイントアドバイス エネルギーのとりすぎや朝食抜きの食生活にならないように気をつける

年代別に見る1日に必要な栄養素
8～11歳（女性）

女性らしいからだとなっていく時期です
適切な食事をとって発育を促しましょう

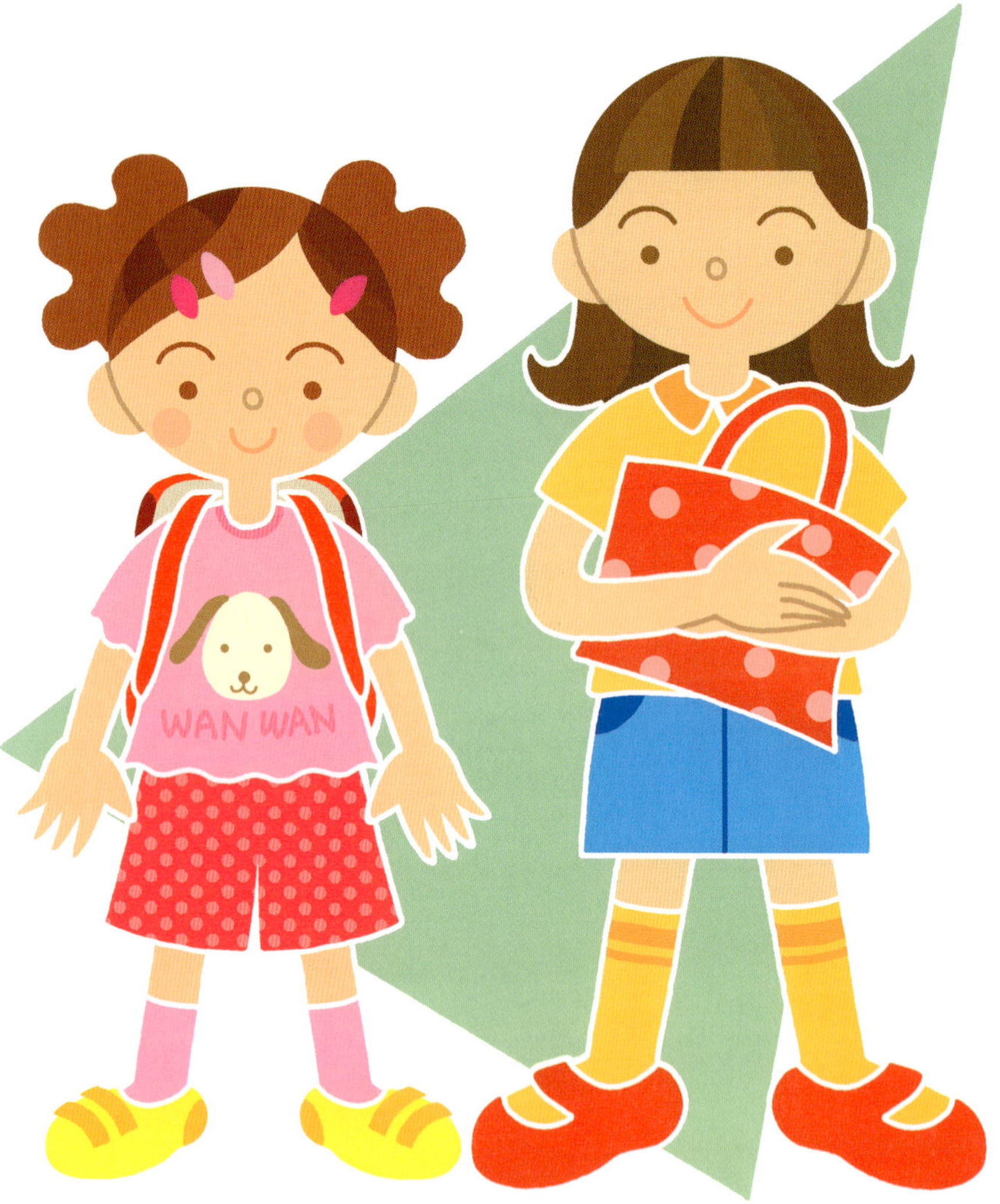

推定エネルギー必要量（ふつう）

8～9歳	**1,800** kcal
10～11歳	**2,150** kcal

女性ホルモンが分泌され始め女性らしいからだつきに

女性にとってこの時期は**初潮**を迎え、からだつきが変化してくる頃です。

7～8歳頃になると、女の子は女性ホルモンが卵巣から分泌されるようになります。女性ホルモンの働きで、乳房が丸みをおび、皮下脂肪がついて女性らしいからだつきになり始め、性器の発達や骨盤の発育が促されます。

分泌される**女性ホルモン**の量が、一定以上になると月経が発生します。初潮を迎えてしばらくは周期が不順ですが、3～5年かけて排卵のある規則的な月経になります。毎月の月経で血液が失われると鉄不足に陥り、鉄欠乏性貧血になることもあります。たんぱく質や鉄、葉酸《ようさん》など、赤血球をつくるのに欠かせない栄養素をしっかりとるようにしましょう。

最近、小学生のうちからダイエットに関心を持つ女の子が増え、低体重の子どもが増加しています。成長期のダイエットは、**骨密度《こつみつど》の低下**などの弊害をもたらすので注意しましょう。

●8～9歳

栄養素	推奨量	目安量	目標量	上限量
たんぱく質(g)	40	—	—	—
脂質(%)	—	—	20以上30未満	—
炭水化物(%)	—	—	—	—
ビタミンA(μgRE)	400	—	—	1,250
ビタミンD(μg)	—	4	—	30
ビタミンE(mg)	—	7	—	300
ビタミンK(μg)	—	45	—	—
ビタミンB1(mg)	1.0	—	—	—
ビタミンB2(mg)	1.1	—	—	—
ナイアシン(mgNE)	10	—	—	—
ビタミンB6(mg)	0.9	—	—	—
ビタミンB12(μg)	1.6	—	—	—
葉酸《ようさん》(μg)	160	—	—	—
パントテン酸(mg)	—	5	—	—
ビオチン(μg)	—	35	—	—
ビタミンC(mg)	70	—	—	—
ナトリウム(g)	—	—	7未満(食塩相当量)	—
カリウム(mg)	—	1,200	—	—
カルシウム(mg)	—	800	700	—
マグネシウム(mg)	160	—	—	—
リン(mg)	—	1,000	—	—
鉄(mg)	8.5	—	—	35
亜鉛《あえん》(mg)	6	—	—	—
銅(mg)	0.5	—	—	—
マンガン(mg)	—	2.5	—	—
クロム(μg)	—	—	—	—
モリブデン(μg)	—	—	—	—
セレン(μg)	15	—	—	200
ヨウ素(μg)	100	—	—	—
食物繊維(g)	—	—	—	—

＊脂質の目標量は総エネルギーに占める総脂質の割合（脂肪エネルギー比率）

●10～11歳

栄養素	推奨量	目安量	目標量	上限量
たんぱく質(g)	50	—	—	—
脂質(%)	—	—	20以上30未満	—
炭水化物(%)	—	—	—	—
ビタミンA(μgRE)	500	—	—	1,550
ビタミンD(μg)	—	4	—	40
ビタミンE(mg)	—	7	—	500
ビタミンK(μg)	—	55	—	—
ビタミンB1(mg)	1.2	—	—	—
ビタミンB2(mg)	1.3	—	—	—
ナイアシン(mgNE)	12	—	—	—
ビタミンB6(mg)	1.2	—	—	—
ビタミンB12(μg)	2.0	—	—	—
葉酸《ようさん》(μg)	200	—	—	—
パントテン酸(mg)	—	6	—	—
ビオチン(μg)	—	40	—	—
ビタミンC(mg)	80	—	—	—
ナトリウム(g)	—	—	8未満(食塩相当量)	—
カリウム(mg)	—	1,400	—	—
カルシウム(mg)	—	950	800	—
マグネシウム(mg)	210	—	—	—
リン(mg)	—	1,050	—	—
鉄(mg)	13.0(9.0)	—	—	35
亜鉛《あえん》(mg)	7	—	—	—
銅(mg)	0.6	—	—	—
マンガン(mg)	—	3.0	—	—
クロム(μg)	—	—	—	—
モリブデン(μg)	—	—	—	—
セレン(μg)	20	—	—	250
ヨウ素(μg)	120	—	—	—
食物繊維(g)	—	—	—	—

＊脂質の目標量は総エネルギーに占める総脂質の割合（脂肪エネルギー比率）
＊鉄の推奨量の(　)内は月経なしの場合

ワンポイントアドバイス 鉄をしっかりとって鉄欠乏性貧血を予防し、ダイエットの弊害にも注意する

からだがぐんぐん成長する時期です
エネルギーとたんぱく質をしっかりとりましょう

年代別に見る1日に必要な栄養素 12～17歳（男性）

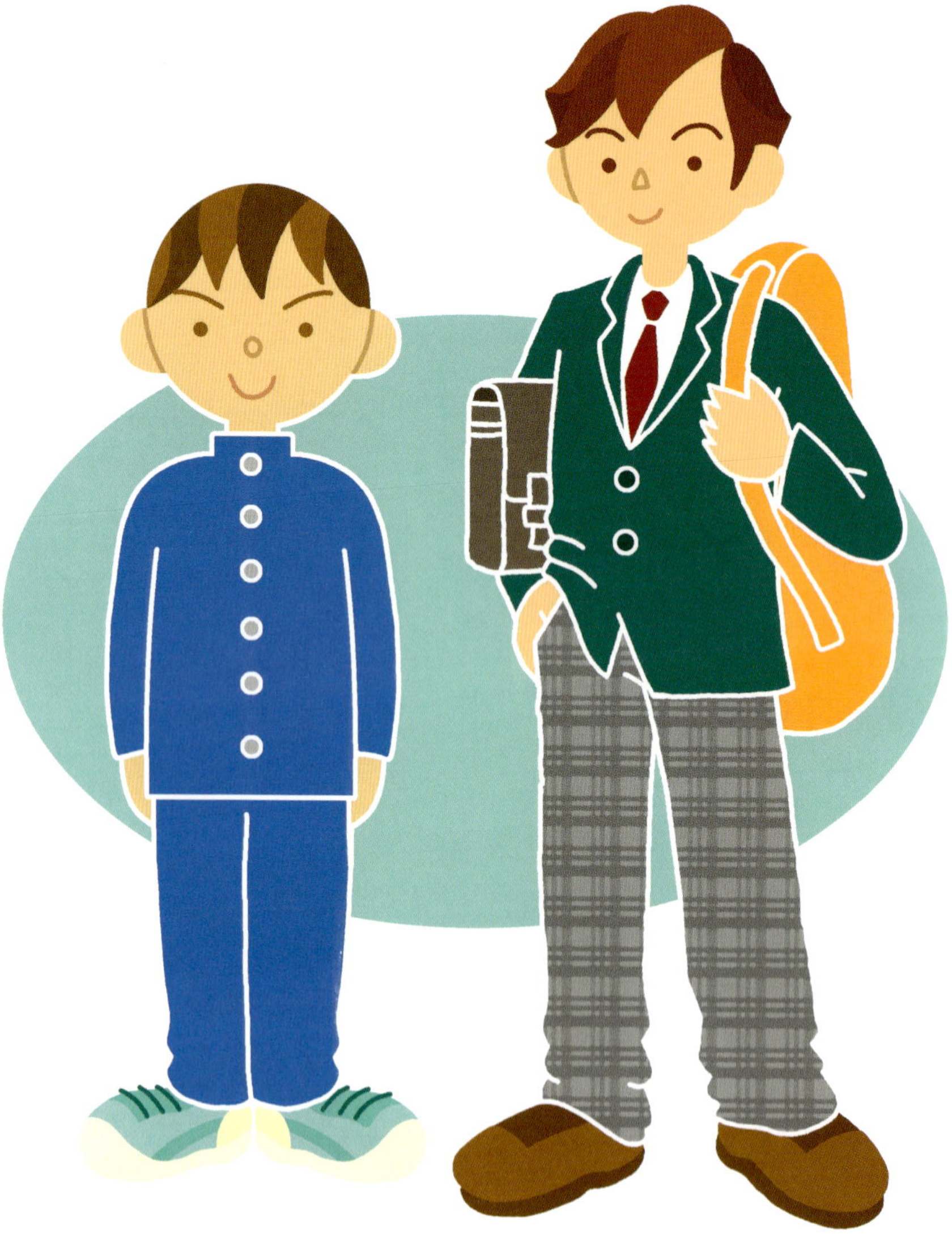

推定エネルギー必要量（ふつう）

12～14歳	2,650kcal
15～17歳	2,750kcal

男性ホルモンが分泌され大人に近づいていく

「第《だい》二《に》次《じ》性《せい》徴《ちょう》期《き》」を迎えますが、声がわりや骨格の成長程度で、女性の月経のような劇的な変化はありません。この時期に大切なことは、エネルギーとたんぱく質をしっかりとり、筋肉を成長させることです。また、カルシウムやマグネシウムなどのミネラルも不足しないようにして、**丈夫な骨格**をつくりましょう。

食欲旺盛で新陳代謝の激しい時期なので、食事は3回きちんととって、からだをよく動かし、心身の健全な発達を目指しましょう。朝食抜きやけじめのない食べ方、夜遅い食事などは、栄養バランスだけでなく、自律神経のバランスを乱し、精神的な不安定さにつながります。

とくに、**朝食**を抜くと、必要な栄養素がとりにくかったり、低体温が続いて心身が活性化しないために、集中力も低下します。朝食をしっかりとり、夕食は早めにすませる、早寝早起きの習慣を身につけましょう。質のよい眠りは、筋肉や骨づくりにも欠かせません。

●12～14歳

栄養素	推奨量	目安量	目標量	上限量
たんぱく質(g)	60	—	—	—
脂質(%)	—	—	20以上30未満	—
炭水化物(%)	—	—	—	—
ビタミンA(μgRE)	700	—	—	2,220
ビタミンD(μg)	—	4	—	50
ビタミンE(mg)	—	10	—	600
ビタミンK(μg)	—	70	—	—
ビタミンB_1(mg)	1.4	—	—	—
ビタミンB_2(mg)	1.6	—	—	—
ナイアシン(mgNE)	15	—	—	—
ビタミンB_6(mg)	1.4	—	—	—
ビタミンB_{12}(μg)	2.4	—	—	—
葉酸《ようさん》(μg)	240	—	—	—
パントテン酸(mg)	—	7	—	—
ビオチン(μg)	—	45	—	—
ビタミンC(mg)	100	—	—	—
ナトリウム(g)	—	—	10未満(食塩相当量)	—
カリウム(mg)	—	1,900	—	—
カルシウム(mg)	—	1,000	900	—
マグネシウム(mg)	300	—	—	—
リン(mg)	—	1,350	—	—
鉄(mg)	11.5	—	—	50
亜鉛《あえん》(mg)	9	—	—	—
銅(mg)	0.8	—	—	—
マンガン(mg)	—	4.0	—	—
クロム(μg)	—	—	—	—
モリブデン(μg)	—	—	—	—
セレン(μg)	25	—	—	350
ヨウ素(μg)	140	—	—	—
食物繊維(g)	—	—	—	—

＊脂質の目標量は総エネルギーに占める総脂質の割合（脂肪エネルギー比率）

●15～17歳

栄養素	推奨量	目安量	目標量	上限量
たんぱく質(g)	65	—	—	—
脂質(%)	—	—	20以上30未満	—
炭水化物(%)	—	—	—	—
ビタミンA(μgRE)	700	—	—	2,550
ビタミンD(μg)	—	5	—	50
ビタミンE(mg)	—	10	—	700
ビタミンK(μg)	—	80	—	—
ビタミンB_1(mg)	1.5	—	—	—
ビタミンB_2(mg)	1.7	—	—	—
ナイアシン(mgNE)	16	—	—	—
ビタミンB_6(mg)	1.5	—	—	—
ビタミンB_{12}(μg)	2.4	—	—	—
葉酸《ようさん》(μg)	240	—	—	—
パントテン酸(mg)	—	7	—	—
ビオチン(μg)	—	45	—	—
ビタミンC(mg)	100	—	—	—
ナトリウム(g)	—	—	10未満(食塩相当量)	—
カリウム(mg)	—	2,200	—	—
カルシウム(mg)	—	1,100	850	—
マグネシウム(mg)	350	—	—	—
リン(mg)	—	1,250	—	—
鉄(mg)	10.5	—	—	45
亜鉛《あえん》(mg)	10	—	—	—
銅(mg)	0.9	—	—	—
マンガン(mg)	—	4.0	—	—
クロム(μg)	—	—	—	—
モリブデン(μg)	—	—	—	—
セレン(μg)	30	—	—	400
ヨウ素(μg)	140	—	—	—
食物繊維(g)	—	—	—	—

＊脂質の目標量は総エネルギーに占める総脂質の割合（脂肪エネルギー比率）

ワンポイントアドバイス 朝食をしっかりとって夕食は早めに。早寝早起きの習慣を大切に

年代別に見る1日に必要な栄養素 12～17歳（女性）

極端なダイエットを行いがちな年頃です
健康を害することもあるので注意しましょう

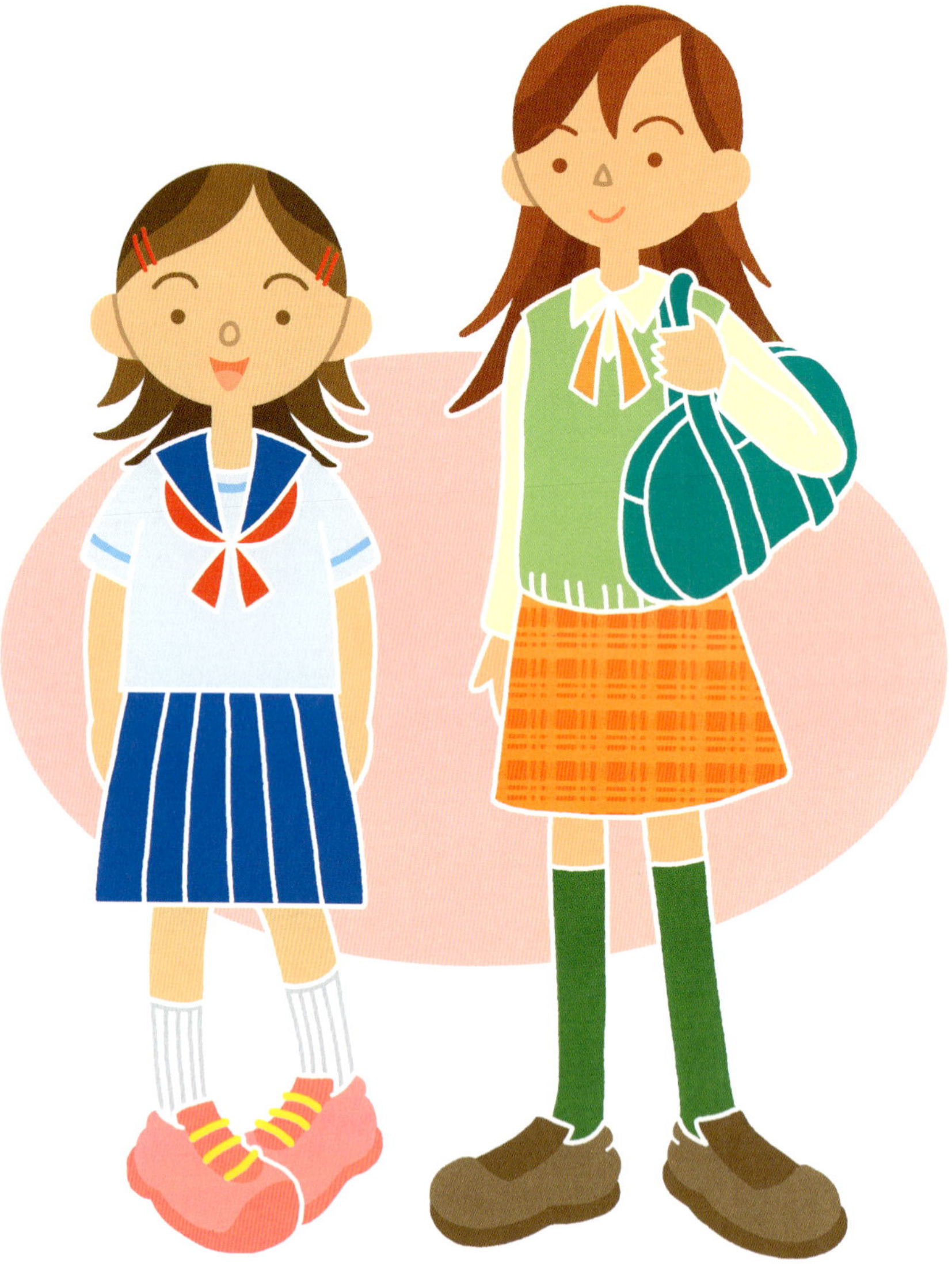

推定エネルギー必要量（ふつう）

12～14歳	2,300 kcal
15～17歳	2,200 kcal

カルシウムの摂取を心がけやせすぎに注意する

思春期を迎えるこの時期は、肥満に対して過度に反応してしまう女性が多いようです。

しかし、やせすぎていたり、極端なダイエットで栄養バランスが乱れていると、月経が不規則になったり、排卵が止まってしまうこともあります。

なかには、食べる量が極端に少なくなる**「拒食症《きょしょくしょう》」**や、たくさん食べたあとに吐いてしまう**「過食症」**といった、摂食障害に陥ってしまうケースもあるので危険です。

女性は、新しい生命を育む役割を担《にな》っています。将来に備えて健康的なからだづくりを心がけましょう。

また、**カルシウム**の摂取も忘れないようにしてください。女性の骨量は10～30歳代にもっとも多くなり、閉経《へいけい》を迎えると急激に減少します。この時期にしっかりカルシウムをとって、骨密度《こつみつど》を高めておきましょう。

●12～14歳

栄養素	推奨量	目安量	目標量	上限量
たんぱく質(g)	55	―	―	―
脂質(%)	―	―	20以上30未満	―
炭水化物(%)	―	―	―	―
ビタミンA(μgRE)	550	―	―	2,220
ビタミンD(μg)	―	4	―	50
ビタミンE(mg)	―	8	―	600
ビタミンK(μg)	―	65	―	―
ビタミンB_1(mg)	1.2	―	―	―
ビタミンB_2(mg)	1.4	―	―	―
ナイアシン(mgNE)	13	―	―	―
ビタミンB_6(mg)	1.3	―	―	―
ビタミンB_{12}(μg)	2.4	―	―	―
葉酸《ようさん》(μg)	240	―	―	―
パントテン酸(mg)	―	6	―	―
ビオチン(μg)	―	45	―	―
ビタミンC(mg)	100	―	―	―
ナトリウム(g)	―	―	8未満(食塩相当量)	―
カリウム(mg)	―	1,700	―	―
カルシウム(mg)	―	850	750	―
マグネシウム(mg)	270	―	―	―
リン(mg)	―	1,100	―	―
鉄(mg)	13.5(9.0)	―	―	45
亜鉛《あえん》(mg)	7	―	―	―
銅(mg)	0.7	―	―	―
マンガン(mg)	―	3.5	―	―
クロム(μg)	―	―	―	―
モリブデン(μg)	―	―	―	―
セレン(μg)	25	―	―	300
ヨウ素(μg)	140	―	―	―
食物繊維(g)	―	―	―	―

＊脂質の目標量は総エネルギーに占める総脂質の割合（脂肪エネルギー比率）
＊鉄の推奨量の（　）内は月経なしの場合

●15～17歳

栄養素	推奨量	目安量	目標量	上限量
たんぱく質(g)	50	―	―	―
脂質(%)	―	―	20以上30未満	―
炭水化物(%)	―	―	―	―
ビタミンA(μgRE)	600	―	―	2,550
ビタミンD(μg)	―	5	―	50
ビタミンE(mg)	―	9	―	600
ビタミンK(μg)	―	60	―	―
ビタミンB_1(mg)	1.2	―	―	―
ビタミンB_2(mg)	1.3	―	―	―
ナイアシン(mgNE)	13	―	―	―
ビタミンB_6(mg)	1.2	―	―	―
ビタミンB_{12}(μg)	2.4	―	―	―
葉酸《ようさん》(μg)	240	―	―	―
パントテン酸(mg)	―	5	―	―
ビオチン(μg)	―	45	―	―
ビタミンC(mg)	100	―	―	―
ナトリウム(g)	―	―	8未満(食塩相当量)	―
カリウム(mg)	―	1,600	―	―
カルシウム(mg)	―	850	650	―
マグネシウム(mg)	300	―	―	―
リン(mg)	―	1,000	―	―
鉄(mg)	11.0(7.5)	―	―	40
亜鉛《あえん》(mg)	7	―	―	―
銅(mg)	0.7	―	―	―
マンガン(mg)	―	3.5	―	―
クロム(μg)	―	―	―	―
モリブデン(μg)	―	―	―	―
セレン(μg)	25	―	―	350
ヨウ素(μg)	140	―	―	―
食物繊維(g)	―	―	―	―

＊脂質の目標量は総エネルギーに占める総脂質の割合（脂肪エネルギー比率）
＊鉄の推奨量の( )内は月経なしの場合

ワンポイントアドバイス 健康を損ねる極端なダイエットは避ける

年代別に見る1日に必要な栄養素 18～29歳

生活のリズムが乱れ始める時期です
適切な食事をとって、健康維持を心がけましょう

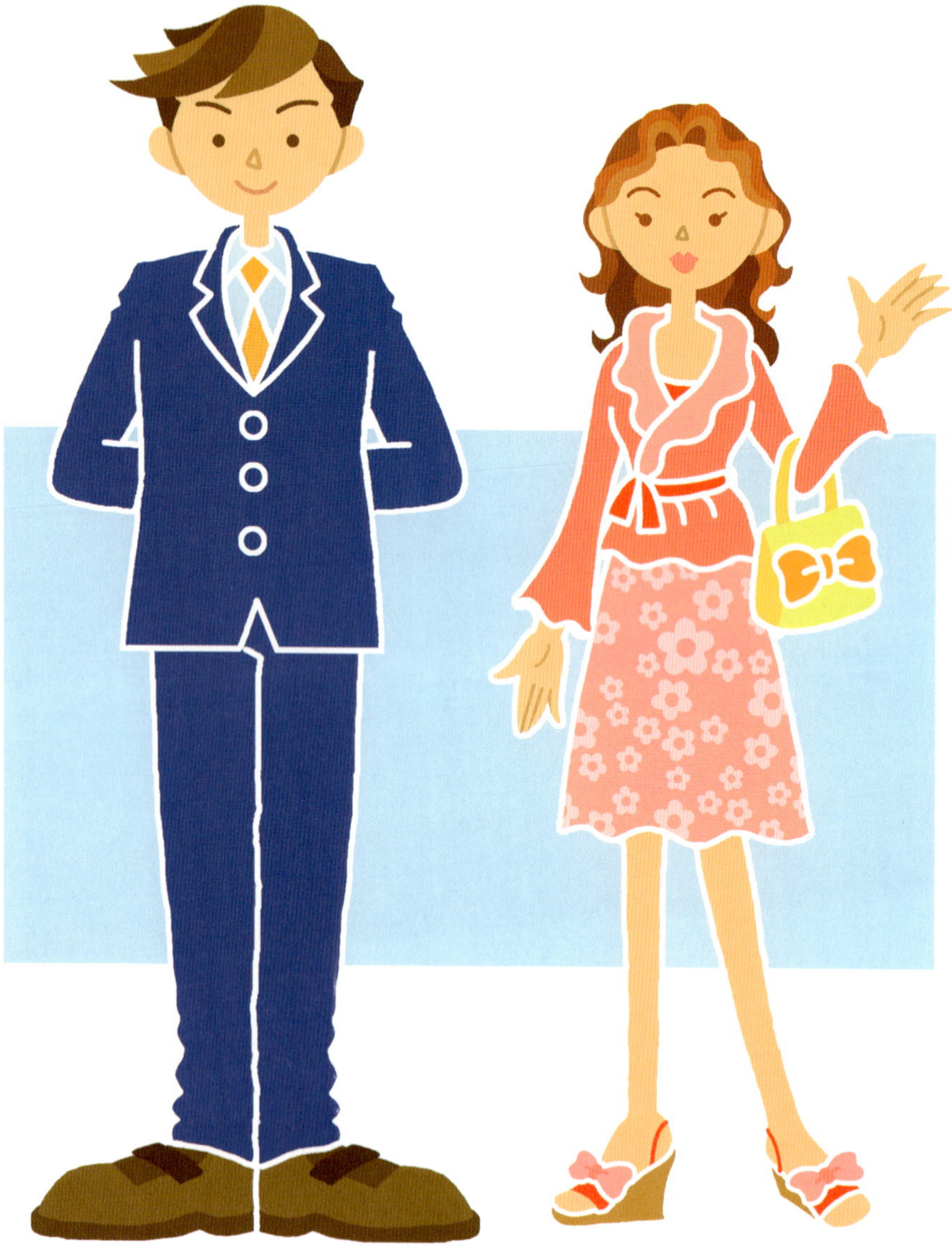

推定エネルギー必要量（ふつう）

男性	2,650 kcal
女性	2,050 kcal

大学生や社会人になると食生活が乱れ始める

大学に進学するなど、ひとり暮らしの人も増えてきます。

授業時間が一定でなくなり、友人と飲みに行く機会などが増え、生活のリズムが乱れやすくなります。このため、欠食や外食が増えるなど、食生活が乱れがちになります。

社会人になると、仕事に追われて食生活がおろそかになりがちです。夜遅くまで仕事をして、夕食を食べる時間が遅くなり、朝はぎりぎりまで寝ていて朝食を抜く人が多くなります。また、肉食中心で野菜や果物の摂取が不足したり、飲酒量が増えやすくなります。

このような食生活を続けていると、**生活習慣病**のリスクがどんどん高くなっていきます。

若い女性のなかには、美容やファッションにお金をかけたいために、食費を削る人もいます。しかし、健康でなければ美しさを保つことはできません。栄養バランスのとれた食事を心がけましょう。

●18～29歳　男性

栄養素	推奨量	目安量	目標量	上限量
たんぱく質(g)	60	―	20%未満	―
脂質(%)	―	―	20以上30未満	―
炭水化物(%)	―	―	50以上70未満	―
ビタミンA(μgRE)	750	―	―	3,000
ビタミンD(μg)	―	5	―	50
ビタミンE(mg)	―	9	―	800
ビタミンK(μg)	―	75	―	―
ビタミンB_1(mg)	1.4	―	―	―
ビタミンB_2(mg)	1.6	―	―	―
ナイアシン(mgNE)	15	―	―	300
ビタミンB_6(mg)	1.4	―	―	60
ビタミンB_{12}(μg)	2.4	―	―	―
葉酸《ようさん》(μg)	240	―	―	1,000
パントテン酸(mg)	―	6	―	―
ビオチン(μg)	―	45	―	―
ビタミンC(mg)	100	―	―	―
ナトリウム(g)	―	―	10未満(食塩相当量)	―
カリウム(mg)	―	2,000	―	―
カルシウム(mg)	―	900	650	2,300
マグネシウム(mg)	340	―	―	―
リン(mg)	―	1,050	―	3,500
鉄(mg)	7.5	―	―	50
亜鉛《あえん》(mg)	9	―	―	30
銅(mg)	0.8	―	―	10
マンガン(mg)	―	4.0	―	11
クロム(μg)	40	―	―	―
モリブデン(μg)	25	―	―	300
セレン(μg)	30	―	―	450
ヨウ素(μg)	150	―	―	3,000
食物繊維(g)	―	27	20	―

＊たんぱく質、脂質、炭水化物の目標量は総エネルギーに占める割合

●18～29歳　女性

栄養素	推奨量	目安量	目標量	上限量
たんぱく質(g)	50	―	20%未満	―
脂質(%)	―	―	20以上30未満	―
炭水化物(%)	―	―	50以上70未満	―
ビタミンA(μgRE)	600	―	―	3,000
ビタミンD(μg)	―	5	―	50
ビタミンE(mg)	―	8	―	600
ビタミンK(μg)	―	60	―	―
ビタミンB_1(mg)	1.1	―	―	―
ビタミンB_2(mg)	1.2	―	―	―
ナイアシン(mgNE)	12	―	―	300
ビタミンB_6(mg)	1.2	―	―	60
ビタミンB_{12}(μg)	2.4	―	―	―
葉酸《ようさん》(μg)	240	―	―	1,000
パントテン酸(mg)	―	5	―	―
ビオチン(μg)	―	45	―	―
ビタミンC(mg)	100	―	―	―
ナトリウム(g)	―	―	8未満(食塩相当量)	―
カリウム(mg)	―	1,600	―	―
カルシウム(mg)	―	700	600	2,300
マグネシウム(mg)	270	―	―	―
リン(mg)	―	900	―	3,500
鉄(mg)	10.5(6.5)	―	―	40
亜鉛《あえん》(mg)	7	―	―	30
銅(mg)	0.7	―	―	10
マンガン(mg)	―	3.5	―	11
クロム(μg)	30	―	―	―
モリブデン(μg)	20	―	―	240
セレン(μg)	25	―	―	350
ヨウ素(μg)	150	―	―	3,000
食物繊維(g)	―	21	17	―

＊たんぱく質、脂質、炭水化物の目標量は総エネルギーに占める割合
＊鉄の推奨量の（　）内は月経なしの場合

ワンポイントアドバイス　食生活が乱れ始める時期なので、より栄養バランスに気をつけたい

年代別に見る1日に必要な栄養素 30～49歳

生活習慣病が気になる年代です
ストレスや食習慣を見直してみましょう

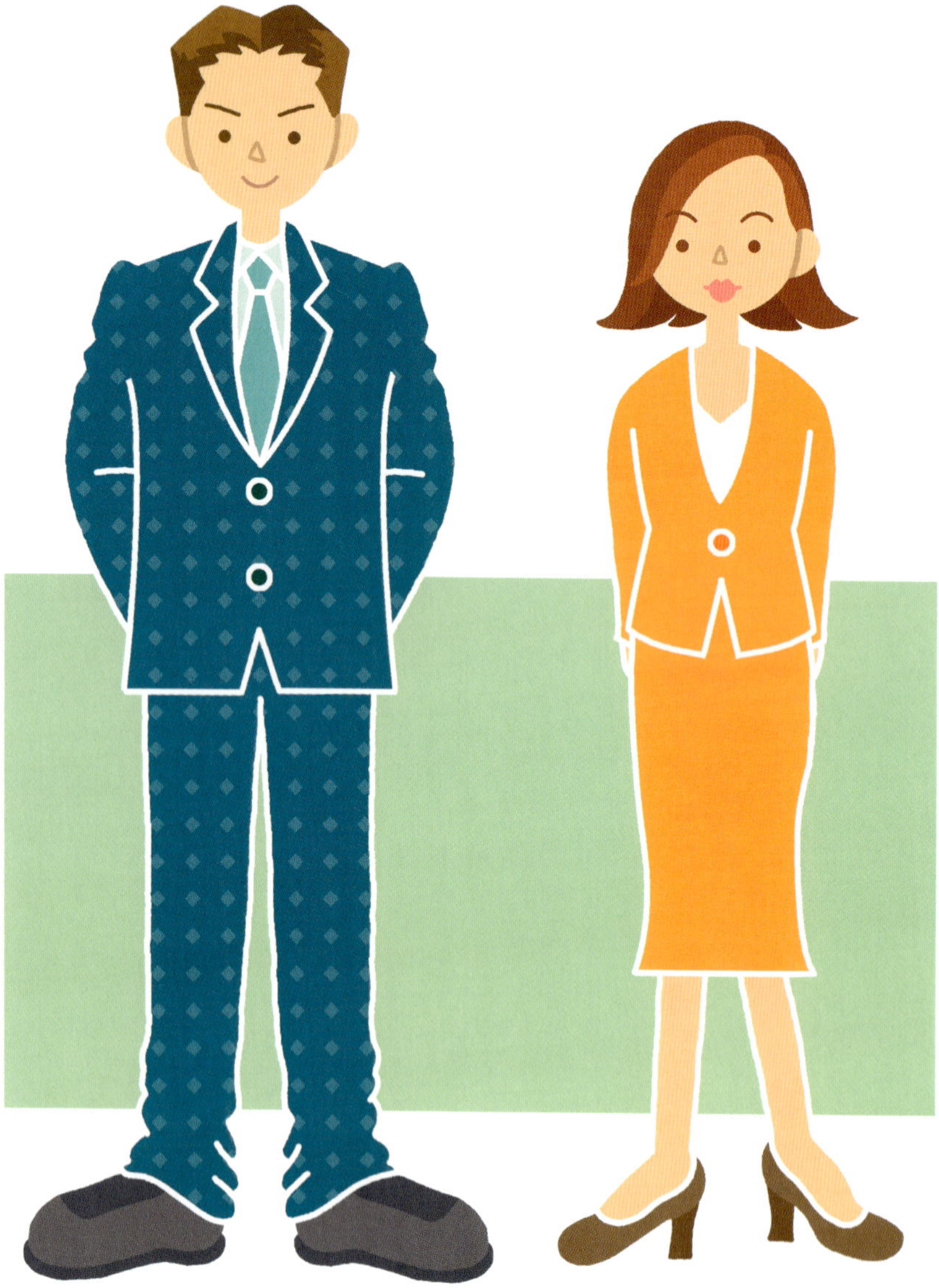

推定エネルギー必要量（ふつう）

男性　2,650 kcal
女性　2,000 kcal

生活習慣病の心配が出てくる年代

30歳代に入って基礎代謝量《きそたいしゃりょう》が減っても、それまでと同じような日常生活を送っていたのでは肥満を招きます。現状では男性の約3人に1人が肥満もしくは太りぎみです。仕事や家庭でのストレスが多い年代でもあり、心身ともに疲れやすくなっています。生活習慣病にはストレスも大きくかかわっているので、この世代の人は、健康状態のチェックと食生活の見直しが必要です。

40歳代の男性には、脳梗塞《のうこうそく》や心筋梗塞で突然倒れる人もいます。リスクを少しでも減らす努力をしましょう。脂肪や食塩の過剰摂取は肥満、高脂血症《こうしけっしょう》、糖尿病、高血圧などを招きやすいので気をつけましょう。ビタミンやミネラル、ファイトケミカル（166ページ参照）をとると、動脈硬化の予防につながります。

女性は、ホルモンバランスの乱れやダイエットなどが原因で、貧血ぎみの人が多くなる世代です。たんぱく質や鉄も不足しないようにしましょう。

●30〜49歳　男性

栄養素	推奨量	目安量	目標量	上限量
たんぱく質(g)	60	—	20%未満	—
脂質(%)	—	—	20以上25未満	—
炭水化物(%)	—	—	50以上70未満	—
ビタミンA(μgRE)	750	—	—	3,000
ビタミンD(μg)	—	5	—	50
ビタミンE(mg)	—	8	—	800
ビタミンK(μg)	—	75	—	—
ビタミンB_1(mg)	1.4	—	—	—
ビタミンB_2(mg)	1.6	—	—	—
ナイアシン(mgNE)	15	—	—	300
ビタミンB_6(mg)	1.4	—	—	60
ビタミンB_{12}(μg)	2.4	—	—	—
葉酸《ようさん》(μg)	240	—	—	1,000
パントテン酸(mg)	—	6	—	—
ビオチン(μg)	—	45	—	—
ビタミンC(mg)	100	—	—	—
ナトリウム(g)	—	—	10未満(食塩相当量)	—
カリウム(mg)	—	2,000	—	—
カルシウム(mg)	—	650	600	2,300
マグネシウム(mg)	370	—	—	—
リン(mg)	—	1,050	—	3,500
鉄(mg)	7.5	—	—	55
亜鉛《あえん》(mg)	9	—	—	30
銅(mg)	0.8	—	—	10
マンガン(mg)	—	4.0	—	11
クロム(μg)	40	—	—	—
モリブデン(μg)	25	—	—	320
セレン(μg)	35	—	—	450
ヨウ素(μg)	150	—	—	3,000
食物繊維(g)	—	26	20	—

＊たんぱく質、脂質、炭水化物の目標量は総エネルギーに占める割合

●30〜49歳　女性

栄養素	推奨量	目安量	目標量	上限量
たんぱく質(g)	50	—	20%未満	—
脂質(%)	—	—	20以上25未満	—
炭水化物(%)	—	—	50以上70未満	—
ビタミンA(μgRE)	600	—	—	3,000
ビタミンD(μg)	—	5	—	50
ビタミンE(mg)	—	8	—	700
ビタミンK(μg)	—	65	—	—
ビタミンB_1(mg)	1.1	—	—	—
ビタミンB_2(mg)	1.2	—	—	—
ナイアシン(mgNE)	12	—	—	300
ビタミンB_6(mg)	1.2	—	—	60
ビタミンB_{12}(μg)	2.4	—	—	—
葉酸《ようさん》(μg)	240	—	—	1,000
パントテン酸(mg)	—	5	—	—
ビオチン(μg)	—	45	—	—
ビタミンC(mg)	100	—	—	—
ナトリウム(g)	—	—	8未満(食塩相当量)	—
カリウム(mg)	—	1,600	—	—
カルシウム(mg)	—	600	600	2,300
マグネシウム(mg)	280	—	—	—
リン(mg)	—	900	—	3,500
鉄(mg)	10.5(6.5)	—	—	40
亜鉛《あえん》(mg)	7	—	—	30
銅(mg)	0.7	—	—	10
マンガン(mg)	—	3.5	—	11
クロム(μg)	30	—	—	—
モリブデン(μg)	20	—	—	250
セレン(μg)	25	—	—	350
ヨウ素(μg)	150	—	—	3,000
食物繊維(g)	—	20	17	—

＊たんぱく質、脂質、炭水化物の目標量は総エネルギーに占める割合
＊鉄の推奨量の（　）内は月経なしの場合

ワンポイントアドバイス　貧血ぎみの女性が多いので、たんぱく質や鉄の不足に気をつける

ホルモンバランスが乱れてくる年代です
ビタミンやミネラルが不足しないよう気をつけましょう

年代別に見る1日に必要な栄養素 50～69歳

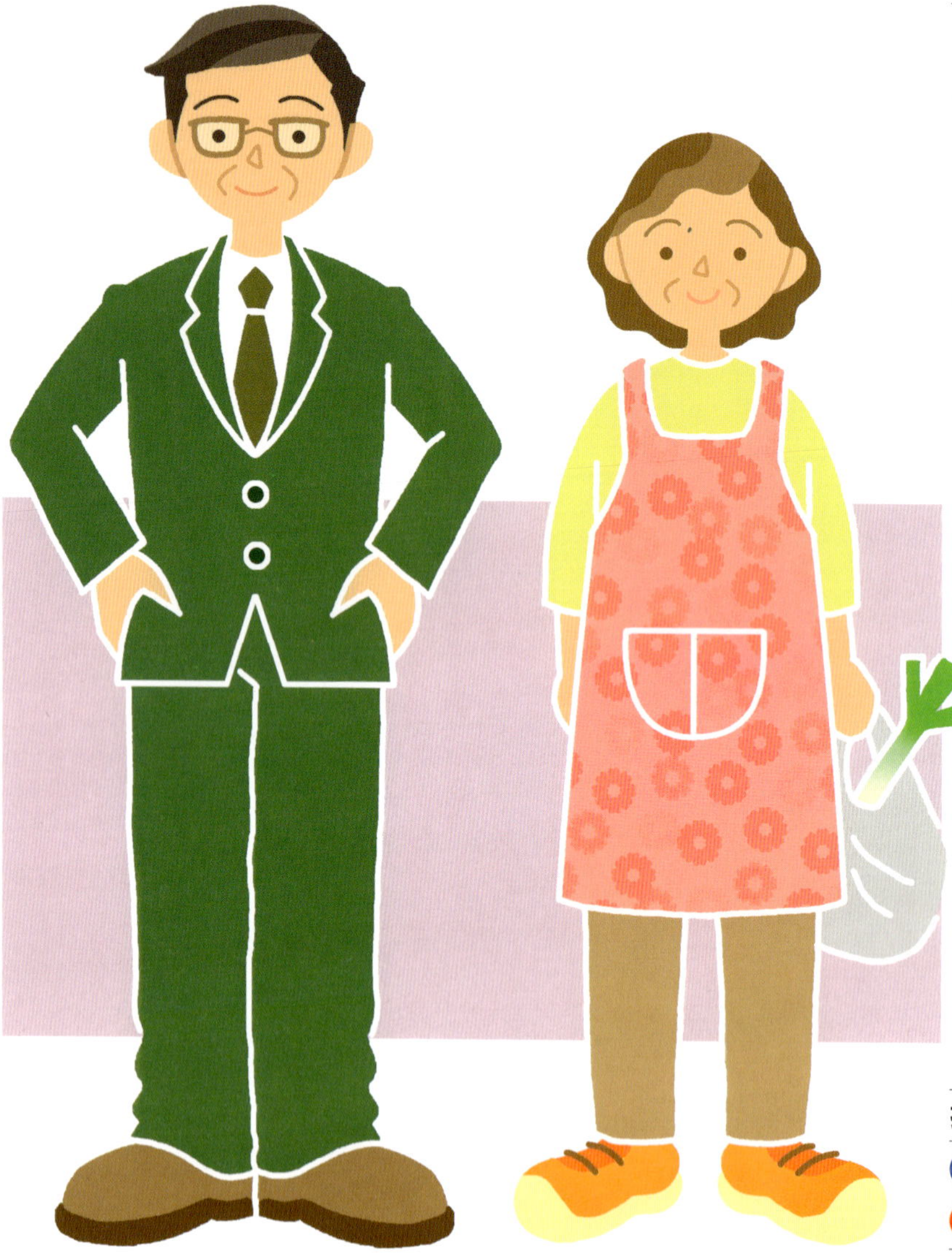

推定エネルギー必要量（ふつう）

男性 **2,400** kcal
女性 **1,950** kcal

ホルモンバランスの乱れや高血圧の心配が出てくる

閉経《へいけい》を迎えた年代の女性は、**更年期障害**に悩まされる人も多いようです。女性ホルモン（エストロゲン）の分泌量が減少して、憂うつ感やのぼせ、ひどい肩こり、疲労感などのさまざまな不定愁訴《ふていしゅうそ》が現れたり、骨粗しょう症や高脂血症《こうしけっしょう》を起こしやすくなります。カルシウムをしっかりとり、コレステロールを控えた食事を心がけましょう。また、基礎代謝量《きそたいしゃりょう》が低下するので、散歩をするなど、積極的にからだを動かしましょう。

更年期障害は男性にも現れます。加齢やストレスによって、ホルモンバランスが乱れ、疲れやすくなったり、憂うつ感を覚えるようです。これらの症状を改善するためには、ビタミンやミネラルの摂取が効果的です。また、ビタミン様物質（160ページ参照）、ファイトケミカル（166ページ参照）などを上手にとって、生活習慣病やがんの予防に努めましょう。楽しい老後を迎えるためには、この年代での健康維持が大切です。

●50～69歳　男性

栄養素	推奨量	目安量	目標量	上限量
たんぱく質(g)	60	—	20%未満	—
脂質(%)	—	—	20以上25未満	—
炭水化物(%)	—	—	50以上70未満	—
ビタミンA(μgRE)	700	—	—	3,000
ビタミンD(μg)	—	5	—	50
ビタミンE(mg)	—	9	—	800
ビタミンK(μg)	—	75	—	—
ビタミンB_1(mg)	1.3	—	—	—
ビタミンB_2(mg)	1.4	—	—	—
ナイアシン(mgNE)	14	—	—	300
ビタミンB_6(mg)	1.4	—	—	60
ビタミンB_{12}(μg)	2.4	—	—	—
葉酸《ようさん》(μg)	240	—	—	1,000
パントテン酸(mg)	—	6	—	—
ビオチン(μg)	—	45	—	—
ビタミンC(mg)	100	—	—	—
ナトリウム(g)	—	—	10未満(食塩相当量)	—
カリウム(mg)	—	2,000	—	—
カルシウム(mg)	—	700	600	2,300
マグネシウム(mg)	350	—	—	—
リン(mg)	—	1,050	—	3,500
鉄(mg)	7.5	—	—	50
亜鉛《あえん》(mg)	9	—	—	30
銅(mg)	0.8	—	—	10
マンガン(mg)	—	4.0	—	11
クロム(μg)	35	—	—	—
モリブデン(μg)	25	—	—	300
セレン(μg)	30	—	—	450
ヨウ素(μg)	150	—	—	3,000
食物繊維(g)	—	24	20	—

＊たんぱく質、脂質、炭水化物の目標量は総エネルギーに占める割合

●50～69歳　女性

栄養素	推奨量	目安量	目標量	上限量
たんぱく質(g)	50	—	20%未満	—
脂質(%)	—	—	20以上25未満	—
炭水化物(%)	—	—	50以上70未満	—
ビタミンA(μgRE)	600	—	—	3,000
ビタミンD(μg)	—	5	—	50
ビタミンE(mg)	—	8	—	700
ビタミンK(μg)	—	65	—	—
ビタミンB_1(mg)	1.0	—	—	—
ビタミンB_2(mg)	1.2	—	—	—
ナイアシン(mgNE)	11	—	—	300
ビタミンB_6(mg)	1.2	—	—	60
ビタミンB_{12}(μg)	2.4	—	—	—
葉酸《ようさん》(μg)	240	—	—	1,000
パントテン酸(mg)	—	5	—	—
ビオチン(μg)	—	45	—	—
ビタミンC(mg)	100	—	—	—
ナトリウム(g)	—	—	8未満(食塩相当量)	—
カリウム(mg)	—	1,600	—	—
カルシウム(mg)	—	700	600	2,300
マグネシウム(mg)	290	—	—	—
リン(mg)	—	900	—	3,500
鉄(mg)	10.5(6.5)	—	—	45
亜鉛《あえん》(mg)	7	—	—	30
銅(mg)	0.7	—	—	10
マンガン(mg)	—	3.5	—	11
クロム(μg)	30	—	—	—
モリブデン(μg)	20	—	—	250
セレン(μg)	25	—	—	350
ヨウ素(μg)	150	—	—	3,000
食物繊維(g)	—	19	18	—

＊たんぱく質、脂質、炭水化物の目標量は総エネルギーに占める割合
＊鉄の推奨量の(　)内は月経なしの場合

ワンポイントアドバイス　女性だけでなく男性にも現れる更年期障害を改善しよう

がんや生活習慣病、老化を予防するために
ビタミンやミネラル、ファイトケミカルを積極的にとりましょう

年代別に見る1日に必要な栄養素
70歳以上

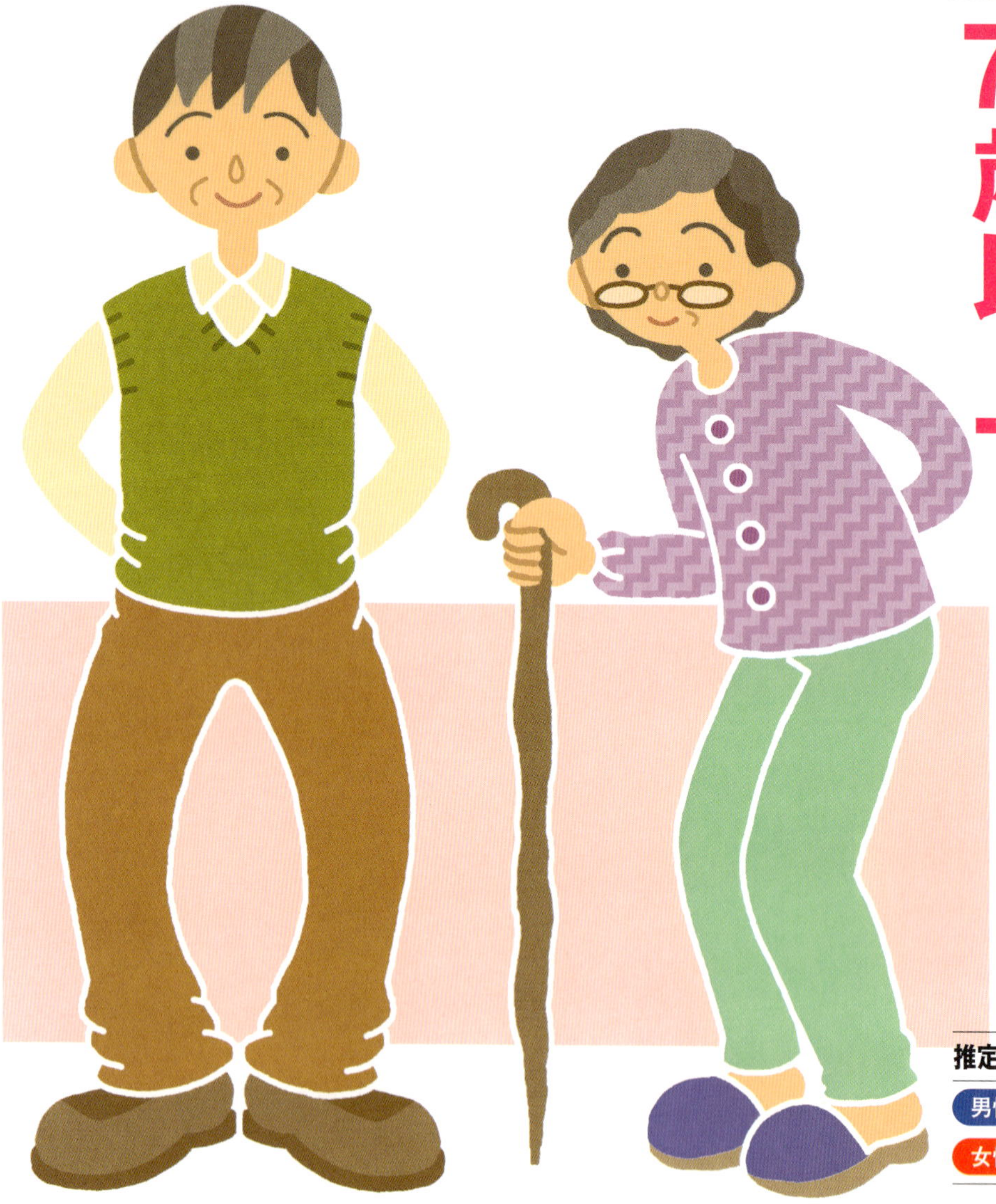

推定エネルギー必要量（ふつう）

男性 **1,850** kcal

女性 **1,550** kcal

加齢に伴う老化を抑制して「第2の人生」を楽しむ

加齢とともに全身の衰えが進みますが、その速度は人によって異なり、肉体の年齢は個人差が大きくなります。

肌のハリがなくなり、髪の毛が抜けるなど、外見上の変化はもちろんですが、骨量が減って骨折しやすくなったり、血管の弾力性が失われます。その結果、動脈硬化が進行して高血圧になる人、糖尿病が悪化する人も増えていきます。

高齢者のなかには、消化機能の低下から食欲不振になり、食事量が減ったり、食事づくりの面倒さから低栄養に陥る人もいます。年をとるとエネルギー必要量は少なくなりますが、たんぱく質やビタミン、ミネラルの必要量はさほどかわりません。歯が悪くかみにくい人も増えるので、調理法にも工夫が必要です。

がんをはじめとする生活習慣病や、老化の予防のために、活性酸素を消去する働きのあるビタミンやミネラル、ファイトケミカル（166ページ参照）なども しっかりとりたいものです。

●70歳以上　男性

栄養素	推奨量	目安量	目標量	上限量
たんぱく質(g)	60	―	25%未満	―
脂質(%)	―	―	15以上25未満	―
炭水化物(%)	―	―	50以上70未満	―
ビタミンA(μgRE)	650	―	―	3,000
ビタミンD(μg)	―	5	―	50
ビタミンE(mg)	―	7	―	700
ビタミンK(μg)	―	75	―	―
ビタミンB_1(mg)	1.0	―	―	―
ビタミンB_2(mg)	1.1	―	―	―
ナイアシン(mgNE)	11	―	―	300
ビタミンB_6(mg)	1.4	―	―	60
ビタミンB_{12}(μg)	2.4	―	―	―
葉酸《ようさん》(μg)	240	―	―	1,000
パントテン酸(mg)	―	6	―	―
ビオチン(μg)	―	45	―	―
ビタミンC(mg)	100	―	―	―
ナトリウム(g)	―	―	10未満(食塩相当量)	―
カリウム(mg)	―	2,000	―	―
カルシウム(mg)	―	750	600	2,300
マグネシウム(mg)	310	―	―	―
リン(mg)	―	1,000	―	3,500
鉄(mg)	6.5	―	―	45
亜鉛《あえん》(mg)	8	―	―	30
銅(mg)	0.8	―	―	10
マンガン(mg)	―	4.0	―	11
クロム(μg)	30	―	―	―
モリブデン(μg)	25	―	―	270
セレン(μg)	30	―	―	400
ヨウ素(μg)	150	―	―	3,000
食物繊維(g)	―	19	17	―

＊たんぱく質、脂質、炭水化物の目標量は総エネルギーに占める割合

●70歳以上　女性

栄養素	推奨量	目安量	目標量	上限量
たんぱく質(g)	50	―	25%未満	―
脂質(%)	―	―	15以上25未満	―
炭水化物(%)	―	―	50以上70未満	―
ビタミンA(μgRE)	550	―	―	3,000
ビタミンD(μg)	―	5	―	50
ビタミンE(mg)	―	7	―	600
ビタミンK(μg)	―	65	―	―
ビタミンB_1(mg)	0.8	―	―	―
ビタミンB_2(mg)	0.9	―	―	―
ナイアシン(mgNE)	9	―	―	300
ビタミンB_6(mg)	1.2	―	―	60
ビタミンB_{12}(μg)	2.4	―	―	―
葉酸《ようさん》(μg)	240	―	―	1,000
パントテン酸(mg)	―	5	―	―
ビオチン(μg)	―	45	―	―
ビタミンC(mg)	100	―	―	―
ナトリウム(g)	―	―	8未満(食塩相当量)	―
カリウム(mg)	―	1,600	―	―
カルシウム(mg)	―	650	550	2,300
マグネシウム(mg)	270	―	―	―
リン(mg)	―	900	―	3,500
鉄(mg)	6.0	―	―	40
亜鉛《あえん》(mg)	7	―	―	30
銅(mg)	0.7	―	―	10
マンガン(mg)	―	3.5	―	11
クロム(μg)	25	―	―	―
モリブデン(μg)	20	―	―	230
セレン(μg)	25	―	―	350
ヨウ素(μg)	150	―	―	3,000
食物繊維(g)	―	15	15	―

＊たんぱく質、脂質、炭水化物の目標量は総エネルギーに占める割合

ワンポイントアドバイス　必要な栄養素をしっかりとり、調理方法も工夫する

年代別に見る1日に必要な栄養素

妊婦（18〜49歳）

おなかの中で生命を育む大切な時期です
ただし、体重の増えすぎには注意しましょう

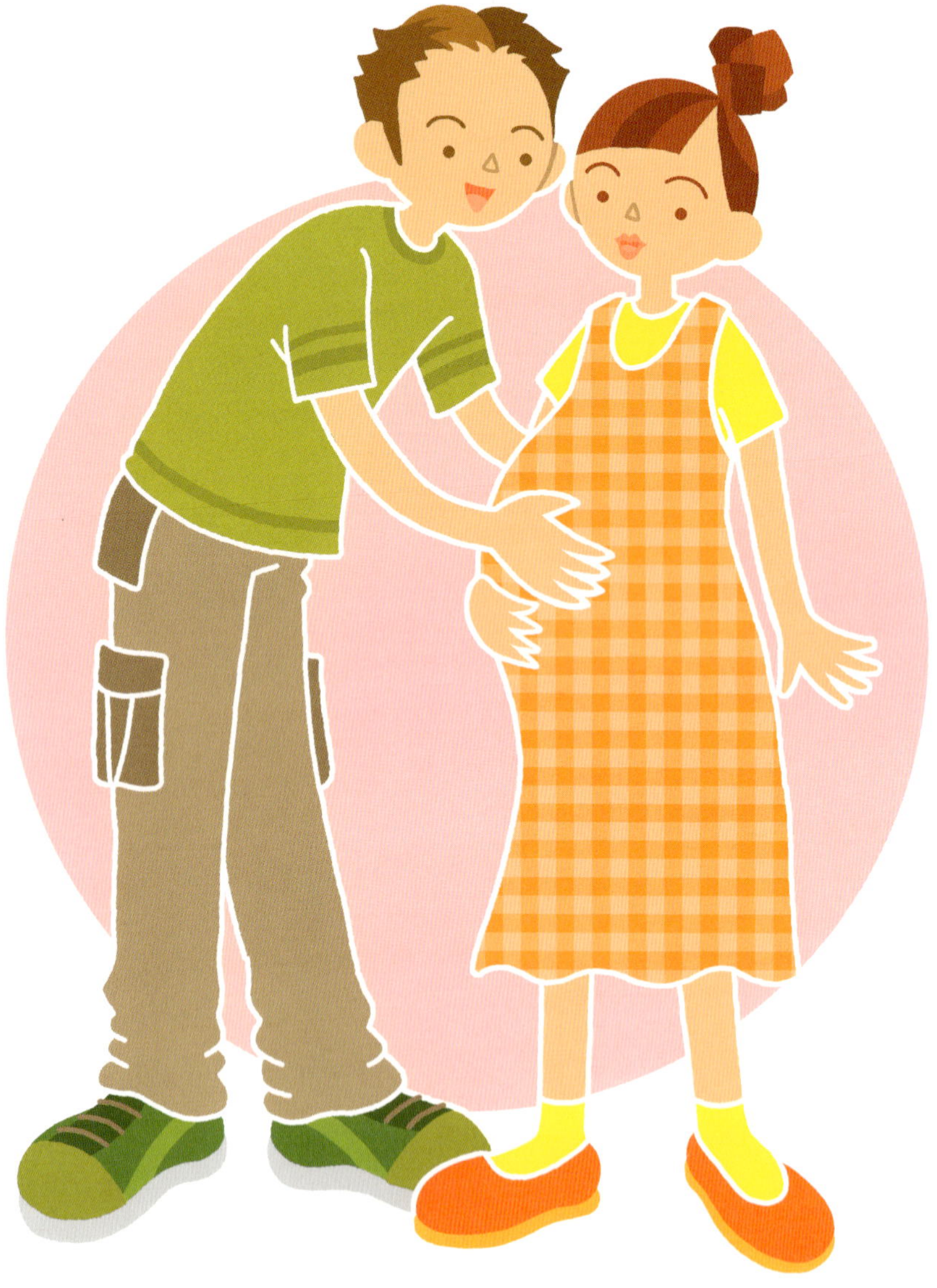

推定エネルギー必要量（ふつう）

18歳〜29歳	
初期	2,100kcal
中期	2,300kcal
後期	2,550kcal
30歳〜49歳	
初期	2,050kcal
中期	2,250kcal
後期	2,500kcal

胎児に栄養を与える大切な時期

妊娠していないときに比べて、妊娠初期には50kcal、中期には２５０kcal、後期には５００kcalをプラスして、胎児《たいじ》の発育のための栄養素をとります。

つわりに悩まされる人も少なくありません。空腹時ほど吐《は》き気《け》が強くなるので、日中はビスケットとミルクなどをとったり、起床時にすぐにとれるように、冷蔵庫に冷たいジュースやヨーグルトを用意しておくとよいでしょう。

妊娠中にとくにしっかりとりたい栄養素には、カルシウム、鉄、葉酸《ようさん》などがあります。貧血になりやすいので、注意が必要です。また、体重が増えすぎると**妊娠中毒症**や**妊娠糖尿病**などのリスクが高まるので、こまめに体重を測定し、母子手帳のグラフに記録しましょう。

妊娠中に喫煙していると、低体重児が生まれる傾向があり、流産や死産の確率も高いと言われています。また、アルコールは胎児に悪影響を与えるので、妊娠中の飲酒は避けましょう。

●18～29歳

栄養素		推奨量	目安量	目標量	上限量
たんぱく質(g)		60	—	20%未満	—
脂質(%)		—	—	20以上30未満	—
炭水化物(%)		—	—	50以上70未満	—
ビタミンA(μgRE)		670	—	—	3,000
ビタミンD(μg)		—	7.5	—	50
ビタミンE(mg)		—	8	—	600
ビタミンK(μg)		—	60	—	—
ビタミンB_1(mg)	初期	1.1	—	—	—
	中期	1.2	—	—	—
	後期	1.4	—	—	—
ビタミンB_2(μg)	初期	1.2	—	—	—
	中期	1.4	—	—	—
	後期	1.5	—	—	—
ナイアシン(mgNE)	初期	12	—	—	300
	中期	13	—	—	300
	後期	15	—	—	300
ビタミンB_6(mg)		2.0	—	—	60
ビタミンB_{12}(μg)		2.8	—	—	—
葉酸《ようさん》(μg)		440	—	—	1,000
パントテン酸(mg)		—	6	—	—
ビオチン(μg)		—	47	—	—
ビタミンC(mg)		110	—	—	—
ナトリウム(g)		—	—	8未満(食塩相当量)	—
カリウム(mg)		—	1,600	—	—
カルシウム(mg)		—	700	600	2,300
マグネシウム(mg)		310	—	—	—
リン(mg)		—	900	—	3,500
鉄(mg)		19.5	—	—	40
亜鉛《あえん》(mg)		10	—	—	30
銅(mg)		0.8	—	—	10
マンガン(mg)		—	3.5	—	11
クロム(μg)		30	—	—	—
モリブデン(μg)		20	—	—	240
セレン(μg)		29	—	—	350
ヨウ素(μg)		260	—	—	3,000
食物繊維(g)		—	21	17	—

＊たんぱく質、脂質、炭水化物の目標量は総エネルギーに占める割合

●30～49歳

栄養素		推奨量	目安量	目標量	上限量
たんぱく質(g)		60	—	20%未満	—
脂質(%)		—	—	20以上30未満	—
炭水化物(%)		—	—	50以上70未満	—
ビタミンA(μgRE)		670	—	—	3,000
ビタミンD(μg)		—	7.5	—	50
ビタミンE(mg)		—	8	—	700
ビタミンK(μg)		—	65	—	—
ビタミンB_1(mg)	初期	1.1	—	—	—
	中期	1.2	—	—	—
	後期	1.4	—	—	—
ビタミンB_2(μg)	初期	1.2	—	—	—
	中期	1.4	—	—	—
	後期	1.5	—	—	—
ナイアシン(mgNE)	初期	12	—	—	300
	中期	13	—	—	300
	後期	15	—	—	300
ビタミンB_6(mg)		2.0	—	—	60
ビタミンB_{12}(μg)		2.8	—	—	—
葉酸《ようさん》(μg)		440	—	—	1,000
パントテン酸(mg)		—	6	—	—
ビオチン(μg)		—	47	—	—
ビタミンC(mg)		110	—	—	—
ナトリウム(g)		—	—	8未満(食塩相当量)	—
カリウム(mg)		—	1,600	—	—
カルシウム(mg)		—	600	600	2,300
マグネシウム(mg)		320	—	—	—
リン(mg)		—	900	—	3,500
鉄(mg)		19.5	—	—	40
亜鉛《あえん》(mg)		10	—	—	30
銅(mg)		0.8	—	—	10
マンガン(mg)		—	3.5	—	11
クロム(μg)		30	—	—	—
モリブデン(μg)		20	—	—	250
セレン(mg)		29	—	—	350
ヨウ素(μg)		260	—	—	3,000
食物繊維(g)		—	20	17	—

＊たんぱく質、脂質、炭水化物の目標量は総エネルギーに占める割合

ワンポイントアドバイス 不足しがちなカルシウムや鉄、葉酸をしっかりとる

赤ちゃんの健康を守る食事は、母乳がもっとも適しています
栄養バランスのとれた食事をとりましょう

年代別に見る1日に必要な栄養素
授乳婦（18〜49歳）

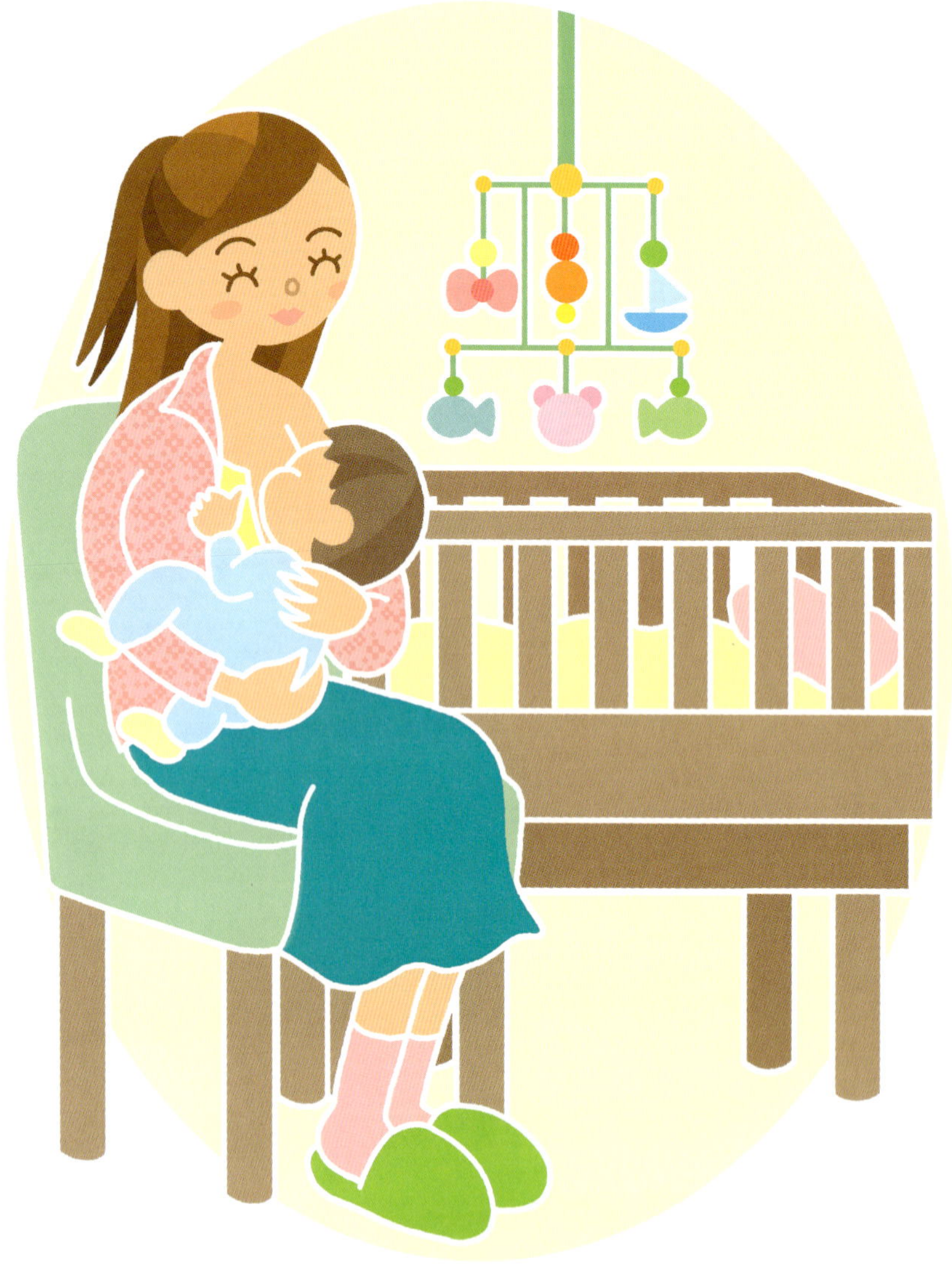

推定エネルギー必要量（ふつう）

18〜29歳	**2,500** kcal
30〜49歳	**2,450** kcal

赤ちゃんの健康を守り成長を促す母乳

母乳には、赤ちゃんの健康を守るための多くの免疫物質《めんえきぶっしつ》が含まれています。授乳期には、できるだけ母乳を与えるようにしたいものです。よい母乳のためには、母親自身の栄養バランスが大切です。**出産後6か月頃までに**、妊娠前の体重に戻すことが望ましいとされています。母乳の分泌量が少なく育児用ミルクを利用している場合は、２０４〜２０７ページの自分の年齢の表を参考にしてください。

産後は、慣れない赤ちゃんの世話に手間がかかったり、夜中の授乳などで疲労がピークに達します。ついつい食事を抜いたり、菓子など簡単なものですませがちですが、体力の回復が遅れたり、疲労感が強くなったりします。

赤ちゃんが寝ている時間を利用して、ポトフやけんちん汁のようにつくりおきがきき、調味料を加えることで味の変化を楽しめる料理を用意しておきましょう。野菜などもゆでて冷蔵庫に保存しておくと、すぐに使えて重宝します。

●18～29歳

栄養素	推奨量	目安量	目標量	上限量
たんぱく質(g)	70	—	20%未満	—
脂質(%)	—	—	20以上30未満	—
炭水化物(%)	—	—	50以上70未満	—
ビタミンA(μgRE)	1,020	—	—	3,000
ビタミンD(μg)	—	7.5	—	50
ビタミンE(mg)	—	11	—	600
ビタミンK(μg)	—	60	—	—
ビタミンB1(mg)	1.2	—	—	—
ビタミンB2(mg)	1.6	—	—	—
ナイアシン(mgNE)	14	—	—	300
ビタミンB6(mg)	1.5	—	—	60
ビタミンB12(μg)	2.8	—	—	—
葉酸《ようさん》(μg)	340	—	—	1,000
パントテン酸(mg)	—	9	—	—
ビオチン(μg)	—	49	—	—
ビタミンC(mg)	150	—	—	—
ナトリウム(g)	—	—	8未満(食塩相当量)	—
カリウム(mg)	—	1,970	—	—
カルシウム(mg)	—	700	600	2,300
マグネシウム(mg)	270	—	—	—
リン(mg)	—	900	—	3,500
鉄(mg)	9.0	—	—	40
亜鉛《あえん》(mg)	10	—	—	30
銅(mg)	1.3	—	—	10
マンガン(mg)	—	3.5	—	11
クロム(μg)	30	—	—	—
モリブデン(μg)	20	—	—	240
セレン(μg)	45	—	—	350
ヨウ素(μg)	340	—	—	3,000
食物繊維	—	21	17	—

＊たんぱく質、脂質、炭水化物の目標量は総エネルギーに占める割合

●30～49歳

栄養素	推奨量	目安量	目標量	上限量
たんぱく質(g)	70	—	20%未満	—
脂質(%)	—	—	20以上30未満	—
炭水化物(%)	—	—	50以上70未満	—
ビタミンA(μgRE)	1,020	—	—	3,000
ビタミンD(μg)	—	7.5	—	50
ビタミンE(mg)	—	11	—	700
ビタミンK(μg)	—	65	—	—
ビタミンB1(mg)	1.2	—	—	—
ビタミンB2(mg)	1.6	—	—	—
ナイアシン(mgNE)	14	—	—	300
ビタミンB6(mg)	1.5	—	—	60
ビタミンB12(μg)	2.8	—	—	—
葉酸《ようさん》(μg)	340	—	—	1,000
パントテン酸(mg)	—	9	—	—
ビオチン(μg)	—	49	—	—
ビタミンC(mg)	150	—	—	—
ナトリウム(g)	—	—	8未満(食塩相当量)	—
カリウム(mg)	—	1,970	—	—
カルシウム(mg)	—	600	600	2,300
マグネシウム(mg)	280	—	—	—
リン(mg)	—	900		3,500
鉄(mg)	9.0	—	—	40
亜鉛《あえん》(mg)	10	—	—	30
銅(mg)	1.3	—	—	10
マンガン(mg)	—	3.5	—	11
クロム(μg)	30	—	—	—
モリブデン(μg)	20	—	—	250
セレン(μg)	45	—	—	350
ヨウ素(μg)	340	—	—	3,000
食物繊維	—	20	17	—

＊たんぱく質、脂質、炭水化物の目標量は総エネルギーに占める割合

ワンポイントアドバイス　つくりおきの料理や味つけのバリエーションで食べられるようにストックしておく

食品名			目安量(g)	エネルギー(kcal)
魚介類	するめいか（1/2杯）	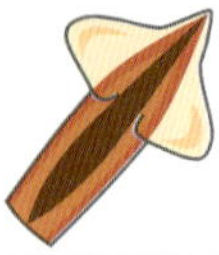	70	62
	たらばがに（缶詰）	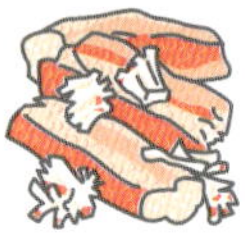	50	45
	煮干し（かたくちいわし）	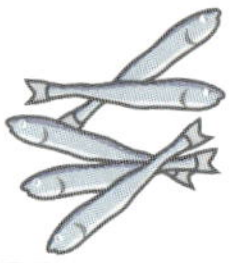	10	33
	真いわし丸干し（1尾）	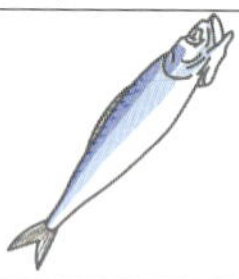	40	77
	魚肉ソーセージ（1本）	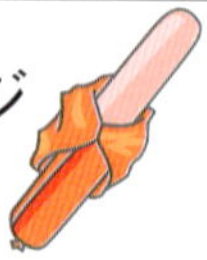	40	65
	はんぺん（1枚）	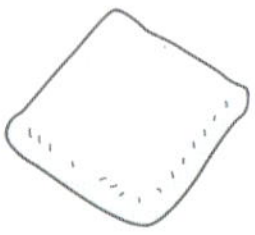	100	94
	焼きちくわ（1/2本）	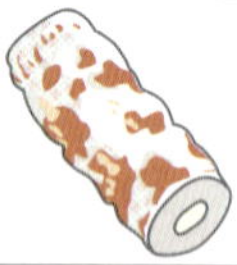	50	61
果物	いちご（5～6粒）		100	34
	オレンジ（1個）	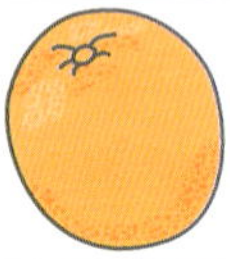	200	78
	キウイフルーツ（1個）	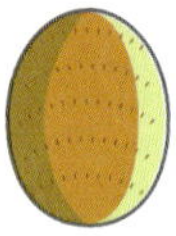	100	53
	バナナ（1本）	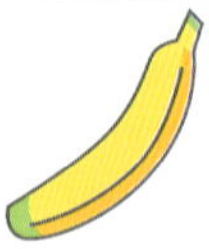	100	86
	ぶどう（1房）	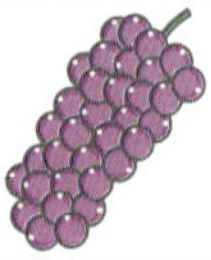	150	89

食品名			目安量(g)	エネルギー(kcal)
果物	りんご（1/2個）	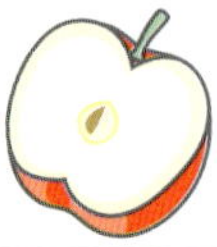	150	81
	あんず（乾）	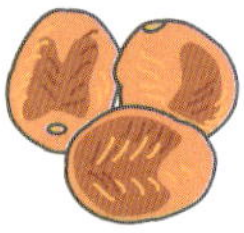	30	86
	干し柿	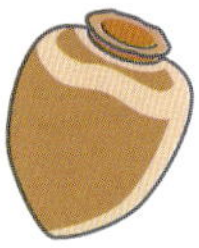	50	138
	プルーン（乾）	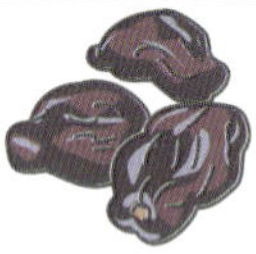	30	71
その他	鶏卵《けいらん》（小1個）	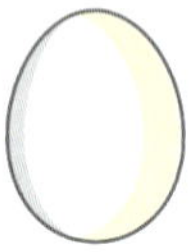	50	76
	普通牛乳	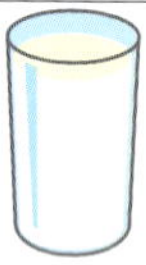	200	134
	ヨーグルト（全脂無糖）	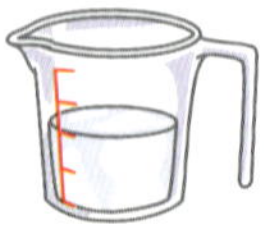	100	62
	プロセスチーズ（2切れ）	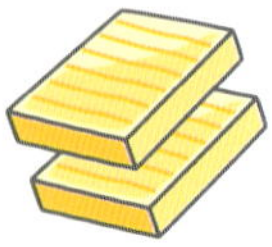	20	68
	アーモンド（乾）	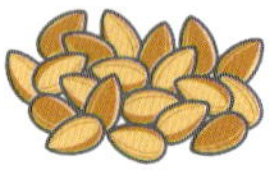	20	120
	カシューナッツ（フライ味つけ）	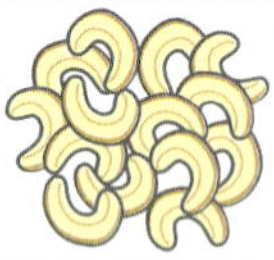	20	115
	落花生（乾）	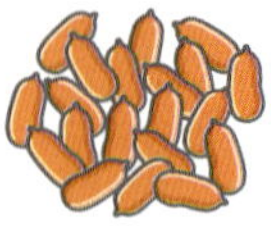	20	112
	ごま（炒り大さじ1）	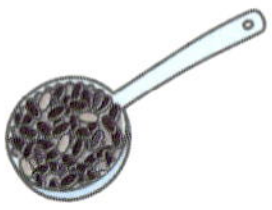	9	54

	食品名		目安量(g)	エネルギー(kcal)
肉類	豚ロース（大型種脂身つき）	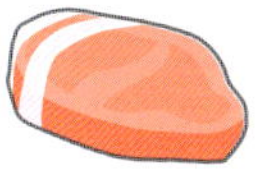	70	184
	マトン（もも脂身つき）	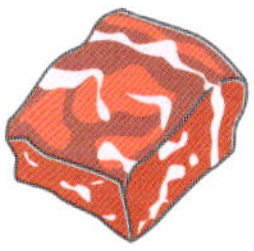	70	157
	ラム肉（肩）	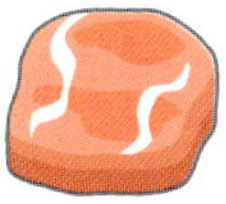	70	163
	レバー（牛）	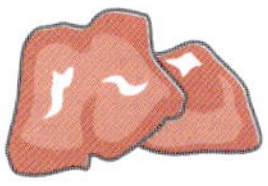	70	92
	レバー（鶏）	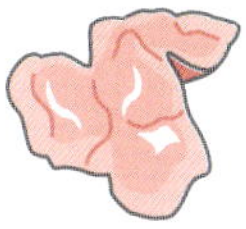	70	78
	レバー（豚）	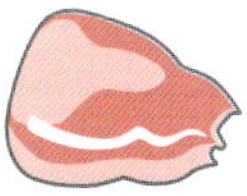	70	90
	ボンレスハム（薄切り2枚）	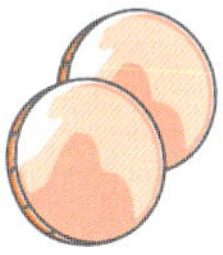	30	35
	焼き豚（4〜5枚）	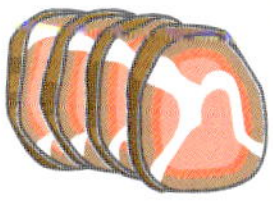	70	120
	ロースハム（薄切り2枚）	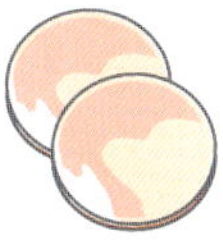	30	59
魚介類	うなぎ蒲焼き（1串）	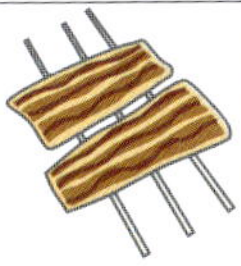	100	293
	かつお（春獲り）	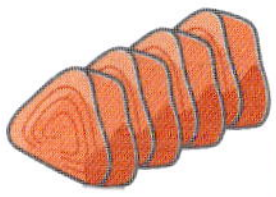	70	80
	銀だら（1切れ）	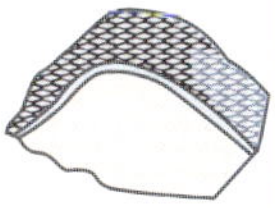	70	154

	食品名		目安量(g)	エネルギー(kcal)
魚介類	黒かじき（1切れ）	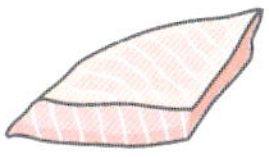	70	69
	さんま（1/2尾）	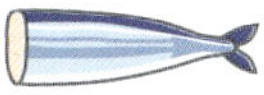	70	217
	ししゃも	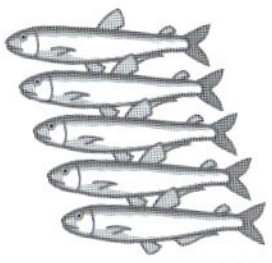	70	116
	はまち	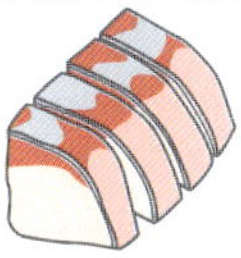	70	179
	紅鮭（1切れ）	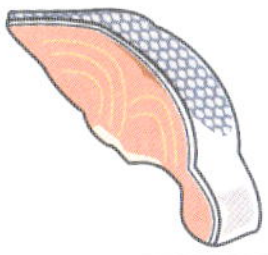	70	97
	ほんまぐろ（赤身）	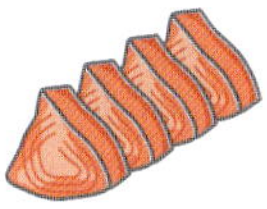	70	88
	真いわし（1尾）	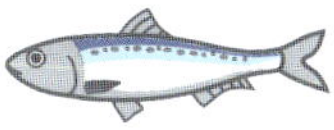	70	152
	真さば（1切れ）	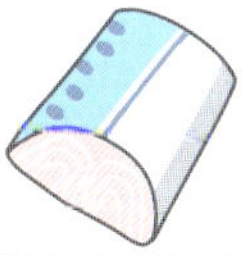	70	141
	たらこ（1/2腹）	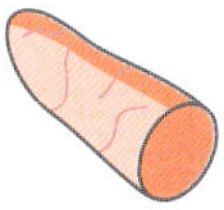	30	42
	あさり	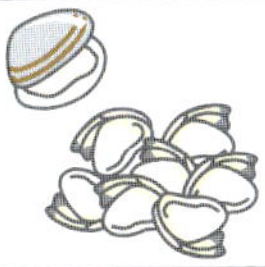	30	9
	かき（養殖）	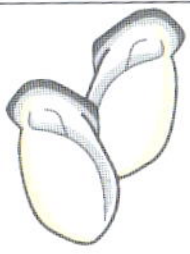	70	42
	しじみ	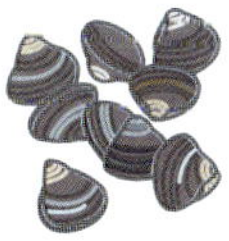	30	15

	食品名	目安量(g)	エネルギー(kcal)
野菜・芋類	春菊 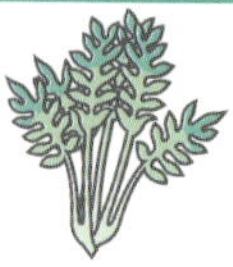	100	22
	西洋かぼちゃ 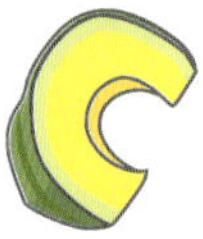	100	91
	菜の花(和種) 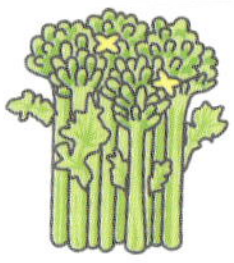	100	33
	苦瓜(1/2本) 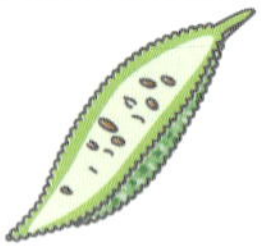	100	17
	にんじん(小1本) 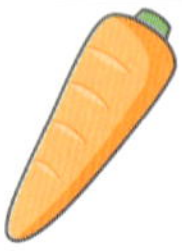	100	37
	ブロッコリー(1/2個) 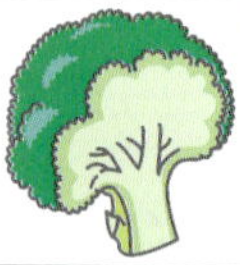	100	33
	ほうれん草 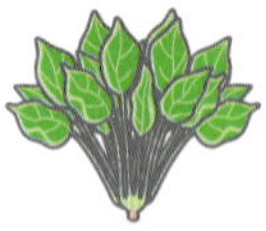	100	20
	モロヘイヤ 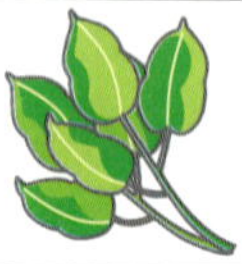	50	19
	切り干し大根 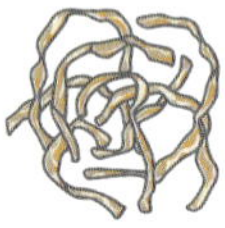	10	28
	さつま芋(1/2個) 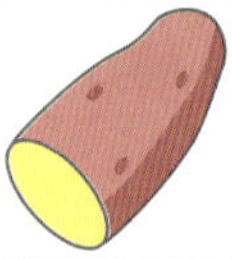	100	132
	里芋(2個) 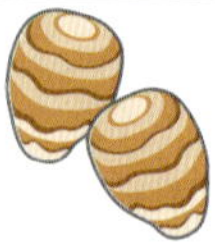	100	58
	じゃが芋(1個) 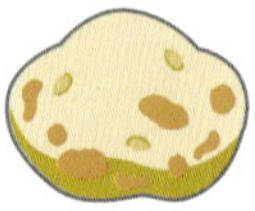	100	76

	食品名	目安量(g)	エネルギー(kcal)
海藻類・きのこ類	乾燥わかめ 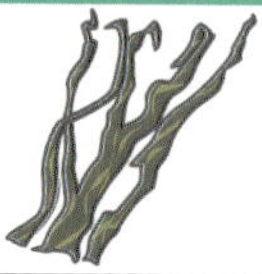	1	1
	干しひじき 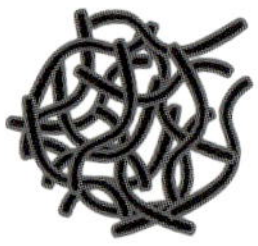	10	14
	エリンギ(1本) 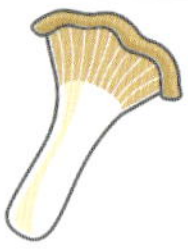	50	12
	きくらげ(乾) 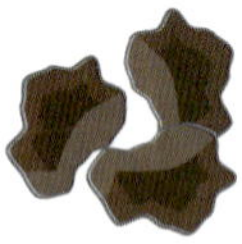	5	8
	干ししいたけ(5枚) 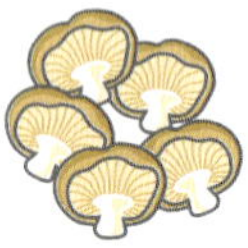	10	18
肉類	牛サーロイン(国産脂身つき) 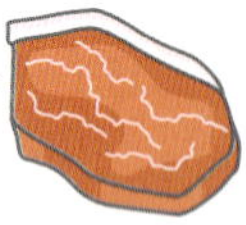	70	234
	牛ばら肉(国産) 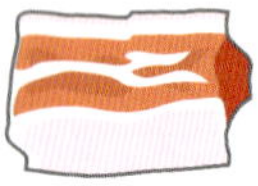	70	318
	牛もも肉(国産赤身) 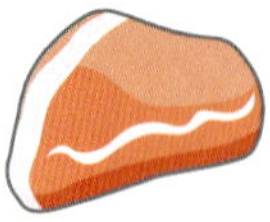	70	98
	鶏ささ身 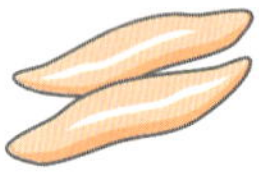	70	80
	豚ばら肉(大型種) 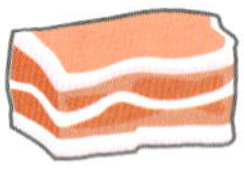	70	270
	豚ヒレ肉 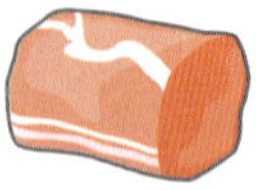	70	81
	豚もも肉(大型種赤身) 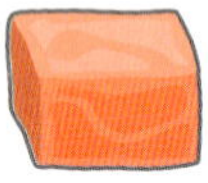	70	90

付録

よく使う食品の1食分の目安量とエネルギー早見表

分類	食品名		目安量(g)	エネルギー(kcal)
穀類・豆類・大豆製品	うどん（ゆで1玉）	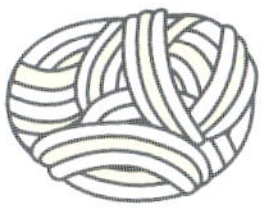	250	263
穀類・豆類・大豆製品	玄米ごはん（1杯）	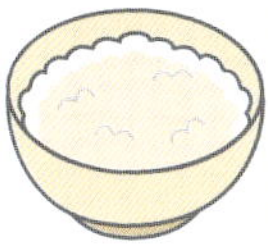	120	198
穀類・豆類・大豆製品	ごはん（精白米1杯）	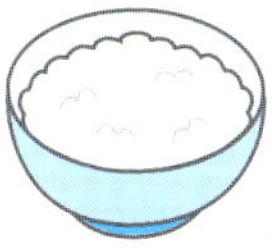	120	202
穀類・豆類・大豆製品	食パン（6枚切り1枚）	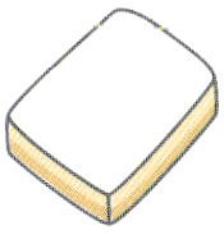	60	158
穀類・豆類・大豆製品	スパゲッティ（乾）	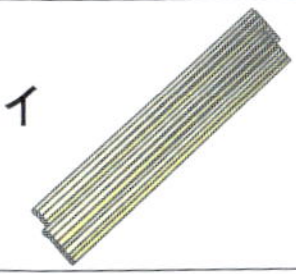	100	378
穀類・豆類・大豆製品	干しそば（1束）	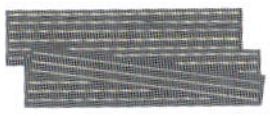	100	344
穀類・豆類・大豆製品	もち（1切れ）	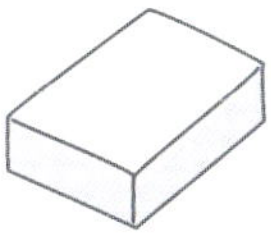	50	118
穀類・豆類・大豆製品	ライ麦パン	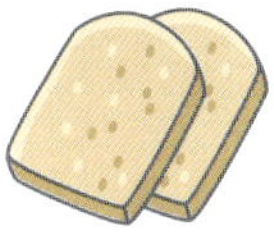	60	158
穀類・豆類・大豆製品	あずき（ゆで）	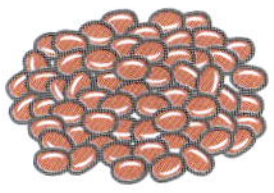	30	43
穀類・豆類・大豆製品	枝豆	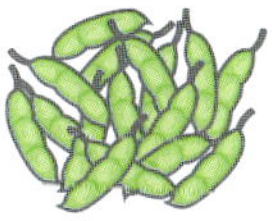	50	68
穀類・豆類・大豆製品	大豆（国産ゆで）	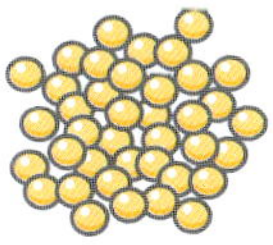	50	90

分類	食品名		目安量(g)	エネルギー(kcal)
穀類・豆類・大豆製品	糸引き納豆	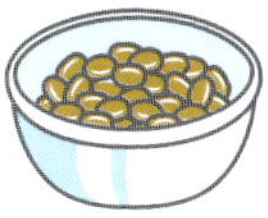	50	100
穀類・豆類・大豆製品	おから	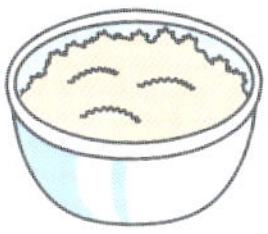	30	27
穀類・豆類・大豆製品	がんもどき（1個）	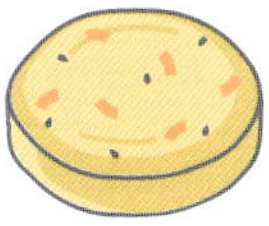	80	182
穀類・豆類・大豆製品	木綿豆腐（1/2丁）	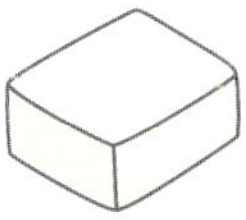	150	108
野菜・芋類	赤ピーマン	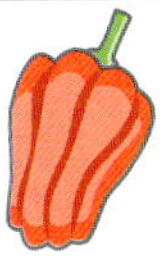	100	30
野菜・芋類	アボカド（1/2個）	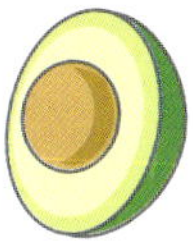	80	150
野菜・芋類	オクラ	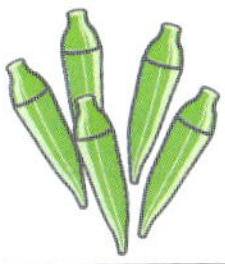	50	15
野菜・芋類	カリフラワー（1/3個）	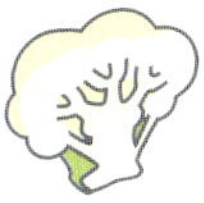	100	27
野菜・芋類	京菜（水菜）	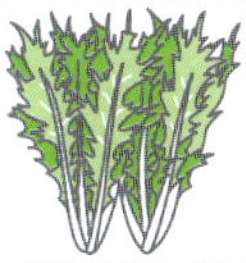	100	23
野菜・芋類	ごぼう（1/3本）	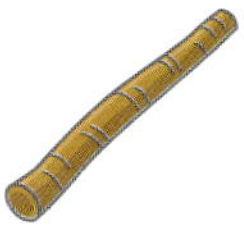	70	46
野菜・芋類	小松菜	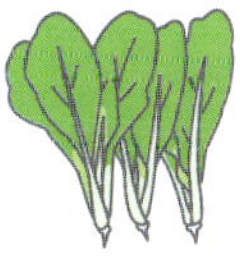	100	14

参考文献一覧

『厚生労働省　平成15年国民健康・栄養調査報告』
（健康・栄養情報研究会編／第一出版）

『厚生労働省・農林水産省決定　食事バランスガイド　フードガイド（仮称）検討報告書』
（第一出版編集部編／第一出版）

『五訂増補　食品成分表2006』
（香川芳子監修／女子栄養大学出版部）

『新やさしい栄養学』
（小池五郎著／女子栄養大学出版部）

『最新版　からだに効く栄養成分バイブル』
（中村丁次監修／主婦と生活社）

『いきいきビジネスライフ　これだけ栄養学』
（本多京子執筆・監修／学校法人産業能率大学）

『肥満・肥満症の指導マニュアル 第2版』
（日本肥満学会編集委員会編／医歯薬出版）

な

は

ま

さくいん

欧文

あ

か

監修者紹介

本多京子（ほんだきょうこ）

医学博士・管理栄養士

実践女子大学家政学部食物学科卒業後、早稲田大学教育学部体育生理学教室研究員を経て、東京医科大学で医学博士号を取得。
日本体育大学女子短期大学講師として小児栄養を担当。各種スポーツ選手の栄養指導の経験を有し、食品・化粧品メーカーなどのアドバイザー、日本紅茶協会ティーインストラクター会長、アロマテラピープロフェッショナルなどを務める。テレビや雑誌では、健康と栄養に関するアドバイスやレシピを多数提供。栄養や食に関する著書は50冊を超え、近著に『脳を若く保つレシピ』『食事で変わる美肌革命』『高血圧の食事』『骨粗鬆症の食事』『1600kcalの食事』（ともにNHK出版）など多数。

本文デザイン　AD.SKI
イラスト　あべゆきこ
しかのるーむ
福田美也
石井由紀
編集協力　トゥー・ワン・エディターズ

図解でわかる！
からだにいい食事と栄養の大事典

監修者 ── 本多京子
発行者 ── 永岡修一
発行所 ── 永岡書店
〒176-8518 東京都練馬区豊玉上1-7-14
電話　03-3992-5155（代表）
03-3992-7191（編集）
製　版 ── センターメディア
印　刷 ── 横山印刷
製　本 ── ヤマナカ製本

ISBN978-4-522-42351-6　C2077
●落丁・乱丁本はお取り替えします。⑥